# 开放性眼外伤诊治

主　编　Seanna Grob　Carolyn Kloek
主　译　解正高　蒋　峰
副主译　栾　洁　韩　静　朱蓉嵘　薛春燕

U0199454

人民卫生出版社
·北京·

First published in English under the title
Management of Open Globe Injuries
edited by Seanna Grob and Carolyn Kloek
Copyright © Springer International Publishing AG, part of Springer Nature, 2018
This edition has been translated and published under licence from
Springer Nature Switzerland AG.

图书在版编目（CIP）数据

开放性眼外伤诊治 /（美）瑟安娜•格罗布
（Seanna Grob），（美）卡罗琳•克勒克
（Carolyn Kloek）主编；解正高，蒋峰主译. —北京：
人民卫生出版社，2022.5
　ISBN 978-7-117-32920-0

Ⅰ. ①开… Ⅱ. ①瑟…②卡…③解…④蒋… Ⅲ.
①眼外伤—诊疗 Ⅳ. ①R779.1

中国版本图书馆 CIP 数据核字（2022）第 043176 号

| 人卫智网 | www.ipmph.com | 医学教育、学术、考试、健康， |
| | | 购书智慧智能综合服务平台 |
| 人卫官网 | www.pmph.com | 人卫官方资讯发布平台 |

图字：01-2021-0522 号

开放性眼外伤诊治
Kaifangxing Yanwaishang Zhenzhi

主　　译：解正高　蒋　峰
出版发行：人民卫生出版社（中继线 010-59780011）
地　　址：北京市朝阳区潘家园南里 19 号
邮　　编：100021
E - mail：pmph @ pmph.com
购书热线：010-59787592　010-59787584　010-65264830
印　　刷：北京顶佳世纪印刷有限公司
经　　销：新华书店
开　　本：710×1000　1/16　　印张：31
字　　数：573 千字
版　　次：2022 年 5 月第 1 版
印　　次：2022 年 5 月第 1 次印刷
标准书号：ISBN 978-7-117-32920-0
定　　价：299.00 元

打击盗版举报电话：010-59787491　E-mail：WQ @ pmph.com
质量问题联系电话：010-59787234　E-mail：zhiliang @ pmph.com

# 参译人员

（按姓氏笔画排序）

王　莹　天津市眼科医院
朱丹丹　南京大学医学院附属鼓楼医院
朱蓉嵘　南通大学附属医院
刘亚军　南京大学医学院附属鼓楼医院
许天琦　南京医科大学附属逸夫医院
孙杏红　南京大学医学院附属鼓楼医院
杜　伟　中山大学附属第八医院
李　晨　苏州大学附属第一医院
李燕萍　南京医科大学附属逸夫医院
杨晓伟　南通大学附属医院
何自芳　南京大学医学院附属鼓楼医院
张　司　南京大学医学院附属鼓楼医院
张　野　南京医科大学附属逸夫医院
张文文　南京大学医学院附属鼓楼医院
陈月芹　南京大学医学院附属鼓楼医院

陈菲菲　南京大学医学院附属鼓楼医院
范晓雁　南京大学医学院附属鼓楼医院
胡可可　空军军医大学西京医院
胡静叶　东南大学附属中大医院
徐　倩　东南大学附属中大医院
栾　洁　东南大学附属中大医院
高瑞莹　南京医科大学第四附属医院
黄静思　东南大学附属中大医院
曹　谦　中国人民解放军东部战区总
　　　　医院
蒋　峰　南京大学医学院附属鼓楼医院
韩　静　空军军医大学唐都医院
解正高　南京大学医学院附属鼓楼医院
薛春燕　中国人民解放军东部战区总
　　　　医院

## 审　校

颜　华　天津医科大学总医院
管怀进　南通大学附属医院

3

# 中文版前言

开放性眼外伤是眼科急症之一。伤情差别很大，简单的角膜裂伤低年资医师也能处理，复杂的后巩膜破裂伤伴眼内容物脱出、视网膜嵌顿，即使最有经验的手术医生也需仔细斟酌。开放性眼外伤常常合并全身其他系统损伤，甚至是危及生命的损伤，需要一线医生时刻保持警惕，并能与其他专科协作。我国目前的医疗资源分布不均衡，很多基层眼科医生并没有接受过系统的专科培训，而基层医院往往又是各种眼外伤患者的第一站，第一站的处理质量直接关乎患者最终眼球结构及功能预后。

近年来国内陆续出版了一些眼外伤著作，对提高眼外伤的临床诊治水平都起到了积极有益的推动作用。不过以往的著作多以全面介绍眼外伤的基本理论与处理原则为主，缺少结合具体病例的实战分析。Springer 出版社最近出版了由 Seanna Grob 医生等编著的《开放性眼外伤诊治》，该书内容很好地填补了这一空白。因此，本着共同学习的目的，我们将此书翻译介绍给国内的眼科同道。

本书主编 Seanna Grob 医生及主要参编作者来自马萨诸塞州眼耳医院（MEE）。马萨诸塞州眼耳医院是哈佛医学院教学医院，在 2020 至 2021 年度全美专科排行中位列第 4 名，是美国为数不多的 24 小时开放眼科急诊的医院。本书内容分为两部分。第一部分为总论，介绍了开放性眼外伤的临床分类、评分系统、术前、术中以及术后管理原则等。第二部分由精心挑选的开放性眼外伤病例组成，每个病例自成一章，内容包括术前伤情评价、手术方案设计、手术记录、术后随访及并发症处理、学习要点回顾等。同时，本书还附带了部分手术视频供参考。

本书对手术过程的记录非常细致，包括过滤空气在前节修复手术中的应用，针对不同类型角膜裂伤的缝合技巧，不同条件下外伤性白内障的处理方法，如何应对组织缺损，如何通过玻璃体切除技术处理视网膜嵌顿，甚至小到开睑器的选择也应根据病情决定。本书还详细探讨了许多临床医生非常关心的问题，比如位置非常靠后的巩膜裂伤应该缝合还是旷置；如果怀疑外伤性白内障，是否应该一期摘除，如何摘除；一期摘除外伤性白内障后是否应该一期植入人工晶状体；如何制定角膜缝线拆除的时间与计划等等。本书尤其适用于初级中级眼科医师、研究生、住院医师规范化培训医生等，相信本书能给我国眼科同道一些帮助和启示。

我们在翻译的过程中，力求最大程度忠实于原著。书中提到的手术器械与耗材，虽然不一定符合国内的医疗条件，但是为了方便读者核实，我们基本都保留了英文原名。最后，希望本书能够为眼科同道们在处理开放性眼外伤时提供一些有价值的参考意见，这也是我们翻译本书的最大动力。由于我们的翻译水平有限，部分内容翻译可能还不到位甚至是错误的，因此也希望各位同道批评指正。

感谢所有参与本书翻译的眼科同道，感谢你们的辛勤付出！感谢天津医科大学颜华教授和南通大学管怀进教授在百忙之中对本书关键内容进行校对及给予的各方面的指导和帮助！感谢参与本书编辑出版的人民卫生出版社的老师们！

解正高　蒋　峰

南京大学医学院附属鼓楼医院眼科

2021 年 6 月 15 日于南京

# 英文版前言

根据美国眼科协会的估计，全美每年大约发生 240 万例眼外伤。其中，伤及眼球壁全层的开放性眼外伤不仅严重威胁患者视力，还会影响患者的生活质量。随着时间与经验的积累，我们对于如何为眼外伤提供最恰当的处理有了更好的理解。并且在循证治疗方案的支持下，很多患者的视功能预后得到了显著提高。

我们治疗开放性眼外伤的经验来源于我们在马萨诸塞州眼耳医院的工作。马萨诸塞州眼耳医院是整个新英格兰地区眼外伤及眼科急诊的主要转诊中心，同时还是美国为数不多的 24 小时开放眼科急诊的医院。我们是许多严重眼外伤患者伤情评估的起点。

马萨诸塞州眼耳医院的眼科医生们每年通过手术修复超过 100 例开放性眼外伤，同时治疗了难以计数的无须手术的眼外伤患者。我们的外伤与急诊团队还与波士顿其他医院的临床医生合作，共同处理急诊及多系统创伤住院患者，进一步加强他们对眼外伤处理原则的理解。尽管每一例眼外伤都是独一无二的，我们还是能够在大量的临床实践与研究的基础上形成总的框架和原则，用于指导眼外伤患者的处理。

自 2010 年起，我们就荣幸地发布了关于我们各个亚专业的医疗及手术质量的年度报告，其中就包括开放性眼外伤的修复。我们以消除致盲性疾病为使命，通过引领力求获得更好治疗结果的讨论与工作，来提高我们的学科透明度及临床诊疗基准。我们的眼科医生受邀在国内及国际会议上就这些主题发表演讲，并且发表了大量文章来介绍我们在眼外伤方面的研究成果与经验。我们欢迎致力于保护、保存及恢复视功能的教育与接受教育的机会。

我们很高兴向您介绍这本《开放性眼外伤诊治》。本书借鉴了来自马萨诸塞州眼耳医院眼外伤与急诊专科的大量经验,仔细挑选了众多能够突出体现开放性眼外伤关键处理原则的病例。

我们希望这些内容能够为处理开放性眼外伤的医生们提供有价值的知识。

Joan W. Miller, M.D.

Carolyn Kloek, M.D.

Seanna Grob, M.D., M.A.S.

Boston, MA, USA

# 目　录

# 第一部分
# 开放性眼外伤的处理

# 第 1 章
# 开放性眼外伤的分类

Edith R Reshef and Matthew F. Gardiner

## 1.1　介绍

与任何医学领域一样,为了给眼外伤患者提供最好的治疗方案以及确保最佳的临床效果,建立一个统一的、系统的评价体系非常重要。在评估此类外伤时,信息提供者之间应使用一种通用语言,包括标准化的术语及分类系统,以避免歧义和混淆。在 20 世纪 90 年代中期,眼科专家们齐心协力对眼外伤进行分类,从而改善了眼科医生之间的沟通,并在该领域建立了更加一致和明确的临床研究。在这里,我们对这些眼外伤的定义、分类方案以及预后分析模型进行简要总结。

## 1.2　定义:伯明翰眼外伤命名系统

眼外伤可以在眼球的各个部分引起各式各样的损伤。一些看似轻微的损伤可能具有毁灭性的影响,而另一些最初看起来严重的损伤可能有良好的预后。当试图客观地描述眼部损伤时,不同的临床表现、受伤机制以及受累组织可能导致信息提供者之间的沟通不准确。在过去缺乏一个统一的语言系统来描述眼外伤,不同的术语可以用来描述同一个损伤,或者同一个术语对不同的人可能意味着不同的损伤。

伯明翰眼外伤命名系统(Birmingham Eye Trauma Terminology,BETT)的建立初衷是对一种通用语言的迫切需求,如今这一标准化系统已广泛用于描述眼外伤(表 1.1)[1~3]。该系统使临床医生之间的沟通更加顺畅,临床信息的传递更加准确,从而使我们能够更好地分析结果,以及更精准地判断预后视力。

### 1.2.1　开放性与闭合性眼外伤

眼外伤分类的第一步是判断眼球的完整性。BETT 以眼球壁为参照物,即以巩膜及角膜的完整性来区分开放性和闭合性眼外伤。眼球壁全层损伤被归类为开放性眼外伤,而眼球壁部分厚度损伤,无论损伤程度如何,都被归类为闭合性眼外伤。

表 1.1　BETT 术语及定义

| 术语 | 定义 | 解释 |
|---|---|---|
| 眼球壁 | 巩膜和角膜 | 虽然角膜缘后的眼球壁分为 3 层,但是在临床和实践中仅考虑最外层结构损伤 |
| 闭合性眼外伤 | 眼球壁无全层伤口 | 角膜和巩膜没有被穿透 |
| 开放性眼外伤 | 眼球壁有全层伤口 | 角膜和 / 或巩膜被穿透 |
| 挫伤 | 眼球壁没有伤口 | 损伤由物体的直接能量传递或冲击波造成(如脉络膜破裂),或者发生眼球形态改变(如房角后退) |
| 板层裂伤 | 眼球壁部分厚度伤口 | 伤口未累及眼球壁全层 |
| 破裂伤 | 由体积较大的钝器引起的眼球壁全层伤口 | 眼球内部充满不可压缩的液体,冲击造成眼内压瞬间升高,眼球壁在其最薄弱处裂开(如陈旧的白内障手术切口。罕见于直接冲击部位)。由于伤口形成机制为由内向外,眼内容物脱出几乎不可避免 |
| 裂伤 | 由锐器引起的眼球壁全层伤口 | 伤口位于直接冲击部位,形成机制为由外向内。由于眼内压升高不可避免,眼内容物脱出常见 |
| 穿通伤 | 仅存在一个外伤入口 | 如果存在多个伤口,则每个伤口均为不同的物体引起 |
| 眼内异物 | 眼内存在一个或多个异物 | 技术层面属于穿通伤,但是因临床意义(处理及预后)不同而独立分组 |
| 贯通伤 | 同时存在外伤入口和外伤出口 | 两个伤口由同一物体造成 |

After Kuhn, F. Ocular Traumatology, 2008. Terminology of Mechanical Injuries: the Birmingham Eye Trauma Terminology, page 7. Copyright ©, reproduced with permission from Springer Nature.

## 1.2.2　损伤机制(类型)

评估眼外伤(开放或闭合)的下一步是确定传递外力的物体是钝器还是锐器。在开放性眼外伤中,钝器造成的损伤称为破裂伤,锐器造成的损伤称为裂伤。根据伤口出入眼球的特点,可以进一步对裂伤进行分类:

1. 穿通伤　入口和出口为同一个伤口。

2. 贯通伤　入口和出口为不同的伤口,但是由同一物体引起。

3. 眼内异物(Intraocular foreign body, IOFB)　存在外伤入口,且致伤物存留或部分存留于眼内(图 1.1)。

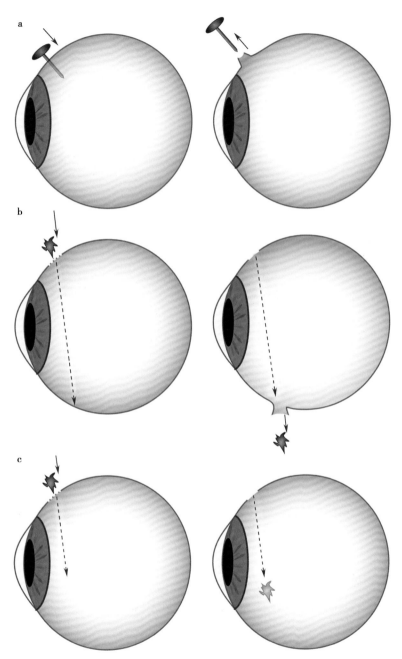

**图 1.1    裂伤分类**

（a）穿通伤：入口和出口为同一个伤口；（b）贯通伤：入口和出口为不同的伤口，但是由同一物体引起；（c）眼内异物：存在外伤入口，且致伤物存留于眼内（This figure was published in Ocular Trauma，Banta，J. Page 43，Copyright © Elsevier 2007，reproduced with permission from Elsevier Saunders.）

在闭合性眼外伤中,由钝器造成的损伤称为挫伤,由锐器造成的眼球壁部分厚度损伤称为板层裂伤(图 1.2)。

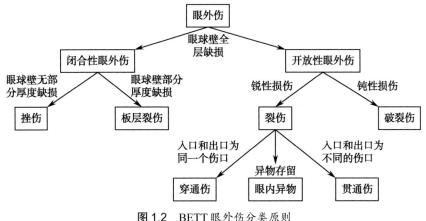

图 1.2 BETT 眼外伤分类原则
眼外伤分类流程图

(After Kuhn, F. Ocular Traumatology, 2008. Classification of Mechanical Eye Injuries, page 8. Copyright ©, reproduced with permission from Springer Nature.)

不可避免的是,有些外伤仍然难以归类。例如,存留在玻璃体内的子弹在技术上被定义为 IOFB,因为只有一个外伤入口。然而,由于子弹也可能造成钝性损伤,导致眼球其他部位的破裂伤。在这些情况下,眼科医生可以将损伤描述为"混合性"(本例为 IOFB 伴破裂伤),也可以用其中最严重的损伤类型来描述。

## 1.3 损伤的解剖区域(分区)

当明确了损伤的性质(开放性或闭合性)和机制后,下一步就应该确定损伤的解剖区域(分区),这有助于完善外伤分类。眼外伤的解剖分区提供了预后信息,是初始眼科检查的关键部分。根据损伤是开放性还是闭合性,有两种不同的分类系统,每种分类都包括 3 个"分区"。

对于开放性眼外伤,Ⅰ区损伤累及角膜和角膜缘。Ⅱ区损伤累及角膜缘后 5mm 以内的巩膜组织。Ⅲ区损伤为角膜缘后 5mm 以外的全层裂伤或破裂伤(图 1.3)。

对于闭合性眼外伤,Ⅰ区包括最外层的球结膜,巩膜和角膜。Ⅱ区是指眼内的前节损伤,包括晶状体和悬韧带。Ⅲ区是指眼后节,包括玻璃体、视网膜、视神经、脉络膜和睫状体。

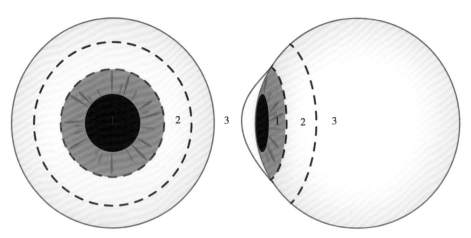

图 1.3　开放性眼外伤分区

1 区包括角膜和角膜缘，2 区为角膜缘后 5mm 以内的巩膜组织，3 区为角膜缘后 5mm 以外的区域（Reproduced with permission from：Andreoli CM，Gardiner MF. Open globe injuries：Emergent evaluation and initial management. In：UpToDate，Post TW（Ed），UpToDate，Waltham，MA.（Accessed on 5/30/2017.）Copyright © 2017 UpToDate，Inc. For more information visit www.uptodate.com.）

# 1.4　综合以上内容：分类系统

　　基于 4 个有助于判断预后及最终视力的临床因素，一套眼外伤临床分类系统于 1997 年建立（表 1.2）[4,5]。该系统可进一步分成两个不同的分类系统，一个用于开放性眼外伤，另一个用于闭合性眼外伤。两个分类系统均建立在以下 4 个相同的临床因素基础上：

1. 类型　损伤机制
2. 分级　初始视力
3. 瞳孔　是否存在传入性瞳孔障碍（afferent pupillary defect，APD）
4. 分区　损伤的解剖区域

　　因此，当确定了外伤的性质（开放性或闭合性）和机制（类型）后，初始眼科检查应包括视力（分级）、是否存在 APD（瞳孔）和损伤的解剖区域（分区）。这些因素已被证明有助于预测最终的视力结果，其中分级（初诊视力）和瞳孔（是否存在 APD）最具预测价值 [5]。

表 1.2　开放性眼外伤( 左 )和闭合性眼外伤分类

| 开放性眼外伤 | 闭合性眼外伤 |
| --- | --- |
| 类型：<br>A. 爆炸伤<br>B. 锐器伤<br>C. 眼内异物<br>D. 穿孔伤<br>E. 混合伤 | 类型：<br>A. 挫伤<br>B. 板层撕裂伤<br>C. 眼表异物<br>D. 混合伤 |
| 分级（视力）：<br>A. ≥20/40<br>B. 20/100～20/50<br>C. 5/200～19/100<br>D. 光感～4/200<br>E. 无光感 | 分级（视力）：<br>A. ≥20/40<br>B. 20/100～20/50<br>C. 5/200～19/100<br>D. 光感～4/200<br>E. 无光感 |
| 瞳孔：<br>阳性：患眼存在 RAPD<br>阴性：患眼不存在 RAPD | 瞳孔：<br>阳性：患眼存在 RAPD<br>阴性：患眼不存在 RAPD |
| 分区（参考图 1.3）<br>Ⅰ. 角膜与角膜缘内<br>Ⅱ. 角膜缘后 5mm 范围内<br>Ⅲ. 角膜缘后 5mm 以外的区域 | 分区（参考图 1.3）<br>Ⅰ. 眼表（仅限于球结膜、角膜、角膜缘）<br>Ⅱ. 眼前节（包括前房、虹膜、房角、晶状体和睫状突）<br>Ⅲ. 眼后节（晶状体囊膜后所有内眼组织，包括睫状体、脉络膜、玻璃体、视网膜、视神经） |

After Kuhn，F. Ocular Traumatology，Classification of Mechanical Eye Injuries，2008.Page 14，Copyright©，reproduced with permission from Springer Nature.

# 1.5　预后：眼外伤评分

在遭受严重眼外伤后，患者和家属最关心的是眼睛未来的情况。患者经常会问"我会失明吗？"或者"我的视力会恢复吗？"。在所有的愈合及手术修复完成后，虽然临床医生很难知道最终视力，但是在最初评估时掌握的基本信息是很重要的。除非眼球伤口确实无法关闭，通常不鼓励实施一期眼球摘除手术，临床医生应该向患者传递功能恢复的希望。

多年以来的研究已经检验了哪些因素对眼外伤后的最终视力影响最大[5~13]。Kuhn 等于 2002 年完成了迄今为止规模最大的临床研究，并确定了 6 个最具有预后价值的因素：初始视力，以及 5 个解剖相关因素（破裂伤、眼内炎、贯通伤、视网膜脱离和 APD）。在此基础上产生了一个评分系统，上述 6 个因素被赋予了相应分值，其总和被用来预测患者的最终视力恢复结果。这个系统被称为眼外伤评分系统（Ocular Trauma Score，OTS），可提供一个简单而易于计算的定量预后评分。由于评分仅需要有限的几个变量，因此在最初的外伤评估过程中即可确定分值。OTS 系统易于参考，能够提供可靠的预后信息，有研究证实该系统预测患者最终视力结果在 ±1 个视力区段以内的可能性为77%[14, 15]（表 1.3）。

表 1.3  眼外伤评分计算

**步骤 1：确定原始分**

| 变量 | 原始分 |
|---|---|
| 初诊视力： | |
| NLP | 60 |
| LP/HM | 70 |
| 1/200～19/200 | 80 |
| 20/200～20/50 | 90 |
| ≥20/40 | 100 |
| 破裂伤 | −23 |
| 眼内炎 | −17 |
| 贯通伤 | −14 |
| 视网膜脱离 | −11 |
| 传入性瞳孔障碍 | −10 |

**步骤 2：将原始分转换为 OTS，预测视力结果（%）**

| 原始分总和 | OTS | NLP（%） | LP/HM（%） | 1/200～19/200（%） | 20/200～20/50（%） | ≥20/40（%） |
|---|---|---|---|---|---|---|
| 0～44 | 1 | 74 | 15 | 7 | 3 | 1 |
| 45～65 | 2 | 27 | 26 | 18 | 15 | 15 |
| 66～80 | 3 | 2 | 11 | 15 | 31 | 41 |
| 81～91 | 4 | 1 | 2 | 3 | 22 | 73 |
| 92～100 | 5 | 0 | 1 | 1 | 5 | 94 |

After Kuhn，F. Ocular Traumatology，2008. Predicting the Severity of an injury：The Ocular Trauma Score，page 20. Copyright ©，reproduced with permission from Springer Nature.

NLP：无光感；LP：光感；HM：手动；OTS：眼外伤评分。

# 1.6  总结

1．在评估眼外伤时，有一个系统的方法、一致的术语和统一的分类系统非常重要。

2．伯明翰眼外伤命名系统（BETT）提出了公认的眼外伤学定义，应坚持在医疗服务提供人员之间推广使用，以避免信息混淆。

3．眼外伤分类系统包括外伤类型、分级、瞳孔和分区，为评估眼外伤提供了一个简单有效的方法，并携带了重要的预后信息。

4．眼外伤评分系统（OTS）可在初始眼科检查或手术后立即计算。这是一个可靠的预后分析工具，应在治疗决策及患者咨询时使用。

## 参考文献

1. Kuhn F, Pieramici DJ. Ocular trauma: principles and practice. New York: Thieme; 2002.
2. Kuhn F. Ocular traumatology. Berlin: Springer; 2008.
3. Banta JT. Ocular trauma. Philadelphia: Elsevier Saunders; 2007.
4. Pieramici DJ, Sternberg P, Aaberg TM, et al. A system for classifying mechanical injuries of the eye (Globe). Am J Ophthalmol. 1997;123:820–31.
5. Pieramici DJ, Au Eong K-G, Sternberg P, Marsh MJ. The prognostic significance of a system for classifying mechanical injuries of the eye (globe) in open-globe injuries. J Trauma. 2003;54:750–4.
6. Williams DF, Mieler WF, Abrams GW, Lewis H. Results and prognostic factors in penetrating ocular injuries with retained intraocular foreign bodies. Ophthalmology. 1988;95:911–6.
7. Joseph E, Zak R, Smith S, Best WR, Gamelli RL, Dries DJ. Predictors of blinding or serious eye injury in blunt trauma. J Trauma. 1992;33:19–24.
8. Bastiaensen LA. The visual prognosis of a perforation of the eyeball: a retrospective study. Doc Ophthalmol Adv Ophthalmol. 1981;50:213–31.
9. Sternberg P, de Juan E, Michels RG, Auer C. Multivariate analysis of prognostic factors in penetrating ocular injuries. Am J Ophthalmol. 1984;98:467–72.
10. Abu El-Asrar AM, Al-Amro SA, Khan NM, Kangave D. Visual outcome and prognostic factors after vitrectomy for posterior segment foreign bodies. Eur J Ophthalmol. 2000;10:304–11.
11. De Souza S, Howcroft MJ. Management of posterior segment intraocular foreign bodies: 14 years' experience. Can J Ophthalmol. 1999;34:23–9.
12. Esmaeli B, Elner SG, Schork MA, Elner VM. Visual outcome and ocular survival after penetrating trauma. A clinicopathologic study. Ophthalmology. 1995;102:393–400.
13. Hutton WL, Fuller DG. Factors influencing final visual results in severely injured eyes. Am J Ophthalmol. 1984;97:715–22.
14. Kuhn F, Maisiak R, Mann L, Morris R, Witherspoon CD. The OTS: predicting the final vision in the injured eye. In: Kuhn F, Piermici DJ, editors. Ocular trauma: principles and practice. New York: Thieme; 2002. p. 9–13.
15. Kuhn F, Morris R, Mester V, Witherspoon CD, Mann L. Predicting the severity of an eye injury: the ocular trauma score (OTS). In: Ocular traumatology. Berlin: Springer; 2008. p. 17–22.

# 第2章
# 开放性眼外伤的术前处理

Victoria S. North and Matthew F. Gardiner

## 2.1 眼外伤患者的评估

### 2.1.1 总体评估

在接诊疑似眼外伤的患者时，必须首先评估是否合并危及生命的外伤。检查生命体征，评估精神状态，并进行简要的体格检查。如果有任何相关的体征或症状，如血压不稳定、神经功能障碍或呼吸窘迫，应将患者送往相应的急诊科或外伤中心。在危及生命的情况得到评估及治疗后，即可进行详细的眼科病史采集及体格检查。如果怀疑为开放性眼外伤，应立即联系眼科医生进行紧急评估。

### 2.1.2 病史 [1~3]

临床医生应详细采集现病史（history of present illness，HPI）。由于手术修复应在伤后 24 小时内进行，明确眼外伤发生的确切时间很重要。还应记录患者最后一次进食的时间，以便制定手术计划，并应指示患者在排除开放性眼外伤或手术修复后方可进食。应询问患者是否有任何症状，如疼痛、视力变化、复视或畏光。关于外伤机制的细节尤其重要，因为某些特征可能提示高风险创伤，如高速投射物、锐器伤害或高速冲击钝性损伤。如果怀疑有异物存留，应详细了解异物的材质、大小和形状。如果怀疑有化学损伤，必须立即进行冲洗，并且应在更详细的病史采集与体格检查之前进行（图 2.1）。对于开放性眼外伤，只能用无菌液体进行冲洗，并且应特别小心操作，以防眼内容物脱出。只要有可能，应从目击者那里获得间接信息。应记录眼部病史，包括受伤前的视力（visual acuity，VA）、眼部状况、用药情况、手术史，以及受伤时是否佩戴角膜接触镜或框架眼镜。最后，采集基本病史也很重要，包括药物过敏史、破伤风免疫状态、手术史、正在进行的药物治疗，以及最后一餐的时间。

**图 2.1　爆炸伤后开放性眼外伤**
眼球表面可见灰泥样异物，需要立即清除所有异物，充分冲洗，紧急手术探查并修复破裂的眼球

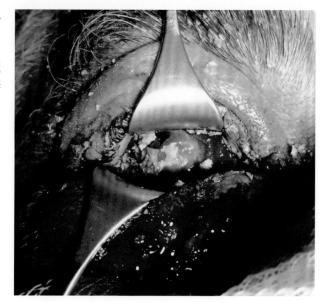

### 2.1.3　体格检查 [1~3]

由于明显的疼痛和焦虑，眼外伤患者的体格检查通常具有挑战性。检查此类患者的一般原则包括尽量减少对眼球的操作（如，推迟完整的眼外肌检查），以及一旦怀疑开放性眼外伤，应避免对眼球施加任何压力，包括测量眼压。局部用药如丁卡因和荧光素也应避免，直到可以排除开放性眼外伤。如果必须使用药物，应使用新的、未开封的眼药。此外，在全面检查完成并制定明确的治疗计划之前，暂时不要急于处理异物，因为最好的选择是在手术室内的可控条件下清除异物（图 2.2）。

体格检查的第一步是对头部、面部、眼球和眼睑进行全面检查，注意有无瘀斑、水肿或裂伤。检查应从由外至内逐步推进。上睑下垂、眼球突出或眼球内陷应予以测量和记录。还应注意眶周软组织及骨性畸形的特殊体征，如捻发音或"阶梯状"改变，这些表现可能提示眼眶或面部其他部位骨折。然后开始检查眼球，首先要注意有无眼球严重塌陷畸形，大的角膜裂伤，或葡萄膜脱出。外伤的全貌有时可能被掩盖，需要进行更彻底的检查。结膜下出血可能掩盖巩膜裂伤，眼内出血则会使眼底检查受到限制。

视力是检查的关键内容，尤其在作为可以与未来对照的基线视力时更显得重要。应单独检查各眼视力，可用 Snellen 表或近视力卡评估视力，屈光不正应通过镜片或针孔来矫正。如果患者因视力太差而无法使用 Snellen 表，则应尽可能通过计算指数、手动或光感来评估视力。如果发现视力无光感，应

图2.2　术前照相显示 1根金属丝从角膜穿出。患者进行了异物取出、角膜修复、晶状体切除及玻璃体切除手术

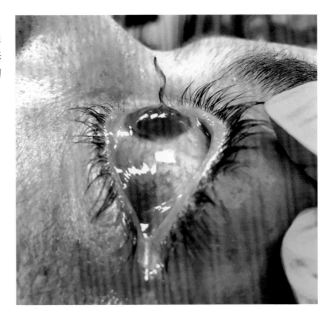

反复检查，通常需要多名医生检查，以在术前确认结果。视野检查可通过对比法进行。

　　瞳孔检查包括直接和间接对光反射，并通过交替照射法来评估相对性传入性瞳孔障碍（relative afferent pupillary defect，RAPD）。当光线照射患眼时，瞳孔会出现矛盾性散大。一般而言，瞳孔散大可能提示外伤性瞳孔散大，虹膜括约肌损伤，第Ⅲ脑神经直接损伤，或颅内压增高继发第Ⅲ脑神经受压。瞳孔成角变形是许多开放性眼外伤的典型临床表现，也可能是在无法配合裂隙灯检查的儿童患者眼部发现的第一个异常表现（图 2.3）。如果时间允许，色觉及红色饱和度检查也可作为有用的辅助工具。

　　眼外伤后应进行眼压（Intraocular pressure，IOP）检查，但应推迟到排除开放性眼外伤之后进行。值得注意的是，眼压正常并不能排除开放性眼外伤的可能性，外伤情况下眼压可能升高也可能降低。高眼压可由前房炎症、前房积血、房角关闭或晶状体前脱位引起的房水流出通道阻塞引起。低眼压可发生于开放性眼外伤、睫状体损伤、睫状体分离或视网膜脱离。

　　结膜、角膜及眼前节检查最好在裂隙灯下进行。结膜检查内容包括是否有水肿、结膜下出血、结膜下气肿、异物、裂伤或擦伤。360°泡状结膜下出血如合并玻璃体积血，应考虑眼球后部破裂伤（图 2.4）。只有在排除了开放性眼外伤后，才能翻开眼睑进行全面检查。应仔细检查角膜的所有层面，特别注意是否有擦伤、水肿或裂伤。Seidel 试验对于评估全层角膜裂伤很有用：使

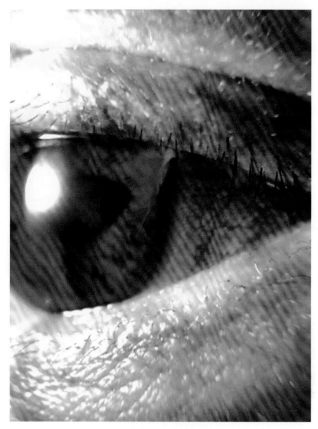

**图 2.3　术前照相**
瞳孔成角变形，指向颞侧角膜裂伤部位

用荧光素染色，然后在蓝光下进行检查，如果存在角膜全层裂伤，外流的房水将形成一条清澈的液流将黄色染料分开，提示 Seidel 试验阳性。评估前房的深度，以及前房内是否存在炎症细胞、闪辉、积血、积脓、玻璃体或异物，这些检查很重要。如果没有开放性眼外伤，可使用前房角镜仔细进行前房角检查。然而如果存在开放性眼外伤，前房角镜则可能对脆弱的眼球造成过多压力，所以检查应在眼球修复术后进行。应检查虹膜是否有离断及瞳孔变形，直接照射或后照法可能会有帮助。虹膜缺损可能是眼内异物的一个关键表现，检查者应高度怀疑眼后节异物的可能性。最后，还应检查晶状体的位置、透明度、有无晶状体内异物以及晶状体囊膜的完整性，因为外伤后可能会出现囊膜下混浊及色素改变（如晶状体前囊膜上的棕色色素形成的 Vossius 环）。

　　完整的眼科检查包括对后节的评估，因此几乎所有的开放性眼外伤患者术前都应该仔细进行散瞳检查。不能散瞳的情况包括：颅内损伤或出血需要

**图2.4**　术前外眼照相
眼球塌陷，360°泡状结膜下
出血，较大的Ⅲ区破裂伤

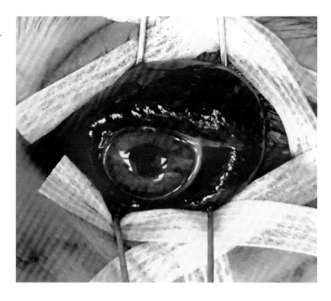

频繁检查瞳孔以监测神经状态；前房游离异物可能在散瞳后向后移位；或者
异物穿过虹膜，散瞳有可能移动异物并加重损伤。一些情况下，应尽早散瞳
检查，比如手术中取出异物后。手术前应充分评估眼后节情况，是否存在眼
内异物、眼内出血、视网膜外伤或其他问题，因为这些发现可能会改变手术计
划和术前谈话内容（图 2.5）。巩膜压陷动作有可能导致进一步的损伤及眼内

**图2.5**　眼底照相
贯通伤导致的下方巩膜裂
伤，伤口周围视网膜前及视
网膜下均有出血，巩膜裂伤
内可见异物

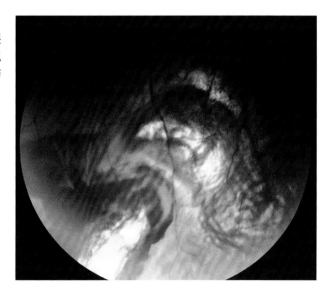

容物脱出，一般不建议操作。在很多眼外伤病例中，眼底镜检查可能受到严重眼内出血、角膜水肿混浊或外伤性白内障的限制。因此，我们经常依赖一些辅助检查，如计算机断层扫描（computed tomography，CT），以帮助评估开放性眼外伤，并排除眼内金属异物或其他相关的面部或头部创伤。

### 2.1.4　开放性眼外伤的临床特征[1~3]

开放性眼外伤的临床表现非常多，但是只有一部分具有较高的相关性，应引起临床医生的格外重视。表 2.1 对这些临床特征进行了汇总。包括视力显著下降，瞳孔不规则如成角变形或偏心移位，以及 RAPD（图 2.3）。低眼压是典型表现，尽管正常甚至高眼压并不能排除开放性眼外伤的可能性。如果在手术修复前怀疑开放性眼外伤，通常应推迟眼压测量。前房深度变化也是开放性眼外伤的特征，既可以表现为前房加深（眼球后部裂伤或破裂伤），也可以表现为前房变浅（眼球前部裂伤或破裂伤）（图 2.6）。玻璃体和葡萄膜等眼内组织脱出是开放性眼外伤的特异性表现。结膜出血性水肿，尤其是 360°水肿，也应高度怀疑开放性眼外伤（图 2.4）。最后，眼球形态不规则，如角膜或巩膜帐篷状隆起，以及 Seidel 试验阳性，都是可能发生开放性眼外伤的临床特征。

表 2.1　开放性眼外伤的常见体征

| 开放性眼外伤：常见体征 |
| --- |
| • 视力显著下降 |
| • 瞳孔成角变形或偏心移位 |
| • 相对性传入性瞳孔障碍 |
| • 低眼压 |
| • 前房异常变浅或加深 |
| • 玻璃体脱出 |
| • 葡萄膜或其他眼内组织脱出 |
| • 结膜出血性水肿或结膜下发现色素，尤其是 360° 范围 |
| • 受伤部位出现角膜或巩膜帐篷状隆起 |
| • Seidel 试验阳性 |

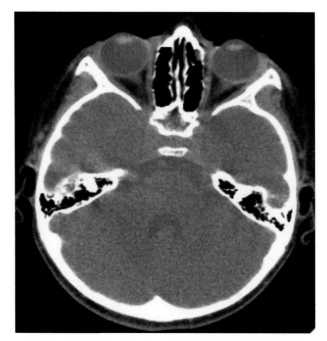

图 2.6　右眼Ⅰ区开放性眼外伤
水平位 CT 显示右眼较左眼前房浅

## 2.2　开放性眼外伤的影像学检查

### 2.2.1　眼眶 CT

　　CT 是眼外伤患者首选的影像学检查，几乎所有疑似开放性眼外伤患者都应进行 CT 检查。对于疑似开放性眼外伤病例，应进行眼眶水平位薄层（1～2mm）及冠状 CT 平扫[3]。如果怀疑合并头部外伤，眼眶 CT 也可以扩展至评估颅脑。提示开放性眼外伤的 CT 表现包括：眼球轮廓改变或巩膜形态不规则（图 2.7）、眼球塌陷、晶状体缺如或脱位（图 2.8）、玻璃体积血（图 2.7）、视网膜脱离、前房深度明显不一致（图 2.6）、眼内异物（图 2.9、图 2.10）或眼内积气（图 2.11）[4, 5]。一些研究评估了 CT 检查在诊断开放性眼外伤中的敏感性与特异性，结果显示敏感性为 56%～76%，特异性为 79%～100%[4-6]。研究结论认为 CT 检查不够敏感，不足以单独依靠 CT 来诊断所有的开放性眼外伤，但是当结合病史和体格检查时，CT 是一种有用的诊断工具。此外，CT 相对便宜、快速，可以在怀疑金属异物时使用，而且比其他成像方式产生的运动伪影更少。

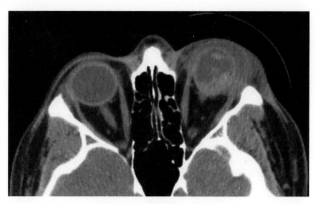

图 2.7　严重Ⅲ区眼外伤

水平位 CT 显示左眼球轮廓不规则，眼内出血

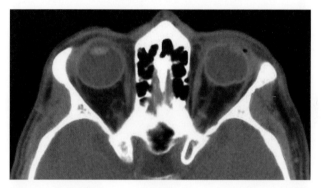

图 2.8　水平位 CT 显示右眼及晶状体正常，左眼巩膜轮廓不规则，晶状体缺如

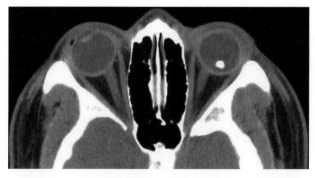

图 2.9　水平位 CT 显示左眼眼内异物位于玻璃体腔内

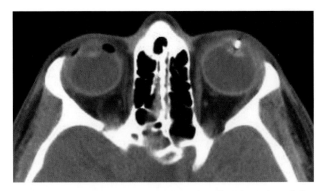

**图 2.10**　水平位CT显示左眼眼内异物穿过角膜进入前房

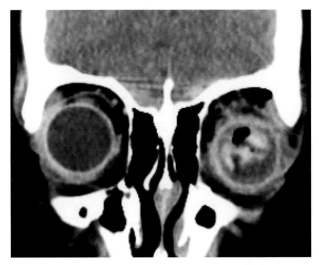

**图 2.11**　左眼球贯通伤,冠状位CT显示左眼眼内积气及积血

## 2.2.2　其他影像学检查 [1~3]

眼眶 CT 是评价开放性眼外伤的影像学检查金标准。我们建议对所有怀疑开放性眼外伤的患者进行此项检查,以排除眼内异物,评估眼球后部破裂伤的位置,并排除其他眼周外伤,如眼眶骨折。在极少数情况下,CT 检查可能并不适用。特别对于孕妇禁忌使用。此外,CT 在分析有机或非金属眼内异物方面可能效果有限。

磁共振成像(Magnetic resonance imaging, MRI)对眼眶和大脑软组织的分辨率较高。MRI 有助于诊断血管病变和其他颅内病变,并可用于孕妇。然而,对于开放性眼外伤,在 CT 或 X 线检查排除眼内金属异物之前进行 MRI

检查是有风险的,因此不推荐使用。与 CT 相比,MRI 价格更贵,检查速度更慢,限制了在紧急情况下的应用。此外,MRI 不能用于体内装有起搏器或其他装置的患者。MRI 对于显示骨性结构并不是最优选择,例如眼眶或面部骨折,并且不是所有的医疗中心都能提供 MRI 检查。

如果无法进行 CT 检查,可以先进行平片(X 线片)检查排除眼内金属异物,然后进行 MRI 检查。在没有 CT 和 MRI 的医疗中心,平片可以帮助确定眼内或眶内异物、眼眶骨折的存在及大致位置。然而,平片成像不如 CT 那样清晰,不能识别可透放射线物质,软组织显示效果也不够好。

最后,B 超等超声检查有助于确定眼内异物的存在及位置,也可在眼底镜检查受限时帮助大致分析眼后节情况。然而,B 超成像需要与眼睑或眼球直接接触,并对眼球施加压力。因此对于开放性眼外伤,不建议在眼球探查及修复手术之前进行检查。在眼球修复术后,B 超在确定是否存在视网膜脱离、后囊膜损伤、晶状体脱位等方面特别有帮助。B 超成像需要有经验的技术人员,可能不是所有的医疗中心都具备这样的条件。

## 2.3　术前管理

### 2.3.1　一般管理[1~3]

在评估和治疗危及生命的外伤后,对疑似开放性眼外伤的处理应侧重于防止进一步损害、控制症状及预防感染(表 2.2)。对于任何疑似开放性眼外伤病例,应立即进行眼科会诊,并为可能的手术干预做好准备。这些患者不应经口摄入任何食物(nothing by mouth,NPO)。为防止对眼球的进一步伤害,应严格卧床休息,床头保持 30°抬高,避免抬举重物或剧烈活动。所有人员都应避免对眼部进行任何不必要的操作,眼科医生应确保告知其他部门眼部状况,以及不要扰动眼球或眼周区域的重要性。应始终用防护眼罩(如 Fox 眼罩)覆盖开放的眼球,以避免患者或其他人员无意中对眼球施加压力,因为这可能导致眼内容物脱出。此外,除非经眼科医生确认安全性,否则应避免使用滴眼液,并且在进一步检查或会诊之前不应取出异物。

症状控制应尽可能通过静脉给药(intravenous,IV)来实现。积极治疗恶心对于预防呕吐及相关的眼压升高特别重要,因为这可能导致眼内容物脱出。剧烈疼痛通常通过静脉注射吗啡或类似药物来控制。这些药物也有助于治疗焦虑,既有利于提高患者舒适度,又使得检查更容易执行。对于儿童和醉酒或其他不合作的成年人,可能需要在麻醉下进行检查,以确保安全和彻底的检查。如果需要插管,通常建议麻醉医生避免使用可能增加眼压的药物,包括大

表 2.2   开放性眼外伤术前管理的关键步骤

| 开放性眼外伤:术前管理 |
| --- |
| ● 首先评估和治疗危及生命的外伤 |
| ● 如疑似开放性眼外伤,立即请眼科医生会诊 |
| ● 影像学检查(眼眶水平薄层及冠状位 CT 平扫) |
| ● 确保患者不经口摄入任何东西(NPO) |
| ● 避免扰动眼球或对眼球施加压力 |
| ● 只在必要情况下使用新开瓶的滴眼液 |
| ● 确认受伤时间,以帮助在伤后 24 小时内实施开放性眼外伤修复手术 |
| ● 不要尝试取出异物 |
| ● 使用防护眼罩覆盖伤眼 |
| ● 严格卧床休息,床头抬高 30° |
| ● 积极治疗恶心,以避免呕吐(如静脉注射昂丹司琼或甲氧氯普胺) |
| ● 根据需要治疗焦虑(如静脉注射劳拉西泮)和疼痛(例如静脉注射吗啡) |
| ● 开始静脉抗生素治疗 |
|    - 万古霉素(15mg/kg,或约 1g/12h×4 次) |
|    - 头孢他啶(1g/8h×6 次) |
| ● 根据免疫状态和伤口性质进行破伤风预防 |
| ● 确保由眼科医生主导治疗 |

剂量氯胺酮(如 6mg/kg)和琥珀酰胆碱。低剂量氯胺酮(如 3mg/kg)并未显示会升高眼压,使用琥珀酰胆碱之前给予右美托咪定可减轻眼压的升高 [7, 8]。然而,考虑到这些局限性,应尽可能选择其他药物,如使用咪达唑仑进行镇静和罗库溴铵进行麻醉。此外,喉镜的类型也可能影响眼压,麻醉医生应能注意到潜在的差异 [9]。

危及生命的手术将优先于开放性眼外伤修复手术,例如需要开颅减压的颅内出血。其他非紧急手术,特别是那些可能对眼球施加压力的手术(如面部或眼眶骨折修复),应该推迟到眼球修复手术之后,最好是等到眼球愈合之后。这些信息必须传达给其他相关部门,并根据患者其他部位损伤的严重程度及紧迫性来确定详细的治疗计划。在处理严重创伤时,可能需要多个专科联合手术来解决所有的紧急问题。

### 2.3.2  抗生素

开放性眼外伤应常规使用抗生素,以防止发生外伤后眼内炎。在没有预防性使用抗生素的情况下，眼内炎的发生率约为 10%～11%[10]。裂伤、外伤后延误就诊、眼内异物的存在以及一期人工晶状体植入都是外伤性眼内炎的高危因素。而及时的一期修复、眼内组织脱出以及伤口自闭则意味着较低的眼内炎风险 [10~12]。

在外伤后眼内炎培养阳性病例中，最常见的微生物是革兰氏阳性球菌（包括肠球菌、凝固酶阴性葡萄球菌及金黄色葡萄球菌），其次是芽孢杆菌和真菌 [13, 14]。由于开放性眼外伤患者并不是总能获得阳性培养结果，抗生素方案应考虑广谱，重点覆盖革兰阳性细菌。通常采用静脉使用万古霉素（15mg/kg，或约 1g/12h×4 次）和第三代头孢菌素，如头孢他啶（50mg/kg，或 1g/8h×6 次），并至少使用 48 小时。由于外伤患者可能会在急诊科和医院的多个区域之间来回奔波，我们发现在患者病历中放置一份核对表非常有用，以确保患者接受全部剂量的药物治疗。对于青霉素或 β- 内酰胺过敏的患者，可使用氟喹诺酮类药物，如环丙沙星代替头孢他啶。预防性真菌覆盖不是常规选择，除非有高危特征，如存在眼内有机异物。

预防性静脉使用抗生素后的眼内炎发生率非常低。一项观察静脉使用万古霉素和头孢吡肟的患者的研究显示发病率为 0.9%[11]。类似的，在另一个大的病例系列中，患者接受 48 小时静脉滴注万古霉素和头孢他啶治疗，发病率为 0.9%[12]。最近的一些研究表明，单独口服方案可能不劣于静脉方案 [15, 16]。例如，一项研究发现在接受预防性抗生素治疗的患者中，眼内炎的发生率为 2%～3%，这在静脉为主给药方案（静脉滴注头孢唑林联合口服环丙沙星）和仅使用口服抗生素（口服头孢呋辛和口服环丙沙星）的患者之间没有显著差异 [15]。然而，考虑到患者的 NPO 状态、防止恶心和呕吐的目的，以及大多数患者将留院 48 小时的事实，我们的做法是静脉使用万古霉素和一种第三代头孢菌素。

### 2.3.3　破伤风预防

虽然不常见，但是也有破伤风杆菌引起外伤后眼内炎的病例报道 [17]。此外，动物模型显示，当破伤风杆菌或其毒素被引入前房时，未免疫小鼠可发生临床破伤风感染，但在免疫小鼠或非贯通伤模型实验中则不会发生 [18]。这些研究支持在眼球贯通伤后进行破伤风预防治疗，特别是当免疫状态未知或未更新时，但不适用于简单的角膜擦伤或其他类型的非贯通性眼外伤 [18]。在我们的实践中，眼球穿通伤患者需接受破伤风免疫状态评估，并根据具体情况给予破伤风增强剂和（或）破伤风免疫球蛋白治疗 [17]。

## 2.4　结论

- 在评估和治疗危及生命的外伤后，应尽快完成详细的病史采集和眼科检查。现病史应包括损伤机制和任何可疑异物的详细信息。
- 开放性眼外伤的临床特征包括：视力显著下降，瞳孔成角变形或偏心移位，相对性传入性瞳孔障碍，低眼压，眼内容物脱出，结膜出血性水肿，以及角膜或巩膜形态不规则。
- 术前评估应包括彻底的外眼检查、裂隙灯检查和眼眶薄层 CT 扫描。
- 术前管理的重点是尽量减少进一步损害（严格卧床休息，避免不必要的眼部操作，使用防护眼罩），积极控制症状，静脉使用抗生素预防感染，以及必要时进行破伤风免疫治疗。

## 参考文献

1. Moraczewski AL. History and examination of the injured eye. In: Banta JT, editor. Ocular trauma. Philadelphia: W B Saunders; 2007. p. 19–38.
2. Harlan JB Jr, Ng EWM, PIeramici DJ. Evaluation. In: Kuhn F, Pieramici DJ, editors. Ocular trauma: principles and practice. New York: Thieme; 2002. p. 52–69.
3. Harlan JB, Pieramici DJ. Evaluation of patients with ocular trauma. Ophthalmol Clin North Am. 2002;15(2):153–61.
4. Arey ML, Mootha VV, Whittemore AR, Chason DP, Blomquist PH. Computed tomography in the diagnosis of occult open-globe injuries. Ophthalmology. 2007;114(8):1448–52.
5. Yuan WH, Hsu HC, Cheng HC, et al. CT of globe rupture: analysis and frequency of findings. AJR Am J Roentgenol. 2014;202(5):1100–7.
6. Joseph DP, Pieramici DJ, Beauchamp NJ. Computed tomography in the diagnosis and prognosis of open-globe injuries. Ophthalmology. 2000;107(10):1899–906.
7. Nagdeve NG, Yaddanapudi S, Pandav SS. The effect of different doses of ketamine on intraocular pressure in anesthetized children. J Pediatr Ophthalmol Strabismus. 2006;43(4):219–23.
8. Mowafi HA, Aldossary N, Ismail SA, Alqahtani J. Effect of dexmedetomidine premedication on the intraocular pressure changes after succinylcholine and intubation. Br J Anaesth. 2008;100(4):485–9.
9. Karaman T, Dogru S, Karaman S, et al. Intraocular pressure changes: the McGrath video laryngoscope vs the Macintosh laryngoscope; a randomized trial. J Clin Anesth. 2016;34:358–64.
10. Zhang Y, Zhang MN, Jiang CH, Yao Y, Zhang K. Endophthalmitis following open globe injury. Br J Ophthalmol. 2010;94(1):111–4.
11. Huang JM, Pansick AD, Blomquist PH. Use of intravenous vancomycin and cefepime in preventing endophthalmitis after open globe injury. J Ocul Pharmacol Ther. 2016;32(7):437–41.
12. Andreoli CM, Andreoli MT, Kloek CE, Ahuero AE, Vavvas D, Durand ML. Low rate of endophthalmitis in a large series of open globe injuries. Am J Ophthalmol. 2009;147(4):601–8.
13. Long C, Liu B, Xu C, Jing Y, Yuan Z, Lin X. Causative organisms of post-traumatic endophthalmitis: a 20-year retrospective study. BMC Ophthalmol. 2014;14:34.
14. Relhan N, Albini TA, Pathengay A, Kuriyan AE, Miller D, Flynn HW. Endophthalmitis caused by Gram-positive organisms with reduced vancomycin susceptibility: literature review and options for treatment. Br J Ophthalmol. 2016;100(4):446–52.
15. Du Toit N, Mustak S, Cook C. Randomised controlled trial of prophylactic antibiotic treatment for the prevention of endophthalmitis after open globe injury at Groote Schuur Hospital. Br

J Ophthalmol. 2017;101(7):862–7. https://doi.org/10.1136/bjophthalmol-2016-309736. Epub 2016 Oct 28.

16. Tabatabaei SA, Soleimani M, Behrooz MJ, Sheibani K. Systemic oral antibiotics as a prophylactic measure to prevent endophthalmitis in patients with open globe injuries in comparison with intravenous antibiotics. Retina. 2016;36(2):360–5.

17. Iyer MN, Kranias G, Daun ME. Post-traumatic endophthalmitis involving Clostridium tetani and Bacillus spp. Am J Ophthalmol. 2001;132(1):116–7.

18. Benson WH, Snyder IS, Granus V, Odom JV, Macsai MS. Tetanus prophylaxis following ocular injuries. J Emerg Med. 1993;11(6):677–83.

# 第3章
# 术前沟通、术中注意事项与手术器械

Seanna Grob，Angela Turalba，and Alice C. Lorch

## 3.1 引言

在将患者带入手术室修复开放的眼球之前，有许多重要的步骤需要执行。前一章讨论了患者术前的体格检查、影像学检查及医疗管理的细节。然而，还有其他步骤可以培养良好的医患关系，并促进眼外伤修复手术的成功。这些步骤包括术前详细的患者沟通与讨论，手术计划，以及手术室内的器械配置。

## 3.2 术前沟通

一旦开放性眼外伤确诊，与患者详细讨论病情是至关重要的。在开始讨论之前，应该询问患者是否需要家族其他成员或者朋友参与谈话。每位手术医生在与患者及家属讨论病情时都会形成自己的风格。在本章中，我们基于自身经验总结了一些技巧和指导意见。

术前谈话的主要目的是对患者进行病情宣教并设定期望值。如果在眼球修复手术之前能与患者详细讨论受伤的严重程度、治疗过程以及所有可能出现的情况，那么患者对于每一步治疗或者术后出现的任何病情变化就不会感到太惊讶。

首先告诉患者他们有开放性眼外伤，即存在穿透眼球壁全层的伤口。向患者描述眼部检查结果是有帮助的。确保尽可能多的尝试并使用简单术语。一个经典的解释可能包括"角膜或者眼球前部透明区有一个穿透全层的伤口"，或者"有一些眼球内部的组织出现在了眼球外部"。如果考虑有眼球后部的破裂伤，那么有必要告诉患者目前的眼部检查以及影像学结果高度提示存在开放性伤口，建议行眼球探查手术，目的是找到并缝合关闭伤口。

需要强调的是，一期手术的首要目的是关闭眼球。根据临床检查结果，我们还经常强调这只是第一次手术，患者可能需要其他手术来挽救眼球，或者获得最佳的视力和／或外观效果。后期手术可能包括但不限于视网膜脱离的修复、针对玻璃体积血的玻璃体切除手术、外伤性白内障摘除、瞳孔缺陷修复、人工晶状体植入、穿透性角膜移植或其他改善角膜散光的屈光手术。特别对于眼球后部破裂伤，患者可能需要至少一次视网膜手术。在一些情况下，一期手术也包含了其他步骤，如异物取出、晶状体切除或玻璃体切除手术。但通常情况下一期手术的主要目的只是修复眼球，之后当眼球有机会进一步提升功能时，再讨论后期的手术。

不要低估外伤的严重性。如果患者就诊时视力低下并有传入性瞳孔障碍，请确保患者及家属在外伤修复手术前就能理解预后可能不良，包括视力完全丧失的可能性。就诊时无光感的眼球几乎不可能恢复任何视力 [1, 2]。当患者在就诊时为无光感，建议这一结论应由眼科医生反复检查确认。最好由多名医生在病历上记录该患者的视力。并且应与患者详细讨论"无光感"这一检查结果。对于就诊时仍有光感的严重开放性眼外伤患者，为帮助其建立合理的期望值，应该告知患者由于其眼部和/或视网膜的外伤极其严重，即使外伤修复手术很成功，其光感也可能在接下来的几天内消失。通常情况下，由于患者对外伤感到非常紧张和焦虑，在就诊时可能难以确定是否能感受到亮光。此时花点时间仔细确认视力是值得的。

即使对于那些视力良好的Ⅰ区开放性眼外伤患者，也有必要告知患者在眼球修复、角膜瘢痕形成或愈合后，视力可能会恶化。此外，在修复术后早期，患者的视力可能会由于角膜水肿、缝线引起的散光而明显下降，因此提前告知患者这些变化很重要。开放性眼外伤患者还存在发生感染和其他潜在问题的风险，如视网膜脱离或青光眼。所以，在与患者最初的病情交流中不应低估外伤的严重性，并应强调伤后长期随访的可能性，这一点很重要。

对于角膜伤口，应告知患者与角膜伤口相关的潜在并发症，例如伤口渗漏。复杂的星形伤口或有异物残留的角膜伤口可能闭合较困难，也更容易渗漏。术前向患者解释检查伤口渗漏的步骤以及处理伤口渗漏的方法，也可以帮助患者为手术后的问题做好准备。

如果发现或怀疑有外伤性白内障，应与患者一起讨论外伤性白内障的治疗计划。对于没有囊膜损伤的白内障，应告知患者外伤修复手术后视力可能不会改善，因为白内障仍然会影响视力（除非术中同时摘除白内障）。如果外伤累及晶状体囊膜，则需要向患者解释不同的潜在选择和治疗过程。如果手术视野清晰，能够支持在一期修复术中安全的摘除白内障，那么这就是手术计划。然而通常情况下，当大的角膜裂伤修复完成后，晶状体的视线会受到遮挡，延期摘除晶状体会更安全。延期可能是几天到一周，这取决于是否有明显的晶状体皮质溢出、炎症和/或眼压升高。如果只有很少的晶状体皮质溢出，眼压和炎症控制良好，也可以延期至几周甚至几个月。这样的病情讨论可以帮助患者为不同的可能性做好准备，并使以后的交流更加容易。

　　如果怀疑有开放性眼外伤，但是由于患者检查不配合而不能确诊（例如儿童或焦虑的成人），那么应向患者和／或家属告知在手术室麻醉辅助下进行检查的重要性。这种情况下，应征得患者知情同意，内容包括在手术室内可能发生的各种可能性。比如同意在麻醉下进行检查，可能对破裂的眼球进行探查和修复，以及所有相关的手术。这可能包括面部裂伤修复、泪小管裂伤修复、晶状体切除、异物取出或玻璃体切除手术。如果其中某些损伤的可能性更大，一定要花更多时间去讨论这些问题。特别对于儿童，要确保家属就在医院周围，以便在麻醉辅助下完成检查后，可以很容易地从手术室联系到家属。这样可以在继续下一步治疗前及时与家属讨论检查所见及手术计划。

　　如果视力为无光感，并且已经确认了不止一次，此时就应该和患者讨论如何在眼球修补、眼球摘除或眼内容摘除手术之间做选择。我们发现，大多数患者都想尝试挽救他们的眼球，即使将来他们再也看不见了。一些患者想至少给眼球一次修复手术的机会，并在随访时了解视力结果。一些患者由于眼球失明并且疼痛，在外伤修复术后不久就选择了眼球摘除。但也有些患者即使没有光感，也知道交感性眼炎的风险，还是选择了保留眼球。这是患者自己的选择，如果他们想保留眼球，至少应该尝试一下。失去一只眼球带来的巨大心理影响值得我们慎重考虑[3]。许多患者很高兴他们的眼球得到"挽救"，即使是已经失去光感的眼球。

　　还应告知患者与开放性眼外伤相关的潜在并发症。如上所述，这些风险应包括感染或眼内炎、出血、视网膜脱离、角膜瘢痕、白内障、视力丧失、眼球摘除以及需要多次手术。此外，也应与患者讨论交感性眼炎的风险。研究表明交感性眼炎的发病率小于1%，在0～0.37%之间[4~10]。通常情况下，即使患者已经知晓这样的风险，仍然会选择挽救眼球。

　　在患者被充分告知关于手术程序、计划以及将来潜在的问题后，则可以让患者签署开放性眼外伤探查及修复手术的知情同意书。

## 3.3　术前计划

　　在去手术室之前把计划实施的眼球修复手术的步骤写下来会很有帮助。这是对手术计划的实战推演，也有助于确定需要什么型号的缝线和手术器械。

　　对于角膜伤口，在完成检查后立即将角膜伤口画出来是有意义的。角膜水肿会随着时间推移而加重，如果不能立即实施手术，手术被推迟到第二天上午或者没有手术间能立刻空出来，角膜伤口的外观将会发生变化。此外，在复杂角膜伤口中仔细考虑缝线的位置也是有帮助的，注意首先对齐角膜缘以及星形角膜裂伤的尖端。

Ⅰ区角膜裂伤手术计划示范

1. 做角膜缘穿刺口,方向指向角膜伤口。

2. 注射过滤空气和 / 或平衡盐溶液填充前房。

3. 10-0 尼龙线首先对齐缝合角膜缘或角膜瓣尖端。

4. 10-0 尼龙线继续缝合剩余角膜伤口。

5. 缝合角膜伤口时用虹膜铲辅助,以确保伤口内没有虹膜组织嵌顿。

6. 根据需要通过辅助切口注入过滤空气以维持前房深度。

7. 必要时使用睫状体分离铲轻扫虹膜使其离开角膜伤口。

8. 角膜伤口缝合后,用平衡盐溶液代替过滤空气填充前房。

9. 旋转埋藏线结,根据需要重新缝合过松或过紧的缝线。

10. 用荧光素检查角膜伤口有无渗漏。

11. 如果没有渗漏,缝合角膜缘穿刺口,恢复眼压至正常,检查穿刺口有无渗漏。

12. 如果有渗漏,应重缝或调整渗漏部位的缝线,重新用荧光素检查。

13. 如果再次缝合后伤口仍有渗漏,可以考虑用角膜胶,如果只是轻微渗漏,可以考虑戴角膜绷带镜。

对于眼球后部破裂伤,把手术步骤写下来也是有帮助的。提醒自己应如何勾住并分离眼外肌,以防需要通过这么做来暴露破裂部位,特别是如果肌肉手术对你来说并不是常规操作。

术前计划还有助于确定需要哪些器械和设备来进行眼球修复手术。手术室工作人员可以据此准备好你需要的一切。这样他们就不会在手术中四处找东西了。下面你将看到我们用于眼球修复手术的常用器械。

## 3.4 术中注意事项与手术器械

### 3.4.1 手术器械

术前准备工作对于成功实施开放性眼外伤修复手术尤为重要。我们的手术室工作人员非常熟悉开放性眼外伤手术、术者手术偏好以及常规的眼科手术。然而,如果在大手术室或不太熟悉眼科手术的场地进行手术时,了解自己的手术设备和需要的器械,并有效地向手术室员工传达这些信息是至关重要的。

下面是我们用于开放性眼外伤修复手术的手术台面布置示范(图 3.1)。

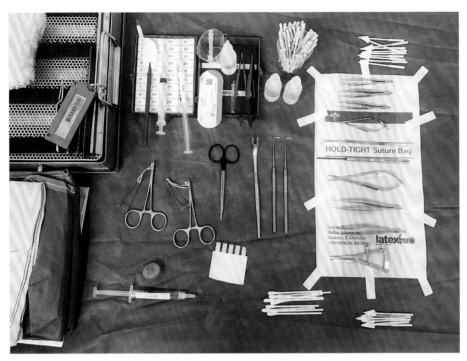

图 3.1 开放性眼外伤修复手术常规器械配置

**常用手术器械清单：**

眼科手术巾

Steri-strips 薄胶带

Jaffe 开睑器及橡皮筋、止血钳 × 2 套

穿刺刀

Castroviejo 0.12 有齿镊 × 2 把

Colibri 有齿镊

Westcott 钝剪

Stevens 弯剪

虹膜铲

睫状体分离铲

显微持针器

系线镊：一弯一直

Vannas 剪

眼用测量尺

Gass 斜视钩

Schepens 眼眶拉钩

过滤空气

Weck-Cel 吸血海绵及 Q-tips 棉签

无菌平衡盐溶液 2～3 瓶及灌注针头

内部装有平衡盐溶液的注射器,配 30g 冲洗针头

缝线若干

Jaffe 或类似设计的开睑器在开放性眼外伤手术中很有用处,因为这种开睑器不会在开睑时压迫眼球。而通常使用的开睑器可能会对眼球造成不必要的压力,导致眼内容物脱出。Jaffe 开睑器可以提起眼睑,使其离开眼球。我们使用的 Jaffe 开睑器如下图所示(图 3.2),开睑器末端连着橡皮筋,并通过止血钳固定在手术巾上。眼科手术巾铺好后,可以用 Steri-strips 薄胶带贴住上下睑缘及睫毛,以避免睫毛干扰手术区。然后就可以放置 Jaffe 开睑器了。

虹膜铲在开放性眼外伤修复手术中特别有用。当主刀医生正在缝合时,助手可以用虹膜铲拦住虹膜或其他葡萄膜组织,使其远离伤口。

过滤空气是角膜裂伤修复手术中的一个重要工具(图 3.3)。它可以在缝合角膜时保持前房形成及伤口干燥。手术过程中需要间歇性多次注射过滤空气,因为空气会持续从角膜伤口漏出,直至伤口完全关闭。黏弹剂或透明质酸钠能够使虹膜远离角膜,也可以用于外伤性白内障摘除手术。

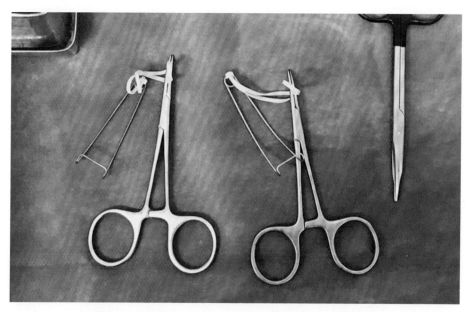

**图 3.2** 上睑及下睑 Jaffe 开睑器,与橡皮筋和止血钳相连

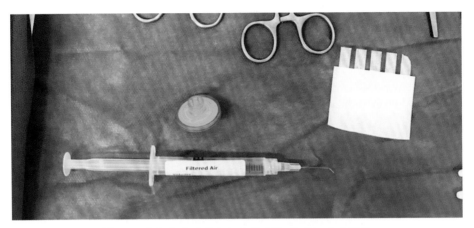

**图 3.3**　内部装有过滤空气的注射器，配 30g 冲洗针头

　　Schepens 眼眶拉钩（图 3.4）是一种用于修复眼球后部破裂伤的器械。成套 malleable 拉钩（脑压板）中的薄款也有助于暴露眼球后部伤口。

　　头部带椭圆孔的 Gass 斜视钩（常用于视网膜脱离或巩膜扣带手术）可用于分离眼外肌（图 3.4）。用 2-0 丝线穿过该孔，斜视钩常规勾住肌肉，然后拉出 2-0 丝线即可将肌肉圈套在内。该缝线可用来移动和牵拉眼球，也可以用来暴露肌止点后方，探查眼球后部的伤口。

　　Weck-Cel（Beaver-Visitec International，Inc.，Waltham，MA）吸血海绵和平衡盐溶液在手术中被广泛应用。助手可以使用这些工具来清除手术视野中的血迹，使伤口更加清晰，并防止角膜干燥。

　　根据眼球破裂伤的情况，可能会用到更多的手术器械。可使用 Microsurgical technology（MST）生产的手术套包中的器械来抓取前房异物，或在受损的前囊膜上进行撕囊。也可能需要后节眼内异物钳，它比 MST 套包内的器械更大。对于外伤性白内障，可能需要超声乳化设备。如果需要实施一期玻璃体切除和 / 或晶状体切除手术，白内障手术器械和玻璃体切除设备也是需要的。记得在手术开始前检查显微镜，确保参数设置符合你的偏好，并且工作正常。还要询问工作人员是否有合适的显微镜手柄，以及是否处于无菌状态。

　　最后，在修复手术完成后要在结膜下注射头孢唑林和地塞米松。注意选择远离裂伤或破裂的部位进行注射。我们用于结膜下注射的药物浓度分别为头孢唑林 100mg/0.5ml，地塞米松 400mg/0.1ml。可能不是所有医院都有备药。

　　如果你在一所眼科医院工作，通常白内障手术套包和玻璃体切除手术套包会包含必需的手术器械。如果需要处理眼睑或面部裂伤，可以增加一套眼睑或眼整形的手术套包。如果你正在为一所医院备班，你可能需要了解他们有哪些手术套包，其中哪些是随时可用的。一些医院备有专门的眼外伤套包。

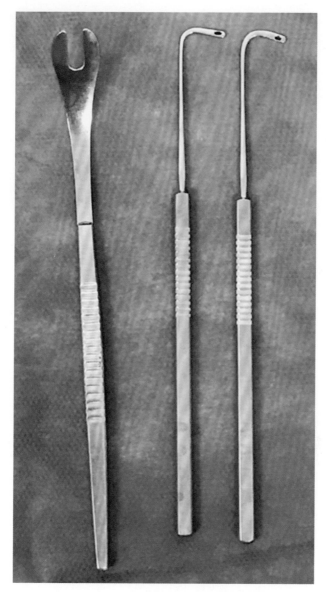

**图 3.4** Gass 斜视钩用于勾出并分离眼外肌
Schepens 眼眶拉钩用于探查眼球后部破裂伤

### 3.4.2 缝线

开放性眼外伤修复手术中最常用的缝线包括缝合角膜伤口的 10-0 尼龙线、缝合角膜缘伤口的 9-0 尼龙线和缝合巩膜伤口的 8-0 尼龙线（图 3.5）。我们倾向于使用带铲针的缝线。8-0 Vicryl 线用于关闭结膜切口或修复结膜裂伤。

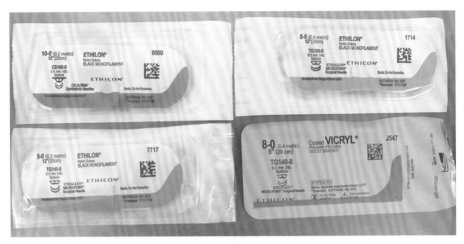

**图 3.5**　开放性眼外伤修复手术常用缝线
10-0、9-0、8-0 尼龙线和 8-0 Vicryl 线

　　2-0 丝线（可不带针）配合 Gass 斜视钩可用于开放性眼外伤探查及修复手术中分离牵引眼外肌（图 3.6）。如果需要离断肌肉以充分暴露伤口，可使用 6-0 Vicryl 双铲针线在肌止点附近预置缝合肌肉（图 3.6）。

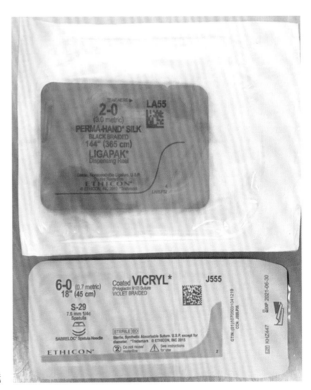

**图 3.6**　眼外肌手术缝线
2-0 丝线和 6-0 Vicryl 双铲针线

对于因严重的眼睑及睑缘裂伤导致不能放置 Jaffe 开睑器的病例，则可以使用 4-0 丝线。将缝线穿过睑缘，用止血钳或其他器械作牵引（图 3.7）。

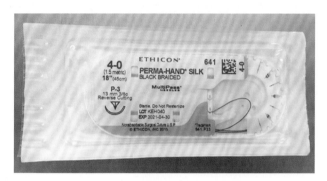

图 3.7　用于眼睑牵引的 4-0 丝线

### 3.4.3　术后用药

眼球修复手术后，可在术眼滴用阿托品及抗生素眼膏。然后使用 Steri-strips 薄胶带轻轻将眼睑粘贴闭合，接着在闭合的眼睑上粘贴无菌眼垫，最后盖上 Fox 眼罩（图 3.8）。

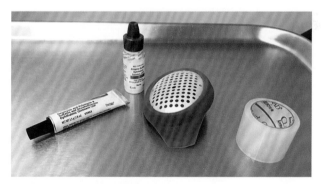

图 3.8　术毕术眼滴用阿托品及抗生素眼膏（图示为新霉素 - 多粘菌素 B- 地塞米松眼膏）
然后使用 Steri-strips 薄胶带轻轻将眼睑粘贴闭合，接着在闭合的眼睑上粘贴无菌眼垫，最后盖上 Fox 防护眼罩，眼垫在第 2 天取下，但是 Fox 眼罩应一直遮盖保护眼球

## 参考文献

1. Han YS, Kavoussi SC, Adelman RA. Visual recovery following open globe injury with initial no light perception. Clin Ophthalmol. 2015;9:1443–8.
2. Salehi-Had H, et al. Visual outcomes of vitreoretinal surgery in eyes with severe open-globe injury presenting with no-light-perception vision. Graefes Arch Clin Exp Ophthalmol. 2009;247(4):477–83.
3. Ye J, et al. Vision-related quality of life and appearance concerns are associated with anxiety and depression after eye enucleation: a cross-sectional study. Plos One. 2015;10(8):e0136460.
4. Andreoli CM, et al. Low rate of endophthalmitis in a large series of open globe injuries. Am J Ophthalmol. 2009;147(4):601–8. e2.
5. Zhang Y, et al. Development of sympathetic ophthalmia following globe injury. Chin Med J. 2009;122(24):2961–6.
6. Chang GC, Young LH. Sympathetic ophthalmia. Semin Ophthalmol. 2011;26(4-5):316–20.
7. Savar A, et al. Enucleation for open globe injury. Am J Ophthalmol. 2009;147(4):595–600.e1.
8. Rofail M, Lee GA, O'Rourke P. Prognostic indicators for open globe injury. Clin Exp Ophthalmol. 2006;34(8):783–6.
9. Rahman I, et al. Open globe injuries: factors predictive of poor outcome. Eye (Lond). 2006;20(12):1336–41.
10. Casson RJ, Walker JC, Newland HS. Four-year review of open eye injuries at the Royal Adelaide Hospital. Clin Exp Ophthalmol. 2002;30(1):15–8.

# 第4章
# 术后管理

**Seanna Grob, Angela Turalba, and Alice C. Lorch**

## 4.1 引言

要想获得最好的视力和外观恢复效果,术后护理与成功的开放性眼外伤修复手术同样重要。必须密切随访术后患者,并在必要时及时转诊到相应的亚专科。无论预期结果是好是坏,患者都可能需要指导和特殊关注,以帮助他们度过术后的康复阶段。

## 4.2 随访计划

按照我们的规范,开放性眼外伤修复术后患者需留院完成48小时静脉(IV)抗生素治疗(见第2章抗生素相关内容)[1]。根据患者术前接受的抗生素剂量,患者可能需要住院24~48小时。我们指导周边医院一旦怀疑开放性眼外伤,就应立即开始静脉抗生素治疗,这样可以最大限度减少住院时间。

修复手术结束时,在远离受伤区域的结膜下注射头孢唑林和地塞米松,并滴用阿托品和抗生素眼膏。术眼盖眼垫和 Fox 眼罩,直至第2天复诊。夜里无须点药,告知患者注意休息。

患者在住院期间每天都有医生检查。对于多发伤病例,由于身体其他部位外伤的康复或手术干预,患者需要住院更长时间。其他外伤的检查可以在术后第1天眼部检查后展开,但要定期对患者进行眼科随访。

简要随访计划:

1. 术后第1天随访。

2. 术后第1周随访。

3. 术后第3~4周随访。

4. 术后第5~6周随访(考虑开始拆除角膜缝线)。

5. 术后第12周(角膜接触镜评估及外伤随访)。

以上随访计划可根据具体伤情及手术方式调整随访频率,包括亚专科随访(例如:图4.1a、b和4.2,有关该病例的完整讨论见后文)。

　　儿童患者的随访计划需要作出调整，角膜缝线拆除相对更早，通常在手术室内进行。

　　儿童患者简要随访计划：

　　1. 术后第 1 天随访。

　　2. 术后第 1 周随访（通常与小儿眼科医生联合评估）。

　　3. 术后第 3～4 周随访（通常与小儿眼科医生联合评估）。

　　4. 术后第 4～5 周在手术室内拆除角膜缝线。

　　5. 术后第 5～6 周由小儿眼科医生随访，并在此后密切随访框架眼镜、角膜接触镜的使用情况，弱视的预防或处理等等。

　　下面我们将更详细地总结我们的随访计划。

## 4.3　术后第 1 天

　　术后第 1 天随访，摘除眼垫，对眼部进行全面检查。包括一套完整的眼科检查。应注意观察：

　　1. 如有眼睑及眶周区域皮肤裂伤，应检查伤口愈合情况。

　　2. 结膜伤口闭合情况，如有巩膜裂伤或破裂伤，还应检查结膜对巩膜的覆盖情况。

　　3. 巩膜外形及伤口闭合情况。

　　4. 角膜伤口闭合情况，缝线是否在位，伤口有无渗漏（Seidel 试验）。

　　5. 前房深度，浅前房可能提示伤口渗漏，以及炎症、纤维渗出、积血或积脓等。

　　6. 虹膜是否有损伤或出血。

　　7. 晶状体是否有混浊、囊膜损伤、皮质溢出等。

　　8. 玻璃体是否有积血、混浊、眼内炎等。

　　9. 视网膜是否有出血、水肿、裂孔、脱离等。

　　术后第 1 天，按照我们的规范开始局部点药。初始用药为 1% 醋酸泼尼松龙眼液每天 6 次，加替沙星眼液每天 4 次，1% 阿托品眼液每天 1 次，均为 1 次 1 滴。如果患者对这些药物过敏，或者出现感染或其他问题，用药会有调整。

　　如果由于严重的外伤性白内障、角膜水肿或玻璃体积血而无法窥及眼后节，或者怀疑有视网膜异常，通常会在患者出院前进行详细的 B 超检查来评估视网膜和后节情况（图 4.2）。B 超检查一般在影像科由熟练的超声技师完成。如果怀疑存在视网膜损伤或后节出血，应在术后 1 周左右安排视网膜专科医生评估患者。当然，如果能够清晰评估眼后节，并发现有视网膜裂孔或其他问题，则应更早安排转诊。

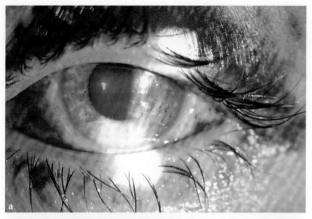

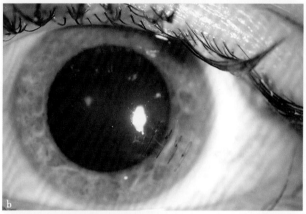

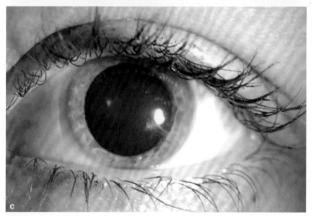

图 4.1　（a）左眼角膜裂伤修复术后第 1 天；（b）术后 1 个月，角膜缝线在位。术后 6 周左右逐步拆除缝线；（c）缝线拆除后的裂隙灯照相

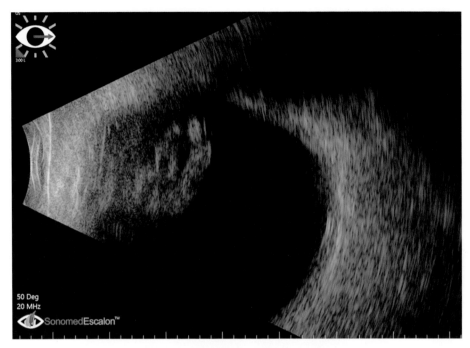

**图 4.2  开放性眼外伤修复术后 B 超**
晶状体向后倾斜入玻璃体,未见视网膜脱离

　　此外,我们还与患者就手术以及术中发现进行了深入的讨论。在手术探查和修复后,对损伤的严重程度有了更好的了解,可以将这些信息传达给患者。手术后的治疗过程可能更加清晰,这也可以和患者讨论。患者在初次就诊时往往非常心烦意乱,术后再次讨论病情有助于医患信息交流。

　　应告知患者一直佩戴 Fox 眼罩,包括睡觉时。这是为了防止眼球受到进一步损伤,同时也为了提醒患者不要揉眼或触碰眼球。特别强调不要揉眼的重要性,因为揉眼可能会延迟愈合。如果愈合进程不如预期,应询问患者是否有过揉眼。

　　还应告知患者:在接下来的 6 周内或者角膜缝线在位期间不要做任何重物搬运、剧烈运动或游泳。这对某些患者来说可能比较困难,例如建筑行业从业人员。我们通常建议患者在眼球康复期间不要工作,除非他们从事的是办公室工作,并且没有任何剧烈活动。曾经有几例患者没有遵照这些建议,结果导致伤口愈合延迟或伤口裂开。

　　向患者仔细叮嘱复诊注意事项。如果出现疼痛加重、视力变化、闪光感、飞蚊症或任何其他相关变化,应立即回到医院进行评估。

　　患者在伤后早期可能需要心理支持。这时不仅需要询问患者的情绪反应,也需要向心理医生或精神科医生转诊。我们医院已经建立了一个多学科的眼外伤团队，包括社会工作者和一名心理医生，以负责外伤愈合过程中的情绪管理。

我们所有的患者最初都是由一名社会工作者提供帮助，该名社会工作者早在患者住院接受静脉抗生素治疗时就已经开始介入。社会工作者将帮助患者讨论财政支持、未购买保险人群的保险覆盖范围、提供心理支持、筛查家庭暴力并协助寻找安全住所，还将为那些无家可归的人寻找庇护所。社会工作者还可以帮助患者与盲和视障人士委员会以及其他有帮助的项目建立联系。如果患者来自其他州，社会工作者还可以帮助协调别家机构的医疗服务。他们还帮助交通不便的患者（不开车以及没有家人帮忙的患者等）协调随访，或者寻找可以收留患者以确保其按时点药并能提供眼部护理的护理机构。

很多开放性眼外伤属于工伤。这些患者在手术后和随访期间可能需要工人补偿文书方面的特殊帮助。有时会要求提交每次随访记录，以记录患者的病情进展情况。通常情况下，工人补偿组织会向患者发送特定的文件，或者直接发送至医生办公室。此外，由交通事故或袭击造成的开放性眼外伤可能会导致诉讼，律师可能会向手术医生询问伤势的严重程度、视力丧失的程度，以及创伤造成的永久影响。通常这些记录和医疗文件都是通过病案部门处理的，但是如果患者需要填写特定的文件，我们将尽可能提供帮助。

## 4.4　术后用药

患者术后第 1 天开始使用 1% 醋酸泼尼松龙眼液每天 6 次，加替沙星眼液每天 4 次，1% 阿托品眼液每天 1 次，均为 1 次 1 滴。疗程持续 1 周。术后 1 周随访，停用加替沙星，泼尼松龙减为每天 4 次，阿托品通常继续使用。患者继续随访 2～3 周，在此期间泼尼松龙逐渐减量。方案可为每周递减（每天 4 次持续 1 周，然后每天 3 次持续 1 周，然后每天 2 次持续 1 周，然后每天 1 次持续 1 周，然后停药），或根据临床检查进行更快的减量。阿托品是否继续使用取决于是否仍有眼内出血或炎症存在。

上述方案适用于典型病例，但应根据患者及临床检查情况进行调整。如果担心角膜感染或溃疡，抗生素眼液则可能需要每小时 1 次，并可能需要开始使用强化的局部抗生素。在这种情况下，有时应该停用泼尼松龙。

## 4.5　随访

术后随访计划通常遵循之前的总结。每次随访时，患者都应进行全面的眼科检查。密切观察角膜伤口，以确保其愈合良好，并应每次随访时都应执行 Seidel 试验。如果新出现闪光感和飞蚊症，应仔细检查是否有新的视网膜问题。应监测眼球是否存在感染迹象，包括角膜缝线部位脓肿、溃疡或眼内炎（图 4.3）。还应关注各个专科的协同工作，以确保患者得到适当的随访。例如，面部骨折的眼部整形、面部整形或头颈部手术，视网膜脱离或其他视网膜病变的治疗等等。

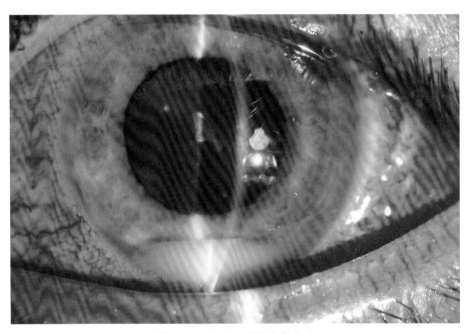

**图 4.3　开放性眼外伤修复术后**
裂隙灯照相显示前房积脓，考虑眼内炎

　　如果担心存在眼内炎、眼压控制不良、晶状体囊膜损伤、角膜溃疡或感染，应提高随访频率。频繁的随访有时对患者来说比较困难，因为有些患者距离比较远，而有些患者没有方便的交通工具，或者需要依赖家人或朋友接送。重要的是要与患者讨论这个问题，这可以帮助患者制定出最好的随访计划，以保证患者能得到合适的护理。与其他亚专科协同工作，尽可能减少患者的随访次数。也可以协助预约距离患者更近的当地眼科医生。

　　如果患者在修复手术后无光感，患者可以选择转诊至眼整形专科摘除眼球，或是密切观察。关于是否急诊摘除眼球的争议将在另一章中讨论。无光感且疼痛明显的患者通常会考虑摘除眼球，并被转诊至眼整形专科。眼部相对舒适的患者通常会考虑保留眼球，即使已经告知交感性眼炎的风险。幸运的是，我们现在有针对交感性眼压的治疗方法，而且这种情况也很罕见，所以患者可以选择保留眼球。

所有患者都应该在住院期间或术后 1 周进行屈光检查，并开具聚碳酸酯防护眼镜处方。这对于在术后保护受伤眼以及未受伤的"好"眼都很重要。应该鼓励所有患者白天一直配戴这种眼镜，晚上戴 Fox 眼罩。不需要屈光矫正的患者可以配戴聚碳酸酯平光眼镜。这些眼镜通常可以在网上以更便宜的价格购买。患者可能需要眼科医生的特别注明，说明聚碳酸酯平光眼镜在医疗上是必要的，以便使其被保险覆盖。患者还被建议在将来任何可能伤害眼睛的工作中都要使用护目镜。对于儿童患者，花时间向父母说明防护眼镜、聚碳酸酯眼镜的重要性是很重要的。一些父母会保证他们的孩子一直配戴眼镜，而另一些则需要鼓励和宣教。

角膜缝线拆除通常在术后 6 周左右开始。关于角膜拆线的更详细讨论参见角膜外伤章节。对于复杂的角膜伤口，可在术后 6 周以后开始拆线，并可分次进行，每次拆线间隔 2~3 周。为防止角膜新生血管化及瘢痕形成，所有角膜缝线都应在某个时间段全部拆除。当然，如果这些情况没有发生，可以密切观察并延长缝线时间。

所有角膜缝线拆除后，患者可以在 4~6 周内与角膜接触镜专科医生进行随访。我们的角膜接触镜专科建议随访 6 周，以确保任何因拆线导致的上皮缺损已经愈合，并且角膜已经恢复到自然状态（所以理想情况是一旦开好接触镜处方，度数就会不再改变）。眼外伤专科通常会在患者初次进行角膜接触镜评估的同一天查看患者，以评估患者对接触镜的耐受程度以及最佳矫正视力。

在眼部情况稳定后，术后随访可以扩展到数月一次，然后每年一次。在随访中应适时进行前房角镜检查评估房角后退或粘连的情况，这会增加未来青光眼的风险。对于受伤当时或术中有葡萄膜暴露的患者，应在随访时提到交感性眼炎的风险，并告知患者如果未受伤眼出现任何视力变化应立即复诊。

开放性眼外伤修复手术以及术后恢复过程中的影像学资料是有帮助的。我们通常会留下术中照片和随访时的裂隙灯照片。这对患者来说是一个很好的宣教工具，显示了从初诊以来的恢复进展。影像学资料也有助于其他亚专科在随访过程中随时了解患者的病情进展。

## 4.6 亚专科治疗

外伤患者经常需要不同的亚专科介入。患者可能需要视网膜专科医生处理视网膜问题，眼整形专科医生处理骨折或评估眼球摘除，青光眼专科医生控制眼压，角膜病专科医生进行瞳孔成形或植入虹膜固定型人工晶状体，或者需要视光医生进行角膜接触镜评估。

如果怀疑有视网膜损伤，患者会在 1～2 周内转诊至视网膜专科医生。如果需要手术处理视网膜脱离、脉络膜上腔引流，或者清除玻璃体积血及增殖膜，通常会在一期外伤修复手术后的 1～3 周内进行。这使得眼球有机会从最初的修复手术中恢复过来，以便在视网膜手术中维持眼球形态。如果有眼内异物残留，应在患者初诊时立即转诊至视网膜专科，进行开放性眼外伤修复联合眼内异物取出手术。

与各个亚专科医生保持联系，并确认患者已就诊于必要的专科医生，这对患者很有帮助。因为患者可能会对随访计划感到困惑，或者忽视了每次随访的重要性。

## 参考文献

1. Andreoli CM, et al. Low rate of endophthalmitis in a large series of open globe injuries. Am J Ophthalmol. 2009;147(4):601–608.e2.

# 第 5 章
# 开放性眼外伤管理中的争议

**Marisa Gobuty Tieger, Carolyn Kloek, and Alice C. Lorch**

## 5.1 开放性眼外伤(Open globe injury, OGI)的抗生素预防治疗

开放性眼外伤使眼内容物暴露于病原体中,增加了感染的易感性[2]。眼内炎是开放性眼外伤的一种可怕的并发症,往往会对视力造成毁灭性的损伤。据报道,开放性眼外伤后眼内炎的发生率为 0.9%～7.2%[3],如有眼内异物(IOFB)残留,则眼内炎发生率更高,为 8.1%～28%[4, 5]。因此,预防性使用抗生素已成为普遍做法。然而,目前还没有抗生素选择的标准指南。外伤后眼内炎的主要致病菌是链球菌,其次是凝固酶阴性葡萄球菌和芽孢杆菌[6]。据报道,手术后眼内炎 61%～75% 由革兰氏阳性菌引起,7.7%～10% 由革兰氏阴性菌引起[7],5.5%～8.3% 由真菌引起[6, 7]。因此,应该选择抗菌谱覆盖革兰氏阳性菌和阴性菌的广谱抗生素。理想情况下,最好选择玻璃体穿透性最强的抗生素,但是目前对大多数全身使用抗生素的玻璃体穿透性研究很有限[3]。

目前临床有多种抗生素应用方案可供选择。给药途径包括静脉、口服和眼内(玻璃体或前房)给药。玻璃体穿透性较好的静脉抗生素包括氟喹诺酮类、头孢他啶和万古霉素[3]。庆大霉素联合头孢唑林[8],万古霉素联合头孢他啶都已应用于临床试验[9, 10]。口服氟喹诺酮类药物也能提供足够的玻璃体穿透力,不过研究表明环丙沙星是唯一能达到假单胞菌 MIC90(抑制 90% 细菌生长的最低药物浓度)的药物[3]。临床研究中使用的口服抗生素方案包括环丙沙星(750mg/12 小时)和头孢呋辛(250mg/12 小时)[11]。玻璃体腔给药也被用于各种临床研究,包括万古霉素联合头孢他啶[2]和克林霉素联合庆大霉素[8]。

MEE 制定了标准化的开放性眼外伤抗生素使用规范,包括 48 小时静脉使用万古霉素(1g/12 小时,共 4 次)和头孢他啶(1g/8 小时,共 6 次),联合术中结膜下注射头孢唑林以及术后局部使用加替沙星滴眼液。7 年期间眼内炎发生率为 0.9%[9]。这是非军事单位中报道最低的外伤后眼内炎发生率之一,反映了标准化管理以及广谱抗生素在开放性眼外伤治疗中的价值。最近的两项随机对照研究评估了口服对比静脉使用抗生素,以及口服联合静脉对比单

纯口服抗生素的临床效果。Tabatabaei 等对预防性静脉使用头孢他啶（1g/8 小时）及万古霉素（1g/12 小时）与口服环丙沙星（750mg/12h）共 3 天进行疗效对比，结果显示两组眼内炎发生率差异无统计学意义（静脉治疗组为 2.1%，口服治疗组为 2.2%）[10]。du Toit 等比较了预防性静脉使用头孢唑林（1g/8 小时）联合口服环丙沙星（750mg/12 小时）与口服环丙沙星（750mg/12 小时）及头孢呋辛（250mg/12 小时）共 3 天的疗效，结果同样显示两组间眼内炎发生率差异无统计学意义（静脉联合口服治疗组为 2.0%，口服治疗组为 2.7%）[11]。减少静脉药物治疗的好处包括降低治疗成本和减少与静脉用药相关的并发症[10, 11]。然而这些研究结果很难被采纳，因为报道中的眼内炎发生率明显高于在 MEE 抗生素使用规范指导下的眼内炎发生率[9]。

　　另一种更直接的抗生素给药方式是玻璃体腔注射。由于存在玻璃体积血、视网膜裂孔及视网膜脱离的并发症风险，玻璃体腔注射抗生素在临床应用中受到限制[2]。这种给药方式还存在药物毒性的风险，尤其是庆大霉素，现在也包括万古霉素。最近有报道万古霉素玻璃体腔注射引起出血性视网膜血管炎（hemorrhagic occlusive retinal vasculitis，HORV）。有研究通过对 70 只眼分组进行玻璃体腔联合静脉抗生素与单纯静脉抗生素治疗，评价不同方案预防眼内炎的效果。两组方案分别为玻璃体腔注射头孢他啶及万古霉素联合静脉使用环丙沙星，以及单纯静脉使用环丙沙星。其中玻璃体腔联合静脉用药组眼内炎发生率为 6.25%，而单纯静脉用药组为 18.42%[2]。Soheilian 等对 346 只眼进行预防性玻璃体腔或前房注射庆大霉素及克林霉素与眼内注射安慰剂的疗效对比研究。所有患者均接受静脉使用庆大霉素（3～5mg/kg）每 8 小时 1 次，头孢唑林（50mg/kg）每 6 小时 1 次，持续 5 天。对照组眼内炎发生率为 2.3%，玻璃体或前房注药组眼内炎发生率为 0.3%（$P = 0.04$）。仅在 IOFB 患者中，玻璃体腔给药效果优于前房给药[8]。考虑玻璃体腔注射药物的风险，并且获益有限，我们很少进行玻璃体腔注药，除非患者为 IOFB 或者怀疑眼内炎。

### 5.1.1　专家意见：Christopher Andreoli M.D.

　　对于开放性眼外伤，预防性使用抗生素仍然是预防眼内炎的标准治疗方案，然而具体细节并不统一，并且存在一定的争议。大多数专家提倡全身治疗，但是具体药物及给药途径（静脉或口服）各不相同。有些机构提倡所有病例均使用眼内抗生素，有些只在 IOFB 的情况下使用，有些则完全不考虑眼内抗生素。大多数专家建议术后局部使用抗生素。

　　我们主张在外伤后 24 小时内按照标准化的抗生素使用规范进行治疗，包括全身预防性使用抗生素。我们的标准规范包括 48 小时静脉抗生素治疗（通常为头孢他啶和万古霉素），并在特定条件下考虑玻璃体内抗生素治疗，如合并 IOFB 或存在明显的眼内感染迹象[9]。患者出院后需维持局部抗生素治疗 1 周。

## 5.2 如何处理无光感眼：一期眼球摘除，眼内容摘除，还是缝合修复？

多年来，随着手术方法和新技术的进展，开放性眼外伤的处理标准发生了极大的改变。如今，几乎所有开放性眼外伤都应尝试一期关闭眼球，后期再联合其他手术，如玻璃体切割术，以期获得最佳的视力结果。一期眼球摘除或眼内容摘除主要针对视功能无法恢复，并且患者自身有摘除眼球动机的病例。

目前，在美国大多数眼球摘除手术是由于眼外伤（41%），其次是肿瘤[12, 13]。一期眼球摘除的益处在于减少将来再次麻醉的需要，以及预防交感性眼炎。开放性眼外伤一期眼球摘除的适应证包括：眼球组织结构无法辨认而无法修复，视神经撕脱或横断，以及患者无法耐受多次手术[1, 14~17]。眼球破裂伤较单纯裂伤更有可能导致眼球摘除[17]。当确定眼球损伤程度符合一期眼球摘除指征后，还必须充分考虑以患者为中心的其他因素。理想情况下，对侧眼应该是正常的，患者意识清醒并能配合履行知情同意程序[13]，充分理解一旦摘除受伤的眼球，将不再有任何功能恢复的可能性[13]。

眼内容摘除手术在去除眼内容物的同时保留了巩膜壳，可以作为眼球摘除的替代手术[18]。眼内容摘除的益处包括：美容效果改善，操作简单，术后活动度改善，恢复更快，植入物与眼外肌位置对应明确，以及最小化术后心理并发症[13, 18~24]。与眼球摘除手术不同，理论上眼内容摘除不会降低交感性眼炎的风险[25~28]。值得注意的是，du Toit 等报道 491 例眼球穿通伤一期行眼内容摘除手术，没有病例发生交感性眼炎。然而，鉴于交感性眼炎的低发病率（0.3%）[17]，该研究不足以得出确定性结论[20]。

自 20 世纪中叶以来，一期眼球摘除手术比率稳步下降。Pieramici 等报道，1970 至 1981 年的开放性眼外伤一期眼球摘除手术比率为 30%，1985—1993 年该比率下降至 24%[29]。Soni 等报道，2006 年以后开放性眼外伤一期眼球摘除手术比率为 7%[30]。眼球摘除手术比率的降低可能归因于手术技术的改进，以及对交感性眼炎治疗手段的改进。

近期研究发现，一些就诊时无光感的开放性眼外伤患者在术后出现视力改善，这使得一期行眼球摘除或眼内容摘除手术的决定更富有争议。2008 年，Schmidt 等报道在 33 只就诊时的无光感眼中，6 眼（18%）视力有恢复[31]。2009 年，Salehi-Had 等报道 57 只无光感眼中 12 眼（21%）在一期修复手术后视力有恢复，平均恢复时间 3.75 天[14]。2011 年，Feng 等报道 33 只开放性眼外伤无光感眼中 18 眼（55%）恢复光感或更好视力，其中 5 眼视力高于 20/200[32]。2012年，Agrawal 等报道开放性眼外伤无光感眼视力改善比例为 9/27（33%）[33]。2013 年，另一研究发现 73 只无光感眼中有 17 眼（23%）在一期修复手术后视力提升至光感或更好 [30]。2015 年，Han 等报道 25 只开放性眼外伤无光感眼中 4 眼（16%）在一期修复手术和玻璃体视网膜手术后恢复视力 [15]。2016 年，Chee 等报道 1 例在一期修复手术前，以及术后第 1 天、第 10 天均无光感的开放性眼外伤患者，在脉络膜引流和全漏斗状视网膜脱离修复手术后视力提升至 20/50[34]。

　　基于开放性眼外伤无光感眼在一期修复及后续手术后的视力存在改善的可能性，评估哪些因素可作为开放性眼外伤无光感眼的预后指标是有帮助的。2002 年发布的眼外伤评分系统（OTS）建立了一套有助于判断眼外伤后视力恢复可能性的标准 [35]。系统纳入计算的因素包括术前视力、眼球破裂、眼内炎、贯通伤、视网膜脱离以及相对性传入性瞳孔障碍。一个独立的预后模型（开放性眼外伤结果分类树）在 2007 年被用来预测开放性眼外伤患者的残余视力，结果显示相对性传入性瞳孔障碍（RAPD）阴性是视力恢复的最佳预测指标。

　　由于开放性眼外伤患者往往承受巨大痛苦，或者合并其他部位功能残障，因此术前视力检查可能并不准确。所以，尽管无光感眼出现视力改善的希望微乎其微，仍应在一期摘除眼球之前考虑这种可能性，这一点很重要。

### 5.2.1　专家意见：Michael K. Yoon M.D.

　　开放性眼外伤无光感眼的处理仍然是一个挑战。如果眼球结构无法辨认，或者残存的眼球组织碎片不足以关闭开放的眼球，那么一期摘除眼球或残余眼球组织是很明确的。然而，对于虽然没有光感，但是还有足够的组织来关闭和修复眼球的病例，是否保留眼球意见不一。对于这种情况，我建议一期应争取修复保留眼球，联合适当的抗生素治疗。从心理社会学角度来看，这让遭受严重创伤的患者有机会了解自己的病情，并感受到为了可能的康复已经做出了合理的努力。眼球摘除与严重的焦虑和抑郁相关 [36]，大多数人可能会发生幻眼综合征 [37]。回到医学角度，眼科医生最担心的是发生交感性眼炎。虽然这种罕见的并发症一直受到关注，但是眼球摘除或眼内容摘除手术作为一种预防措施的有效性并未被证实（而且从未被证明具有保护作用）[38, 39]。最后，眼球摘除手术存在眼窝综合征、植入物移位和植入物脱出的长期风险，这些情况都需要额外的手术来修复。虽然失明对任何患者来说都是毁灭性的事件，也会给眼科医生带来职业失望感，但是保留无功能器官可以给患者的身体及心理社会健康带来益处。

## 5.3　摘除眼球以预防交感性眼炎

交感性眼炎（sympathetic ophthalmia，SO）是指因一眼受伤后眼内抗原暴露引发的双眼肉芽肿性全葡萄膜炎。主要发生在外伤或手术后，导致对侧眼发生 T 细胞介导的自身免疫反应 [18, 19]。可发生在外伤后 2 周至 10 年不等，不过数据显示 83% 在外伤后 1 年内出现 [40]。症状包括视力下降、眼红、畏光。常见检查结果包括前房细胞和闪辉、玻璃体炎、角膜 KP 和 Dalen-Fuchs 结节 [40]。

鉴于这种疾病的病理生理机制，人们认为摘除暴露葡萄膜的受伤眼可以降低未来发生交感性眼炎的风险。因此，对于开放性眼外伤无光感眼，传统的做法通常在受伤后两周内摘除眼球以防止交感性眼炎的发生 [17]。随着手术技术不断改进，使低视力或无光感眼在术后也有希望改善视功能，并且交感性眼炎的治疗也在进展，如今的做法已发生改变。多项研究对开放性眼外伤无光感眼进行评估，一期修复术后没有发现交感性眼炎病例 [15, 30, 32, 33]。最近报道的开放性眼外伤后交感性眼炎发病率为 0.3%（660 例开放性眼外伤病例中发生 2 例）。并且这 2 例交感性眼炎患者在经过全身免疫抑制剂及糖皮质激素联合治疗后，视力得到保留 [17]。

随着糖皮质激素和其他免疫抑制剂的使用，交感性眼炎的治疗有了显著改善。在 medline 检索中发现的 89 例病例中，最常见的治疗是全身糖皮质激素，占比为 95%。其他治疗包括局部糖皮质激素和眼内糖皮质激素注射。此外，76% 的病例使用了免疫调节剂，其中最常用的药物包括氨甲蝶呤，其次是环孢霉素和硫唑嘌呤。采用现有的治疗方法，70% 的患者视力得到了改善 [40]。另一项研究中，有 11 眼被诊断为继发于外伤的交感性眼炎，64% 的患眼视力恢复达到或超过 20/25[41]。

### 5.3.1　专家意见：Lucia Sobrin，M.D.，M.P.H.

在眼科学界有一个长久以来的观念，即开放性眼外伤后两周内摘除眼球可以预防交感性眼炎。这种概念最初是基于 20 世纪 30 年代的一个小样本病例研究提出的 [42~44]。Joy 医生报道了 6 例在对侧眼出现任何交感性眼炎迹象之前摘除眼球的病例。1 例在两周内摘除，患者对侧眼保持 20/15 的良好视力。其他 5 例在受伤后 26 天或以上摘除受伤眼球，所有患者对侧眼均发展为交感性眼炎，视力为手动或更低 [44]。对 MEE 的 63 例交感性眼炎患者进行回顾发现，从外伤事件开始，交感性眼炎发生间隔最短为 17 天 [45]。基于这一观察结果，该研究得出结论："如果要防止交感性眼炎，必须在受伤后两周内进行眼球摘除"。然而，这些病例中也包括了 1 例尽管在受伤后两周内摘除眼球，但是仍然发生了交感性眼炎的病例 [45]。这表明免疫反应可能已经被触发,但是在眼球摘除时尚处于亚临床状态,即使在两周内摘除眼球也是这样。而且尽管很罕见,也有报道在受伤后两周内甚至 9 天内就发生交感性眼炎的情况 [44, 46, 47]。

结合以上信息,我们目前只考虑摘除已经被证实无光感的眼球。因为曾经有这样的病例,当交感性眼炎发生后,诱发眼的视力最终比交感眼还要好。对于外伤和手术修复后无光感的患者,我们会告知他们发生交感性眼炎的风险非常小,同时有数据表明早期摘除眼球可能会减少,但不是消除交感性眼炎的风险。患者常常需要几天的时间来接受外伤,并决定继续进行眼球摘除。如果他或她选择摘除眼球,我们会加快手术安排,以便在最短的时间间隔内手术。在眼球摘除后,我们仍然密切观察交感性眼炎的症状,并向患者强调即使早期摘除眼球,仍有很小的概率发生交感性眼炎。

## 5.4 一期晶状体切除和人工晶状体植入

据报道约 30% 的开放性眼外伤会合并晶状体损伤 [48]。这可能导致包括晶状体过敏性青光眼、晶状体膨胀性青光眼以及膨胀性白内障等并发症 [48, 49]。晶状体的手术选择可以在一期修复手术中摘除,也可以在角膜水肿消退后二期手术摘除(关于开放性眼外伤合并晶状体损伤处理的详细讨论参见后续病例)。

一期修复手术中是否植入人工晶状体(intraocular lens, IOL)仍然存在争议,主要是因为植入物有诱发感染的风险,以及难以确定 IOL 度数 [50]。Andreoli 等在一项 675 例开放性眼外伤病例的研究中发现一期 IOL 植入是眼内炎的危险因素。在这些病例中,只有明确有晶状体囊膜破裂才进行晶状体切除手术(111 例),只有眼部条件支持度数测量才进行 IOL 植入手术(111 例中的 6 例)[9]。此外,由于角膜表面明显不规则,许多患者在植入 IOL 后仍可能需要配戴角膜接触镜来矫正角膜散光 [50]。因此,对于角膜裂伤较大的情况,植入 IOL 可能没有益处,因为在愈合过程中角膜轮廓可能会发生明显变化。

一期修复手术中植入 IOL 的益处包括减少与视力康复相关的手术和麻醉次数,以及双眼视功能更快的建立与改善 [49]。Rabsamen 等于 1995 年报道了14 名患者在就诊 12 小时内及外伤 48 小时内进行一期角膜裂伤修复、晶状体摘除及一期 IOL 植入手术的结果。需要玻璃体切除手术患者及 IOFB 患者均包括在内。所有患者均植入后房型 IOL(囊袋内植入 6 例)。IOL 测量数据来自未受伤眼。11 例患者最终屈光度为 +/-1.50D [50]。2008 年的一项研究评估了 9 例开放性眼外伤患者,其中 4 例在伤后 48 小时内进行了一期眼球关闭、晶状体切除、IOL 植入以及玻璃体切除手术。这些患者都接受了睫状沟固定后房型 IOL 手术,晶状体度数通过对侧眼检查获得。4 例患者最终屈光度为 +/−1.00D,1 例患者由于巩膜扣带影响,最终屈光度为 −4.00D[49]。

### 5.4.1　专家意见: Alice Lorch M.D.

尽管我们的大多数开放性眼外伤患者都有外伤性白内障,但是无论损伤区域如何,我们只在晶状体囊膜损伤并伴有晶状体内容物溢出的情况下进行一期晶状体摘除。这种情况最常见于角膜裂伤。这样做并不是为了恢复视力,而是因为必须清除前房内的晶状体物质,以避免术后严重的炎症反应以及继发眼压升高。一期晶状体切除手术应在角膜伤口关闭后进行,由于悬韧带或后囊膜情况不明,通常使用玻璃体切割头进行操作。这对于年轻患者来说比较容易,因为晶状体比较软。对于年龄较大且晶状体密度较高的患者,超声乳化手术有时是必要的,可在前段玻璃体切除术后谨慎进行。我们一般不在一期手术中植入 IOL,不仅是出于对感染的担心,同时也因为我们的视光医生在无晶状体眼验配角膜接触镜方面非常有经验。患者后期可以在可控的环境下进行二期 IOL 植入,并且在拆除角膜缝线、角膜曲率稳定后再进行晶状体度数测量,结果会更加准确。许多患者选择配戴角膜接触镜,并维持无晶体眼状态。

需要注意的是,对于晶状体囊膜损伤引起的外伤性白内障,如怀疑合并眼球后部破裂伤,应初步关闭伤口,紧接着由视网膜专科医生进行经平坦部玻璃体切除和晶状体切除术。

对于无囊膜损伤的外伤性白内障,我们一般等到角膜裂伤完全恢复后再进行外伤性白内障摘除。这通常发生在外伤后 2 个月左右,此时所有缝线都已拆除,并可进行生物测量。值得注意的是,我们会告知外伤性白内障患者,由于角膜的不规则性,许多患者在手术后仍需要配戴角膜接触镜以最大程度改善屈光状态。为实现这一目标,我们与角膜接触镜专科保持紧密合作。

## 5.5　角膜全层缝合与板层缝合

对于开放性眼外伤,角膜裂伤的闭合可以采用全层缝合,也可以采用板层缝合。许多外科医生偏爱两种缝合方式中的一种,但是没有临床研究表明哪一种更有优势。考虑因素包括全层缝合有感染的风险,板层缝合有深度不均的风险,从而导致角膜伤口关闭不良。在这一领域还需要更多的研究来进一步确定最佳的手术方式。

### 5.5.1　专家意见: Peter Veldman M.D.

一般而言,角膜裂伤(包括穿透性角膜移植)既可以全层缝合,也可以板层缝合(接近90%基质深度),选择倾向主要取决于手术导师对学员的传授。尽管长期随访结果证实任一种方法都能够成功关闭角膜伤口,但是全层缝合的潜在相对优势在于,解剖对合更准确(包括伤口前后表面),角膜消肿更快,以及视力恢复更快。我相信这些优势尤其适用于外伤性角膜裂伤的处理,因为这些伤口形态可能既不规则也不对称,包括同一伤口两侧创缘基质水肿引起的厚度不对称。不难想象,外科医生在充满挑战的外伤修复手术中,可能会在不同的角膜深度安置板层缝线。不幸的是,20%的缝合深度不匹配(70%对90%)就会导致严重的角膜水肿和基质恢复透明延迟,这是由于角膜内层对合不齐导致角膜基质暴露所致(本例中约100~150μm)。这种对合不齐不仅延迟并限制了视力恢复,而且可能由于角膜水肿和手术能见度差,影响了进行如玻璃体切除或二期晶状体摘除等必要性手术的安全性。对全层角膜缝合持怀疑态度的观点认为进入眼内的全层通道增加了感染的风险,然而结合伤口的再上皮化、后弹力层水平的愈合以及外伤后较短的拆线间隔,以我的经验来看这不是问题。此外,外科医生应该对拥有杰出职业生涯的高年资同僚的经验感到放心,他们在穿透性角膜移植手术中一直采用全层缝合,然而术后感染率并无明显上升。当然,这些问题和顾虑最好通过比较板层缝合和全层缝合的随机对照研究来回答。遗憾的是,这项研究目前还没有进行。

　　根据临床具体情况不同,这两种技术目前我都在使用。对于没有明显水肿的相对对称的伤口,通常是锐器伤害,我会尝试90%深板层缝合。如果伤口存在明显的基质水肿,特别是两侧呈不对称性水肿,我会采用全层缝合,并使伤口两侧的缝线尽可能垂直。对于这种情况,我相信这么操作更有利于前后基质对合,并促使角膜水肿尽早消退。最后,在某些情况下可以将两种技术混合运用,首先使用全层缝合使伤口达到正确的解剖对合,然后再使用板层缝合(最终可以拆除或保留全层缝线)。

## 5.6　修复眼球后部破裂伤

　　眼球后部裂伤或破裂伤的修复相对复杂,因为缺乏研究支持究竟是一期手术关闭伤口还是待其二期愈合关闭更为合适。围绕眼球后部伤口修复的争议包括眼内炎、交感性眼炎、视网膜组织脱出,以及玻璃体切除手术中伤口渗漏的风险。

### 5.6.1　专家意见: Dean Eliott M.D.

　　眼科不同亚专科医生对眼球后部裂伤和破裂伤的修复持有不同观点。一些眼科医生提倡完全关闭伤口以降低眼内炎风险。考虑到伤口位于后部,结膜的天然屏障，以及瘢痕组织可以迅速关闭伤口，这种方式不应作为首选。研究表明，全层巩膜伤口在第 3 天就会有结缔组织延伸至伤口全层，第 7 天超声已经检测不到伤口[51]。另一个需要考虑的问题是，开放性眼外伤修复术后行玻璃体切除手术时要防止眼球后部伤口渗漏。在我的职业生涯中，我遇到过两次由于眼球壁不完全闭合而造成的渗漏，但在我看来，这总比发生视网膜和玻璃体嵌顿更好。还有一个理论上要考虑的因素是开放性眼外伤未修复带来的交感性眼炎风险，但这种风险很小，并且是可以治疗的。

　　修复眼球后部破裂伤和裂伤的风险在于试图暴露后部组织时对眼球所施加的压力。这种额外的压力可导致玻璃体和视网膜脱出并最终发生嵌顿。嵌顿的视网膜需要切除，这对视功能会造成损伤。在我的临床实践中，在不需要对眼球施加过多压力或离断眼外肌的前提下，我会缝合修复所有裂伤或破裂伤。如果破裂伤或裂伤的出口位于位置靠后的Ⅲ区，我会选择待其二期愈合关闭。最后要指出的是，如何修复眼球后部破裂伤及裂伤应该取决于手术医生的偏好选择，因为完全关闭或不完全关闭伤口都是可以接受的技术。

## 参考文献

1. Negrel AD, Thylefors B. The global impact of eye injuries. Ophthalmic Epidemiol. 1998;5:143–69.
2. Narang S, Gupta V, Gupta A, et al. Role of prophylactic intravitreal antibiotics in open globe injuries. Indian J Ophthalmol. 2003;51:39–44.
3. Lorch A, Sobrin L. Prophylactic antibiotics in posttraumatic infectious endophthalmitis. Int Ophthalmol Clin. 2013;53:167–76.
4. Mieler WF, Ellis MK, Williams DF, et al. Retained intraocular foreign bodies and endophthalmitis. Ophthalmology. 1990;97:1532.
5. Banker TP, McClellan AJ, Wilson BD, et al. Culture-positive endophthalmitis after open globe injuries with and without retained intraocular foreign bodies. Ophthalmic Surg Lasers Imaging Retina. 2016;48(8):632–7.
6. Chhabra S, Kunimoto DY, Kazi L, et al. Endophthalmitis after open globe injury: microbiologic spectrum and susceptibilities of isolates. Am J Ophthalmol. 2006;142:852–4.
7. Bhagat N, Nagori S, Zarbin M. Post-traumatic Infectious Endophthalmitis. Surv Ophthalmol. 2001;56:214–51.
8. Soheilian M, Rafati N, Mohebbi MR, et al. Prophylaxis of acute posttraumatic bacterial endophthalmitis: a multicenter, randomized clinical trial of intraocular antibiotic injection, report 2. Arch Ophthalmol. 2007;125(4):460–5.
9. Andreoli CM, Andreoli MT, Kloek CE, et al. Low rate of endophthalmitis in a large series of open globe injuries. Am J Ophthalmol. 2009;147(4):601–8.
10. Tabatabaei SA, Soleimani M, Behrooz MJ, et al. Systemic oral antibiotics as a prophylactic measure to prevent endopthalmitis in patients with open globe injuries in comparison with intravenous antibiotics. Retina. 2016;36:360–5.
11. Du toit N, Mustak S, Cook C. Randomized controlled trial of prophylactic antibiotic treatment for the prevention of endophthalmitis after open globe injury at Groote Schuur Hospital. Br J Ophthalmol. 2017;101:862–7.
12. Saeed MU, Chang BY, Khandwala M, et al. Twenty year review of histopathological findings in enucleated/eviscerated eyes. J Clin Pathol. 2006;59(2):153–5.

13. Moshfeghi DM, Moshfeghi AA, Finger PT. Enucleation. Surv Ophthalmol. 2000;44:277–301.
14. Salehi-Had H, Andreoli CM, Andreoli MT, et al. Visual outcomes of vitreoretinal surgery in eyes with severe open-globe injury presenting with no-light-perception vision. Graefes Arch Clin Exp Ophthalmol. 2009;247:477–83.
15. Han YS, Kavoussi SC, Adelman RA. Visual recovery following open globe injury with initial no light perception. Clin Ophthalmol. 2015;9:1443–8.
16. Bhagat N, Turbin R, Langer P, et al. Approach to management of eyes with no light perception after open globe injury. J Ophthalmic Vis Res. 2016;11(3):313–8.
17. Savar A, Andreoli MT, Kloek CE, et al. Enucleation for open globe injury. Am J Ophthalmol. 2009;147:595–600.
18. McAlinden C, Saldanha M, Laws D. Evisceration for the management of ocular trauma. BMJ Case Rep. https://doi.org/10.1136/bcr-2013-201235.
19. Zheng C, Wu AY. Enucleation versus evisceration in ocular trauma: a retrospective review and study of current literature. Orbit. 2013;32(6):356–61.
20. du Toit N, Motala MI, Richards J, et al. The risk of sympathetic ophthalmia following evisceration for penetrating eye injuries at Groote Schuur Hospital. Br J Ophthalmol. 2008;92:61–3.
21. O'Donnell BA, Kersten R, McNab A, et al. Enucleation versus evisceration. Clin Experiment Ophthalmol. 2005;33(1):5–9.
22. Nakra T, Simon GJ, Douglas RS, et al. Comparing outcomes of enucleation and evisceration. Ophthalmology. 2006;113(12):2270–5.
23. Tari AS, Malihi M, Kasaee A, et al. Enucleation with hydroxyapatite implantation versus evisceration plus scleral quadrisection and alloplastic implantation. Ophthal Plast Reconstr Surg. 2009;25(2):130–3.
24. Ababneh OH, AboTaleb EA, Abu Ameerh MA, et al. Enucleation and evisceration at a tertiary care hospital in a developing country. BMC Ophthalmol. 2015;15:120.
25. Frost WA. What is the best method of dealing with a lost eye? Br Med J. 1887;1(1378):1153–4.
26. Ruedemann AD Jr. Sympathetic ophthalmia after evisceration. Am J Ophthalmol. 1964;57:770–90.
27. Green WR, Maumenee AE, Sanders TE, et al. Sympathetic uveitis following evisceration. Trans Am Acad Ophthalmol Otolaryngol. 1972;76(3):625–44.
28. Friedlin J, Pak J, Tessler HH, et al. Sympathetic ophthalmia after injury in the Iraq War. Ophthal Plast Reconstr Surg. 2006;22(2):133–4.
29. Pieramici DJ, MacCumber MW, Humayun MU, et al. Open-globe injury. Update on types of injuries and visual results. Ophthalmology. 1996;103(11):1798–803.
30. Soni NG, Bauza AM, Son JH, et al. Open globe ocular trauma: functional outcome of eyes with no light perception at initial presentation. Retina. 2013;33(2):380–6.
31. Schmidt GW, Broman AT, Hindman HB. Vision survival after open globe injury predicted by classification and regression tree analysis. Ophthalmology. 2008;115(1):202–9.
32. Feng K, Hu YT, Ma Z. Prognostic indicators for no light perception after open-globe injury: eye injury vitrectomy study. Am J Ophthalmol. 2011;152(4):654–662.e2.
33. Agrawal R, Wei HS, Teoh S. Predictive factors for final outcome of severely traumatized eyes with no light perception. BMC Ophthalmol. 2012;12:16.
34. Chee YE, Kanoff JM, Eliott D. Remarkable visual recovery after severe open globe injury. Am J Ophthalmol Case Rep. 2016;3:34–5.
35. Kuhn F, Maisiak R, Mann L, et al. The Ocular Trauma Score (OTS). Ophthalmol Clin North Am. 2002;15(2):163–5.
36. Ye J, Lou L, Jin K, et al. Vision-related quality of life and appearance concerns are associated with anxiety and depression after eye enucleation: a cross-sectional study. PLoS One. 2015;10(8):e0136460.
37. Hope-Stone L, Brown SL, Heimann H, et al. Phantom eye syndrome: patient experiences after enucleation for uveal melanoma. Ophthalmology. 2015;122(8):1585–90.

38. Lubin JR, Albert DM, Weinstein M. Sixty-five years of sympathetic ophthalmia: a clinicopathologic review of 105 cases. Ophthalmology. 1980;87(2):109–21.
39. Cunningham ET, Kilmartin D, Agarwal M, Zierhut M. Sympathetic ophthalmia. Ocular Immun Inflamm. 2017;25(2):149–51.
40. Castiblanco CP, Adelman RA. Sympathetic ophthalmia. Graefes Arch Clin Exp Ophthalmol. 2009;247:289–302.
41. Aziz HA, Flynn HW, Young RC. Sympathetic ophthalmia: clinicopathologic correlation in a consecutive case series. Retina. 2015;35(8):1696–703.
42. Dor L. La guérison des deux yeux dans l'ophtalmie sympathique. Arch d'Opht. 1931;48:811.
43. Fuchs A. Arch Oftal B. Aires. 1932;7:67.
44. Joy HH. A survey of cases of sympathetic ophthalmia occurring in New York State. Arch Ophthalmol. 1935;14(5):733–41.
45. Irvine R. Sympathetic ophthalmia: a clinical review of 63 cases. Arch Ophthalmol. 1940;24:149–67.
46. Stafford WR. Sympathetic ophthalmia. Report of a case occurring ten and one-half days after injury. Arch Ophthamol. 1965;74:521–4.
47. Nettleship E. Trans Ophthal Soc UK. 1886;170.
48. Muga R, Maul E. The management of lens damage in perforating corneal lacerations. Br J Ophthalmol. 1978;62(11):784–7.
49. Assi A, Chacra CB, Cherfan G. Combined lensectomy, vitrectomy, and primary intraocular lens implantation in patients with traumatic eye injury. Int Ophthalmol. 2008;28(6):387–94.
50. Rubsamen PE, Irvin WD, McCuen BW, et al. Primary intraocular lens implantation in the setting of penetrating ocular trauma. Ophthalmology. 1995;102(1):101–7.
51. Hikichi T, Yoshida A, Hasegawa T, Ohnishi M, Sato T, Muraoka S. Wound healing of scleral self-sealing incision: a comparison of ultrasound biomicroscopy and histology findings. Graefes Arch Clin Exp Ophthalmol. 1998;236(10):775–8.

# 第二部分
# 开放性眼外伤具体病案

# 第6章
# 病例1：剪刀致线性角膜裂伤

**Natalie Wolkow, Ankoor S. Shah, Seanna Grob**

## 6.1 现病史

6 岁女性儿童患者，因怀疑右眼开放性眼外伤就诊。既往健康。

- 患者在家为父母剪贺卡时，不慎被手中的剪刀戳中右眼。
- 外院初步检查显示：患者视力正常，除右眼瞳孔形态不规则以外，眼球外观大体正常。鉴于这一异常体征，患者被转送至马萨诸塞州眼耳医院（Massachusetts Eye and Ear, MEE）进行急诊眼科检查。
- 患者疼痛症状轻微，否认视物模糊。

## 6.2 初步伤情评价

### 6.2.1 视力（裸眼）

右眼：20/20−3
左眼：20/25＋1

### 6.2.2 瞳孔

右眼：泪滴状，传入性瞳孔障碍（−）
左眼：圆，传入性瞳孔障碍（−）

### 6.2.3 外眼检查

正常

### 6.2.4 裂隙灯检查

|  | 右眼 | 左眼 |
|---|---|---|
| 眼睑与睫毛 | 正常 | 正常 |
| 巩膜与结膜 | 轻度充血 | 正常 |
| 角膜 | 下方见 4mm 水平裂伤伴虹膜嵌顿，Seidel 试验阳性 | 正常 |

续表

| | 右眼 | 左眼 |
|---|---|---|
| 前房 | 下方前房浅 | 正常 |
| 虹膜 | 瞳孔呈竖椭圆形，虹膜嵌顿于角膜伤口 | 正常 |
| 晶状体 | 正常 | 正常 |
| 玻璃体 | 正常 | 正常 |

## 6.2.5 散瞳检查

右眼黄斑及视盘：正常

右眼周边视网膜：正常

左眼黄斑及视盘：正常

左眼周边视网膜：正常

## 6.2.6 影像学检查

眼眶CT显示，右眼前房深度相对于左眼变浅，未见眼内异物（图6.1）。

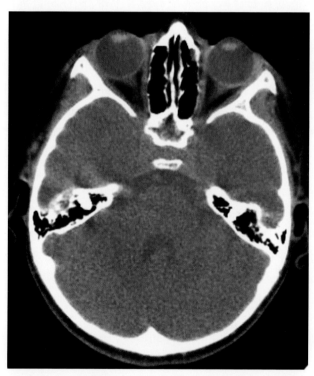

图6.1 眼眶水平CT平扫

右眼前房深度相对于左眼变浅，未见眼内异物

## 6.3　术前初步评估及手术计划

患者系右眼Ⅰ区开放性眼外伤伴虹膜嵌顿，需要手术修复。

本病例提供了5个重要的讨论点：①儿童隐匿性开放性眼外伤的评估和处理；②为术前视力良好的患者设定适当的术后期望值；③简单Ⅰ区裂伤修复；④角膜裂伤伴虹膜嵌顿的处理；⑤儿童开放性眼外伤的术后管理。

开放性眼外伤在儿童中很常见。在MEE，眼外伤专科每年都有10～20名儿童开放性眼外伤患者就诊，致伤原因包括铅笔、剪刀、玩具及其他常见的家用物品。儿童几乎在任何场景下都有可能发生眼部外伤。比如在路边弯腰看乌龟时被棍子戳伤，晚上被偷偷藏在枕头下的小刀戳伤，玩耍时向朋友扔石头[如病例4（第9章）]，在教室里扔钢笔等等。

有些患儿的眼部情况可能很安静，视力良好，受伤迹象不明显，需要仔细检查才能找到眼球损伤的证据。正如本例患者，开放性眼外伤的首发表现之一可能是异常的、成角变形或移位的瞳孔。这一体征往往提示可能存在隐匿性眼球损伤，需要进一步检查以排除开放性眼外伤。

有些患儿心智相对成熟，能够配合检查工作，因此可以进行充分的术前评估。然而大部分情况下，由于患儿不合作，医生几乎无法确定眼外伤的程度，即使已经明确存在开放性眼外伤。患儿可能因受伤而害怕、焦虑、疼痛，这些都会使检查很难进行。如果存在开放性眼外伤，强迫患儿配合检查只会使情况更糟。因为挣扎反抗可能会对眼球施加额外压力，导致眼内容物脱出。所以在面对不合作的疑似眼外伤或开放性眼外伤儿童时，我们建议进行麻醉下检查（examination under anesthesia，EUA），这样可以确保在可控、安静的环境下彻底评估患儿的眼外伤程度。如果未能在EUA下进行充分检查，则在术中可能会发现术前难以预料的伤情，因此应向患儿父母或监护人详细告知各种可能出现的情况。术前应签署知情同意书，内容应包括麻醉下检查双眼，探查及修复可能存在的开放性眼外伤。如果怀疑合并其他组织损伤，同意书还可能包括眼睑裂伤的修复，晶状体切除术或其他手术。术前充分讨论各种损伤的可能性，并签署相应修复手术的同意书，避免了在术中发现开放性眼外伤时需要临时与患儿父母签署额外的同意书。应获得患儿父母或监护人的正确联系方式，以便在术中发现任何情况需要与其沟通时，医务人员可以很方便地联系到他们。

儿童麻醉可能会引起家长的关注和担忧，因为曾有报道称幼年动物的神经发育在接受麻醉后发生变化。一些研究认为反复全身麻醉对儿童的长期神经发育和行为均有影响[1, 2]。然而另外一些大型回顾性研究显示，接受全身麻醉的儿童并没有发现实质性的神经发育变化[2, 3]。由于疼痛也会对神经发育产生不利影响，因此必须权衡麻醉的风险和收益。我们的观点是，在可能存在开放性眼外伤的情况下，相对于漏诊甚至视力丧失的风险，EUA 明显利大于弊。此外，大多数父母更容易接受在镇静剂作用下对患儿进行彻底的检查，因为强迫不合作的儿童接受检查也会给父母或监护人造成很大的心理创伤。

一些家长对 CT 检查对儿童脑部的辐射风险表示担忧。荟萃分析及文献综述显示，儿童时期行头颅 CT 扫描与脑部恶性肿瘤发病率的轻微升高有关[4]。因此，如果必须要给儿童做 CT 检查，建议使用较小的适用于儿童的辐射剂量[5]。我们的临床路径要求对所有眼外伤患者进行眼眶 CT 扫描，以排除眼眶骨折及眼内、眶内异物，这对手术方案设计具有重大指导意义。眼内异物残留还可能会造成远期视力损伤。

发生以下情况时应警惕开放性眼外伤的风险：因尖锐物体致伤，如铅笔、木棒、剪刀、刀具或玻璃；被高速投射物击中，如在屋内扔掷的玩具、BB 弹或飞镖。对于有明显不适及抗拒睁眼的儿童，也要考虑开放性眼外伤的可能。结膜裂伤或结膜下异物可能合并更深层次的组织损伤。对于眼部安静、视力良好的儿童，其他线索可能包括瞳孔形状不规则或虹膜透照缺损。如果存在虹膜透照缺损，应考虑外伤性白内障和晶状体囊膜损伤的可能性。

某些情况下，一些外伤会让人怀疑是儿童受虐待所致。例如与儿童年龄不相符的外伤，相关病史比较反常，就可能暗示有虐待行为的存在。身体其他部位的外伤也可能是受虐待的表现。眼科医生应对虐待儿童的行为保持警惕，确保记录下所有可见的外伤，并根据需要请求适当的咨询协助。在 MEE，所有开放性眼外伤患者都会由一名社工进行评估，以明确是否存在上述情况。

本病例的特点是患儿就诊时视力高达 20/20，仅有轻微眼部疼痛症状。当患者术前视力很好时，必须要向患者强调，开放性眼外伤的手术目的是关闭伤口，以避免感染、挽救眼球。应明确告知患者，由于角膜缝线会引起散光加重，术后视力可能会下降，直到拆除缝线后才有可能好转。并且一旦角膜瘢痕形成，视力可能永远无法恢复到术前状态。尽管如此，仍然应该让患者看到希望，良好的术前视力往往预示着良好的视力预后[6]。只要伤口不在瞳孔中心区域，最终的视力恢复结果可能会很好。

与成人一样，儿童开放性眼外伤也需要接受 48 小时静脉抗生素治疗。儿童抗生素使用剂量以体重为基础，所以记录患儿体重很重要。我们的常规剂量为，万古霉素 10～15mg/kg，每 6 小时 1 次，头孢他啶 30～50mg/kg，每 8 小时 1 次。我们建议在万古霉素第 4 次给药后检查药物剂量，以确保位于治疗水平，并根据需要调整后续剂量。更谨慎的做法是向药师和 / 或感染病专科医生咨询儿童用药剂量。此外，所有外伤患者都应进行破伤风免疫接种。大多数儿童都会严格遵循儿童免疫计划，但是仍有部分儿童没有接受免疫接种，因此应核实患儿的免疫接种史。

在进行开放性眼外伤修复手术时,首先要初步评估眼球损伤程度,然后用 15° 或巩膜穿刺刀做角膜缘穿刺口,此穿刺口可用于向眼内注入平衡盐溶液或过滤空气,以在手术过程中维持前房。在白内障手术中,为保证穿刺操作时眼球固定不动,手术医生通常在拟穿刺部位的对侧用 0.12 有齿镊固定眼球,或者使用 Fine-Thorton 固定器固定眼球。但是这些固定方法可能不适用于开放性眼外伤,因为这样会使已经变软的眼球承受过大的压力。一般推荐使用 0.12 有齿镊在拟穿刺部位后方的角膜缘处夹住巩膜,通过极其轻柔、进退可控的动作完成穿刺。如果前房很浅,穿刺时要将穿刺刀向下指向虹膜,以避免在角膜基质内形成过长的隧道。在这种情况下,穿刺刀一般不能全部进入前房,否则可能会损伤晶状体。这时可以通过侧向切割来调整或扩大穿刺口的大小。需要强调的是,穿刺刀方向应指向角膜伤口(而不是指向眼球中心),这一点很重要,因为这样更利于在角膜伤口附近进行操作,例如复位嵌顿的虹膜。

对于简单的线性 I 区角膜裂伤,可使用 10-0 尼龙线缝合伤口,缝合方向应垂直于伤口。缝合间距要均匀,跨度要足够,以保证伤口对合质量。虽然缝线跨度太短不利于埋线,但是有时为避免缝线穿过瞳孔中心或角膜中央而不得不选择缩小缝合跨度。

当怀疑角膜伤口中有虹膜嵌顿时,可以向前房注入过滤空气以帮助确认是否的确如此。如果没有虹膜嵌顿,角膜伤口下方将会形成一个完整的前房气泡。如果有虹膜嵌顿,则部分前房可能因无法被气泡填充而呈浅前房状态(参见视频 6.1)。此时可使用虹膜铲或睫状体分离铲在伤口部位扫动,以将嵌顿虹膜组织复位至眼内,然后用过滤空气重新充填前房。有时由于前房不成形,最初的缝合操作很难进行。但是在前几针缝合完成后,前房将变得相对稳定。此时可以用睫状体分离铲在角膜伤口下方扫动,以确保没有虹膜嵌顿。也可以使用少量黏弹剂将虹膜推离角膜伤口,但是我们建议谨慎选择这种方法,因为黏弹剂会从角膜伤口脱出并包裹缝线,使缝合操作及伤口闭合更加困难。

# 6.4　手术探查与修复:手术记录

术前与患者详细沟通手术风险、获益及替代方案,履行知情同意程序。在术前准备区确认患者身份,标记术眼。患者被带入手术室,核对安全信息,由麻醉医生进行全身麻醉。按照眼科手术无菌要求进行消毒铺巾。使用 Jaffe 开睑器以减少对眼球施加压力。在显微镜下检查右眼,于 6:00 方位距角膜缘约 2mm 处见 1 处水平走行的全层角膜斜形裂伤，长约 4mm。伤口中央部分累及角膜全层，伤口内似有色素及虹膜组织，伤口鼻侧及颞侧部分为板层裂伤。瞳孔散大，类圆形，虹膜组织向伤口移位。前房存在，无前房积血，晶状体完整。

用 15° 穿刺刀做 9:00 方位角膜缘穿刺口，向前房注入过滤空气。发现 6:00 方位前房填充不完全，提示有虹膜嵌顿。用睫状体分离铲在 6:00 方位伤口下方扫动以复位虹膜，可见伤口内色素组织减少。再次注入过滤空气，使其完全均匀填充前房。10-0 尼龙线缝合伤口 3 针，缝合方向垂直于伤口。向前房注入平衡盐溶液，排净空气。用荧光素试纸检查伤口密闭性，Seidel 试验阴性。用平衡盐溶液水密角膜缘穿刺口。结膜下注射头孢唑林 - 地塞米松。去除手术巾及开睑器。用 20D 间接眼底镜检查双眼，显示视神经及视网膜正常。术眼结膜囊滴用阿托品滴眼液及新霉素 - 多粘菌素 B- 地塞米松眼膏，眼垫包盖。患者对手术耐受良好，无并发症发生。

### 6.4.1 手术探查与修复：注意点

- 在手术开始时先做一个角膜缘穿刺口对于修复累及角膜的开放性眼外伤很有帮助。手术医生可以借此更好地控制前房，并且可以根据术中需要随时向眼内注入过滤空气或平衡盐溶液。
- 可采用多种方法解除虹膜嵌顿：向前房内注入过滤空气以加深前房，使用睫状体分离铲在角膜伤口下方轻轻扫动，或使用虹膜铲直接将虹膜复位至前房。
- 对于简单的线性 I 区角膜裂伤，可使用 10-0 尼龙线缝合伤口，缝合方向应垂直于伤口，深度约达 80%~95% 角膜基质。关于角膜裂伤缝合深度的探讨在第 5 章中有更深入讨论。

### 6.4.2 手术视频

参见视频 6.1

## 6.5 术后病程

患者被收治入 MEE 接受 48 小时静脉抗生素治疗。术后第 1 天，右眼视力 20/200，针孔视力 20/70，眼压 11mmHg，前房深。术后按常规用药：1% 醋酸泼尼松龙眼液，每天 6 次；1% 阿托品眼液，每天 1 次；0.5% 加替沙星眼液，每天 4 次。

术后 1 周，针孔视力为 20/50。停用加替沙星眼液及阿托品眼液。泼尼松

龙眼液用量开始每周递减,4 次 / 天 × 1 周,3 次 / 天 × 1 周,2 次 / 天 × 1 周,1
次 / 天 × 1 周,然后停药。此外,要求患者进行严格的预防弱视治疗,在阅读或
看电视时遮盖左眼,每天至少 1 小时。术后情况如图 6.2。

　　术后 1 个月随访,患者情况良好,针孔视力 20/25,拟 1 周后于手术室拆除
缝线。

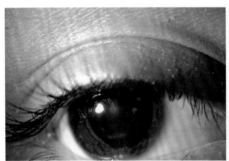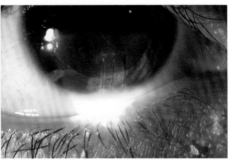

**图 6.2　术后第 1 周眼前节照相**
下方水平角膜裂伤,3 根垂直缝线均匀分布

## 6.6　拆线:手术记录

　　术前与患者及其父亲详细沟通手术风险、获益及替代方案,患者父亲同
意拆除右眼角膜缝线。患者被带入手术室,由麻醉医生进行面罩吸入麻醉。
术前安全核查,仔细核对患者信息及手术眼别。右眼滴入 5% 聚维酮碘及加
替沙星眼液。用 15° 穿刺刀拆除 3 根角膜缝线。荧光素检查伤口密闭性,发现
最后一个缝合点存在一处微小渗漏,等待后不能消失,主伤口未见渗漏。予
以配戴角膜绷带镜,并滴用加替沙星眼液每天 4 次。

## 6.7　拆线后病程

　　患者拆线后继续使用加替沙星眼液,每天 4 次,直至术后第 6 周复诊。复
诊时予卸除角膜绷带镜,角膜伤口 Seidel 试验阴性。右眼裸眼视力 20/15-1。
患者被要求在 2 周内至小儿眼科接受进一步治疗,随访期间视力维持稳定。
由于角膜伤口造成了不规则散光,检影镜检查提示轻度不规则反射。由于不
规则散光可能引起弱视,建议患者密切随访,但是患者未遵医嘱。我们建议
弱视敏感期儿童早期应每 3～4 个月随访 1 次,随后逐渐延长至每 6 个月随访
1 次,直至年满 8 岁,以避免弱视发生。

## 6.8　最终伤情评价

### 6.8.1　最终视力

右眼：20/15

左眼：20/15

睫状肌麻痹验光

右眼：+0.75DS/+0.25DC×55°（视网膜检影反射不规则）

左眼：+1.00DS

### 6.8.2　瞳孔

右眼：圆，传入性瞳孔障碍（-）

左眼：圆，传入性瞳孔障碍（-）

### 6.8.3　裂隙灯检查

|  | 右眼 | 左眼 |
|---|---|---|
| 眼睑与睫毛 | 正常 | 正常 |
| 巩膜与结膜 | 正常 | 正常 |
| 角膜 | 下方角膜水平瘢痕，长约4mm | 正常 |
| 前房 | 正常 | 正常 |
| 虹膜 | 正常 | 正常 |
| 晶状体 | 正常 | 正常 |
| 玻璃体 | 正常 | 正常 |

### 6.8.4　散瞳检查

右眼黄斑及视盘：正常

右眼周边视网膜：正常

左眼黄斑及视盘：正常

左眼周边视网膜：正常（图6.3）。

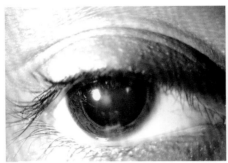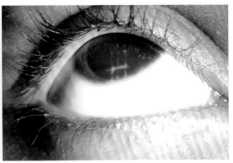

**图6.3**　术后第6周眼前节照相（拆线后第1周）
角膜裂伤及角膜缝线留下的瘢痕，术眼视力为20/15

## 6.9　回顾与总结

对疑似开放性眼外伤的儿童应进行全面检查。即使视力为20/20，并且无任何疼痛症状，也不能完全排除开放性眼外伤。如果诊所条件不支持全面检查，则应进行麻醉下检查。当儿童有锐器致伤病史，或者检查发现瞳孔成角、虹膜透照缺损或结膜裂伤时，应怀疑有开放性眼外伤。

对于术前视力良好的患者，由于缝合手术可引起角膜散光或角膜水肿，术后早期视力可能会明显下降。应向患者强调，手术的目的是关闭伤口，以防止感染及挽救眼球。当然我们也应告知患者，术前视力与最终的视力恢复效果是直接相关的[6]。所以，如果患者术前视力为20/20，术后的视力恢复也会比较好。应使用10-0尼龙线缝合伤口，缝合方向与伤口垂直，深度约达80%～95%角膜基质。角膜缘穿刺口的方向应指向伤口，以利于解除虹膜嵌顿及维持前房稳定。

为了获得最佳的术后视力，开放性眼外伤儿童有必要在术后进行弱视治疗［关于开放性眼外伤儿童弱视治疗的详细讨论，请参见病例4（第9章）］。

大多数开放性眼外伤儿童在术后并没有明显不适，使用对乙酰氨基酚（泰诺）通常足以缓解疼痛，术后第一天偶尔需要使用镇静剂。儿童术后眼部用药通常与成人一致，泼尼松龙每天6次，加替沙星每天4次，阿托品每天1次。

由于儿童的组织愈合速度比成人快，角膜瘢痕形成较早，所以拆线通常比成人早。成人一般约在修复手术后6周开始拆线。儿童可以考虑在术后4周开始拆线。我们一般在修复手术后5周拆线。随访时间一般定在术后第1天、第1周和拆线前1周，以便在拆线之前评估伤口的愈合情况。对于儿童及部分不配合的成人患者，拆线需要在手术室麻醉下进行。麻醉仅需要几分钟，通常可以选择面罩麻醉，不过有些麻醉医生更喜欢使用喉罩（laryngeal mask airway，LMA）。麻醉起效后，结膜囊内滴入抗生素眼液及 5% 聚维酮碘，迅速拆除缝线，并对伤口进行 Seidel 试验检查。拆除所有缝线后再次滴入抗生素眼液。为避免患者多次进入手术室接受麻醉，我们会尽量一次性拆除所有缝线。所以对于较长的伤口，可能需要推迟 1～2 周再拆线，以确保伤口完全愈合，并一次性拆除所有缝线。如果在拆线时发现伤口愈合欠佳，最好暂停进一步操作，待数周后伤口完全愈合，再继续拆除剩余缝线。

## 6.10　学习要点

- 如果怀疑儿童有开放性眼外伤或其他眼外伤，且患儿在门诊或急诊条件下不能充分配合检查，则应积极在麻醉支持下进行检查。
- 开放性眼外伤患者可能没有疼痛症状，并且视力很好。
- 儿童的抗生素用药剂量与成人不同，应与药师或感染病专科医生沟通，以确定合适的剂量。
- 必须进行 CT 检查以排除眼内异物或其他面部外伤，即使对于儿童患者也是如此。
- 对于线性角膜裂伤，缝合方向应垂直于伤口。
- 儿童缝线应比成人更早拆除，以尽量减少瘢痕及新生血管形成。儿童缝线需要在手术室麻醉下拆除，通常大约在术后 4～5 周。
- 对于有弱视风险的儿童，遮盖疗法是术后管理的重要组成部分。

### 参考文献

1. Mann GE, Kahana M. The uncomfortable reality … We simply do not know if general anesthesia negatively impacts the neurocognitive development of our small children. Int J Pediatr Otorhinolaryngol. 2015;79(9):1379–81.
2. Jevtovic-Todorovic V. General anesthetics and neurotoxicity. How much do we know? Anesthesiol Clin. 2016;34:439–51.
3. Graham MR, Brownell M, Chateau DG, Dragan RD, Burchill C, Fransoo RR. Neurodevelopmental assessment in kindergarten in children exposed to general anesthesia before the age of 4 years: a retrospective matched cohort study. Anesthesiology. 2016;125(4):667–77.
4. Chen JX, Kachniarz B, Gilani S, Shin JJ. Risk of malignancy associated with head and neck CT in children. Otolaryngol Head Neck Surg. 2014;151(4):554–66.
5. Hartin CW Jr, Jordan JM, Gemme S, Glick PL, Caty MG, Ozgediz DE, Bass KD. Computed tomography scanning in pediatric trauma: opportunities for performance improvement and radiation safety. J Surg Res. 2013;180(2):226–31.
6. Kuhn F, Maisiak R, Mann L, Mester V, Morris R, Witherspoon CD. The Ocular Trauma Score (OTS). Ophthalmol Clin North Am. 2002;15(2):163–5.

# 第 7 章
# 病例 2：玻璃碎片致线性角膜裂伤

**Grayson W. Armstrong, James A. Stefater, and Yoshihiro Yonekawa**

## 7.1 现病史

24 岁女性患者，因左眼 I 区角膜裂伤就诊，怀疑眼内玻璃异物残留。既往有哮喘病史。

- 患者面前的玻璃门因被一名快递员肘部撞击引起玻璃爆裂，当即感到左眼异物感，并伴流泪。
- 患者直接至马萨诸塞州总医院就诊，经眼科医生评估后确诊为开放性眼外伤。
- 患者在手术修复前否认有任何视功能异常。

## 7.2 初步伤情评价

### 7.2.1 视力（裸眼）

右眼：20/25-1
左眼：20/25-1

### 7.2.2 瞳孔

右眼：正常，传入性瞳孔障碍（-）
左眼：正常，传入性瞳孔障碍（-）

### 7.2.3 外眼检查

左眼上睑皮肤小的裂伤，无其他面部外伤。

### 7.2.4 裂隙灯检查

|  | 右眼 | 左眼 |
|---|---|---|
| 眼睑与睫毛 | 正常 | 上睑皮肤小裂伤，未累及睑缘 |
| 巩膜与结膜 | 正常 | 充血(+) |
| 角膜 | 正常 | 5：00方位放射状角膜全层裂伤，长约3.5mm，Seidel试验弱阳性 |
| 前房 | 正常 | 深，伤口周围见色素组织 |
| 虹膜 | 正常 | 正常，无瞳孔成角变形 |
| 晶状体 | 正常 | 正常，无明显损伤 |
| 玻璃体 | 正常 | 正常 |

### 7.2.5 散瞳检查

右眼黄斑及视盘：正常
右眼周边视网膜：正常
左眼黄斑及视盘：正常
左眼周边视网膜：正常

### 7.2.6 影像学检查

眼眶 CT 显示前房内小片低密度气体影。未见眼内金属或玻璃异物残留（图7.1）。

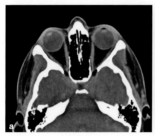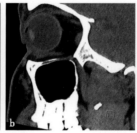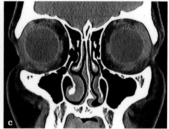

**图 7.1** 水平位(a)及矢状位(b)CT 显示眼球形态完整，前房小片低密度气体影。冠状位(c)CT 显示眼球形态大体完整

## 7.3    术前初步评估及手术计划

患者系左眼Ⅰ区角膜裂伤，视力未受影响，术前影像学检查未见明确眼内异物，需行手术修复治疗。

本病例说明了Ⅰ区角膜裂伤的处理方法，这类伤口在术后有可能获得良好的视力。同时还说明了如果怀疑有异物残留，术中进行仔细探查的重要性。

如前文所述，角膜伤口缝合是开放性眼外伤处理的一个重要概念。初始缝合质量是角膜裂伤患者最终视力预后的主要决定因素[1]。缝合时应确保角膜伤口对合完好，以避免不规则愈合。如病例1所述，缝合深度应达到角膜基质厚度的80%～90%。缝合过浅可能导致伤口后缘"哆开"，甚至有时会导致伤口渗漏。

尼龙线材质相对较滑，可采用3-1-1方法打外科节，即第1个节绕3圈，后2个节绕1圈，或者采用1-1-1方法打滑结。缝合时应对伤口保持足够的张力以及一定程度的压力，这样有利于伤口对合。与斜形伤口相比，垂直伤口的愈合需要更大的张力。缝线过紧会带来不必要的散光，导致视力恢复受限，缝线过松则会影响舒适度，并会引起细菌及异物聚集，从而增加术后感染及相关并发症的风险。开放性眼外伤修复术中可能会出现低眼压，导致很难判断角膜缝线的最终张力。所以在水密前房并恢复眼球形态后，往往需要重新调整过紧或过松的缝线。如果打的是滑结，可以在第3个结未系紧之前调节缝线张力。以下情况可能需要更紧密的缝合：一期外伤修复术中同步或术后不久必须进行另一个手术（晶状体切除手术，玻璃体切除手术等）；角膜水肿明显，因为当水肿消退后，缝线可能会松弛；角膜异物残留，如金属杆状异物，在异物去除后可能会出现组织缺损。在缝合角膜伤口时，使用过滤空气充填前房有助于伤口对合，而不是生理盐水或黏弹剂。

对于垂直角膜伤口，伤口两侧的缝线跨度及深度应该对称。而对于斜形伤口，应保证伤口深层的缝线分布对称，以避免伤口垂直错位及角膜畸形愈合（图7.2）。

打结完成后，应沿着缝合通道旋转线结，使线结的体部及尾部均埋入角膜基质，最好将线结转离视轴区。线结或缝线尾部暴露会引起刺激及疼痛感，还可能导致角膜感染。

术前仔细评估并未发现任何明确的晶状体或眼内异物。手术医生计划在术中仔细探查，以排除术前难以发现的微小异物。

图 7.2　角膜斜形伤口缝合示意图

(a)缝合深度不对称，角膜伤口垂直错位；(b)缝合深度对称，角膜伤口对合完好

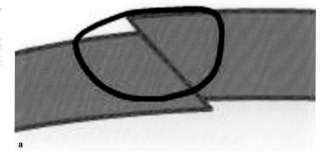

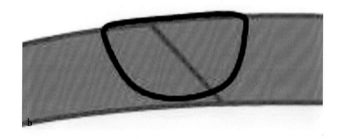

## 7.4　手术探查与修复：手术记录

术前与患者详细沟通手术风险、获益及替代方案，患者同意进行开放性眼外伤探查及修复手术。患者被带入手术室，由麻醉医生进行全身麻醉。术前安全核查，核对患者信息及眼别。按照常规无菌要求进行左眼消毒铺巾。使用 Jaffe 开睑器确保术野暴露充分。

术中见垂直角膜裂伤起于 5：00 方位，向中央放射状延伸，长约 3.5mm。经鼻侧角膜缘穿刺口向前房注入空气，10-0 尼龙线间断缝合角膜伤口 4 针。伤口未超出角膜缘。

在检查前房时发现小的奶油色异物。用 30g 针头从前房吸出并送病理。

鼻侧远离裂伤部位进行结膜下注射糖皮质激素及抗生素。取出开睑器。在显微镜下去除手术巾。患者对手术耐受良好，无并发症发生。

### 7.4.1　手术探查与修复：注意点

- 如果怀疑有异物残留，应在术中仔细检查角膜和前房。
- 确定角膜裂伤没有超出角膜缘很重要。
- 应仔细缝合角膜伤口，确保伤口两侧的缝线张力、缝合深度及跨度合适，以利于伤口闭合及术后视力恢复。
- 使用过滤空气充填前房在角膜裂伤修复中很有帮助。

## 7.5  术后病程

患者术后接受 48 小时静脉抗生素治疗。术后第 1 天检查视力为 20/40，角膜裂伤修复良好，前房形成（图 7.3）。

术后 1 周复查，患者未诉不适，患眼最佳矫正视力为 20/15−1。角膜伤口闭合好，Seidel 试验阴性。眼后节检查未见异常。

术后 6 周复查，角膜裂伤已愈合。局部使用抗生素眼液及聚维酮碘溶液后，在诊室内拆除 4 根角膜缝线，拆线后检查 Seidel 试验阴性。

拆除角膜缝线后，患者视力一直维持在 20/15。随访中建议患者终生配戴树脂眼镜以防将来再次受伤。

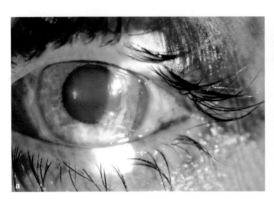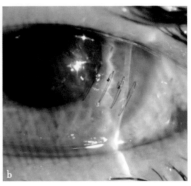

**图 7.3**  （a）眼前节照相显示术后早期角膜情况，4 根尼龙线在位；（b）放大倍率下可见角膜缝线的线结及尾部埋藏于层间

## 7.6  最终伤情评价

### 7.6.1  最终视力

右眼：20/15
左眼：20/15

### 7.6.2  瞳孔

右眼：正常，传入性瞳孔障碍（−）
左眼：正常，传入性瞳孔障碍（−）

### 7.6.3　裂隙灯检查

|  | 右眼 | 左眼 |
|---|---|---|
| 眼睑与睫毛 | 正常 | 正常 |
| 巩膜与结膜 | 正常 | 正常 |
| 角膜 | 正常 | 颞下方线性瘢痕，愈合良好，Seidel 试验阴性，无上皮缺损（图 7.4） |
| 前房 | 正常 | 正常 |
| 虹膜 | 正常 | 正常，无透照缺损 |
| 晶状体 | 正常 | 正常 |
| 玻璃体 | 正常 | 正常 |

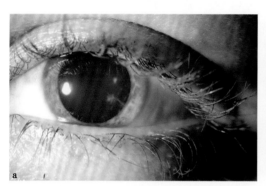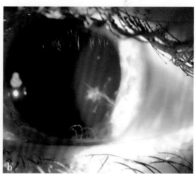

**图 7.4**　（a）眼前节照相显示缝线拆除后留下的周边角膜瘢痕；（b）放大倍率下可见角膜裂伤形成的线性基质瘢痕，以及缝线留下的瘢痕

### 7.6.4　散瞳检查

　　右眼黄斑及视盘：正常
　　右眼周边视网膜：正常
　　左眼黄斑及视盘：正常
　　左眼周边视网膜：正常

## 7.7　回顾与总结

　　如本病例所示，单纯角膜裂伤的视力预后可能会很好。一期修复手术的质量是决定最终视力恢复效果的关键因素。为最大限度提高视力，应采用规范的角膜缝合技术。包括仔细选择缝线材料，缝合深度及跨度，仔细对合创

缘,适当的缝线张力,使用过滤空气形成前房,以及适时仔细拆除缝线。与第一个病例一样,术前应告知患者,由于角膜水肿以及缝线引起的散光,一期修复手术后视力往往会下降,并且一直到将来拆除缝线后,才能确定最终的视力结果。角膜缝线一般可在术后6周左右拆除,但是根据裂伤长度及类型不同,也可能需要更长时间。本例患者相对幸运,角膜伤口在6周内愈合,所以一次性拆除所有缝线。拆线前应仔细检查伤口是否完全愈合,尤其是一次性拆除所有缝线的情况。较短的斜形或垂直角膜裂伤一般可以一次性拆除所有缝线,但是对于一些复杂情况应更加谨慎,如角膜缘至角膜缘、星形伤口、易于渗漏或残留角膜异物的伤口。如不能确保安全,最好采取保守的方式,分步拆除缝线。

对于 I 区角膜裂伤,仔细检查整个眼球至关重要。初诊时可能无法发现的眼内异物,只能依赖手术中仔细探查来明确。异物残留可能导致严重的并发症,如白内障、青光眼、眼内炎、铜锈症、铁锈症、不同程度的葡萄膜炎或视力下降[2]。玻璃异物通常很难被识别,所以仔细检查非常重要。

## 7.8　学习要点

- I 区角膜裂伤的视力预后可能会很好,如本病例的最终视力为20/15。应根据角膜伤口的类型和形态,认真选择适当的缝合位置及缝合张力。
- 由于术前可能不具备对眼球进行充分检查的条件,应在手术中仔细评估角膜和前房是否残留眼内异物。

### 参考文献

1. Sullivan P. The open globe: surgical techniques for the closure of ocular wounds. London: Eyelearning; 2013.
2. Loporchio D, Mukkamala L, Gorukanti K, et al. Intraocular foreign bodies: a review. Surv Ophthalmol. 2016;61(5):582–96.

# 第8章
## 病例3：机动车事故致星形角膜裂伤

Yvonne Wang, Natalie Wolkow, and Seanna Grob

## 8.1 现病史

18岁男性患者，因右眼开放性眼外伤被转送至 MEE 急诊。既往无特殊病史。

- 患者乘坐的车辆冲出道路撞上护栏，挡风玻璃碎片击中患者右眼。事故发生后，患者立即感右眼视物模糊，只能分辨形状和颜色。患者无意识丧失，车辆安全气囊没有弹开。
- 患者至外院就诊提示右眼开放性眼外伤，无身体其他部位受伤。眼眶 CT 显示右眼前房较左眼变浅（图8.1）。患者被转送至 MEE 进一步诊疗。

## 8.2 初步伤情评价

### 8.2.1 视力（裸眼）

右眼：指数 /15cm，针孔无改善。近视力表：20/400，针孔矫正至 20/200。
左眼：20/20-1

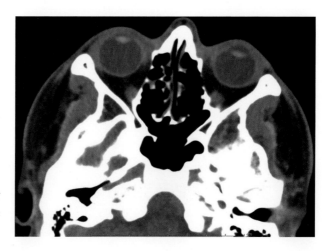

图8.1 CT 显示右眼浅前房，未见眼内异物，考虑为开放性眼外伤

73

### 8.2.2　瞳孔

右眼：不规则，传入性瞳孔障碍（－）

左眼：圆，对光反射灵敏

### 8.2.3　外眼检查

右侧眶周软组织轻度肿胀

### 8.2.4　裂隙灯检查

|  | 右眼 | 左眼 |
|---|---|---|
| 眼睑与睫毛 | 眶周软组织肿胀 | 正常 |
| 巩膜与结膜 | 弥漫充血（+） | 正常 |
| 角膜 | 复杂全层角膜裂伤，越过视轴向上延伸。Seidel 试验阳性。上方虹膜嵌顿于角膜伤口内，中央区域角膜内皮色素沉着。三角形裂伤起始于 12:00 方位，尖端位于视轴区，与其他多个三角形角膜瓣共同向鼻侧延伸（图 8.2） | 正常 |
| 前房 | 浅，炎症细胞及纤维蛋白（+++～++++），模糊不清，少量积血 | 正常 |
| 虹膜 | 虹膜表面见渗出及出血点，上方虹膜与角膜接触，并有部分虹膜嵌顿于伤口 | 正常 |
| 晶状体 | 晶状体表面见纤维蛋白渗出。由于角膜水肿、角膜裂伤及纤维蛋白遮挡，难以确定晶状体囊膜的完整性 | 正常 |
| 玻璃体 | 窥不清 | 正常 |

### 8.2.5　散瞳检查

右眼黄斑及视盘：窥不入

右眼周边视网膜：窥不入

左眼黄斑及视盘：正常

左眼周边视网膜：正常

### 8.2.6　影像学检查

CT 显示右眼浅前房，未见眼内异物，考虑为开放性眼外伤（图 8.1）。

## 8.3　术前初步评估及手术计划

患者在一次车祸中因碎玻璃击中右眼致 Ⅰ 区开放性眼外伤。患者首先被就近送往当地医院进行全身伤情评估，在排除身体其他部位受伤后被转送至MEE 进一步处理眼部伤情。

　　本病例与病例 1 及病例 2（第 6 章及第 7 章）中描述的标准 I 区眼外伤类似。区别在于本例患者属于复杂的星形角膜裂伤，修复难度更大、更耗时。由于星形伤口遮挡视线，导致无法确认晶状体囊膜是否受累，在沟通病情时需提及这一点。即使在术前检查中能够清晰判断晶状体的状态，当星形角膜伤口缝合完毕后也可能会显著影响观察前房及晶状体，从而对一期摘除晶状体造成阻碍。在初步检查时，画出角膜裂伤的形态可能会有帮助，因为如果手术安排发生延误，角膜水肿可能会影响对伤口的观察。在手术开始之前，用 30g 针头（不会进一步损伤角膜组织）在显微镜下勾勒出角膜裂伤的形态，同样有助于判断伤口的完整形态及范围。组成星形伤口的角膜瓣可能会比急诊条件下所能发现的更多。当确定了伤口形态后，首要任务是对合伤口的尖端。同样重要的是尽快松开夹住的角膜组织，以免伤口尖端或其他部位损伤，这会加大伤口无渗漏闭合的难度。

　　本病例重点强调了修复复杂星形角膜裂伤的挑战性，以及分步拆除复杂星形角膜裂伤缝线的重要性。此外还讨论了术后持续性畏光的处理。

## 8.4　手术探查与修复：手术记录

　　在术前准备区核对患者信息及眼别。将患者带入手术室进行全身麻醉。聚维酮碘消毒（眼表 5%，皮肤 10%），常规无菌眼科铺巾。使用 Jaffe 开睑器以尽量减小对眼球的压迫。在手术显微镜下检查伤口：几乎角膜缘至角膜缘的I 区复杂星形全层角膜裂伤，累及上半部角膜，约从 9:30 方位延伸至 3:00 方位，由 4 个三角形的斜形角膜瓣组成（图 8.2）。结膜充血，散瞳效果不佳，少量虹膜组织嵌顿于鼻上方伤口。结膜看似完整，无结膜水肿，无伤口超过角膜缘向后延伸迹象。

　　用 15° 穿刺刀作颞侧角膜缘穿刺口。经穿刺口向眼内注入过滤空气以形成前房。前房空气注入可解除角膜伤口的虹膜组织嵌顿，由于空气通过角膜伤口溢出，此时可见前房迅速变浅。首先用 10-0 尼龙线间断缝合以对合星形伤口的角膜瓣尖端，再缝合角膜瓣的侧边。随着眼球成形，由于缝线松动或者维持伤口水密需要，有些最初的缝线需要被拆除并重新缝合。可以根据需要注入过滤空气以重新形成前房。由于伤口已经缝合，过滤空气将不会从前房流失。当眼球形态恢复正常后，用荧光素试纸检测角膜伤口密闭性，发现在伤口中央，即所有尖端汇合部位仍有小片渗漏。补充角膜缝线以加固该汇合点。缝线安置应形成指向角膜瓣尖端的力，以阻止该区域渗漏。累计共缝合 16 针, 均进行埋线处理。再次使用荧光素检测伤口密闭性, Seidel 试验阴性。清除 50% 以上前房气体, 平衡盐溶液重塑眼球形态。水密角膜缘穿刺口。由于角膜裂伤形态复杂, 为防止术后再次出现渗漏, 同时为了提高患者舒适度, 术毕使用直径为 18mm Kontour 绷带镜。颞侧结膜下注射头孢唑啉 - 地塞米松, 注意避免移动接触镜。取出 Jaffe 开睑器。右眼滴用妥布霉素 - 地塞米松眼液及 1% 阿托品眼液。无菌胶带固定眼睑, 眼垫及 Fox 眼罩包盖术眼。患者对手术耐受良好, 无并发症发生。

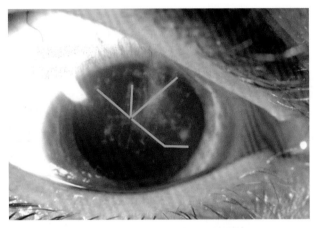

**图 8.2   右眼星形角膜裂伤示意图**
伤口由 4 个从中心向周边延伸的裂伤组成, 形成 3 个独立的三角形角膜瓣(示意图以术后 4 个月随访照片为底板, 此时所有缝线均已拆除)

### 8.4.1   手术探查与修复: 注意点

- 修复星形角膜裂伤的首要任务是对齐角膜瓣尖端。缝合之前仔细确认角膜裂伤的确切形状, 确保所有角膜瓣都处于合适的位置。
- 为使角膜瓣向中心聚拢以确保伤口水密性, 可能需要重新安置缝线。
- 缝合方向应直接指向尖端(而不是垂直于伤口), 以确保在尖端汇合部位没有可能导致渗漏的缝隙。
- 手术结束时放置角膜绷带镜对复杂角膜裂伤或容易渗漏的角膜裂伤可能有所帮助。如果手术结束时发现伤口有轻度渗漏, 则可能需要调整缝线。如果手术结束时发现角膜上皮有缺损, 绷带镜有助于提高患者的舒适度。

## 8.5　术后病程

　　术后第 1 天查看患者，绷带镜未取出，视力指数 /60cm。患者在完成术后标准静脉抗生素疗程后出院，院外常规局部点药（加替沙星、泼尼松龙及阿托品）。术后第 1 周，针孔视力 20/200。术后第 2 周，取出绷带镜，伤口 Seidel 试验阴性，视力 20/125。

　　术后第 7 周开始分步拆除缝线，第一批仅拆除了 16 根缝线中的 4 根（图8.3a，b）。术后第 10 周继续拆除了 5 根缝线。术后第 12 周拆除剩余 7 根缝线（图 8.4）。在第 12 周拆除所有缝线后（图 8.5），在晶状体的颞上远周边部发现一个小的局灶性白内障，伴上方虹膜透照缺损，以及中央后囊下轻度白内障形成。

　　尽管拆除所有缝线后视力得到改善，但是患者开始出现明显的畏光和眼部不适感。最初我们考虑为残余的轻度炎症反应所致，并试验性给予 1% 泼尼松龙滴眼液，每天 1 次，为期 2 周。患者症状未见缓解，于是暂停用药。前房角镜和超声生物显微镜检查确认没有异物残留，也没有明显的晶状体后囊膜损伤。在显微镜下可以窥及小的局灶性白内障，但是未见晶状体内异物残留。角膜病专科医生查看患者后认为持续性畏光可能与眼表情况有关，建议继续进行人工泪液治疗。同时建议接触镜专科医生会诊，以评估能否通过接触镜提高视力，改善畏光及刺激症状。在接触镜专科医生查看患者后，患者表示不能接受配戴接触镜。术后 6 个月随访，患者经过每天数次的人工泪液治疗后，畏光症状已消退。我们建议通过白内障摘除手术治疗后囊下白内障，但是患者暂时不考虑手术。

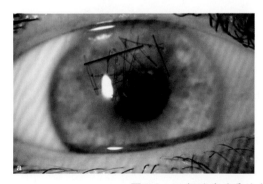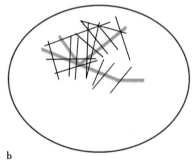

**图 8.3**　16 根缝线重叠缝合关闭星形裂伤

术后第 7 周拆除 4 根缝线（a）术后第 10 周右眼外眼照相，剩余 12 根缝线在位，已拆除的 4 根缝线为绘制示意图；（b）裂伤及缝线位置示意图

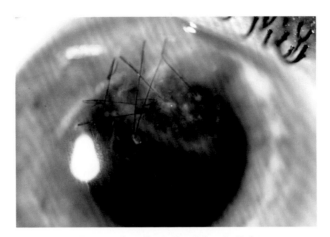

图8.4　术后第12周,剩余7根缝线

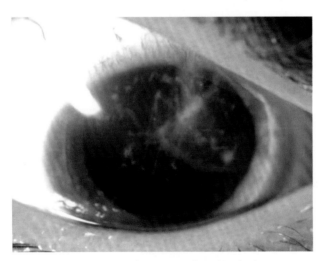

图8.5　术后第14周,所有缝线已拆除

## 8.6　最终伤情评价

### 8.6.1　最终裸眼视力

右眼:20/70,针孔视力20/40-2

左眼:20/20

### 8.6.2　主觉验光

右眼:+1.00DS/-2.50DC×70=20/40+2

左眼:+0.50DS/−0.50DC×045=20/20

### 8.6.3 瞳孔

右眼:圆,对光反射灵敏,传入性瞳孔障碍(−)

左眼:等大等圆,对光反射灵敏,传入性瞳孔障碍(−)

### 8.6.4 裂隙灯检查

|  | 右眼 | 左眼 |
|---|---|---|
| 眼睑与睫毛 | 正常 | 正常 |
| 巩膜与结膜 | 正常 | 正常 |
| 角膜 | 上方角膜瘢痕,上方少量血管翳 | 正常 |
| 前房 | 正常,未见细胞 | 正常 |
| 虹膜 | 瞳孔圆,颞侧及颞上方透照缺损,无虹膜震颤 | 正常 |
| 晶状体 | 10:30方位局灶性白内障,周围见色素簇,中央后囊下白内障(++) | 正常 |
| 玻璃体 | 正常 | 正常 |

### 8.6.5 散瞳检查

右眼黄斑及视盘:正常

右眼周边视网膜:正常

左眼黄斑及视盘:正常

左眼周边视网膜:正常

## 8.7 回顾与总结

星形裂伤由于其形态复杂,缝合技术要求高,角膜瓣及尖端组织脆性大,闭合难度往往较高。对齐角膜瓣尖端是首要任务。如果操作不正确,角膜瓣尖端之间可能存在间隙,术后则会发生渗漏。在有多个角膜瓣的情况下,如本例病例,缝合之前必须仔细对齐所有尖端,以避免在后续缝合过程中不得不拆除缝线重新对位。反复缝合可能会撕裂或切割已经很脆弱的角膜组织,使得伤口更加难以闭合。因此,术前认真设计缝线位置很重要。术前将缝线安置图画出来,或者在脑海中形成一张缝线安置图是很有帮助的。

角膜裂伤缝合的一般指导原则是缝线应垂直于伤口,以避免伤口边缘滑动[1]。然而在 V 形裂伤中,以一定角度安置缝线以形成指向尖端的力,有时是很有帮助的（图 8.6a）。这样可以使伤口边缘对合更加紧密。如果角膜瓣尖端太脆或太薄，难以直接缝合，则可以将一根或多根缝线横跨尖端以将其压住（图 8.6b）。闭合星形裂伤口的其他技术包括可调节缝线，荷包式缝合以及角膜胶。

可调节缝线在最终结扎之前可根据需要调节张力，这在缝合针数比较多的情况下很有帮助（无论是星形裂伤还是角膜缘至角膜缘裂伤）。可调节缝线能够通过松开或收紧缝线来使伤口的张力分布更加均匀，从而最大限度地降低伤口渗漏的概率，尽量避免拆除或重缝因其他缝线影响而导致张力过紧或过松的缝线。此外，可调节缝线需要的结数更少，打结更纤细，可以更轻松地埋入角膜。可调节角膜缝线有多种打结技术，例如可调节滑结 [2]，或可调节方结 [3]。可调节角膜缝线的主要缺点是在一个复杂伤口中很难分清所有的线头。

修复星形裂伤的挑战之一是缝合一个角膜瓣后引起相邻的伤口张开。这可能会导致反复调整及重新安置缝线才能闭合所有的角膜瓣。荷包式缝合（图 8.7a）及蝴蝶缝合通过单根缝线将多个角膜瓣尖端聚集在一起，并且各个角膜瓣受力相对均匀 [4]。这些缝合方法可使所有张力指向星形伤口的中心。Eisner 荷包式缝合 [5]（图 8.7b）Akkin 星形缝合 [6, 7]（图 8.7c）是改良后的荷包式缝合及蝴蝶缝合技术。这些技术的缺点是操作难度较高。手术医生应小心避免在伤口尖端过度操作。另外，由于此类技术使用的是连续缝合，因此无法分步拆除缝线，一旦缝线发生断裂，可能会牺牲整个伤口的完整性。

手术结束时应使用荧光素钠检查伤口有无渗漏。用平衡盐溶液形成前房，并将一滴高浓度荧光素钠溶液直接滴在伤口上。如果伤口立即发生渗漏，通常需要补充缝合。术毕留置角膜绷带镜可以提高复杂伤口修复患者的舒适度，并且能够降低角膜水肿消退后伤口渗漏的风险。

本例患者术后坚持配戴角膜绷带镜 2 周，即使在专科检查时也没有摘除，以避免影响角膜愈合。由于配戴绷带镜无法进行 Seidel 试验，因此观察前房形成情况很重要。如果术后配戴绷带镜检查还是提示浅前房，那么患者可能需要被送回手术室重新修补伤口。

开放性眼外伤修复术后拆除角膜缝线的标准时间为术后 6 周。过早拆除缝线可能会导致伤口渗漏或裂开，而过晚拆除缝线会增加角膜瘢痕形成。对于星形伤口或角膜缘至角膜缘裂伤（见病例 5，第 10 章），由于伤口渗漏或裂开的风险较高，建议采用分步拆除缝线的方法。本例患者在 3 次随访中分步拆除所有缝线，每次间隔 2～3 周。伤口尖端的缝线应最后拆除。

本例患者的术后病情因出现持续性畏光而变得相对复杂，虽然视力有所提高，但是视功能受到明显影响。术后畏光的可能原因包括不规则散光、前房炎症、眼压升高、角膜瘢痕、眼表疾病、虹膜缺损及白内障。在开放性眼外伤中，还应考虑晶状体或前房角内存在隐匿性异物的可能性，这些微小异物可能会在初诊时漏诊。角膜接触镜是处理眼表不规则性的一个好的选择 [8]。硬性角膜接触镜可以矫正散光。医用美瞳镜片可用于缓解瞳孔散大或透照缺损引起的眩光。本例患者的眼表刺激症状随着时间推移而改善，频繁使用人工泪液可能起到一定效果。

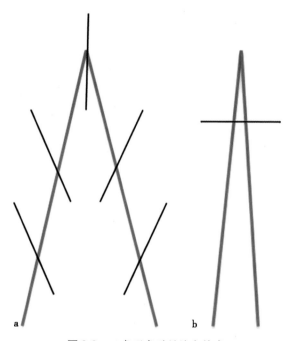

**图 8.6　三角形角膜瓣缝合技术**
（a）缝线安置角度指向尖端，形成指向尖端的合力；（b）如果角膜瓣太薄或易碎，可以安置一根横跨尖端的缝线，以维持角膜瓣在位

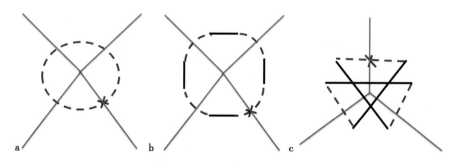

**图 8.7　星形伤口的连续缝合**
（a）经典的全埋线荷包式缝合；（b）Eisner 改良荷包式缝合；（c）Akkin 星形缝合

## 8.8    学习要点

- 对于复杂星形裂伤，开始缝合之前仔细评估伤口的确切形状和结构很有帮助。对齐所有的三角形角膜瓣尖端是修复工作的第一步。
- 修复三角形裂伤时，缝线安置角度指向尖端有助于防止在这些部位产生间隙。
- 对于非常狭窄或易碎的角膜瓣，安置一根横跨尖端的缝线以压住角膜瓣，而不是直接穿过尖端。
- 使用可调节缝线可避免在复杂裂伤修复过程中反复拆除或重新安置缝线。
- 手术结束时可使用角膜黏合剂或绷带镜，以防止术后伤口渗漏。
- 在术后随访过程中分步拆除缝线，以避免出现伤口渗漏。

### 参考文献

1. Lin DT, Webster RG Jr, Abbott RL. Repair of corneal lacerations and perforations. Int Ophthalmol Clin. 1988;28:69–75.
2. Dangel ME, Keates RH. The adjustable slide knot—an alternate technique. Ophthalmic Surg. 1980;11:843–6.
3. Narváez J, Jones J, Zumwalt M, Mahdavi P. Reversed needle pass clear-corneal or limbal incision suturing technique using the 3-throw (1-1-1) adjustable square knot. J Cataract Refract Surg. 2012;38:929–32.
4. Sullivan P. The Open Globe. Surgical techniques for the closure of ocular wounds. London: Eyelearning; 2013. iBook.
5. Eisner G. Eye surgery: an introduction to operative technique, 2nd, fully rev. and expanded ed. Berlin: Springer; 1990:xiv, 317. p. 26.
6. Akkin C, Kayikcioglu O, Erakgun T. A novel suture technique in stellate corneal lacerations. Ophthalmic Surg Lasers. 2001;32:436–7.
7. Mascai M. Ophthalmic microsurgical suturing techniques. Berlin: Springer; 2007. p. 57.
8. Titiyal JS, Sinha R, Sharma N, Sreenivas V, Vajpayee RB. Contact lens rehabilitation following repaired corneal perforations. BMC Ophthalmol. 2006;6:11.

# 第9章
# 病例4：儿童Ⅰ区开放性眼外伤的处理

James A. Stefater, Ankoor S. Shah, and Seanna Grob

## 9.1 现病史

4岁男性儿童患者，因左眼被木棍戳伤致Ⅰ区开放性眼外伤就诊。

- 患者在露营地玩耍时不慎被一根木棍直接击中左眼。
- 患者母亲发现其左眼最初有少量出血，但是仅有轻微症状，包括流泪及刺激感。
- 当地眼科医生接诊后怀疑为左眼开放性眼外伤，并将患者转诊至MEE进一步处理。

## 9.2 初步伤情评价

### 9.2.1 视力（裸眼）

右眼：20/20
左眼：光感

### 9.2.2 瞳孔

右眼：圆，传入性瞳孔障碍（－）
左眼：不规则

### 9.2.3 外眼检查

正常

### 9.2.4 裂隙灯检查

|  | 右眼 | 左眼 |
|---|---|---|
| 眼睑与睫毛 | 正常 | 正常 |
| 巩膜与结膜 | 正常 | 轻度充血 |

续表

|  | 右眼 | 左眼 |
|---|---|---|
| 角膜 | 正常 | 曲线形垂直角膜裂伤，从 12:00 延伸至 6:30，穿过瞳孔区，鼻侧虹膜嵌顿于角膜伤口 |
| 前房 | 正常 | 前房浅，蓬松白色物质从晶状体囊膜穿过瞳孔延伸至角膜，可能为纤维蛋白或晶状体成分 |
| 虹膜 | 正常 | 鼻侧虹膜嵌顿于角膜伤口 |
| 晶状体 | 正常 | 窥不清，无法确定晶状体完整性 |
| 玻璃体 | 正常 | 窥不见 |

### 9.2.5　散瞳检查

右眼黄斑及视盘：正常

右眼周边视网膜：正常

左眼黄斑及视盘：窥不见

左眼周边视网膜：窥不见

### 9.2.6　影像学检查

眼眶 CT 显示左侧眼球轮廓不规则，提示左眼球裂伤（图 9.1），未见眼内异物。晶状体前表面轻度变形，考虑晶状体囊膜破裂及外伤性白内障可能。

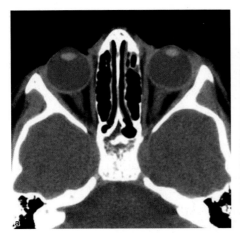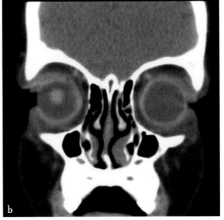

图 9.1　水平位（a）及冠状位（b）CT 显示右侧眼球正常，左侧眼球轮廓变形，晶状体破裂可疑

## 9.3 术前初步评估及手术计划

本病例在标准Ⅰ区裂伤修复（见病例1）的基础上，主要提出了4个重要的注意点：

1. 在采用儿童的主诉或症状作为临床决策的组成部分时，应始终保持高度谨慎的态度。

2. 术前应做好晶状体损伤的处理预案。

3. 弱视治疗是儿童术后管理的重要组成部分。

4. 制定拆线时间及策略，并应在手术室内进行（如病例1所述）。

应对儿童眼外伤患者进行全面的临床检查。许多儿童是能够配合检查的，这可以为术前计划提供依据。患者可能在就诊时无明显不适症状，不过无症状不应降低对开放性眼外伤的怀疑。如果不能完成临床检查以排除开放性眼外伤，则应在镇静或麻醉下进行检查（如病例1所述）。如果怀疑开放性眼外伤，应在术前进行CT扫描以排除眼内异物。CT检查还有助于评估儿童或不合作患者的眼外伤病情。另外，儿童提供的病史可能不准确甚至不可信。影像学检查有助于发现隐匿性损伤，分析受伤机制，以指导这类患者的初步治疗。

其次，本例患者存在晶状体破裂可能性。角膜裂伤后方有白色蓬松物质聚集，提示存在大量渗出的纤维蛋白或晶状体成分。CT显示晶状体前部形态不规则，可疑晶状体破裂。术前与患者父母详细沟通上述情况。签署手术知情同意书，如果术中发现晶状体明确受累，前房内晶状体成分溢出较多，则需进行晶状体切除手术。

## 9.4 手术探查与修复：手术记录

履行手术知情同意程序，确认和标记术眼。在全身麻醉下进行全面检查。右眼散瞳检查未见异常。左眼前节检查与初诊时一致。由于角膜裂伤遮挡，以及葡萄膜脱出导致瞳孔散大受限，左眼眼底检查窥不清。使用胶带及眼罩保护右眼。10%聚维酮碘溶液消毒左眼眼周皮肤，5%聚维酮碘溶液冲洗左眼结膜囊。无菌铺巾暴露左眼，使用Jaffe开睑器确保术野暴露充分。术中见曲线形垂直角膜裂伤，从12:00延伸至6:30，至少占据2/3角膜直径。裂伤穿过视轴区域，但是没有超出角膜缘。虹膜脱出的下方区域可见白色物质，不能确定是纤维蛋白还是晶状体成分。角膜裂伤、角膜水肿及虹膜脱出影响了该区域晶状体的观察。作颞侧角膜缘穿刺口，方向指向伤口，注入过滤空气重建前房。用睫状体分离铲经穿刺口进入前房，轻轻扫动将虹膜"拉"回眼内。

扫动过程中发现嵌顿部位虹膜已经与角膜发生粘连。10-0尼龙线间断缝合数针关闭角膜伤口。期间多次向眼内注入过滤空气以维持前房。伤口全部关闭后,排出前房内过滤空气,并用平衡盐溶液填充前房。旋转线结,使其埋入角膜基质中。对伤口进行荧光素染色,确认无渗漏。由于角膜裂伤修复后角膜水肿导致前房和晶状体的视野较差,晶状体状态不能明确,术中决定不进行一期晶状体切除手术。

术毕在鼻下方远离裂伤部位进行结膜下注射头孢唑林及地塞米松。由于角膜水肿消退后可能会发生伤口渗漏,使用1%阿托品眼液使虹膜远离伤口,同时使晶状体虹膜膈后移,以避免虹膜再次从角膜伤口脱出。结膜囊涂硫酸新霉素-多粘菌素B-地塞米松眼膏以预防感染、减轻炎症。去除手术巾,无菌眼垫及眼罩包盖左眼。

### 9.4.1 手术探查与修复注意点

- 儿童开放性眼外伤的手术修复应在麻醉下仔细进行双眼检查开始,因为术前检查很难做到十分完善。确保进行眼睑裂伤、泪小管损伤的排查,以及全面的双眼前后节检查。
- 如果术前或术中无法充分评估晶状体受损程度,最佳选择是在一期眼球修复手术中保留晶状体。术后密切随访,等待角膜恢复透明后,再根据病情需要进行晶状体切除手术。其他提示晶状体破裂的迹象包括术后炎症反应加重及眼压升高。另外,如果晶状体囊膜破裂不能自闭,受伤3~7天后会表现更加明显。晶状体物质与房水的逐渐水合将导致白色蓬松物质从晶状体内析入前房。
- 由于弱视风险及调节力丧失,应尽可能避免对儿童进行晶状体切除手术。

## 9.5 术后病程

患者被收入MEE以完成48小时静脉抗生素治疗。儿童抗生素剂量参见病例1或第2章。术后第1天检查,患者视力为手动。由于角膜水肿,晶状体和眼底检查仍然受限。眼部B超显示晶状体后囊膜形态正常,玻璃体未见异常,视网膜在位。患者出院后予左眼滴用1%醋酸泼尼松龙眼液每天6次,0.3%加替沙星眼液每天4次,1%硫酸阿托品眼液每天2次。嘱患者避免剧烈活动,术眼全天配戴眼罩。

术后1周,患者在小儿眼科随访,此时角膜已明显恢复透明。之前在前房内见到的白色物质可能是渗出的纤维蛋白,随着激素使用及时间推移目前已吸收,晶状体清晰可见。晶状体透明,没有任何前囊膜受损的迹象。后囊膜中央轻度混浊，提示早期后囊下白内障。原因可能是由于眼球压力突然下降引起一过性晶状体上皮细胞功能障碍。晶状体上皮细胞具有维持前后离子梯度的功能。后极部眼底检查显示轻度视盘水肿、视网膜血管扩张迂曲，原因可能是眼球压力下降所致。黄斑及周边视网膜未见异常。

随后患者就近由一位小儿角膜专科医生进行每周1次的随访，眼球恢复情况良好。患者于伤后1个月至MEE复诊，检查视力为20/125，针孔视力提高至20/100，予以预约至手术室拆线（关于儿童患者或不合作成人患者的拆线相关讨论，参见病例1）。随后患者在手术室进行角膜缝线拆除。先间隔拆除一半缝线，检查伤口发现安全无渗漏。继续拆除剩余缝线，再次用荧光素钠检查伤口，未发现伤口渗漏。拆线后患者继续由那位小儿角膜专科医生进行随访。因此本例患者的最终伤情评价是在拆线后第1天，并不包括验配接触镜或处方眼镜后的视力。外院记录显示，左眼当前戴镜视力为20/60。

## 9.6 最终伤情评价

### 9.6.1 最终视力

右眼：20/20
左眼：20/125，针孔视力20/100

### 9.6.2 瞳孔

右眼：圆，传入性瞳孔障碍（−）
左眼：不规则

### 9.6.3 裂隙灯检查

| | 右眼 | 左眼 |
|---|---|---|
| 眼睑与睫毛 | 正常 | 正常 |
| 巩膜与结膜 | 正常 | 无充血，安静 |
| 角膜 | 正常 | 垂直角膜瘢痕（图9.2） |
| 前房 | 正常 | 成形，安静 |
| 虹膜 | 正常 | 不规则 |
| 晶状体 | 正常 | 中央透明，后囊膜中央轻度混浊，前囊膜完整 |
| 玻璃体 | 正常 | 正常 |

### 9.6.4  散瞳检查

右眼黄斑及视盘：正常

右眼周边视网膜：正常

左眼黄斑及视盘：正常

左眼周边视网膜：正常

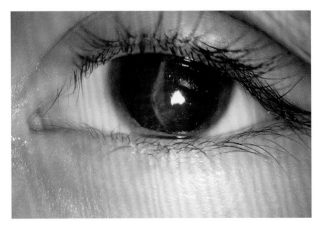

**图 9.2  左眼裂隙灯照相**
显示垂直线形角膜瘢痕，缝线已拆除

## 9.7  回顾与总结

本例儿童患者系严重的眼外伤，就诊时视力为光感。在急诊就诊时，患者表现平静，没有对视力丧失或任何眼睛疼痛感到不安。

接诊儿童眼外伤患者时必须进行全面的临床检查。如果存在任何严重眼外伤的可能，应将患者带到手术室在麻醉支持下进行检查及手术修复。如果术前怀疑晶状体囊膜破裂，应与患者及家属讨论晶状体切除手术的可能性。如果明确为晶状体破裂，并且在伤口修复后眼内视野清晰，可以一期进行晶状体切除手术，以减少患者进入手术室的次数，避免重复全身麻醉。如果术前无法明确晶状体损伤程度，如本病例中大量的纤维蛋白渗出与晶状体物质很难区分，而实际上晶状体可能是完整的，最好推迟摘除晶状体，待视野改善后重新评估伤情。

对于处于弱视敏感期的儿童，如果晶状体囊膜没有明确破裂，最好避免切除晶状体。术后应尽早开始弱视治疗。如果没有不适并且能够配合，有些患者可以在术后 1 周就开始弱视治疗。经典的治疗方法是遮盖未受伤或正常眼。如果确诊为弱视，应增加遮盖强度以利于弱视治疗。矫正屈光不正同样至关重要。然而，由于屈光状态会发生波动，时间和经济成本使每隔几周就换一次眼镜不容易被患者接受，最终配镜处方的确立通常要等到拆线后 2 周。

　　一旦考虑开始弱视治疗时，必须考虑到社会因素。有些家庭和父母可能能够应付外伤治疗、所有的预约随访、滴眼液及遮盖治疗。然而有些家庭可能会因为太多的任务而不堪重负。对于这部分家庭，必须保证早期随访及眼药使用依从性，遮盖治疗可以延后执行。个性化对待每个家庭很重要，以确保患者得到最合适的治疗。弱视可以在视觉剥夺后的几天内发生，这取决于患者的年龄，以及患者个体对视觉发育急性干扰的反应。因此，对于眼外伤专科医生来说，应及时治疗弱视，或者让小儿眼科同事及时参与管理以获得可能的最佳结果，这一点很重要。

　　正如在病例 1 中所述，通常在一期修复手术后 4 周左右开始考虑拆线。拆线一般需要在手术室内全麻下进行。理想情况下可以一次性拆除所有缝线，从而减少患者的麻醉次数。

## 9.8　学习要点

- 患者在就诊时可能仅有轻微疼痛或其他不适症状，但是仍然有开放性眼外伤。因此为了排除严重眼外伤，必须在诊室或手术室内进行仔细的临床检查。
- 如果术前不能确定晶状体损伤程度，最好推迟摘除晶状体直至角膜透明、手术视野改善。届时可以充分评估伤情，从而明确是否需要摘除晶状体。
- 外伤术后 1 周左右即可考虑开始弱视治疗，即遮盖未受伤或正常的眼睛。验光配镜通常在拆线后 2 周进行。

# 第10章
# 病例5：钉枪射伤致角膜缘至角膜缘裂伤

**Rohini Rao, John B. Miller, and Seanna Grob**

## 10.1　现病史

23 岁男性患者，因怀疑左眼开放性眼外伤就诊。既往有双相情感障碍及药物滥用病史。

- 患者诉就诊当天在给钉枪加载射钉时，被弹簧反弹击中左眼，当即感左眼疼痛伴泪液涌出。
- 患者至外院就诊，CT 扫描确诊为开放性眼外伤，未见眼内异物残留。
- 患者在 MEE 就诊时，诉左眼疼痛明显伴视力下降。

## 10.2　初步伤情评价

### 10.2.1　视力（裸眼）

右眼：20/20
左眼：手动

### 10.2.2　瞳孔

右眼：圆，对光反射灵敏
左眼：不规则，对光反射迟钝，传入性瞳孔障碍（一）

### 10.2.3　外眼检查

左侧眶周软组织肿胀。

### 10.2.4　裂隙灯检查

|  | 右眼 | 左眼 |
| --- | --- | --- |
| 眼睑与睫毛 | 正常 | 正常 |
| 结膜与巩膜 | 正常 | 角膜裂伤累及双侧角膜缘 |

续表

| | 右眼 | 左眼 |
|---|---|---|
| 角膜 | 正常 | 角膜缘至角膜缘全层角膜裂伤 |
| 前房 | 正常 | 下方积血，前房变浅 |
| 虹膜 | 正常 | 4∶00 瞳孔成角变形 |
| 晶状体 | 正常 | 晶状体前移，疑似囊膜损伤及外伤性白内障 |
| 玻璃体 | 正常 | 玻璃体进入前房 |

### 10.2.5　散瞳眼底检查

右眼黄斑及视盘：正常，杯盘比 0.4

右眼周边视网膜：正常

左眼黄斑及视盘：窥不入

左眼周边视网膜：窥不入

### 10.2.6　影像学检查

眼眶 CT 提示左眼开放性眼外伤，未见眼内异物残留。

## 10.3　术前初步评估及手术计划

患者就诊时疼痛症状明显。考虑患者既往有药物滥用病史，可能对疼痛的耐受程度较低。在转送至 MEE 之前，患者已在外院接受了多位医生的评估。由于患者疼痛症状明显，并且对多家医院多次检查感到疲惫，因而很难完成全面的术前检查。大多数成人都明白全面检查的重要性，并会尽力配合，但是他们会对可能出现的视力丧失感到担忧，并因就医经历以及反复检查而筋疲力尽。如果在此基础上再合并精神疾病史，尤其是焦虑症，全面的术前检查将会变得更加困难。与儿科病例类似，如果患者能够在进入手术室之前完成全面检查当然最好，但是有时由于患者配合较差，即使采取了安慰与鼓励措施也无济于事。虽然本例患者的术前检查具有挑战性，但是可以明确伤情为角膜缘至角膜缘的角膜裂伤，并且可能合并晶状体损伤。

角膜缝线的安放位置及缝合跨距对角膜裂伤的修复有重要意义。紧密的中央角膜缝线可导致角膜中央变平及散光增加。在中央缝合时缩短缝合跨距、增加缝线间距，向周边缝合时逐渐增加缝合跨距，通过这种方式可以减轻角膜散光，这种技术被称为 Rowsey-Hays 技术（图 10.1）[1, 2]。周边跨距较大的缝线可以压迫周边角膜变平，中央角膜则会代偿性变陡，从而形成一个更接近球面的角膜。如果将来需要进行视网膜手术,角膜中央缝合跨度较短可以提供更好的视野。不过缝合跨距越短,旋转埋线的难度越大。由于紧密缝合导致的角膜散光一般在拆除缝线后可以消失,所以外伤修复手术的首要目的仍应为确保闭合眼球。

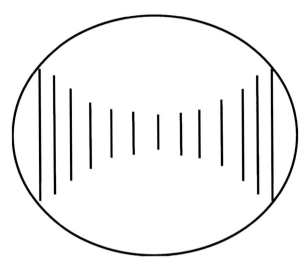

图 10.1　Rowsey-Hays 角膜裂伤缝合技术示意图

如果角膜伤口对合不齐或存在伤口垂直错位,可能会导致永久性散光。尤其对于较长的斜形角膜裂伤更是如此。为保证伤口对齐,可以先对齐角膜缘,然后遵循 50/50 原则进行缝合。首先在伤口中心缝合一针,然后每一针都将伤口一分为二,直到伤口缝合完毕。为避免伤口垂直错位,应确保创缘两侧缝合位置对称并位于角膜深层(而不是对称的位于伤口表层)(第 7 章,图 7.2)。

在修复类似于本病例的较长的角膜伤口时,经常需要重置缝线。如果是用 10-0 尼龙线按 3-1-1 方法常规打结,应在结扎缝线之前确保眼球处于生理压力下,并调整至适当的缝合张力。将一根缝线系的过紧,可能会使相邻的缝线松脱。在所有缝线都缝好之后,就可以清晰辨别出哪些缝线太松或太紧,需要拆除并重置。另外,如果线结无法埋藏,则可能需要重缝。这会耗去很多时间,所以对于此类角膜缘至角膜缘裂伤可以采用可调节缝线,如病例 3 所述(第 8 章)。当所有缝线都被安置好后,可以在结扎之前调整每一根缝线的张力。可调节缝线通常采用 1-1-1 打结法,在第 2 个节后形成滑结。1-1-1 线结不那么笨重,也更容易埋线。

埋线是缝合完成后非常重要的一个步骤。如果线结和缝线尾部暴露在外,患者会有异物感或不适感。线结也可能成为黏液汇集的区域,可能引发缝线部位脓肿或角膜感染。

## 10.4　手术探查与修复：手术记录

术前与患者详细沟通手术风险、获益及替代方案，患者同意进行开放性眼外伤探查及修复手术。将患者带入手术室，由麻醉医生进行全身麻醉。术前核对患者信息及眼别。按照常规无菌要求进行左眼消毒铺巾，使用 Jaffe 开睑器确保术野暴露充分。初步检查发现角膜裂伤类型为角膜缘至角膜缘，约从 10：00 延伸至 4：00，并且在伤口两端均超出角膜缘约 1～2mm。前房偏浅，晶状体前囊膜破裂，晶状体似乎被切成两半，与角膜裂伤走行相对应。前房内可见晶状体组织，上方明显。玻璃体自角膜伤口脱出。采用 Weck-Cel（Beaver Visitec，Waltham，MA）辅助玻璃体切除术清除脱出玻璃体，以利于角膜伤口闭合。使用 9-0 尼龙线在两侧角膜缘裂伤部位各缝合 1 针。使用 10-0 尼龙线间断缝合角膜裂伤 12 针。在 1：30 方位作角膜缘辅助切口，平衡盐溶液及过滤空气形成前房，清除角膜内皮后的晶状体组织。由于角膜水肿和新置缝线严重阻碍视线，并且前房内的玻璃体提示后囊膜受累，在角膜裂伤完全修复之前，很难保证晶状体切除术的安全性。

沿角膜缘剪开颞侧球结膜。用 Westcott 剪钝性分离，轻柔探查。除了角膜缘以外 1～2mm 的巩膜裂伤外，未见伤口进一步向后延伸。8-0 Vicryl 线间断缝合结膜。远离伤口部位在鼻侧及下方结膜下注射糖皮质激素及抗生素。取出开睑器。在显微镜下去除手术巾。结膜囊涂阿托品及硫酸新霉素 - 多粘菌素 B- 地塞米松眼膏。无菌眼垫及眼罩包盖术眼。患者对手术耐受良好，无并发症发生。

### 10.4.1　手术探查与修复：注意点

- Weck-cel 辅助玻璃体切除术有助于在开始缝合前清除角膜伤口中的玻璃体。
- 应确保对齐角膜缘及角膜伤口，以防止不必要的角膜散光。
- 保证每一针都将伤口一分为二，以均匀分布缝线，并使伤口对合整齐。
- 建议采用 Rowsey-Hays 技术修复角膜缘至角膜缘的角膜裂伤。
- 如果角膜缝合后明显影响手术观察，应暂缓摘除晶状体。可等待角膜水肿改善，能够清晰评估眼内情况时，再决定是否从前路摘除晶状体，还是转给视网膜专科医生。

## 10.5　术后病程

患者被 MEE 收入院完成 48 小时静脉抗生素治疗。术后第 1 天，患者左眼视力恢复至指数，角膜伤口 Seidel 试验阴性（图 10.2a）。B 超提示玻璃体混浊，视网膜在位，晶状体后囊膜形态不规则，提示后囊膜损伤。患者出院后按照常规进行眼部用药。

1 周后患者于视网膜专科随访，视力仍为指数 /30cm，眼压 15mmHg。此时前节检查清晰显示为外伤性白内障，晶状体几乎被切为两半，后节窥不清（图 10.2b）。患者于一期外伤修复术后 2 周接受了经平坦部玻璃体切除联合晶状体切除手术，术中见鼻侧脉络膜破裂。

玻璃体切除术后 2 个月随访，患者视力提高至针孔 20/60，＋10D 矫正至20/40（图 10.3）。此时开始分步拆除角膜缝线。首次先拆除了 5 根缝线，1 个月后又拆除了剩余 9 根缝线。拆线过程中无并发症发生，残留角膜中央瘢痕（图 10.4）。患者于拆线后 6 周在接触镜专科随访，配戴硬性透气性角膜接触镜后视力可达 20/25。

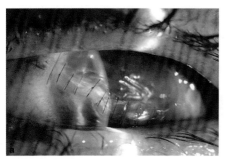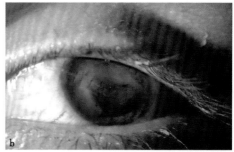

图 10.2 （a）开放性眼外伤修复术后 1 天前节照相，角膜缘至角膜缘裂伤对合好，尼龙缝线在位，角膜水肿，前房窥不清；（b）开放性眼外伤修复术后 1 周前节照相，角膜水肿缓解，晶状体几乎被枪钉切成两半，外伤性白内障

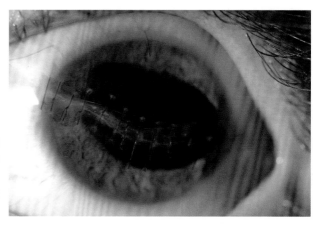

图 10.3　开放性眼外伤 1 期修复术后 2 个月，玻璃体切除术后 6 周，角膜缝线在位，瞳孔不规则，部分虹膜组织缺损，无晶状体

图 10.4　开放性眼外伤 1 期修复术后 6 个月，中央曲线形角膜瘢痕及缝线拆除后残留瘢痕

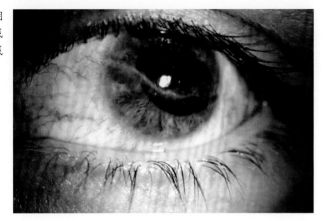

## 10.6　最终伤情评价

### 10.6.1　最终视力

右眼：20/25
左眼：接触镜矫正至 20/25

### 10.6.2　瞳孔

右眼：圆，传入性瞳孔障碍（－）
左眼：不规则，颞上方虹膜组织缺损

### 10.6.3　裂隙灯检查

|  | 右眼 | 左眼 |
|---|---|---|
| 眼睑与睫毛 | 正常 | 正常 |
| 结膜与巩膜 | 正常 | 正常 |
| 角膜 | 正常 | 角膜缘至角膜缘裂伤愈合 |
| 前房 | 正常 | 正常 |
| 虹膜 | 正常 | 颞上方萎缩伴组织缺损 |
| 晶状体 | 正常 | 无晶状体 |
| 玻璃体 | 正常 | 玻璃体切除术后 |

### 10.6.4　散瞳检查

右眼黄斑及视盘：正常，杯盘比 0.4

右眼周边视网膜：正常

左眼黄斑及视盘：视网膜平伏，杯盘比 0.4

左眼周边视网膜：视网膜在位，鼻侧脉络膜破裂，周边视网膜窥不清

## 10.7　回顾与总结

钉枪射伤可导致严重的眼球及视力损伤（见病例 34，第 39 章）[3, 4]。此类外伤往往发生在人们在工作中使用钉枪时 [4-6]。对于电工、木工、建筑工、水管工，或任何在工作中存在眼外伤风险的职业人群，佩戴护目镜是一个重要的防护措施。应鼓励他们即使在家中使用这些工具，也应该采取与工作中一样的防护措施。钉枪射伤还可能导致眼内异物、眼眶异物、面部异物或颅内异物，所以术前进行 CT 检查以排除异物残留很重要 [6]。

晶状体囊膜损伤合并外伤性白内障是钉枪相关穿通伤的常见表现 [5, 6]。术前检查或手术中有时可以清晰见到前房内的晶状体物质。如果晶状体囊膜损伤较轻，也可能由于角膜损伤及水肿遮挡而难以发现。这种情况下很难评估晶状体后囊膜的完整性。由于角膜水肿影响，眼内清晰度在角膜裂伤修复术后往往更差。如果怀疑后囊膜损伤，应将患者转至视网膜专科进行更为详细的眼后节检查，以及可能的晶状体切除及玻璃体切除手术。在一期外伤修复术中或术后短期内角膜水肿状态下进行晶状体切除手术，可能会因为视线不清导致晶状体组织残留，或增加不必要的手术风险。一期外伤修复术后可以先观察一段时间，等待角膜水肿消退，此时再进行白内障及玻璃体手术的安全性更高（见其他晶状体受累病例，病例 17～20，第 22～25 章）。

对于角膜缘至角膜缘的角膜裂伤，拆线节奏应放慢。拆线过多过快会影响伤口稳定性，导致伤口渗漏，即使对于其他类型角膜手术也是如此 [7]。与病例 3（第 8 章）星形角膜裂伤类似，应采用分步方式拆除角膜缝线。先拆除一部分缝线，两三周后（或更久）再拆除更多缝线。我们通常建议此类患者在术后 6 周或更长时间后开始拆线。本例患者在 10 周左右才开始拆线。事实上患者对随访时间安排颇有微词，因为两次拆线时间间隔长达 4 周。考虑这段时间的确很长，在此期间应给予患者鼓励及咨询，直到其能够适配角膜接触镜为止。

## 10.8　学习要点

● 对于角膜缘至角膜缘裂伤，应确保对齐角膜缘及角膜伤口，避免术后不必要的角膜散光。

- 保证每一针都将伤口一分为二, 以均匀分布缝线, 并使伤口对合整齐。
- 应采用 Rowsey-Hays 技术修复角膜缘至角膜缘的角膜裂伤, 中央缝合跨距较短, 越往周边跨距越长, 以避免中央角膜变平及散光。
- 如果角膜缝合后影响眼内观察, 应暂缓摘除晶状体。
- 为避免角膜缘至角膜缘伤口再度裂开, 应放慢拆线节奏, 分步拆除缝线。慢慢来, 防止后期出现令人头痛的情况。

## 参考文献

1. Hamill MB. Corneal and scleral trauma. Ophthalmol Clin N Am. 2002;15:185–94.
2. John B, Raghavan C. Open globe injuries-primary repair of corneoscleral injuries. Kerala J Ophthalmol. 2010;22:225–34.
3. Lee BL, Sternberg PJ. Ocular nail gun injuries. Ophthalmology. 1996;103:1453–7.
4. Burger BM, Kelty PJ, Bowie EM. Ocular nail gun injuries: epidemiology and visual outcomes. J Trauma. 2009;67:1320–2.
5. Kolomeyer AM, et al. Nail gun-induced open-globe injuries: a 10-year retrospective review. Retina. 2014;34:254–61.
6. Bauza AM, et al. Work-related open-globe injuries: demographics and clinical characteristics. Eur J Ophthalmol. 2013;23:242–8.
7. Mannan R, Jhanji V, Sharma N, Pruthi A, Vajpayee RB. Spontaneous wound dehiscence after early suture removal after deep anterior lamellar keratoplasty. Eye Contact Lens. 2011;37:109–11.

# 第11章
# 病例6: 钝性损伤致穿透性角膜移植切口裂开

Emma Davies and Yoshihiro Yonekawa

## 11.1　现病史

43 岁女性患者,因右眼钝性损伤后视力丧失伴疼痛就诊。既往有双眼圆锥角膜病史,20 年前行右眼穿透性角膜移植手术。

- 患者在打开衣橱门时不慎被坠落的物体击中右眼。
- 患者自觉右眼视力突然下降,伴闪光感。
- 患者否认其他外伤或意识丧失。
- 患者立即至急诊科就诊。

## 11.2　初步创伤评价

### 11.2.1　视力(裸眼)

右眼:光感
左眼:20/125-1

### 11.2.2　瞳孔

右眼:变形,相对性传入性瞳孔障碍(-)
左眼:圆,对光反射灵敏

### 11.2.3　外眼检查

检查未见明显面部瘀斑或裂伤。

### 11.2.4　裂隙灯检查

|  | 右眼 | 左眼 |
| --- | --- | --- |
| 眼睑与睫毛 | 正常 | 正常 |
| 结膜与巩膜 | 下方结膜下出血,轻度弥漫结膜充血 | 正常 |

续表

| | 右眼 | 左眼 |
|---|---|---|
| 角膜 | 穿透性角膜移植术后，无缝线，1：00 至 8：00 切口裂开，玻璃体和葡萄膜脱出（图 11.1a，b） | 圆锥样改变，可见 Vogt 栅，无瘢痕及 Fleischer 环 |
| 前房 | 浅 | 成形 |
| 虹膜 | 变形，虹膜从下方角膜伤口脱出 | 正常 |
| 晶状体 | 无晶状体 | 核性混浊（+） |
| 玻璃体 | 玻璃体从下方角膜伤口脱出 | 透明 |

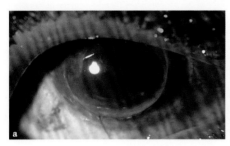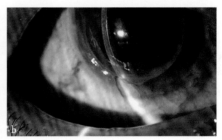

**图 11.1**　（a）右眼术前裂隙灯照相，先前的穿透性角膜移植切口下方裂开，葡萄膜和玻璃体脱出；（b）角膜植片错位骑跨植床角膜，表现为阶梯样裂隙光带

### 11.2.5　散瞳检查

右眼黄斑及视盘：多处后部脉络膜脱离
右眼周边视网膜：视网膜平伏，未见裂孔
左眼黄斑及视盘：黄斑平伏，视盘边界清晰
左眼周边视网膜：正常，无视网膜圆孔、撕裂孔或视网膜脱离

### 11.2.6　影像学检查

眼眶 CT 显示右眼球轮廓不完整，提示右眼球破裂，未见眼内异物，左眼球轮廓完整。未见眼眶骨折或颅内损伤。

## 11.3　术前初步评估及手术计划

患者于 20 年前因圆锥角膜行右眼穿透性角膜移植手术，现因外伤致下方切口裂开，晶状体、部分葡萄膜和玻璃体从伤口脱出。本病例重点讨论了穿透性角膜移植术后开放性眼外伤的几个重要特征。

穿透性角膜移植术后开放性眼外伤的发生率为 1%～5.8%[1]。眼球遭受钝性损伤后破裂的部位通常发生在角膜植片与植床的结合处，说明手术切口尽管已经愈合，但是仍然是薄弱点。这种切口裂开最常见于圆锥角膜患者的鼻下象限，其次为鼻上象限 [1,2]。鼻侧切口裂开可能与颞侧受冲击后的力传导相关，因为颞侧受到眶骨保护更少。而圆锥角膜下方切口容易裂开可能与下方角膜基质较薄有关。在缝线仍在位的情况下，角膜移植切口裂开范围明显较小，表明缝线的限制是防止切口裂开过大的一个重要因素 [2]。

穿透性角膜移植手术切口裂开相关的眼前节损伤包括虹膜脱出（85%），前房积血（60%），晶状体脱出（60%），眼后节损伤包括玻璃体脱出（60%）、玻璃体积血（55%）、伤后 6 个月内视网膜脱离（20%）[2]。与视力预后不良最相关的术前因素是晶状体和玻璃体脱出 [3]。较差的结果可能与切口裂开范围较大以及后节组织受到破坏有关。当存在视网膜脱离和脉络膜脱离时，预后更差。

大约 50% 的穿透性角膜移植手术切口裂开在初步缝合修复后需要进一步手术干预。后续手术通常是由于内皮细胞丢失角膜植片失败进行再次角膜移植，以及对视网膜脱离或不能吸收的玻璃体积血进行玻璃体视网膜手术 [1]。

对于本病例，立即予以修复角膜伤口，复位脱出的葡萄膜组织。考虑到患者存在晶状体和玻璃体脱出，告知患者视力预后较差。患者能够接受可能需要第二次眼科手术来治疗任何眼后节病变。并且理解一期修复手术的目的是重新缝合伤口、关闭眼球，以尽量降低感染和炎症的风险。

由于眼球变形、角膜植片错位骑跨及角膜广泛水肿在角膜移植切口裂开中很常见，通常最好的修复方法是连续以一分为二的间断缝合方式关闭伤口（图 11.2）。要保证合适的缝线跨度，角膜植片与植床结合处到角膜植片进针

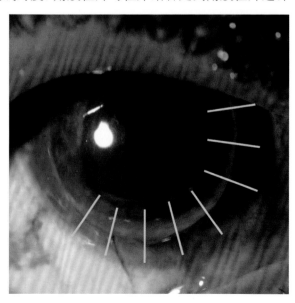

图 11.2　图示说明了在角膜移植切口裂开修补中合适的缝线位置（标记线）

点与植床出针点的距离应该相等。在外伤病例中,调整缝线松紧度可能比较困难,不过稍紧一些的缝线比松散的缝线更为理想,因为修复手术中的角膜水肿会随着时间推移而消退,并相应使缝线变松。建议先缝合关闭伤口,然后根据需要调整替换缝线,以保持合适的松紧度。

## 11.4　手术探查与修复 : 手术记录

术前履行手术知情同意程序,拟行右眼外伤性角膜移植切口裂开修复手术。确认和标记术眼。使用胶带及眼罩保护非手术眼。按照眼科手术无菌操作常规进行消毒铺巾。使用 Jaffe 开睑器以充分暴露手术视野,并对眼球施加最小压力。10-0 尼龙线间断缝合 8 针,方向与角膜伤口垂直,并且每一针都将伤口一分为二,直至伤口完全闭合。关闭伤口过程中全程使用睫状体分离铲辅助,以确保彻底复位脱出的葡萄膜和玻璃体。由于葡萄膜与玻璃体完全回纳,所以无须进行前段玻璃体切除手术。结扎所有缝线,并将线结埋入植床角膜一侧。用荧光素染色检查确保伤口水密性。颞上方远离角膜伤口部位结膜下注射头孢唑林和地塞米松。小心去除 Jaffe 开睑器和手术巾。术眼滴入加替沙星眼液和新霉素 - 多粘菌素 B- 地塞米松眼膏。闭合眼睑,眼垫和眼罩包盖术眼。

### 11.4.1　手术探查与修复 : 注意点

- 连续以一分为二的间断缝合方式关闭角膜伤口,缝合方向与角膜伤口垂直。
- 在修复外伤性角膜移植切口裂开时,应选择较长的缝合跨距和较紧的缝合,以确保在组织水肿的情况下仍能充分闭合伤口。
- 在一期修复时根据需要进行前段玻璃体切除手术和葡萄膜组织复位,但应暂缓任何虹膜修复、二期人工晶状体植入和视网膜脱离修复手术。

## 11.5　术后病程

术后第 1 天,患者右眼视力为指数 /30cm。10-0 尼龙线在位,伤口完全闭合,无葡萄膜组织或玻璃体嵌顿。散瞳眼底检查仍然有脉络膜脱离。视网膜专科在术后 1 周对患者进行评估,发现脉络膜脱离已吸收,未见视网膜脱离。考虑到最初受伤时有玻璃体脱出,告知患者有迟发性视网膜脱离的风险,将来可能需要进行玻璃体切除手术。随访期间视网膜检查未见裂孔或脱离的迹象,故无须进一步玻璃体视网膜手术干预。

修复术后 2 个月,患者角膜植片与植床结合处所有缝线在位,但是出现早期植片排斥反应,予以增加局部糖皮质激素滴眼液治疗。从术后 6 个月开始,在角膜地形图和主觉验光结果引导下拆除大部分角膜缝线,以减少散光。伤后 1 年,患者角膜植片鼻下方周边区域出现微囊样水肿,考虑与玻璃体接触有关。由于角膜植片整体较为稳定,推迟进行再次角膜移植手术。

　　由于患者在治疗圆锥角膜时曾有硬性透气性角膜接触镜不耐受经历,所以患者尝试了配戴混合式角膜接触镜矫正无晶状体眼。不过患者在摘除混合镜时遇到了困难,并且发现几处与配戴接触镜相关的角膜擦伤。所以患者又试戴了巩膜镜,并选择了 BostonSight® PROSE 巩膜镜。但是患者发现这些镜片的保养很困难,即使戴上镜片后仍然会注意到屈光参差(可能与右眼无晶状体眼治疗所需的高度正球镜和左眼圆锥角膜治疗所需的高度负球镜有关)。由于各种镜片对于患者来说都存在问题,于是考虑通过二期人工晶状体植入手术治疗无晶状体眼(人工晶状体巩膜层间固定)。患者目前正在考虑采用该手术方案。

## 11.6　最终伤情评价

### 11.6.1　最终视力

　　右眼:巩膜镜矫正 20/70

　　左眼:巩膜镜矫正 20/40+2

### 11.6.2　瞳孔

　　右眼:直径 6mm,术后状态,相对性传入性瞳孔障碍(−)

　　左眼:直径 4mm

### 11.6.3　裂隙灯检查

|  | 右眼 | 左眼 |
|---|---|---|
| 眼睑与睫毛 | 正常 | 正常 |
| 结膜与巩膜 | 正常 | 正常 |
| 角膜 | 角膜移植术后,植片中心透明,鼻下方周边增厚及微囊样水肿,2 针间断缝线在位,1:00 至 7:30 周边虹膜前粘连,玻璃体接触下方植片与植床结合处 | 圆锥样改变,可见 Vogt 栅,无瘢痕及 Fleischer 环 |
| 前房 | 玻璃体疝入前房 | 正常 |
| 虹膜 | 术后状态 | 正常 |
| 晶状体 | 无晶状体 | 正常 |
| 玻璃体 | 玻璃体前表面见色素 | 正常 |

### 11.6.4 散瞳检查

右眼黄斑及视盘：视网膜前膜

右眼周边视网膜：正常，未见视网膜圆孔、撕裂孔或视网膜脱离

左眼黄斑及视盘：黄斑在位，视盘界清

左眼周边视网膜：正常，未见视网膜圆孔、撕裂孔或视网膜脱离

## 11.7 回顾与总结

本病例说明了穿透性角膜移植术后钝性损伤通常导致植片与植床角膜结合处切口裂开，常伴前房积血、虹膜脱出、玻璃体脱出，甚至晶状体脱出。伤口修复应采用间断缝合，所有未污染的葡萄膜组织应尽快回纳眼内。无论术前的眼球看起来如何，由于这种类型的破裂伤仅发生在植片与植床角膜结合处，没有组织缺失，完全关闭伤口是可以做到的（图 11.3a，b）。其他手术，如玻璃体视网膜手术和二期人工晶状体植入手术应推迟至一期伤口闭合后。外伤后出现角膜移植排斥和失败的风险很高，应向患者宣教各种警示症状，包括眼痛、畏光、视力下降，以及视物模糊。角膜移植排斥反应的治疗包括使用局部和全身性糖皮质激素，最终可能需要再次进行角膜移植手术治疗。

鉴于穿透性角膜移植术后在任何时候，即使是轻微的钝性损伤，也可能导致开放性眼外伤，告知患者终生存在切口裂开的风险非常重要[4]。在穿透性角膜移植手术履行知情同意程序中，应建议患者在手术后每天佩戴防护眼镜。

无晶状体眼的治疗可能很困难，尤其对于不能耐受角膜接触镜，或持续存在屈光参差症状的患者，应考虑二期人工晶状体植入手术。对于本病例，由于玻璃体进入前房及周边虹膜前粘连，使得二期人工晶状体植入手术具有挑战性，所以应联合前段玻璃体切除手术和虹膜粘连分离术。

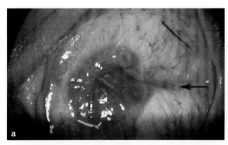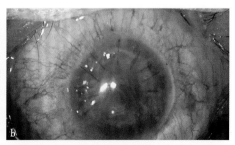

**图 11.3 另一例穿透性角膜移植切口裂开修复术中照相**

（a）术前严重的眼球塌陷及巩膜凹陷（黑色箭头），移植切口边缘角膜水肿；（b）修复完成后，眼球轮廓恢复，伤口关闭良好，共间断缝合 10 针

### 11.7.1　学习要点

- 穿透性角膜移植术后发生钝性损伤通常导致角膜植片与植床结合处裂开。
- 相关的眼前节并发症包括前房积血、虹膜脱出和晶状体脱出，而相关的后节并发症包括玻璃体脱出、玻璃体积血和视网膜脱离。
- 应立即修复裂开的角膜伤口，其他必要的玻璃体视网膜手术或二期人工晶状体植入手术通常应推迟进行，具体手术时间视病情而定。
- 应告知角膜移植患者在钝性损伤后存在移植排斥和移植失败的风险。

## 参考文献

1. Goweida M, Helaly H, Ghaith A. Traumatic wound dehiscence after keratoplasty: characteristics, risk factors, and visual outcome. J Ophthalmol. 2015;2015:1–5.
2. Steinberg J, Eddy MT, Katz T, Fricke O, Richard G, Linke S. Eur J Ophthalmol. 2012;22(3):335–41.
3. Lam F, Rahman M, Ramaesh K. Traumatic wound dehiscence after penetrating keratoplasty-a cause for concern. Eye. 2007;21:1146–50.
4. Ma J, Rapuano C, Hammersmith K, Nagra P, Dai Y, Azari A. Outcomes of wound dehiscence post penetrating keratoplasty. Cornea. 2016;35(6):778–83.

# 第12章
# 病例7:手机碰伤致Ⅱ区开放性眼外伤

K. Matthew McKay, Eric D. Gaier, Seanna Grob, and John B. Miller

## 12.1 现病史

72岁男性患者,因怀疑右眼开放性眼外伤就诊。既往有长期及过度配戴角膜接触镜病史。

- 患者诉右眼被手机边角意外碰伤,随后出现视力丧失。
- 当时有人拿着手机站在患者身边,患者突然转身时右眼与手机边角发生撞击。
- 外院已完成CT检查,肌注破伤风抗毒素,并开始静脉抗生素治疗。

## 12.2 初步伤情评价

### 12.2.1 视力(角膜接触镜矫正)

右眼:手动
左眼:20/20-1

### 12.2.2 瞳孔

右眼:前房积血,后节窥不清,相对性传入性瞳孔障碍(−)
左眼:直径2~3mm,相对性传入性瞳孔障碍(−)

### 12.2.3 外眼检查

正常

### 12.2.4 裂隙灯检查

| | 右眼 | 左眼 |
|---|---|---|
| 眼睑与睫毛 | 正常 | 正常 |
| 巩膜与结膜 | 上方、下方及鼻侧泡状结膜下出血,鼻侧结膜下见色素,疑似葡萄膜脱出 | 正常 |

| | 右眼 | 左眼 |
|---|---|---|
| 角膜 | 角膜缘大量新生血管 | 角膜缘大量新生血管 |
| 前房 | 红细胞(++++)，前房积血2.5mm | 正常 |
| 虹膜 | 窥不清 | 正常 |
| 晶状体 | 窥不入 | 正常 |
| 玻璃体 | 窥不入 | 正常 |

### 12.2.5　散瞳检查

右眼黄斑及视盘：窥不入

右眼周边视网膜：窥不入

左眼黄斑及视盘：正常

左眼周边视网膜：正常

### 12.2.6　影像学检查

眼眶CT显示未见眼内异物，双侧眼球轮廓完整（图12.1）。

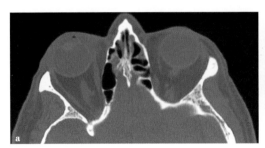 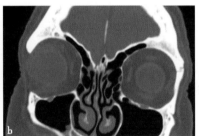

**图12.1　眼眶CT检查**

水平（a）及冠状（b）CT未见眼内异物，双侧眼球轮廓完整

## 12.3　术前初步评估及手术计划

患者系因钝性损伤导致右眼Ⅱ区开放性眼外伤。

本病例旨在说明Ⅱ区开放性眼外伤病情评估以及手术修复的基本知识，重点关注两个临床注意点：①高度怀疑开放性眼外伤的临床体征；②修复术中避免葡萄膜嵌顿的技术。此外还讨论了本例患者特有的损伤机制。

由于钝性损伤的特性，患者的球结膜是完整的。在这种情况下，很难明确诊断是否存在开放性伤口，尤其是当眼眶CT显示眼球轮廓正常时（图12.1）。

任何眼球钝性损伤,如果存在泡状结膜下出血,同时合并相应区域视网膜检查受限,都应进行手术探查。如果某一区域高度怀疑开放性损伤,第一步应在裂隙灯下仔细检查。有时可以轻轻推动结膜以探查可疑区域,但是切忌对眼球施加任何压力,以免加重葡萄膜脱出。本例患者结膜完整,鼻侧结膜下可见色素组织,高度怀疑该区域巩膜破裂。对于此类病例,我们建议积极进行手术探查。

损伤机制也是判断开放性眼外伤可能性以及手术探查必要性的一个重要因素。本例患者为低速、钝性损伤,似乎开放性眼外伤可能性较小,但是由于结膜下大量出血、色素播散以及眼底检查受限,促使我们决定进行手术探查(图12.2)。钝性外伤通常通过使眼球壁变形进而导致开放性眼外伤。前后压缩以及赤道部扩张导致眼球壁裂开,通常呈环形位于或靠近角膜缘,或者在肌止点后方。本例患者既往长期过度佩戴角膜接触镜,双眼角膜缘大量新生血管,巩膜变薄。与滥用角膜接触镜相关的慢性炎症可能导致巩膜变薄,提高了眼球破裂的易感性。我们在文献中没有发现与长期配戴角膜接触镜相关的开放性眼外伤的报道。

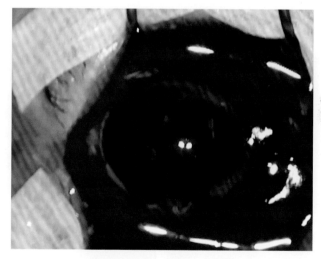

**图12.2 外伤修复术前照相**
显示致密的泡状结膜下出血及前房积血液平

有研究对848例开放性眼外伤患者进行回顾分析,平均发病年龄为41.5岁。本例患者为72岁老年男性,年龄明显高于文献中的平均发病年龄。然而在老年人群中,眼球破裂是开放性眼外伤最常见的机制(老年患者为88%,年轻患者为29%)。老年患者也更有可能出现Ⅱ区或Ⅲ区损伤($P < 0.000\ 1$),并且既往有过内眼手术病史($P < 0.000\ 1$)[1]。

　　对疑似开放性眼外伤进行手术探查的第一步是环形剪开球结膜。应特别注意可疑象限，并应从该区域外围开始环形剪开 180° 球结膜，切忌直接在其上方做切口。通常沿角膜缘剪开球结膜，根据损伤位置可在 3∶00 和 9∶00 或 6∶00 和 12∶00 作放射状松解切口。使用 Wescott 钝剪或 Stevens 弯剪做钝性分离。在探查更靠后的伤口时，我们通常先用 Wescott 钝剪，然后再用 Stevens 弯剪以充分暴露后部视野。使用 Stevens 弯剪沿着眼球壁在 4 条斜向子午线上进行分离，可以在有效探查的同时避免损伤肌止点。应向下分离直至裸露巩膜面，以充分暴露巩膜伤口边缘。有时会在 Tenon 囊和结膜之间分离，这增加了探查后部伤口的难度。在疑似破裂部位，分离动作需轻柔，避免加重葡萄膜脱出。巩膜伤口应清理干净，以便缝合时能清楚地看到伤口边缘。

　　本例患者的伤口位于角膜缘附近，是一个垂直的全层巩膜裂伤。我们建议使用带铲针 8-0 尼龙线间断缝合巩膜破裂或裂伤。应将脱出的葡萄膜组织小心回纳入眼内，或使用虹膜铲将葡萄膜推离缝合轨道。有时必须使用虹膜铲把葡萄膜挡在伤口下面进行缝合。当缝合针数足够时，葡萄膜组织将不会再脱出。这是防止葡萄膜或视网膜组织嵌顿的一个非常重要的步骤（图 12.3）。

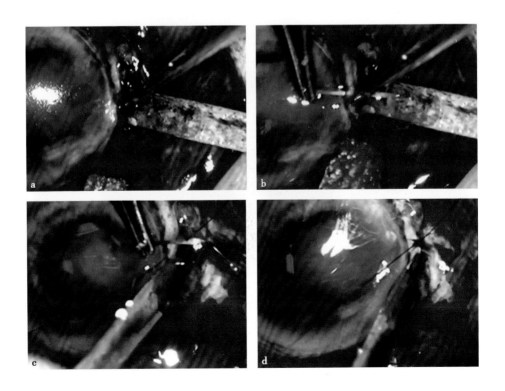

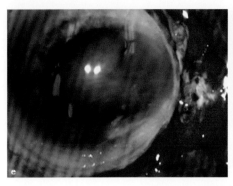
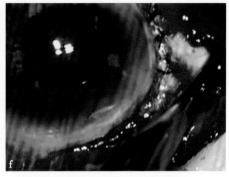

**图 12.3　巩膜裂伤修复术中照相**

（a～d）虹膜铲使用技术：（a）使用虹膜铲压下或回纳虹膜，充分暴露巩膜裂伤边缘，第 1 针的进针及出针点即在此处；（b）使用有齿镊固定一侧巩膜创缘，缝针穿过板层巩膜，从虹膜铲上方出针；（c）使用虹膜铲暴露对侧巩膜创缘，缝针再次穿过板层巩膜；（d）使用虹膜铲辅助，确保缝合巩膜时葡萄膜组织远离伤口；（e）第 1 针缝合完毕；（f）所有缝合完毕

　　待巩膜裂伤完全缝合、确认伤口水密后，缝合关闭结膜切口。我们使用 8-0 Vicryl 线在放射状结膜切口部位带浅层巩膜缝合，以将结膜固定在角膜缘附近，有时在 12：00 方位也要如此缝合，以防止结膜覆盖上方角膜（图 12.4）。

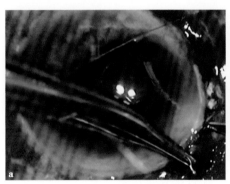
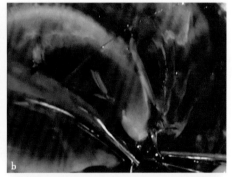
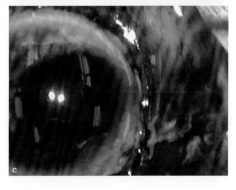

**图 12.4　结膜切口缝合术中照相**

（a）使用 8-0 Vicryl 线，缝针穿过下方结膜切口边缘及部分浅层巩膜。使用无齿镊反向牵引，以便于巩膜出针；（b）缝针继续穿过对侧结膜切口边缘，确保结膜完全覆盖巩膜；（c）结扎缝线

## 12.4    手术探查与修复：手术记录

履行手术知情同意程序，确认及标记术眼。按照眼科手术无菌要求进行消毒铺巾，使用 Jaffe 开睑器确保术野暴露充分。

在可疑巩膜裂伤区域，从 12:00 至 6:00 沿角膜缘环形剪开 180° 鼻侧球结膜。用 Westcott 剪钝性分离探查，以充分暴露伤口。

见鼻侧角膜缘附近全层巩膜裂伤，长约 7mm，伴虹膜脱出。用虹膜铲将虹膜轻轻回纳入眼内，8-0 尼龙线间断缝合裂伤。虹膜铲还可用于防止葡萄膜嵌顿。

用 8-0 Vicryl 线带浅层巩膜间断缝合关闭结膜切口。在颞侧远离裂伤部位结膜下注射糖皮质激素及抗生素。取出开睑器，在显微镜下去除手术巾。患者对手术耐受良好，无并发症发生。

### 12.4.1    手术探查与修复：注意点

- 在进行疑似开放性眼外伤探查手术时，球结膜环形剪开应从高度可疑区域的外围开始，并充分暴露可疑区域。
- 虹膜铲有助于复位葡萄膜组织，在缝合伤口时拦住葡萄膜组织，以防止葡萄膜嵌顿。
- 推荐使用 8-0 尼龙线间断缝合巩膜裂伤。
- 可使用 8-0 Vicryl 线关闭结膜切口。

## 12.5    术后病程

患者留院完成 48 小时静脉抗生素治疗。术后第 1 天，患者视力提高至指数 /90cm。随着前房积血逐渐吸收，数日后视力提高至 20/200。检查眼压 32mmHg，经局部降眼压治疗 2 天后眼压降至 15mmHg。虽然前房积血影响观察，但仍可发现外伤性白内障表现，未见明显晶状体囊膜损伤。眼后节视野受玻璃体积血限制，B 超显示颞上、颞下周边圆顶状膜性隆起，提示局部脉络膜脱离。患者于术后第 5 天被转诊至视网膜专科医生。

在视网膜专科随访中，患者视力提高至 20/63（最佳矫正视力），外伤性白内障及玻璃体积血是造成视力低下的主要问题。外伤修复术后第 3 周，患者接受了白内障摘除联合人工晶状体植入手术，同时为了治疗玻璃体积血以及可能存在的视网膜裂孔，还进行了经平坦部玻璃体切除手术。

## 12.6　二期手术术前评估及手术计划

本例患者由于钝性损伤导致Ⅱ区开放性眼外伤，已完成修复手术。因术后 B 超提示可能存在右眼视网膜裂孔以及脉络膜出血，患者被转诊给视网膜外科医生。此外，患者还存在进展性外伤性白内障以及玻璃体积血。

本病例旨在说明开放性眼外伤累及眼后节结构的可能性。外伤导致的前房积血或玻璃体积血可能影响对眼后节的病情评估，此时需要眼部超声检查以指导临床治疗。本例患者持续存在玻璃体积血，并可能合并其他眼底病变，如视网膜裂孔，因此需要进行二期右眼玻璃体切除手术。

即使没有明确的检查证据，外伤后白内障的进行性发展仍应高度怀疑存在晶状体囊膜破裂。悬韧带断裂是外伤性白内障的常见并发症，大大增加了传统超声乳化手术的操作难度。考虑本例患者同时存在玻璃体视网膜病变和白内障，我们选择了白内障摘除联合玻璃体视网膜手术。同时进行经平坦部玻璃体切除手术，可以使白内障摘除联合人工晶状体植入手术更加安全有效，有利于获得良好的视力预后[2]。

开放性眼外伤，尤其对于合并玻璃体积血的情况，发生纤维血管增生和牵拉性视网膜脱离的风险较高。实验结果以及临床实践证明，玻璃体切除手术有可能最大程度降低这种风险。Cleary 及 Ryan 于 1979 年通过恒河猴研究，证实了开放性眼外伤后玻璃体积血的危害。只有在受伤同时接受玻璃体腔自体血注射的猴子才会发展为牵拉性视网膜脱离[3]。对任何可能发生上述并发症的高风险病例，尽管手术时机仍存在争议，仍应早期进行玻璃体切除手术。多个研究小组建议应在受伤后 3 天至 1 个月进行玻璃体切除手术[4]。

### 12.6.1　二期修复手术：手术记录

确认并标记术眼，用轮椅将患者推进手术室。按照眼科手术无菌要求进行消毒铺巾。在颞下、颞上和鼻上角膜缘后 3.5mm 分别安置 23G 自闭阀套管针。颞下套管针插入灌注。使用前房穿刺刀作鼻上方角膜缘穿刺口，向前房注入黏弹剂，用角膜穿刺刀作上方透明角膜切口。截囊针截开囊膜，Utrara 撕囊镊完成撕囊。见鼻侧 3:00 至 4:00 悬韧带断裂，晶状体不稳定。以手法劈核方式进行白内障超声乳化。在颞上方见一处小的前囊膜裂口及后囊膜裂口。此时仍有一半晶状体核未完成超声乳化。调整手术方案为经平坦部晶状体切除术。使用玻璃体切割头清除残余晶状体，然后切除中央玻璃体。切除 360° 基底部玻璃体，检查视网膜未见裂孔。向后房注入黏弹剂，为植入人工晶状体创造空间。扩大透明角膜切口以适配 MA60AC 23.5D 人工晶状体。植入人工晶状体至后房，调整位置居中，并将襻旋入睫状沟内。吸除前房黏弹剂，10-0 尼龙线缝合透明角膜切口，水密角膜缘穿刺口，拔除所有套管针，7-0 Vicryl 线缝合巩膜穿刺口。术毕结膜下注射头孢唑林及地塞米松，涂新霉素 - 多粘菌素 B- 地塞米松眼膏，眼垫包盖术眼。患者病情平稳，用轮椅转送至术后观察区。

### 12.6.2　二期手术：注意点

- 如因屈光间质混浊，如进展性外伤性白内障、玻璃体积血或前房积血，导致眼底检查受限，无法排除视网膜损伤，则可能需要二期玻璃体视网膜手术来准确评估眼后节伤情。
- 眼外伤通常会导致悬韧带断裂或松弛，增加了标准白内障摘除手术中晶状体坠入玻璃体腔的风险。
- 对于存在严重影响视力的白内障及玻璃体积血的眼外伤患者，同时进行玻璃体切除联合白内障摘除及人工晶状体植入手术，有助于获得良好的视力预后，并可减少并发症及再次手术的可能性。

## 12.7　最终伤情评价

### 12.7.1　最终视力（右眼裸眼，左眼矫正）

右眼：20/20-1
左眼：20/20

### 12.7.2　瞳孔

右眼：不规则，对光反射消失
左眼：直径 3～4mm，传入性瞳孔障碍（－）

### 12.7.3　裂隙灯检查（图 12.5）

| | 右眼 | 左眼 |
|---|---|---|
| 眼睑与睫毛 | 正常 | 正常 |
| 巩膜与结膜 | 鼻侧结膜下 4 根角膜缘缝线 | 正常 |
| 角膜 | 角膜缘大量新生血管 | 角膜缘大量新生血管 |
| 前房 | 正常 | 正常 |
| 虹膜 | 瞳孔缘不规则，鼻侧裂口 | 正常 |
| 晶状体 | 人工晶体位于睫状沟，后囊膜裂开 | 正常 |
| 玻璃体 | 玻璃体切除术后 | 正常 |

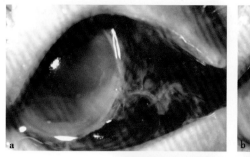
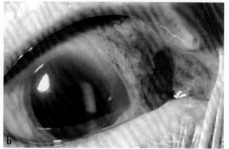
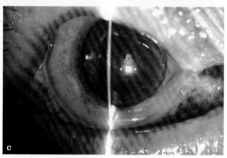

**图 12.5　术后外眼照相**

（a）一期眼球修复术后第 1 天；（b，c）二期玻璃体及晶状体切除术后第 1 天

### 12.7.4　散瞳检查

右眼黄斑及视盘：轻度视网膜前膜，杯 / 盘比 0.2

右眼周边视网膜：正常

左眼黄斑及视盘：正常，杯 / 盘比 0.2

左眼周边视网膜：正常

## 12.8　回顾与总结

钝性损伤导致的隐匿性 Ⅱ 区开放性眼外伤的表现可能很不显著。无论受伤机制如何，一旦发现泡状结膜下出血、结膜下色素、低眼压，以及眼后节视线受阻，临床医生就应高度怀疑眼球破裂的可能。高龄、高度近视、既往眼部手术史、长期局部用药（尤其是糖皮质激素），以及慢性炎症（例如本例患者长期不规范佩戴角膜接触镜），可能会因眼球壁强度减弱而增加眼球破裂的可能性。

由于眼球内外压力差迫使眼内容物向外流出，因此眼球全层伤口可能会发生葡萄膜组织嵌顿。脱出的葡萄膜组织可能堵塞伤口，因此影像学可表现为正常的眼球轮廓，甚至眼压也在正常范围内。面对这样的病例，应保持高度警惕。裂隙灯下进行详细的眼部检查是诊断的关键,因为 CT 检查可能缺乏典型表现,也可能显示为正常眼球轮廓。当存在任何高风险因素或体征时,临床医生应积极进行手术探查眼球。

手术探查的第一步是环形剪开可疑损伤区域的球结膜。如果破裂部位不明显,必须 360° 切开球结膜,并探查所有象限,包括眼外肌附着点后方巩膜。术中使用虹膜铲有助于复位葡萄膜组织,在缝合伤口时拦住葡萄膜组织,以防止葡萄膜嵌顿。大多数巩膜裂伤应选择带铲针 8-0 尼龙线,以间断缝合的方式修复巩膜裂伤。

### 12.8.1　学习要点

- 一旦发现任何高危因素或临床体征,则应高度怀疑开放性眼外伤。
- 结膜下小片色素组织可能是该区域隐匿性眼球破裂的表现。
- 如怀疑眼球破裂,应积极进行手术探查以排除开放性眼外伤。
- 推荐使用带铲针 8-0 尼龙线缝合巩膜裂伤。
- 确保巩膜伤口无葡萄膜组织嵌顿。

### 参考文献

1. Andreoli MT, Andreoli CM. Geriatric traumatic open globe injuries. Ophthalmology. 2011;118(1):156–9.
2. Assi A, Chacra CB, Cherfan G. Combined lensectomy, vitrectomy, and primary intraocular lens implantation in patients with traumatic eye injury. Int Ophthalmol. 2008;28(6):387–94.
3. Cleary PE, Ryan SJ. Histology of wound, vitreous, and retina in experimental posterior penetrating eye injury in the rhesus monkey. Am J Ophthalmol. 1979;88(2):221–31.
4. Mittra RA, Mieler WF. Controversies in the management of open-globe injuries involving the posterior segment. Surv Ophthalmol. 1999;44(3):215–25.

# 第 13 章
# 病例 8：白内障囊外摘除手术切口裂开

Mohammad Dahrouj, Tavé van Zyl, Lucy H. Young, and Seanna Grob

## 13.1 现病史

84 岁男性患者，因怀疑左眼开放性眼外伤转诊至我院。30 年前双眼行白内障囊外摘除手术（extracapsular cataract extraction，ECCE）。既往有高血压病史。

- 患者诉左眼拳击伤后视力完全丧失 5 小时。

## 13.2 初步伤情评价

### 13.2.1 视力（裸眼）

右眼：20/20
左眼：手动

### 13.2.2 瞳孔

右眼：圆，对光反射灵敏
左眼：散大，形态不规则

### 13.2.3 外眼检查

无软组织裂伤或骨性阶梯样改变（图 13.2）

### 13.2.4 裂隙灯检查

| | 右眼 | 左眼 |
|---|---|---|
| 眼睑与睫毛 | 正常 | 眶周皮下瘀血，轻度肿胀 |
| 巩膜与结膜 | 正常 | 360°泡状结膜下出血，上方结膜下可见三片式人工晶状体脱出 |
| 角膜 | ECCE 切口愈合佳 | 无上皮缺损 |

续表

|  | 右眼 | 左眼 |
|---|---|---|
| 前房 | 前房型人工晶状体在位,深度可,安静 | 前房成形,积血1.8mm;瞳孔区纤维渗出及可疑玻璃体 |
| 虹膜 | 虹膜透照缺损,颞上方虹膜根切,瞳孔圆 | 瞳孔不规则,上方虹膜不见 |
| 晶状体 | 前房型人工晶状体 | 未见晶状体 |
| 玻璃体 | 玻璃体后脱离 | 纤维渗出及积血遮挡,窥不入 |

### 13.2.5 散瞳检查

右眼黄斑及视盘:正常

右眼周边视网膜:正常

左眼黄斑及视盘:窥不入

左眼周边视网膜:窥不入

### 13.2.6 影像学检查

眼眶 CT 未见骨折(图 13.1)。左眼泡状结膜下出血,大量脉络膜上腔出血,眼球轮廓尚存。未见眼内异物,未见人工晶状体。无颅内损伤。

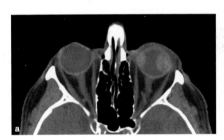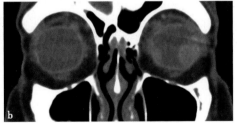

**图 13.1　眼眶 CT 平扫**

(a)水平及(b)冠状图像显示右眼结构正常,左眼脉络膜上腔出血,眼球轮廓不规则

## 13.3　术前初步评估及手术计划

患者系左眼钝性损伤后 ECCE 手术切口裂开,导致Ⅱ区开放性眼外伤,人工晶状体脱出于结膜下。

检查显示 360°泡状结膜下出血,三片式人工晶状体脱出于结膜下,上方虹膜组织缺失,前房积血,眼后节窥不入。对侧眼前房型人工晶状体(anterior chamber intraocular lens，ACIOL）在位，上方 ECCE 手术切口愈合好。

本病例说明了采集患者既往内眼手术史的重要性。了解既往白内障手术日期及手术医生是有帮助的。由于患者通常并不了解白内障手术细节，眼科医生在评估眼外伤时必须认真回顾病史。检查对侧眼有助于确定患者的可能白内障手术类型。嘱患者向下看，检查上方角膜缘附近的结膜及巩膜，可能会发现既往 ECCE 手术切口瘢痕（与透明角膜切口瘢痕对比）。结合本例患者右眼 ECCE 手术史，以及左眼专科查体，高度提示左眼 ECCE 手术切口破裂。ECCE 手术并不限于老年患者。如果患者的白内障手术是由接受过 ECCE 培训的眼科医生主刀，或者白内障手术中出现并发症需要扩大切口，那么患者在受伤后也会出现类似的临床表现。

类似于病例 7 中讨论的 Ⅱ 区眼球破裂伤（第 12 章），暴露巩膜裂伤的边缘以充分对合伤口很重要。ECCE 术后开放性眼外伤通常发生在既往手术切口部位，这一般不难识别。

使用 Westcott 钝剪进行钝性分离，探查手法轻柔，以尽可能保留未损伤组织或脱出的葡萄膜。如果伤口主要位于巩膜，使用带铲针 8-0 尼龙线间断缝合，将线结旋转至远离角膜缘的部位，并埋在结膜下。如果伤口正好位于角膜缘，由于部分缝线需要穿过角膜组织，使用 9-0 或 10-0 尼龙线更为合适。将线结旋转至远离角膜部位并埋在结膜下，也可以直接埋入角膜基质内。由于先前的白内障手术切口与角膜缘弧度一致，本次外伤形成的伤口依然如此，可通过角膜缘放射状缝合关闭伤口，这与缝合 ECCE 手术切口类似。

## 13.4　手术探查与修复：手术记录

术前与患者详细沟通手术风险、获益及替代方案，患者同意进行眼球探查及开放性眼外伤修复手术。将患者带入手术室，由麻醉医生进行全身麻醉。术前核对患者信息及眼别。按照眼科手术无菌要求进行消毒铺巾，使用 Jaffe 开睑器确保术野暴露充分。

沿角膜缘环形剪开上方 180° 球结膜。钝性分离探查，注意动作轻柔，见三片式人工晶状体位于上方结膜下（图 13.2c, d）。完整取出人工晶状体后送病理检查。使用 Westcott 剪继续钝性分离并探查上方象限。

术中见原 ECCE 切口破裂，伤口自 11：00 延伸至 2：30 方位，正好位于角膜缘后方并与之平行。虹膜、睫状体以及少量玻璃体脱出。行 Weck-Cel（Beaver-Visitec，Waltham，MA）辅助玻璃体切除术，小心清除伤口处玻璃体，注意避免牵拉玻璃体。使用 9-0 尼龙线放射状间断缝合角膜缘伤口 8 针。

用 8-0 Vicryl 线间断缝合结膜。下方远离伤口部位结膜下注射糖皮质激

素及抗生素。取出开睑器,在显微镜下去除手术巾。患者对手术耐受良好,
无并发症发生。

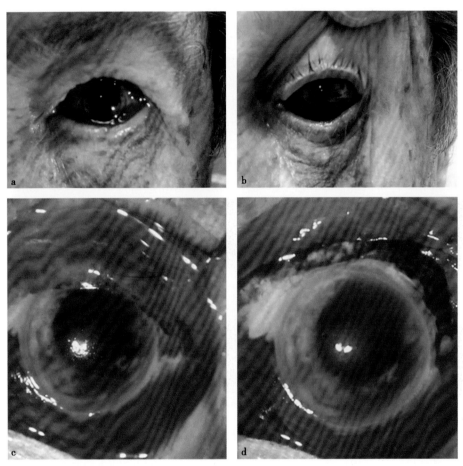

**图 13.2**　术前外眼照相(a 和 b)显示 360°结膜下出血及瞳孔不规则散大。术中照相(c 和 d)显示 360°结膜下出血,上方结膜下见脱出的三片式人工晶状体及蓝色襻(c),180°剪开结膜后见伤口部位葡萄膜组织脱出(d)

### 13.4.1　手术探查与修复:注意点

- 了解 ECCE 手术的历史对手术设计有帮助。对于有白内障手术史的,因钝性损伤导致开放性眼外伤的老年患者,如果白内障手术时间恰巧处于 ECCE 流行的年代,应始终考虑 ECCE 手术切口裂开的可能性。评估对侧眼是否有 ECCE 手术瘢痕是有帮助的。
- 沿角膜缘小心钝性分离有助于暴露破裂的 ECCE 切口。可以在缝合时使

　　用虹膜铲拦住脱出的葡萄膜组织，使其远离伤口。
- 仔细寻找脱出的人工晶状体，它们通常位于结膜下。

## 13.5　术后病程

　　患者被收入 MEE 以完成 48 小时静脉抗生素治疗。术后第 1 天，患者左眼视力仍然为手动，由于浓厚的玻璃体积血导致眼后节窥不入。B 超显示玻璃体积血伴周边脉络膜渗出，视网膜在位，视网膜下出血（图 13.3）。

　　一期修复手术后第 6 天，患者接受视网膜专科医生评估。视力手动，后节窥不清。此后患者又随访了 2 次，中间间隔 3 周，以评估玻璃体积血及脉络膜渗出情况。视力维持在指数 /90cm，由于玻璃体积血导致后节窥不清，但是脉络膜渗出有所减轻。

　　此时进行经平坦部玻璃体切除手术是安全的。与患者充分沟通病情，患者同意进行二期手术，以清除玻璃体积血，并最大程度改善视力。患者在一期修复手术后第 10 周进行了玻璃体切除手术。术中清除玻璃体积血，见颞侧及鼻侧轻度脉络膜渗出，后极部致密视网膜前膜。视网膜在位，未见视网膜裂孔。

　　术后由视网膜及眼外伤专科密切随访患者。玻璃体切除术后第 1 周，视力指数 /90cm，矫正视力 20/300（＋11D），针孔视力 20/125。计划将患者转诊至眼视光专科，拟验配硬性透气性角膜接触镜。

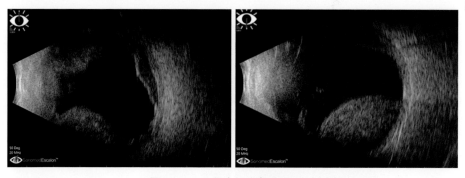

图 13.3　一期外伤修复术后 B 超
显示玻璃体混浊，周边脉络膜及视网膜下出血，视网膜在位

## 13.6　最终伤情评价

　　在前往眼视光专科之前，患者发现左眼视力下降。检查显示左眼全视网

膜脱离伴下方增生性玻璃体视网膜病变。与患者充分沟通病情,患者同意进行玻璃体切除、前膜剥除以及硅油填充手术。在本章内容出版时,患者正在等待手术。

### 13.6.1 最终视力

右眼:20/20

左眼:指数/眼前

### 13.6.2 瞳孔

右眼:圆,对光反射灵敏

左眼:散大,形态不规则

### 13.6.3 裂隙灯检查

|  | 右眼 | 左眼 |
| --- | --- | --- |
| 眼睑与睫毛 | 正常 | 正常 |
| 巩膜与结膜 | 正常 | 上方缝线在位,周围无充血 |
| 角膜 | ECCE 切口愈合佳 | ECCE 切口关闭,8 根间断缝线在位 (图 13.4) |
| 前房 | 前房型人工晶状体在位,深度可,安静 | 上方靠近伤口部位少量残留玻璃体 |
| 虹膜 | 透照缺损,周边虹膜根切 | 散大,形态不规则,11:00~1:00 虹膜缺失 |
| 晶状体 | 前房型人工晶状体 | 无晶状体 |
| 玻璃体 | 玻璃体后脱离 | 清,玻璃体切除术后改变 |

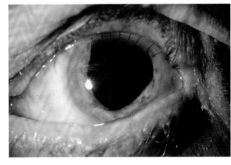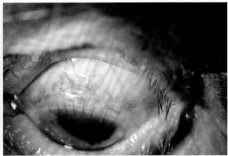

图 13.4 眼前节裂隙灯照相显示上方角膜缘 8 根尼龙线在位,上方虹膜组织缺失

### 13.6.4　散瞳检查

右眼黄斑及视盘：正常

右眼周边视网膜：正常

左眼黄斑及视盘：视盘正常，黄斑区视网膜脱离

左眼周边视网膜：全视网膜脱离伴下方增生性玻璃体视网膜病变

## 13.7　回顾与总结

对于老年性开放性眼外伤患者，明确是否有眼部手术史很重要。正如本病例，有过 ECCE 手术史的患者，即使是轻微的钝性损伤，因原手术切口裂开导致开放性眼外伤的风险仍然较高。然而，大多数患者并不了解自己的白内障手术细节。在这种情况下，在对侧眼检查发现 ECCE 手术瘢痕则可能意味着受伤眼也经历了 ECCE 手术。这增加了 ECCE 手术切口破裂的可能性，并有助于手术设计。

外伤性 ECCE 切口裂开导致的开放性眼外伤视力预后较差。Kloek 等回顾了 848 例就诊于我院的开放性眼外伤患者[1]，发现 63 例（7.4%）开放性眼外伤是由于白内障手术切口外伤性裂开所致。其中大部分（56 例 /63 例，89%）有 ECCE 手术史，并且多数是由于跌倒受伤。此外，与未出现手术切口裂开的患者（视力 20/40）相比，ECCE 切口裂开的患者（视力手动）视力预后明显更差（$P = 0.000\ 2$）。

外伤性 ECCE 切口裂开增加了眼后节病变的风险，如脉络膜出血（由较大的手术切口裂开引起眼内压快速下降所致）及视网膜脱离，视力预后较差。本例患者有大量玻璃体积血，B 超提示脉络膜脱离。尽管第一次玻璃体切除手术中未见视网膜脱离，但是手术后出现增生性玻璃体视网膜病变，最终引起视网膜脱离，并导致视力下降。

增生性玻璃体视网膜病变（proliferative vitreoretinopathy，PVR）是眼外伤后的常见并发症，通常视力预后较差[2]。在一项大型回顾性研究中，1 654 例眼外伤中有 71 例（4%）发生 PVR。该研究还发现，从受伤到发生 PVR 的时间与受伤类型有关。眼球贯通伤发生 PVR 的时间间隔较短（中位数 1.3 个月），其次是破裂伤（中位数 2.1 个月）。此外，玻璃体积血是发生 PVR 的最显著的独立预测因素，比值比为 31。因此，通常建议在眼外伤后 2～3 周内早期进行玻璃体切除手术，以清除视轴上的障碍物，最大程度提高视力预后，并避免发生 PVR。本例患者较为特殊，因左眼大量脉络膜渗出增加了手术风险，因此将手术推迟至伤后第 10 周。

## 13.8　学习要点

- 对于有白内障手术史的开放性眼外伤患者,特别是因跌到或其他钝性损伤所致的老年患者,应始终考虑 ECCE 手术切口裂开的可能性。
- 仔细采集病史并检查对侧眼,对于明确患者内眼手术史以及钝性损伤后原手术切口裂开的风险非常重要。
- 存在 ECCE 切口裂开的开放性眼外伤患者的视力预后较差,可能需要多次手术来促进视力康复。这一点在术前应充分与患者沟通,以合理化患者预期。

### 参考文献

1. Kloek CE, Andreoli MT, Andreoli CM. Characteristics of traumatic cataract wound dehiscence. Am J Ophthalmol. 2011;152(2):229–33.
2. Cardillo JA, et al. Post-traumatic proliferative vitreoretinopathy. The epidemiologic profile, onset, risk factors, and visual outcome. Ophthalmology. 1997;104(7):1166–73.

# 第 14 章
## 病例 9：金属轴承致 I / II 区开放性眼外伤

Eric D. Gaier, Yoshihiro Yonekawa, and Seanna Grob

## 14.1 现病史

56 岁男性患者，船舶机械师，因怀疑左眼开放性眼外伤就诊。既往健康。

- 患者在使用手动工具从拖船上的主轴上卸除轴承时，轴承从护目镜下方击中左眼。
- 患者诉立即出现左眼剧烈疼痛及视物变暗。
- 外院 CT 显示左眼球轮廓变形，未见眼内及眶内异物，未见眼眶骨折（图 14.1）

## 14.2 初步伤情评价

### 14.2.1 视力（裸眼）

右眼：20/60，针孔视力 20/30
左眼：指数 /30cm

### 14.2.2 瞳孔

右眼：圆
左眼：不规则，相对性传入性瞳孔障碍（−）

### 14.2.3 外眼检查

大致正常，上下睑缘裂伤。

### 14.2.4 裂隙灯检查

|  | 右眼 | 左眼 |
|---|---|---|
| 眼睑与睫毛 | 正常 | 上下睑缘裂伤 |
| 巩膜与结膜 | 正常 | 鼻侧结膜下出血及结膜裂伤 |
| 角膜 | 正常 | 鼻侧 7:30 至 10:30 方位角膜缘弧形全层裂伤，伴葡萄膜脱出，颞侧后弹力层明显皱褶 |

| | 右眼 | 左眼 |
|---|---|---|
| 前房 | 正常 | 浅，前房积血 3mm |
| 虹膜 | 正常 | 不规则，7：30 至 10：30 虹膜脱出 |
| 晶状体 | 正常 | 晶状体前囊膜色素沉着，未见明显晶状体损伤 |
| 玻璃体 | 正常 | 玻璃体积血 |

## 14.2.5　散瞳检查

右眼黄斑及视盘：正常

右眼周边视网膜：正常

左眼黄斑及视盘：视盘界限清晰，色淡红，黄斑在位（模糊）

左眼周边视网膜：模糊

## 14.2.6　影像学检查

眼眶 CT 平扫显示左眼球轮廓变形，未见眼内及眶内异物（图 14.1）。

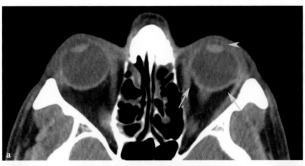
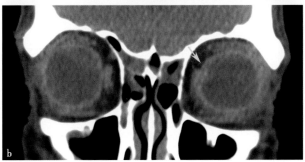

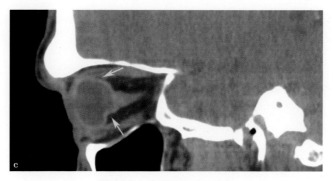

**图 14.1  外院眼眶 CT 平扫**
水平(a)、冠状(b)及矢状(c)CT 显示左眼球轮廓变形(箭状标
记),提示开放性眼外伤。左眼前房较右眼浅(a; 箭头标记)。未
见明确面部骨折或异物残留

## 14.3  术前初步评估及手术计划

　　患者系左眼 I/II 区开放性眼外伤,伴葡萄膜脱出,需要手术修复治疗。本
病例说明了 I/II 区开放性眼外伤修复手术的两个关键要点:①复位前部脱出
葡萄膜组织的技巧;②对齐角膜缘伤口的重要性。

　　直接复位前部脱出的葡萄膜组织可能会很困难,如同白内障手术中从主
切口脱出的虹膜组织一样。手术医生应尽量减少进一步虹膜损伤,避免使用
镊子夹取或抓取组织。手术开始时,前房可能处于塌陷状态,而恢复前房深
度有利于葡萄膜组织复位。在伤口开放的情况下,注入平衡盐溶液不易维持
前房深度,此时可向前房注入过滤空气,通过气泡的表面张力可以更好地稳
定前房[1]。并且在缝合较大的角膜破裂或裂伤过程中,注入空气也有助于维
持前房。然后通过角膜伤口对侧的辅助穿刺口伸入睫状体分离铲,轻轻将虹
膜组织扫回前房,最大限度减少对葡萄膜组织的二次损伤(图 14.2a)。坏死、
缺血或污染的葡萄膜组织应予剪除。即使已经剪除不需要的葡萄膜组织,在
关闭伤口前仍应使用睫状体分离铲扫动,以避免葡萄膜组织嵌顿于伤口。在
修复手术结束时还可以再次重复这个动作,以确保缝合过程中没有夹杂虹膜
或其他组织。

　　对齐角膜缘是修复 I/II 区开放性眼外伤的关键第一步。重建这一解
剖标记有助于定位及指导后续手术步骤,尤其对于复杂或范围较大的伤口
(图 14.2b, c)。准确对齐角膜缘有助于获得最佳的解剖及屈光结果。然后通
常先修复角膜伤口以稳定前房,最后处理巩膜伤口。

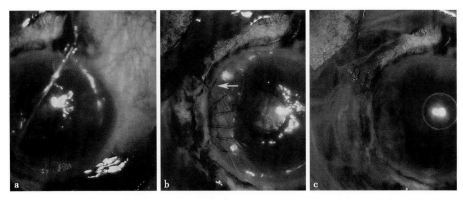

**图 14.2  术中照相显示角膜及巩膜破裂伤的修复**

(a) 前房注入过滤空气, 通过睫状体分离铲轻轻扫动以复位脱出的虹膜组织。鼻侧伤口位于视野以外; (b) 10-0 尼龙线缝合角膜破裂伤。黄色箭头表示 9-0 尼龙线缝合角膜缘, 这是本次手术的第 1 根缝线; (c) 8-0 尼龙线缝合巩膜裂伤

## 14.4  手术探查与修复: 手术记录

术前与患者详细沟通手术风险、获益及替代方案, 患者同意进行眼球探查及开放性眼外伤修复手术。将患者带入手术室, 由麻醉医生进行全身麻醉。术前核对患者信息及眼别。按照眼科常规无菌要求进行消毒铺巾。使用 Jaffe 开睑器确保术野暴露充分。首先沿角膜缘 180° 环形剪开 12: 00 至 6: 00 球结膜。使用 Westcott 剪及 Stevens 剪钝性分离探查鼻上及鼻下象限, 评估眼球后部伤情。见 7: 30 至 10: 30 角膜缘附近 5mm 斜形全层角膜裂伤, 并跨过鼻上方角膜缘继续放射状延伸 5mm。葡萄膜及玻璃体从角膜伤口脱出, 鼻侧 3 个钟点范围虹膜根部离断。晶状体前囊膜未见明显裂伤, 但是难以准确评估角膜伤口后方的晶状体囊膜情况。

用前房穿刺刀在 1: 00 方位作角膜缘穿刺口。注入过滤空气以重建前房。使用睫状体分离铲仔细复位葡萄膜组织 (图 14.2a)。9-0 尼龙线对齐缝合鼻上方角膜缘伤口 1 针 (图 14.2b; 黄色箭头)。10-0 尼龙线缝合关闭斜形角膜伤口。斜形角膜伤口的边缘非常薄, 应采用更长的缝合跨度, 纳入足够多的组织来支撑缝线。8-0 尼龙线缝合关闭巩膜伤口 (图 14.2c)。注意确保伤口内没有葡萄膜及玻璃体嵌顿。缝合结束时使用荧光素染色检查伤口密闭性。水密角膜缘穿刺口。

8-0 Vicryl 线间断缝合结膜。术毕在鼻下方远离伤口部位结膜下注射糖皮质激素及抗生素。取出开睑器, 在显微镜下去除手术巾。术眼点用阿托品

眼液和新霉素 - 多粘菌素 B- 地塞米松眼膏。无菌眼垫及眼罩包盖术眼。患者对手术耐受良好，无并发症发生。

### 14.4.1　手术探查与修复：注意点

● 复位脱出葡萄膜组织的一个有效方法是，向前房注入过滤空气，使用睫状体分离铲从角膜伤口对侧的角膜缘穿刺口伸入前房，通过轻轻扫动拉回葡萄膜。

● 修复跨越角膜缘的 I/II 区开放性眼外伤时，应首先对齐缝合角膜缘伤口，通常使用 9-0 尼龙线。

## 14.5　术后病程

患者入院完成 48 小时静脉抗生素治疗。

术后第 1 天，患者左眼视力为手动，角膜水肿，玻璃体积血，眼底窥不入。B 超提示玻璃体腔下方强回声，视网膜在位。

术后第 10 天，患者左眼视力提高至裸眼 20/200，矫正视力 20/60。由于玻璃体积血逐渐吸收，视网膜专科建议继续观察，密切随访数周，并予验配聚碳酸酯镜片。术后 2 个月矫正视力 20/40，缝线已分步拆除（图 14.3a～c）。视网膜始终在位（图 14.4a，b）。

随访期间，尽管医生已经强烈建议患者避免揉眼，但是患者因持续感到眼球疼痛，仍然形成了频繁揉眼的习惯。人工泪液作用甚微。角膜缝线完全拆除后这种不适感仍然存在。根据随访情况及眼球局灶性充血，推测是由于巩膜缝线尾端刺激眼球及结膜所致。在剪除突出的线结后，患者眼部不适症状得到明显改善。

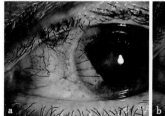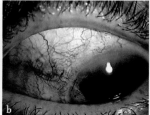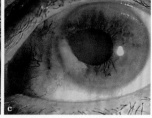

图 14.3　术后照相

术后 2 个月照相显示角膜（a）及巩膜（b）破裂伤；（c）术后 4 个月照相显示角膜缝线已拆除

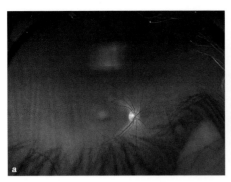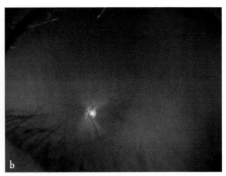

**图 14.4　术后 3 个月广角眼底照相**
右眼（未受伤眼）(a) 和左眼（受伤眼）(b)。左眼玻璃体腔积血及混浊物吸收

　　患者诉左眼眩光影响视力及驾驶。检查患者无明显白内障，人工泪液不能改善症状。因此考虑眩光是由于瞳孔括约肌撕裂继发外伤性瞳孔散大造成（图 14.3c）。建议患者配戴带浅棕色虹膜及 4mm 瞳孔的医用美瞳镜片改善眩光。患者被转诊至角膜病专科医生进一步评估，考虑行瞳孔成形、虹膜成形以及粘连松解手术。

# 14.6　最终伤情评价（伤后 9 个月）

### 14.6.1　最终视力

　　右眼：20/80，针孔视力 20/20
　　左眼：20/40−1（平光软性角膜接触镜）

### 14.6.2　屈光状态（伤后 4 个月）

　　右眼：−1.75DS/−1.00DC×178＝20/20
　　左眼：−0.50DS/−1.00DC×5＝20/80

### 14.6.3　瞳孔

　　右眼：圆
　　左眼：不规则，鼻侧成角变形，相对性传入性瞳孔障碍（−）

### 14.6.4　裂隙灯检查

|  | 右眼 | 左眼 |
|---|---|---|
| 眼睑与睫毛 | 正常 | 正常 |
| 巩膜与结膜 | 正常 | 巩膜缝线在位，结膜轻度充血 |
| 角膜 | 正常 | 鼻部角膜瘢痕及少量新生血管 |
| 前房 | 正常 | 成形，安静 |
| 虹膜 | 正常 | 鼻侧虹膜括约肌撕裂伴透照缺损，鼻侧瞳孔成角变形，鼻侧 3 个钟点虹膜根部离断 |
| 晶状体 | 正常 | 晶状体核硬化（+），鼻侧视轴以外局灶性混浊 |
| 玻璃体 | 正常 | 轻度混浊，下方玻璃体积血吸收 |

### 14.6.5　散瞳检查

右眼黄斑及视盘：正常

右眼周边视网膜：正常

左眼黄斑及视盘：正常

左眼周边视网膜：在位，未见视网膜裂孔

## 14.7　回顾与总结

开放性眼外伤一期修复手术的关键目标是关闭眼球伤口并达到水密标准。如果可以的话，应尽可能复位脱出的葡萄膜组织，如果不能复位，需剪除脱出的葡萄膜。最重要的是要确保伤口内无组织嵌顿，这样才能彻底关闭伤口。伤口内如有异物或组织嵌顿会导致伤口渗漏，并增加短期内感染的风险。长期看，嵌顿于伤口的组织收缩及纤维化会导致眼表及眼内容物发生形态改变，进而影响患者的视力及外观，还可能发生上皮植入。

虹膜在开放性眼外伤中很容易受到损伤。虹膜损伤可能直接由外伤导致，例如穿通伤或投射物可导致虹膜撕裂或切割伤，钝性损伤可导致虹膜破裂或神经麻痹。虹膜也可能发生继发性损伤。例如脱出的虹膜被拉长，并且可能因角膜伤口水肿压迫虹膜过紧而影响血供，进而导致缺血。开放性眼外伤手术中对虹膜的操作可能进一步损伤虹膜括约肌。术中应小心操作，尽量减少虹膜进一步损伤。对于脱出的葡萄膜组织，上述在前房内用睫状体分离铲扫动的方法有助于复位葡萄膜，同时减少损伤。虽然本例患者在术中采用了这种技术，但是还是出现虹膜括约肌撕裂，考虑可能是由于外伤直接导致。结果患者在术后出现了眩光症状。眩光可通过配戴医用美瞳镜片或二期瞳孔整形手术来解决。

修复横跨角膜缘的全层伤口的第一步始终应为对齐角膜缘。与之同等重要的是，修复跨越睑缘的眼睑裂伤的第一步应为对齐睑缘，以及穿透性角膜移植手术的第 2 针。对于这些病例，未能实现精准对齐会导致明显的解剖及功能缺陷，并且这种缺陷在初始愈合阶段完成后几乎不可能再被纠正。最重要的是，对齐角膜缘对获得理想的屈光结果非常关键。

累及Ⅰ区的眼外伤患者需要接受特殊的屈光处理。如果患者可以耐受，明显的不规则角膜散光可以通过配戴透气性硬性角膜接触镜矫正（遗憾的是，本例患者不能耐受）[2, 3]。医用美瞳镜片，通常为软性角膜接触镜，有助于减轻因虹膜损伤引起的畏光或眩光，这些症状常见于Ⅰ区穿通伤。对于合并晶状体囊膜损伤的Ⅰ区或Ⅱ区穿通伤，在摘除外伤性白内障后通常不联合一期植入人工晶状体（合理性在其他章节讨论）。这时需要验配适用于无晶状体眼的角膜接触镜，同时适当调整参数以同步解决外伤引起的其他症状或屈光异常。所以，角膜接触镜验配工作最好由具备外伤处理经验的眼视光医生来管理。

## 14.8　学习要点

- 采用睫状体分离铲前房内扫动技术复位虹膜，有助于清除伤口嵌顿组织，最大程度减少虹膜二次损伤，避免长期后遗症。
- 对齐角膜缘是修复Ⅰ/Ⅱ区开放性眼外伤的关键性第一步。
- 对于累及Ⅰ区的开放性眼外伤患者，应邀请眼视光医生会诊并指导验配角膜接触镜。

### 参考文献

1. Vora GK, Haddadin R, Chodosh J. Management of corneal lacerations and perforations. Int Ophthalmol Clin. 2013;53(4):1–10.
2. Zheng B, Shen L, Walker MK, et al. Clinical evaluation of rigid gas permeable contact lenses and visual outcome after repaired corneal laceration. Eye Contact Lens. 2015;41(1):34–9.
3. Kanpolat A, Ciftci OU. The use of rigid gas permeable contact lenses in scarred corneas. CLAO J. 1995;21(1):64–6.

# 第15章
# 病例10：扳手钝性损伤致 I／II 区开放性眼外伤

Huy V. Nguyen, Durga S. Borkar, John B. Miller, and Seanna Grob

## 15.1 现病史

24 岁男性患者，因怀疑左眼开放性眼外伤就诊。既往有滥用药物病史。
- 患者在用扳手从木头上拔铁钉时，突然发生扳手断裂反弹击中左眼。
- 患者在外院行 CT 检查提示开放性眼外伤，于是被转诊至 MEE。
- 患者诉左眼视力下降伴眼球疼痛。

## 15.2 初步伤情评价

### 15.2.1 视力（裸眼）

右眼：20/25
左眼：20/60，针孔视力 20/50

### 15.2.2 瞳孔

右眼：圆，对光反射灵敏，传入性瞳孔障碍（－）
左眼：不规则，对光反射迟钝，传入性瞳孔障碍（－）

### 15.2.3 外眼检查

无面部软组织裂伤

### 15.2.4 裂隙灯检查

|  | 右眼 | 左眼 |
| --- | --- | --- |
| 眼睑与睫毛 | 正常 | 正常 |
| 巩膜与结膜 | 正常 | 裂伤长约 4.7mm，从 2:00 方位角膜向颞下方延伸跨过 3:00 角膜缘，继续延伸至巩膜，有玻璃体自伤口脱出 |

|  | 右眼 | 左眼 |
|---|---|---|
| 角膜 | 正常 | 裂伤长约 4.7mm，从 2:00 方位角膜向颞下方延伸跨过 3:00 角膜缘，继续延伸至巩膜，角膜中央大片上皮缺损 |
| 前房 | 正常 | 前房积血 1.8mm |
| 虹膜 | 正常 | 3:00 方位虹膜透照缺损 |
| 晶状体 | 正常 | 无白内障 |
| 玻璃体 | 正常 | 正常 |

### 15.2.5　散瞳检查

右眼黄斑及视盘：杯 / 盘比增大

右眼周边视网膜：正常

左眼黄斑及视盘：杯 / 盘比增大

左眼周边视网膜：下方玻璃体积血，5:00 方位脉络膜破裂

### 15.2.6　影像学检查

眼眶 CT 提示左眼球破裂伤，未见眼内异物。未见眼眶骨折，未见明显颅内损伤。

## 15.3　术前初步评估与手术计划

患者系左眼 I/Ⅱ区开放性眼外伤，累及角膜缘，需要手术治疗。

值得注意的是，本病例为 1 个全层裂伤同时累及角膜及巩膜。对于累及角膜缘的 I/Ⅱ区损伤，在修复手术中首先必须仔细对齐角膜缘。散瞳眼底检查发现脉络膜破裂（图 15.1），不过这不影响外伤修复手术设计。

所有外伤患者必须常规进行全面的体格检查，以排除相关面部或眼睑裂伤。本例患者无相关外眼损伤。

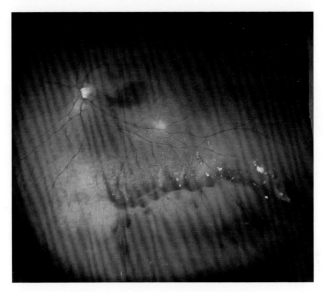

图 15.1　眼底相显示左眼脉络膜破裂

## 15.4　手术探查与修复：手术记录

术前与患者详细沟通手术风险、获益及替代方案，患者同意进行眼球探查、眼内异物取出及外伤修复手术。将患者带入手术室，由麻醉医生进行全身麻醉。术前核对患者信息及眼别。按照眼科常规无菌要求进行消毒铺巾。使用 Jaffe 开睑器确保术野暴露充分。

用 15° 穿刺刀及 0.12 有齿镊作鼻上方角膜缘穿刺口。经穿刺口向前房内注入过滤空气以重建前房。见 1 个长约 5.0mm 的 I/II 区裂伤，起点位于颞上方角膜（约 2：00 方位），横跨角膜缘。见玻璃体自伤口脱出，于是采用 Weckcel 辅助玻璃体切除术清除嵌顿玻璃体。见少量虹膜脱出，于是使用虹膜铲在前房内轻轻扫动回纳虹膜。10-0 尼龙线间断缝合 5 针关闭裂伤。缝合过程中根据需要，可通过角膜缘穿刺口向前房内补充过滤空气。最后用平衡盐溶液置换出前房内的过滤空气。术毕荧光素染色检查伤口密闭性，Seidel 试验阴性。水密角膜缘穿刺口。

远离裂伤部位在结膜下注射糖皮质激素和抗生素。取下开睑器，在显微镜下去除手术巾。左眼涂阿托品和新霉素 - 多黏菌素 B- 地塞米松眼膏。无菌眼垫及眼罩包盖左眼。患者对手术耐受良好，无并发症发生。

### 15.4.1　手术探查与修复：注意点

- 对于累及角膜缘的Ⅰ/Ⅱ区开放性眼外伤，仔细对齐并间断缝合角膜缘非常重要。
- 仔细检查所有伤口是否有玻璃体脱出，确保在关闭伤口之前清除所有嵌顿玻璃体。

## 15.5　术后病程

　　患者留院完成48小时静脉抗生素治疗。术后第1天，患者左眼视力20/150，针孔视力20/100。角膜及巩膜伤口缝线在位（图15.2）。B超提示玻璃体积血，未发现明确视网膜裂孔、脱离或锯齿缘截离表现。请视网膜专科会诊评估脉络膜破裂情况。

　　术后第5天，视网膜专科医生检查患者，左眼视力20/63，针孔视力20/32。脉络膜破裂较前更清晰，未见视网膜裂孔、脱离或锯齿缘解离表现。告知患者脉络膜新生血管膜的终生风险，建议每年散瞳检查眼底。术后1周，患者视力提高至20/40，针孔视力20/25。

　　伤后第8周，按照标准做法拆除角膜缝线，伤口愈合良好（图15.3）。脉络膜破裂情况缓解，未见明确脉络膜新生血管膜发生（图15.4）。术后3个月随访，患者伤口愈合良好（Seidel试验阴性）（图15.5）。考虑患者杯/盘比较大，且有青光眼家族史，将患者转诊至青光眼专科。

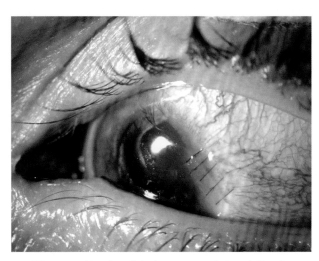

图15.2　左眼外伤修复术后立即行裂隙灯前节照相

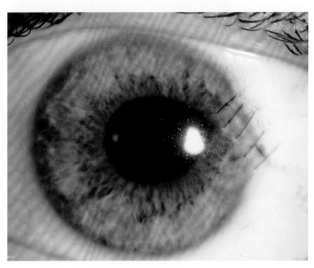

图 15.3　左眼外伤修复术后 2 个月，裂隙灯前节照相显示 5 根缝线在位

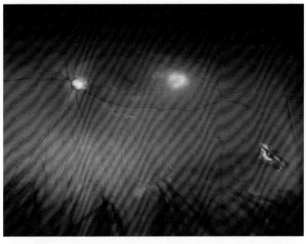

图 15.4　左眼外伤修复术后 3 个月，眼底相显示脉络膜破裂情况缓解

图 15.5  左眼外伤修复术
后 3 个月，裂隙灯眼前节照
相显示角膜裂伤愈合好，瘢
痕形成

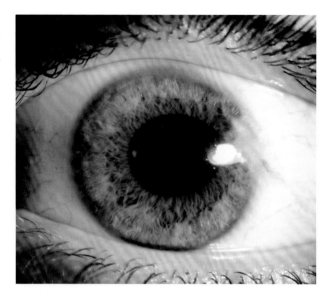

## 15.6  最终伤情评价

### 15.6.1  最终视力

右眼：20/20
左眼：20/20

### 15.6.2  瞳孔

右眼：圆，传入性瞳孔障碍（−）
左眼：圆，传入性瞳孔障碍（−）

### 15.6.3  裂隙灯检查

|  | 右眼 | 左眼 |
| --- | --- | --- |
| 眼睑与睫毛 | 正常 | 正常 |
| 巩膜与结膜 | 正常 | 正常 |
| 角膜 | 正常 | Ⅰ/Ⅱ区裂伤愈合好，长约 4.7mm，从 2:00 方位向颞下方延伸，缝线已拆除 |
| 前房 | 正常 | 细胞（−） |
| 虹膜 | 正常 | 瞳孔成角变形，指向伤口，3:00 位虹膜透照缺损 |
| 晶状体 | 正常 | 正常 |
| 玻璃体 | 正常 | 正常 |

### 15.6.4　散瞳检查

右眼黄斑及视盘：杯 / 盘比增大

右眼周边视网膜：正常

左眼黄斑及视盘：杯 / 盘比增大

左眼周边视网膜：5:00 方位脉络膜破裂缓解，未见出血

## 15.7　回顾与总结

本例患者的眼球壁全层裂伤横跨角膜缘，角膜和巩膜大约各占一半。为达到最佳修复效果，必须对齐缝合伤口。即使少量玻璃体或虹膜组织脱出都会妨碍伤口对合，术前应在裂隙灯下仔细检查。本病例采用 Weck-cel 辅助玻璃体切除术清除脱出的玻璃体，使用虹膜铲将脱出的少量虹膜回纳至前房内。

对于累及角膜缘的伤口，首先应对齐缝合角膜缘，然后再继续缝合剩余伤口。靠近角膜缘的缝线跨距应长一些，越接近角膜中央缝线跨距应越短，尽量保证进针点和出针点距离创缘的长度相等。根据眼外伤修复标准，角膜缝合深度应达 90% 角膜厚度，巩膜缝合深度应达 75%～90% 巩膜深度，进针点和出针点距离创缘至少 1mm。

所有开放性眼外伤都应仔细进行全面的散瞳眼底检查，这对于排查视网膜病变很重要。本例患者在初诊眼底检查中发现小片脉络膜破裂，部分被玻璃体积血遮挡。脉络膜破裂是指脉络膜、Bruch 膜和视网膜色素上皮层的撕裂，在钝性眼外伤中发生率为 5%～10%。当钝性损伤发生时，眼球经历了机械性压缩和突然的过度拉伸。巩膜的强度可以抵抗这些力量，视网膜由于其弹性而免于受损，但是中间层既没有强度也没有弹性，因此容易发生破裂。传统观点认为脉络膜破裂一般发生在闭合性眼外伤中，但是回顾 1993～2011 年就诊于 MEE 的 111 例眼外伤病例中，28% 的脉络膜破裂伤发生在开放性眼外伤中 [1]。脉络膜破裂通常在 2～3 周内愈合，不过出血可能会持续 2～3 个月才能吸收。如果损伤累及黄斑，中心凹下致密出血，黄斑区出现广泛的色素改变，则视力预后较差。脉络膜破裂的主要并发症是脉络膜新生血管形成，发生率约为 10%～20%，通常在伤后第 1 年发生。脉络膜破裂的长度越长，发生脉络膜新生血管的风险越高（破裂长度 > 2.35mm 中的发生率为 50%）。脉络膜新生血管的治疗方法包括抗 VEGF、视网膜激光或光动力治疗 [1]。

患者完成外伤修复手术后立即转给视网膜专科评估病情，并在术后第 1 周、3 周、3 个月进行随访，监测有无脉络膜破裂并发症发生。

## 15.8　学习要点

- 对于累及角膜缘的开放性眼外伤，应首先仔细对齐缝合角膜缘，然后再继续缝合剩余伤口。
- 对于脉络膜破裂伤患者，应由视网膜专科密切随访，及时评估其他视网膜损伤。
- 脉络膜破裂伤患者应终生眼科随访，散瞳检查眼底，必要时进行荧光素眼底血管造影检查，以便能及时发现脉络膜新生血管膜。

### 参考文献

1. Patel MM, Chee YE, Eliott D. Choroidal rupture: a review. Int Ophthalmol Clin. 2013;53(4): 69–78. https://doi.org/10.1097/IIO.0b013e31829ced74.

# 第 16 章
# 病例 11：跌倒致Ⅲ区开放性眼外伤

**Jay Wang，Seanna Grob 和 Dean Eliott**

## 16.1 现病史

80 岁女性患者，因怀疑右眼球开放性外伤就诊。

- 患者不慎跌倒后右侧面部着地。患者否认其他外伤或意识丧失病史。
- 患者至外院就诊，初步检查未见明显外伤。CT 显示右侧眶底骨折，床边检查怀疑开放性眼外伤。遂被转送至 MEE 进一步处理。
- 患者诉受伤时右眼闪光感，目前右眼只能分辨影动。

## 16.2 初步伤情评价

### 16.2.1 视力（裸眼）

右眼：手动 /90cm

左眼：20/25

### 16.2.2 瞳孔

右眼：圆，传入性瞳孔障碍（−）

左眼：圆，传入性瞳孔障碍（−）

### 16.2.3 外眼检查

右侧眉部及额部两处软组织裂伤

### 16.2.4 裂隙灯检查

|  | 右眼 | 左眼 |
|---|---|---|
| 眼睑与睫毛 | 眶周淤血 | 正常 |
| 巩膜与结膜 | 360°泡状结膜下出血，眼睑无法闭合 | 正常 |
| 角膜 | 后弹力层皱褶 | 正常 |

续表

| | 右眼 | 左眼 |
|---|---|---|
| 前房 | 细胞及色素（＋＋＋＋），前房积血，无液平形成 | 正常 |
| 虹膜 | 正常 | 正常 |
| 晶状体 | 后房型人工晶状体 | 后房型人工晶状体 |
| 玻璃体 | 致密玻璃体积血 | 正常 |

### 16.2.5　散瞳检查

右眼黄斑及视盘：玻璃体积血，眼底窥不清
右眼周边视网膜：玻璃体积血，眼底窥不清
左眼黄斑及视盘：正常
左眼周边视网膜：正常

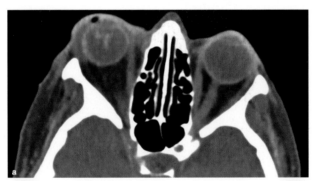
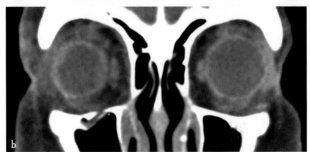

图 16.1　水平（a）和冠状（b）CT 显示左眼球正常，右眼球轮廓不规则，眼内高密度影，提示右眼开放性眼外伤合并眼内出血。冠状位见右侧眶底骨折

### 16.2.6　影像学检查

眼眶 CT（图 16.1）显示右侧眶底骨折，右眼球轮廓不规则，眼内高密度影，出血可能性大，未见眼内异物。未见颅内损伤。

## 16.3　术前初步评估与手术计划

患者系外伤导致 360° 结膜下出血、前房积血以及致密玻璃体积血。CT 扫描显示右眼球轮廓不规则、眼球塌陷及眼内出血，考虑右眼开放性眼外伤，另可见右侧眶底骨折。

对于泡状结膜下出血且无法窥及眼底的病例，临床必须高度怀疑开放性眼外伤。在手术探查排除开放性眼外伤之前，应按照眼球破裂伤管理。有时 CT 影像上虽然眼球形态大体正常，但是实际上却存在眼球后部大的破裂伤。不过如果眼底清晰且未见任何损伤，即使存在 360° 结膜下出血也无须手术探查。

本病例应高度怀疑为眼球后部 Ⅲ 区破裂伤。仔细分析 CT 图像可见眼球轮廓不规则，提示存在巩膜损伤。对于眼球后部的破裂伤，手术探查的第一步是沿角膜缘 360° 环形剪开球结膜，在 3：00 和 9：00 方位做松解切口。然后用 Westcott 钝剪轻柔分离所有 4 个象限。注意确保钝性分离平面位于巩膜表面。如果分离时巩膜前仍有 Tenon 囊覆盖，则会对伤口的定位和暴露造成很大困难。这与之前病例中讨论的 Ⅱ 区损伤类似。在对 4 个象限进行分离的过程中，可能会查及暗红色脉络膜血液、色素或玻璃体，这些发现为伤口定位提供了线索。如果伤口位置很靠后，则需在 Westcott 钝剪分离后，使用 Stevens 弯肌腱剪继续分离，以利于眼球后部分离和暴露。

在大多数 Ⅲ 区外伤探查中，分离眼外肌是必须的。由于破裂部位常常位于肌止点正后方巩膜最薄处，有时必须勾住肌肉进行探查。有时为了更好暴露伤口，必须通过勾住肌肉轻柔转动眼球，以避免过度施压导致葡萄膜脱出。有时需要断开肌肉以便于缝合伤口。有时为了保护眼外肌在探查术中不会受到损伤，或者确认肌肉是否在外伤中受损，也需要分离肌肉。分离肌肉可使用头端有一小孔的 Gass 斜视钩，2-0 丝线从小孔中穿过。在用斜视钩勾住肌肉后，将 2-0 的丝线抽出并套住肌肉以做牵引。手术结束时需抽除所有丝线。

暴露眼球后部的破裂伤可能比较困难。除了利用眼外肌转动眼球外，还有其他几种方法可能会有帮助。在麻醉允许前提下，有时可以适度转动患者头部，以帮助暴露破裂伤所处的一侧。拉钩也有助于暴露。可以使用 Schepens 眼眶拉钩，不过在修补眼球后部伤口时，这种拉钩可能会显得体积过大。薄的脑压板特别有用，并且不会占用太多空间，有利于缝合操作。

当确认了眼球后部破裂伤的前缘后,则应从此处开始缝合,沿着伤口逐渐向后推进。后部破裂伤通常伴有葡萄膜脱出,在葡萄膜的干扰下,识别伤口后缘会很困难。因此,应每缝合一针就小心地复位一部分葡萄膜。随着缝合不断推进,脱出的葡萄膜组织越来越少,从而使伤口的缝合和观察更容易。确认伤口的前后缘很重要,这可以保证完整地修复伤口。

## 16.4　手术探查与修复:手术记录

术前与患者详细沟通手术风险、获益及替代方案,患者同意进行眼球探查及开放性眼外伤修复手术。将患者带入手术室,由麻醉医生进行全身麻醉。术前核对患者信息及眼别。按照眼科常规无菌要求进行消毒铺巾。使用 Jaffe 开睑器确保术野暴露充分。首先 360°环形剪开球结膜,于鼻侧及颞侧作松解切口。先后使用 Westcott 剪和 Stevens 肌腱剪钝性分离全部 4 个象限,轻柔探查以评估后部损伤情况。当分离到颞上象限时,发现有暗红色血液,提示该象限后部可能存在破裂伤。用 Gass 斜视钩勾住外直肌和上直肌,2-0 丝线做牵引。

颞上方角膜缘后 11mm 见一个长约 11mm 的全层巩膜破裂伤,伴玻璃体和葡萄膜组织脱出。伤口的下缘位于外直肌上缘的正上方,上缘位于上直肌附着点的正后方。上直肌的外侧肌纤维似乎因外伤发生断裂,破裂伤正好延伸至这部分肌纤维正下方。行 Weck-Cel 辅助玻璃体切除术。用 8-0 尼龙线间断缝合伤口。脑压板辅助暴露伤口,用虹膜铲防止葡萄膜组织嵌顿。巩膜破裂伤关闭后,拆除肌肉牵引丝线。由于术前发现结膜下泡状出血引起眼睑闭合困难,故清除结膜下出血。用 8-0 Vicryl 线间断缝合结膜。远离伤口部位结膜下注射糖皮质激素和抗生素。取出开睑器。

最后处理位于右眉部和前额的两处面部撕裂伤。一处伤口用 5-0 肠线间断缝合 2 针,另一处伤口缝合 1 针。

### 16.4.1　手术探查与修复:注意点

- 在进入手术室之前,仔细分析 CT 检查有助于判断眼球后部破裂伤的可能位置。
- 眼球损伤的探查通常从 360°环形剪开球结膜开始,在 4 个斜象限进行钝性分离,寻找出血或脱出的葡萄膜。
- 分离眼外肌有助于寻找及暴露破裂部位。
- 当确认了破裂部位后,充分暴露伤口并且确认伤口的前后缘很重要。
- 虹膜铲有助于复位葡萄膜,并可在缝合时拦住葡萄膜,使其远离伤口。

## 16.5　术后病程

患者留院完成 48 小时静脉抗生素治疗。术后第 1 天，视力维持手动，眼底窥不清。B 超显示有多个膜性界面，部分与视神经相连。

MEE 眼整形专科对患者的眼眶骨折进行评估。考虑患者骨折范围小，眶内容物疝出少，眼球运动自如，并且近期刚接受过眼球破裂修复手术，暂无手术修复指征。

外伤修复术后第 8 天，视网膜专科医生评估患者，视力为光感，眼底无法窥及。复查 B 超显示 360° 大范围脉络膜对吻形出血，伴视网膜脱离（图 16.2）。人工晶状体后方见致密膜性组织。向患者告知病情的严重性及预后不良可能。对于有严重玻璃体视网膜损伤，预后非常有限的老年患者，并不是必须进行手术干预。本病例存在致密的脉络膜出血，这种情况在接受玻璃体视网膜手术后视力可能会有大幅度提升。因此我们决定对该患者进行手术干预。与患者讨论病情，患者同意进行玻璃体切除、剥膜、视网膜切除、眼内激光、硅油填充及脉络膜出血引流手术。手术预约在外伤修复术后 15 天进行。

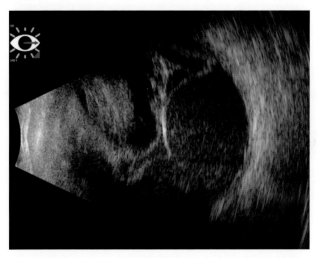

图 16.2　右眼 B 超显示对吻形脉络膜脱离、视网膜脱离及玻璃体积血

## 16.6　玻璃体视网膜手术：手术记录

按照眼科常规无菌要求进行消毒铺巾，放置钢丝开睑器，进行 23G 玻璃体切除手术。首先安置前房灌注，以便进行脉络膜出血引流。环形剪开球结

膜，2-0 丝线分离牵引下直肌和外直肌。暴露颞下象限巩膜，烧灼止血。用 69 号 Beaver 刀片切开巩膜，脉络膜上腔出血自行流出。

前房加深有利于提高置入器械的安全性。按照常规在角膜缘后 3.0mm 安置套管和套管针。打开灌注之前需确认灌注头位于玻璃体腔内，然后进行经平坦部玻璃体切除手术。

术中见人工晶状体位于囊袋内。作颞侧角膜缘穿刺口，清除人工晶状体表面积血。于该穿刺口安置前房灌注。由于积血浓厚，手术难度很大。玻璃体切割头和光纤配合切除玻璃体，暴露视网膜。见 9:00 至 12:00 方位视网膜嵌顿于巩膜伤口。视网膜全脱离，视网膜下出血及大量增生膜。电凝后将视网膜从嵌顿处切开。剥除视网膜表面增殖膜。鼻下方见 1 个大裂孔，周围环绕 2 个小孔。在将视网膜前膜完全剥除后，开始剥除视网膜下膜。这一步操作难度很大，需要耗费相当多的时间和精力。视网膜切除范围在黄斑颞侧缘，从 7:30 开始，顺时针延伸至 1:00。完全解除视网膜张力后，向眼内注入重水，见视网膜平整无张力。沿视网膜切除边缘及其他病变区域进行广泛激光融合光凝。光凝斑反应良好。使用软头笛针和光纤配合进行气液交换。视网膜维持在位，无任何异常张力。清除所有重水。打开 3 个巩膜切口表面的结膜，7-0 Vicryl 线缝合巩膜切口。注入硅油至瞳孔和人工晶状体平面，见硅油从套管溢出。360° 眼内光凝。由于人工晶状体位于囊袋内，无须行周边虹膜切除术。间断缝合结膜切口。术中使用 Beaver 刀片刮除中央角膜上皮。术毕检查眼压正常。聚维酮碘冲洗结膜囊，点用新霉素 - 多粘菌素 B- 地塞米松眼膏，无菌眼垫和眼罩包盖术眼。患者拔管并转送至复苏室，情况平稳。患者对手术耐受良好，无并发症发生。

### 16.6.1　玻璃体视网膜手术修复：注意点

- 脉络膜上腔出血引流的适应证包括脉络膜对合，合并视网膜脱离和 / 或玻璃体积血[1]，本病例包括以上所有表现。
- 后巩膜切开引流手术是引流脉络膜上腔出血最常用的方法。
- 可通过角膜缘穿刺口安置前房灌注，以重建较浅或塌陷的前房。
- 为使视网膜复位，必须解除所有的异常牵引力。这包括视网膜前膜和视网膜下膜，以及视网膜嵌顿。为消除牵引力，必要时需行视网膜松解切除手术。
- 在牵引比较严重的复杂病例中，通常需要使用重水压平视网膜，并确保硅油充分填充。

## 16.7　术后病程

术后第 1 天，患者视力提高至 20/300，视网膜在位（图 16.3a）。术后 6 个月后取出硅油，视力进一步提高至 20/125（图 16.3b）。视网膜保持在位，无增生性玻璃体视网膜病变表现。

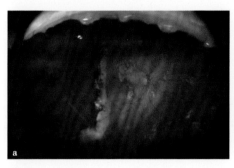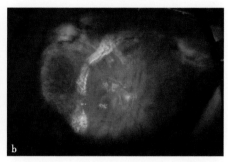

图 16.3　右眼术后第 1 天（a）和术后 6 个月（b）眼底相显示颞侧视网膜切除边缘，视网膜在位

## 16.8　最终伤情评价

### 16.8.1　最终视力

右眼：20/200，针孔视力 20/125
左眼：20/30，针孔视力 20/20

### 16.8.2　瞳孔

右眼：圆，传入性瞳孔障碍（-）
左眼：圆，传入性瞳孔障碍（-）

### 16.8.3　裂隙灯检查

| | 右眼 | 左眼 |
| --- | --- | --- |
| 眼睑与睫毛 | 正常 | 正常 |
| 巩膜与结膜 | 轻度结膜下出血 | 正常 |
| 角膜 | 周边新生血管，内皮见色素性 KP 沉着 | 正常 |
| 前房 | 正常 | 正常 |
| 虹膜 | 正常 | 正常 |
| 晶状体 | 后房型人工晶状体 | 后房型人工晶状体 |
| 玻璃体 | 正常 | 正常 |

### 16.8.4　散瞳检查

右眼黄斑及视盘：视盘色淡红，边界清晰，黄斑平伏伴色素改变。

右眼周边视网膜：视网膜在位，6∶00 至 2∶00 松解性视网膜切除，颞上方纤维增生，无异常牵引。

左眼黄斑及视盘：正常

左眼周边视网膜：正常

## 16.9　回顾与总结

对于 360° 泡状结膜下出血且无法窥及眼底的严重眼外伤病例，需高度怀疑隐匿性眼球后部破裂伤。CT 影像中不规则的眼球轮廓可能为隐匿性破裂的位置提供线索。CT 检查还可以显示玻璃体积血、脉络膜出血或其他外伤表现。然而，即使眼球轮廓正常也不能完全排除眼球破裂的可能性。必须进行散瞳眼底检查以评估是否存在玻璃体积血或全层巩膜伤口。

可疑隐匿性Ⅲ区开放性眼外伤的探查手术，首先应环形剪开 360° 球结膜，然后钝性分离 4 个象限，分离 4 条直肌。由于肌止点正后方的巩膜最薄，所以直肌后方的探查很重要。葡萄膜脱出或暗红色脉络膜血液可提示巩膜全层伤口的位置。当破裂位置确定后，应向后继续探查，直至伤口最后缘。如果伤口向后延伸过长，可能无法实现完全关闭。有些情况下，试图关闭非常靠后的伤口可能弊大于利，因为这可能导致葡萄膜脱出加重（第 5.6.1 章）。缝合中可使用虹膜铲拦住葡萄膜，避免组织嵌顿。但是即使小心操作，在二期视网膜手术中仍然可能见到视网膜或葡萄膜组织嵌顿。

Ⅲ区损伤常伴有视网膜脱离，因此在一期修复手术后应及时请视网膜专科医生介入诊疗 [2]。外伤性视网膜脱离修复难度较大，因为这种类型的视网膜脱离范围通常很广，并伴有玻璃体积血、视网膜嵌顿及纤维膜形成。发生增生性玻璃体视网膜病变的风险也很高 [3]。必须解除视网膜上的所有异常牵引，必要时行松解性视网膜切除手术。术中经常需要重水来压平视网膜，并可能需要填充硅油。严重的对合性脉络膜上腔出血需要引流，尤其对于合并视网膜脱离及玻璃体积血的情况，正如本病例。这种情况下的视力预后有限，应明确告知患者。不过有时视力恢复也可能比预期好，比如本例患者的最终视力是 20/125。

## 16.10　学习要点

● 在钝性眼外伤中，如果出现 360° 泡状结膜下出血且无法窥及眼底，需高度怀疑隐匿性眼球后部破裂伤。

- 一期修复手术后应及时请视网膜专科医生评估病情，以判断是否需要进一步的视网膜手术。外伤性视网膜脱离即使对于经验丰富的玻璃体视网膜外科医生也是个难题。
- Ⅲ区眼外伤的视力预后较差，恰当管理患者的期望值非常重要。

## 参考文献

1. Meier P, Wiedemann P. Massive suprachoroidal hemorrhage: secondary treatment and outcome. Graefes Arch Clin Exp Ophthalmol. 2000;238:28–32. http://www.ncbi.nlm.nih.gov/pubmed/10664049. Accessed 13 June 2017.
2. Stryjewski TP, Andreoli CM, Eliott D. Retinal detachment after open globe injury. Ophthalmology. 2014;121:327–33. http://www.ncbi.nlm.nih.gov/pubmed/24011994. Accessed 13 June 2017.
3. Eliott D, Stryjewski TP, Andreoli MT, Andreoli CM. Smoking is a risk factor for proliferative vitreoretinopathy after traumatic retinal detachment. Retina. 2017;37(7):1229–35. http://www.ncbi.nlm.nih.gov/pubmed/27787448. Accessed 13 June 2017.

# 第 17 章
# 病例 12：需离断眼外肌的Ⅲ区眼球破裂伤（曲棍球棒击伤）

Tavé van Zyl and Seanna Grob

## 17.1 现病史

31 岁男性患者，因怀疑左眼开放性眼外伤就诊。既往体健。

- 患者当时在打曲棍球，在离开赛场准备固定松动的防护面罩时，被另一名球员的球棍击中左眼。
- 患者在前往更衣室途中发现左眼视物模糊，并发展为几乎全部视力丧失。

## 17.2 初步伤情评价

### 17.2.1 视力（裸眼）

右眼：20/20-2
左眼：手动

### 17.2.2 瞳孔

右眼：直径 4mm，圆，对光反射灵敏
左眼：直径 5mm，对光反射迟钝，传入性瞳孔障碍（+）

### 17.2.3 眼压（mmHg）

右眼：21
左眼：推迟检查

### 17.2.4 外眼检查

左侧眶周水肿及瘀斑，无面部软组织裂伤。

## 17.2.5　裂隙灯检查

|  | 右眼 | 左眼 |
|---|---|---|
| 眼睑与睫毛 | 正常 | 上下眼睑水肿，眶周瘀斑 |
| 巩膜与结膜 | 正常 | 360°泡状结膜下出血，颞上方结膜下见深色组织（疑似葡萄膜或血凝块） |
| 角膜 | 正常 | 后弹力层皱褶（+） |
| 前房 | 正常 | 深，红细胞（+++～++++） |
| 虹膜 | 正常 | 正常 |
| 晶状体 | 正常 | 位置正常，被前房积血遮挡 |
| 玻璃体 | 正常 | 致密玻璃体积血 |

## 17.2.6　散瞳检查

右眼黄斑及视盘：正常

右眼周边视网膜：平伏，未见明显异常

左眼黄斑及视盘：致密玻璃体积血，窥不入

左眼周边视网膜：致密玻璃体积血，窥不入

## 17.2.7　影像学检查

眼眶 CT 扫描未见眼眶骨折。可见轻微移位的鼻骨骨折。左眼球塌陷，轮廓异常，提示眼球破裂。眼内不均匀高密度影提示玻璃体积血。眼球周围见高密度软组织影，可能是脱出的眼内容物与受损的邻近软组织混合在一起。晶状体完整且在位。眼外肌未见异常。未见异物（图 17.1）。

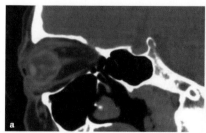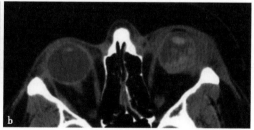

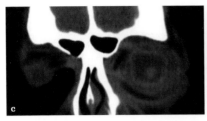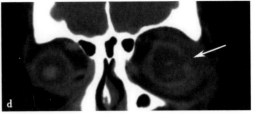

**图 17.1　术前眼眶 CT 扫描**

矢状位 CT 显示眼球轮廓不规则，伴眼内不均匀高密度影。晶状体位置正常（a）；水平位 CT 与矢状位 CT 类似，眼球外侧及后方见大片高密度影，颞侧巩膜连续性中断（b）；冠状位 CT 显示眼球轮廓不规则，大量结膜下出血（c）；颞上方巩膜连续性中断（d）

## 17.3　术前初步评估与手术计划

　　本例患者几乎可以肯定在钝性损伤后发生了开放性眼外伤，并且破裂部位很可能位于颞上方后部。支持以上判断的体征包括：360°泡状结膜下出血伴结膜下色素组织，致密玻璃体积血导致无法窥及眼底，CT 显示眼球轮廓异常，颞上方巩膜壁连续性中断。

　　在之前的病例中曾提到，CT 对眼球后部破裂伤的定位有很大帮助。术前仔细分析 CT 图像，不仅可以排除眼内或眼眶异物和 / 或其他外伤，而且有助于制定手术计划。有时可以在 CT 上发现巩膜变形。冠状图像有助于发现这些巩膜变形或不连续的区域（取决于破裂的位置）。CT 上显示的眼内积血位置也有助于判断巩膜破裂的位置。例如在本病例中，水平 CT 可见眼球内颞侧大量积血（图 17.2b）。CT 还可以观察到外伤眼前房加深，这也是后部破裂伤的间接表现。

　　瞳孔无形态改变（成角变形）提示破裂位置可能比Ⅱ区更靠后。有时在破裂伤中会出现瞳孔或晶状体向破裂伤所在方向轻度移位。例如如果破裂伤位于颞侧，则瞳孔或晶状体可能会向颞侧轻度移位，这可能为判断后部破裂位置提供线索。

　　如前面章节所述，在修复眼球后部破裂伤时常常需要分离眼外肌。这有助于在探查及修复手术中保护肌肉，检查肌肉是否受损，以及评估肌止点后方是否存在巩膜伤口。在外伤情况下勾住肌肉可能会有难度。通常最简单的方法是，使用预穿 2-0 丝线的 Gass 斜视钩在巩膜与直肌之间穿行并勾住肌肉，夹住丝线一端后撤出斜视钩。斜视钩应勾全整条肌肉，操作中应远离巩膜，因为肌肉下方可能就存在破裂伤。由于眼外肌在外伤中可能受损，术中有时较难判断肌肉是否被勾全。有时为了更好地暴露伤口，必须离断眼外

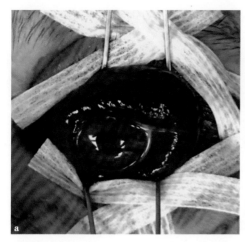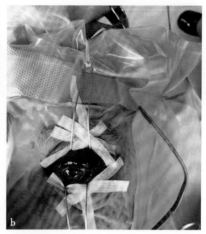

**图 17.2　术中外眼照相**

显示眼球软，360° 泡状结膜下出血，上方结膜下见色素组织，瞳孔圆，前房深，虹膜和晶状体前囊表面见血迹。眼后节窥不入（a）；使用 Jaffe 开睑器，通过橡皮筋将眼睑抬离眼球，避免对眼球造成额外压力。Steri-strips 胶带可以防止睫毛及睑缘干扰手术区（b）

肌，所以仔细确认所有的肌纤维都被勾全很关键。因此，除了分离肌肉所需的 2-0 丝线，我们通常还备有 6-0 Vicryl 双针线（S-29 铲针），以防在手术中需要离断肌肉。当然，最好应尝试在不离断肌肉的情况下完成修复，但如果无法暴露伤口，或者为了暴露伤口可能导致过多的葡萄膜脱出，或者伤口位于肌止点下方妨碍修复，在这些情况下都可以考虑通过离断肌肉以更好地修复眼球。

离断眼外肌的方式与斜视手术类似。应确保完全分离肌肉，检查斜视钩两侧没有多余肌纤维，在肌止点中心做标记，以便于随后的肌肉复位。用 6-0 Vicryl 线在紧靠肌止点后全层缝合中央 1/3 肌腹，打 3-1-1 结。然后分别在两侧 1/3 肌腹做套环式缝合，最好从中央结附近进针，板层穿过外侧 1/3 肌腹，再返回中央全层锁定缝合。在内侧 1/3 肌腹用另一臂缝线做同样缝合。确认肌肉缝合稳固后，用 Westcott 钝剪剪断肌肉。要区分好肌肉两侧的缝线，以免在复位肌肉时造成缠绕。

在前往手术室进行眼球修复之前，患者还因鼻部骨折接受了耳鼻喉头颈外科检查，以评估是否有鼻中隔血肿，以及骨折是否需要立即手术。考虑到鼻骨移位很小并且没有血肿，建议进行观察。

## 17.4 手术探查与修复：手术记录

术前与患者详细沟通手术风险、获益及替代方案，患者同意进行开放性眼外伤探查及修复手术。将患者带入手术室，由麻醉医生进行全身麻醉。术前核对患者信息及眼别。按照眼科常规无菌要求进行消毒铺巾。使用 Jaffe 开睑器确保术野暴露充分。

检查见上下睑水肿伴瘀斑。360°泡状结膜下出血，颞上方明显（图 17.2）。角膜水肿及前房积血。因积血遮挡，晶状体及眼后节无法窥及。

首先环形剪开 360°球结膜，3∶00 及 9∶00 作放射状松解切口。轻柔进行钝性分离，发现眼球软。用 Westcott 剪钝性分离 4 个象限，然后用 Stevens 肌腱剪进行探查，评估眼球后部损伤情况。见广泛结膜下泡状出血。探查颞下和颞上象限时，见葡萄膜组织和暗红色脉络膜出血，提示这些区域存在破裂伤。用 Gass 斜视钩分离上、下、外直肌，2-0 丝线做牵引。

角膜缘后约 15～16mm 处见一平行于角膜缘的曲线形巩膜破裂伤口，范围从 2∶00 至 5∶00，长约 16mm（图 17.3）。大量葡萄膜脱出。确认破裂伤口的远端，8-0 尼龙线间断缝合。

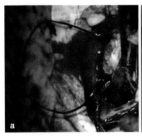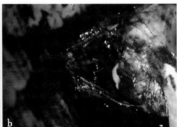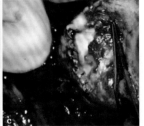

**图 17.3** 开放性眼外伤修复术中照相

经 360°球结膜切开及探查，未见Ⅱ区破裂伤。识别并勾全外直肌，2-0 丝线分离牵引，用 Westcott 剪向后方进一步轻柔分离（a）；巩膜破裂伤口位于角膜缘后 15mm，范围从 2∶00 至 5∶00，向外直肌止点后方延伸。离断外直肌以充分暴露关闭伤口（b）；外直肌下见部分巩膜伤口延伸。Westcott 剪尖端指向外直肌止点（c）

破裂伤口位于外直肌下方及后方。术中尝试在不离断外直肌的情况下关闭伤口，但由于破裂的位置靠后及脱出葡萄膜较多，观察很困难。因此必须离断外直肌，以充分暴露并修复伤口。分离肌肉后，做 pole 试验以确认整条肌肉都被勾全。用 6-0 Vicryl 线在肌腹中央全层缝合，然后板层穿过两侧肌腹，再进行全层锁定缝合。在巩膜上标记肌止点中心位置。小心将肌肉从眼球离断，于是破裂伤口暴露更清晰。将葡萄膜组织小心回纳入眼内。8-0 尼龙线间断缝合伤口。使用虹膜铲避免眼内容物嵌顿在伤口中。伤口完全闭合后，通过板层缝合方式将外直肌复位至原肌止点。

再次探查所有象限以确保没有其他的全层破裂伤口。8-0 Vicryl 线间断缝合关闭结膜。远离裂伤部位在鼻侧结膜下注射糖皮质激素和抗生素。在显微镜下去除开睑器及手术巾。患者对手术耐受良好，无并发症发生。

### 17.4.1　手术探查与修复：注意点

- 在进一步探查之前，先关闭大的巩膜破裂伤口最近端或易接近部分，以在后续操作中增强眼球的稳定性和完整性。
- 如果巩膜伤口延伸至直肌止点下方，可暂时离断肌肉，以利于伤口暴露及修复。
- 在缝合延伸至赤道后的伤口时应非常小心，尽量避免压迫眼球以造成更多眼内容物脱出，这会不可避免地导致组织嵌顿。
- 如果不能在避免扭转眼球和葡萄膜脱出的前提下，安全地探及伤口的全部范围，那么最好的选择可能是旷置后部伤口（当然这一点仍有争议）。如果你觉得缝合非常靠后的破裂伤口时弊大于利，此时应该停止手术。

## 17.5　术后病程

患者留院完成 48 小时静脉抗生素治疗。术后第 1 天检查，视力光感，眼底窥不清。B 超见与视神经相连的膜状隆起，提示视网膜全脱离，伴玻璃体积血及脉络膜增厚。

术后第 5 天，视网膜专科医生检查患者，视力仍为光感，眼底依然窥不清。考虑患者存在全视网膜脱离，告知其视力预后不佳，但可尝试进行手术修复以改善功能。由于外伤的复杂和严重性，该医生提议在术前请另一位视网膜专科医生会诊。会诊于次日执行，意见同上。

患者同意进行复杂视网膜脱离修复手术，包括 23G 玻璃体切除、晶状体切除、视网膜切除、眼内激光、全氟化碳及硅油填充手术，以及其他相关手术操作。一期外伤修复术后第 10 天，在麻醉监护及 Tenon 囊阻滞麻醉下进行手术。术中发现大量玻璃体积血及纤维渗出，在清除积血及渗出后暴露后方视网膜。见视网膜嵌顿于颞部巩膜伤口。由于漏斗形成，视网膜明显缩短。在进一步探查后，予以 360° 视网膜切开以松解视网膜。然后注入全氟化碳压平视网膜。激光光凝视网膜边缘。清除全氟化碳，进行完全气液交换。行下方周边虹膜切除术，眼球内填充硅油。

复杂视网膜脱离修复术后第 1 天，患者视力为光感，眼压为 6mmHg。与初诊检查相同,伤眼仍存在传入性瞳孔障碍。硅油下见视网膜平伏。术后第1周,患者视力仍为光感,眼压升高至41mmHg,考虑为激素性高眼压。开始局部使用2%多佐胺、0.5%噻吗洛尔及0.15%溴莫尼定滴眼液,眼压下降至15mmHg左右。术后第2周,患者出现满灌前房积血及玻璃体积血,视网膜窥不入。由于硅油填充影响,B超无法充分显示视网膜。考虑到眼压维持在15mmHg左右,并且没有角膜血染,建议暂予观察(图17.4)。

患者继续交替在视网膜及眼外伤专科进行每周随访。前房积血约于初发后2个月吸收,随后延长随访频率为每月1次。

伤后8个月,患者维持光感视力,眼压为14mmHg。患者维持局部滴用泼尼松龙每天4次,阿托品每天2次,溴莫尼定每天2次。眼底检查显示病情稳定,上方视网膜硅油下在位,视神经周围及下方视网膜牵拉性皱褶,黄斑区PVR改变(图17.5和17.6)。视网膜专科建议进行观察,局部用药方案不变。

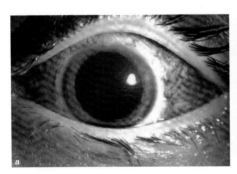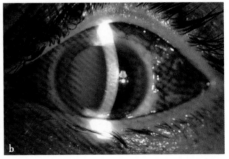

**图17.4　左眼Ⅲ区开放性眼外伤修复术后第1周外眼照相(术中离断外直肌)**
结膜环形切口及3:00、9:00放射状切口闭合好,缝线在位(a);裂隙灯下见后弹力层皱褶,提示术后炎症及相对低眼压(7mmHg)。前房形成,轻度白内障,晶状体后玻璃体积血(b)

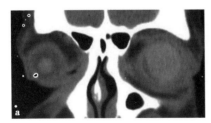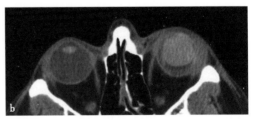

**图17.5　视网膜脱离修复术后1周行CT检查评估鼻骨骨折情况**
左侧眼球轮廓形态改善,眼周软组织肿胀减轻。眼球内均匀高密度物质为硅油。冠状位(a);水平位(b)

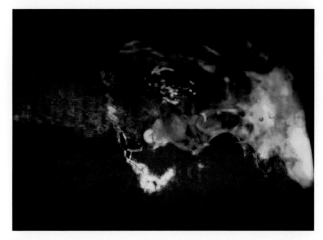

**图 17.6　左眼 23G 复杂视网膜脱离修复联合硅油填充术后广角彩色眼底相**
上方视网膜在位，视神经部位漏斗状脱离。颞侧可见外伤瘢痕，伴牵拉及 PVR 形成

## 17.6　最终伤情评价

开放性眼外伤修复术后 8 个月

### 17.6.1　最终视力

右眼：20/20
左眼：光感

### 17.6.2　瞳孔

右眼：直径 4mm，圆，对光反射灵敏
左眼：直径 5mm，对光反射迟缓，传入性瞳孔障碍（＋）

### 17.6.3　眼压（mmHg）

右眼：18
左眼：14

### 17.6.4　裂隙灯检查

| | 右眼 | 左眼 |
|---|---|---|
| 眼睑与睫毛 | 正常 | 正常 |
| 巩膜与结膜 | 正常 | 正常 |
| 角膜 | 正常 | 正常 |
| 前房 | 正常 | 正常，乳化硅油滴（++～+++） |
| 虹膜 | 正常 | 正常 |
| 晶状体 | 正常 | 无晶状体 |
| 玻璃体 | 正常 | 硅油填充 |

### 17.6.5　散瞳检查

右眼黄斑及视盘：正常

右眼周边视网膜：在位，未见明显异常

左眼黄斑及视盘：视盘轻度苍白，视盘周围广泛牵拉，黄斑下脉络膜瘢痕，黄斑前 PVR 改变

左眼周边视网膜：上方在位，中央致密纤维漏斗形成

## 17.7　回顾与总结

眼球高速钝性损伤常常会导致大的眼球破裂伤，导致解剖结构及视功能严重受损。最常见的眼球破裂部位如下所示：

- 角巩膜缘；
- 直肌止点正后方，此处为巩膜最薄点（0.3mm）。内直肌止点位于角膜缘后 5.5mm，下直肌止点为 6.6～6.9mm，外直肌止点为 6.9mm，上直肌止点为 7.0～7.7mm；
- 赤道部（约角膜缘后 14mm，取决于眼轴长度），此处巩膜厚度为 0.4～0.5mm；
- 视神经入口；
- 既往内眼手术或外伤部位。

除了探查和识别巩膜破裂伤口的位置以外，一期修复的目标还包括恢复眼球完整性，以及避免对眼球造成进一步伤害。如果巩膜破裂伤口较长或向后延伸，应首先缝合最易接近的部位，这将为安全进行后续操作提供结构支撑。

如果破裂伤口位于直肌下方，可以暂时离断肌肉。这种技术与斜视手术类似，用 Gass 斜视钩分离肌肉后，用 2-0 丝线做牵引（更多细节见上文）。离

断肌肉可为安全关闭伤口提供必要的暴露空间，避免对眼球施加不必要的压力或损伤肌肉。在肌肉在位的情况下强行缝合伤口则有可能出现上述情况。

如前所述（参见章节 5.6.1），关于是否应该手术修复延伸至赤道后的破裂伤口，仍然存在争议。持反对意见的外科医生认为，缝合赤道后伤口对眼球造成的扭转和压迫力量过大，可能会导致眼内容物进一步脱出，增加伤口内视网膜嵌顿的可能性。如果选择旷置这部分伤口，伤口将会被肉芽组织与 Tenon 筋膜封闭。赞成完全缝合伤口的医生则认为，完全关闭伤口可以更迅速地恢复眼压，改善眼球完整性，降低再次破裂的风险，并降低交感性眼炎和感染的风险。我们的做法是在手术中逐一评估病情，目标是在所有病例中完全关闭伤口，但是如果伤口位置很靠后，需要对眼球施加很大压力才能探及伤口，或者缝合难度太大，这时我们将放弃操作。

## 17.8 学习要点

- 钝性损伤后 360° 泡状结膜下出血应高度怀疑眼球后部破裂伤，尤其在结膜下可见色素组织的情况下。
- 对于直肌下方的较长的破裂伤口，可能需要离断肌肉以充分暴露伤口。
- 修复眼球后部破裂伤应极其小心，避免对眼球施加过大压力，这会导致眼内容物进一步脱出。

**推荐阅读**

Basic and clinical science course, AAO 2014-2015, Section 2, Chapter 2. p. 37–81.

# 第18章
# 病例13：猫抓致Ⅱ/Ⅲ区眼球裂伤

Natalie Wolkow, Seanna Grob, and John B. Miller

## 18.1　现病史

52 岁女性患者，因怀疑左眼开放性眼外伤就诊。既往有糖尿病、抑郁症、高血压、甲状腺功能减退及红斑狼疮病史。

- 患者被家猫抓伤左眼及左侧面部。
- 患者当即感视力骤降，遂被送至 MEE 就诊。

## 18.2　初步伤情评价

### 18.2.1　视力（裸眼）

右眼：20/60，针孔视力 20/25
左眼：手动

### 18.2.2　瞳孔

右眼：传入性瞳孔障碍（一）
左眼：传入性瞳孔障碍（一）

### 18.2.3　外眼检查

左侧面部细小划伤

### 18.2.4　裂隙灯检查

|  | 右眼 | 左眼 |
|---|---|---|
| 眼睑与睫毛 | 正常 | 少量瘀斑 |
| 巩膜与结膜 | 正常 | 上方结膜裂伤，结膜裂伤下见巩膜裂伤，Seidel 试验弱阳性，玻璃体脱出可疑 |
| 角膜 | 正常 | 正常 |

续表

|  | 右眼 | 左眼 |
|---|---|---|
| 前房 | 正常 | 前房积血 1mm，红细胞（++++） |
| 虹膜 | 正常 | 散瞳前上方瞳孔成角变形 |
| 晶状体 | 正常 | 窥不清 |
| 玻璃体 | 正常 | 窥不清 |

### 18.2.5   散瞳检查

右眼黄斑及视盘：正常

右眼周边视网膜：正常

左眼黄斑及视盘：因玻璃体积血窥不清

左眼周边视网膜：因玻璃体积血窥不清

### 18.2.6   影像学检查

眼眶 CT 显示左眼有两处眼内积血，疑为脉络膜出血引起。未见眼内异物或骨折（图 18.1）。

## 18.3   术前初步评估及手术计划

患者系 Ⅱ 区及可疑 Ⅲ 区开放性眼外伤（图 18.2），伴玻璃体积血。CT 提示脉络膜出血（图 18.1）。我们的首要任务是关闭眼球伤口。

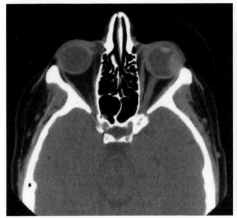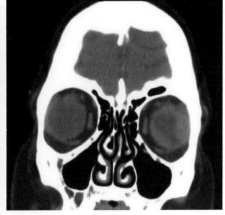

图 18.1   水平（左）及冠状（右）CT 平扫显示左眼脉络膜出血

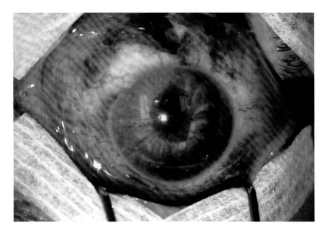

**图 18.2　手术开始前照相**
显示左眼上方结膜及巩膜裂伤,上方瞳孔轻度成角变形,眼内出血

　　术前检查及术中操作应注意动作轻柔,以尽量减少眼内容物的进一步脱出。对于位置靠前的巩膜裂伤,如果眼内组织受损程度较轻,经仔细修复伤口后一般预后较好。但是考虑患者同时合并玻璃体和脉络膜出血,必须告知患者在一期开放性眼外伤修复术后可能还需要二期手术。一期修复术后次日应及时进行 B 超检查,以进一步评估视网膜及眼后节伤情。术中应精确定位、仔细操作,使用 8-0 尼龙线板层间断缝合伤口,避免葡萄膜嵌顿。

## 18.4　手术探查与修复:手术记录

　　术前与患者充分沟通了手术风险、获益及替代方案,患者同意进行眼球探查及修复手术。将患者带入手术室,由麻醉医生进行全身麻醉。术前核对患者信息及眼别。按照眼科手术无菌要求进行消毒铺巾,使用 Jaffe 开睑器确保术野暴露充分。

　　术中见患者上方结膜裂伤(图 18.2)及垂直走行的全层巩膜裂伤。沿角膜缘环形剪开 10:00 至 2:00 球结膜,用 Wescott 剪钝性分离暴露巩膜裂伤,动作需轻柔。巩膜裂伤起点位于角膜缘后 1mm,向后延伸 7mm 直至上直肌止点,大约位于角膜缘后 8mm。对合巩膜创缘,8-0 尼龙线间断板层缝合伤口(图 18.3)。用 Westcott 剪进一步钝性分离探查颞上象限及鼻上象限,未见其他伤口。使用 Gass 斜视钩及 2-0 丝线勾住上直肌,仔细检查肌止点下方巩膜,见巩膜裂伤终止于肌止点。使用 8-0 Vicryl 线间断缝合结膜。颞侧远离伤口部位结膜下注射糖皮质激素及抗生素。取出开睑器。在显微镜下移除手术巾。患者对手术耐受良好，无并发症发生。结膜囊涂阿托品及新霉素 - 多粘菌素 B- 地塞米松眼膏，无菌眼垫及眼罩遮眼。

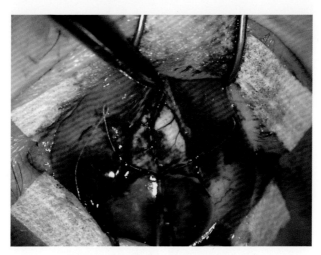

图 18.3　术中照相显示巩膜裂伤范围

### 18.4.1　手术探查与修复：注意点

- 为充分暴露裂伤，应使用 Wescott 钝剪进行轻柔钝性分离。术中必须注意避免对眼球施加压力，以防眼内容物进一步脱出。
- 当主刀医生缝合伤口时，助手可以使用虹膜铲拦住脱出的葡萄膜组织和 / 或玻璃体，使其远离伤口。脱出的玻璃体可以用 Vannas 剪直接剪除，应注意在剪除时不要牵拉玻璃体。
- 当裂伤累及眼外肌覆盖区域时，应勾住肌肉以暴露肌肉下方的巩膜，确保伤口没有延续。

## 18.5　术后病程

由于玻璃体积血遮挡视野，术后患者进行了眼部 B 超检查，提示有脉络膜出血，未见视网膜脱离（图 18.4）。开放性眼外伤修复术后 1 周，视网膜专科医生会诊患者。随着玻璃体积血的消退，患者已从手动视力显著提升至针孔视力 20/30。眼底检查提示 360° 轻度脉络膜出血，颞下方隆起度最高，未见视网膜裂孔或视网膜脱离（图 18.5）。鉴于患者视力显著改善，脉络膜出血位于周边，建议其密切观察。数月后脉络膜出血逐渐吸收，无须手术干预。

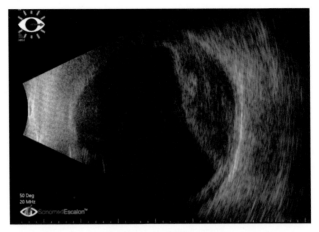

**图 18.4　术后第 1 天**
左眼 B 超检查，证实了 CT 扫描所见的脉络膜出血，视网膜平伏

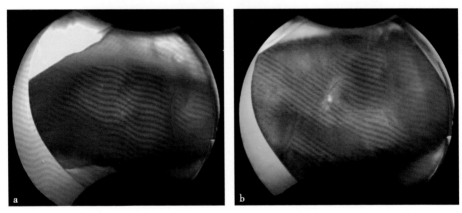

**图 18.5**　（a）术后第 1 周左眼眼底相显示，360° 轻度周边脉络膜出血；（b）术后第 5 周左眼眼底相显示，脉络膜出血经保守治疗后显著吸收

# 18.6　最终伤情评价

### 18.6.1　最终视力

右眼：20/100，针孔视力 20/20-1
左眼：20/50-2，针孔视力 20/25-2

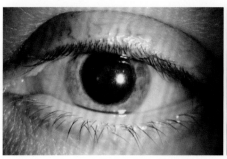 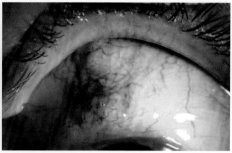

**图 18.6 随访裂隙灯照相**
显示巩膜裂伤愈合良好，缝线尾端暴露引起结膜轻度充血，需要修剪缝线

### 18.6.2 瞳孔

右眼：传入性瞳孔障碍（-）

左眼：传入性瞳孔障碍（-）

### 18.6.3 裂隙灯检查

|  | 右眼 | 左眼 |
| --- | --- | --- |
| 眼睑与睫毛 | 正常 | 正常 |
| 巩膜与结膜 | 正常 | 结膜裂伤愈合。可见 1 根缝线尾端暴露，需要修剪（图 18.6） |
| 角膜 | 正常 | 正常 |
| 前房 | 正常 | 正常 |
| 虹膜 | 正常 | 正常 |
| 晶状体 | 正常 | 皮质混浊 |
| 玻璃体 | 正常 | 陈旧性玻璃体积血 |

### 18.6.4 散瞳检查

右眼黄斑及视盘：正常

右眼周边视网膜：正常

左眼黄斑及视盘：正常

左眼周边视网膜：颞侧周边残余少量脉络膜出血

## 18.7 回顾与总结

II/III 区开放性眼外伤的视力预后通常较差，主要是因为这部分患者多为钝性损伤，常常合并大量眼内容物脱出及视网膜脱离。而锐器所致的前部巩

膜裂伤,比如本例患者因猫抓致伤,则可能会有较好的视力恢复。锐器所致的巩膜裂伤,葡萄膜或玻璃体脱出程度一般较轻,如果处理得当,眼内组织受到的破坏相对较小。但是患者依然有术后视网膜脱离的风险,并可能需要二期手术,必须要向患者告知这些风险。

与诸多Ⅱ/Ⅲ区开放性眼外伤患者一样,本例患者也有脉络膜出血,呈360°浅脱离。脉络膜出血的处理目前仍存争议[1],对于何时采取干预尚未形成共识。一般的选择是保守治疗,特别是对于轻度脉络膜出血,建议先观察,因为脉络膜出血通常能够缓慢自行吸收。本例患者的脉络膜出血即在无须手术干预的情况下自行吸收,最终视力恢复得很好。

如果脉络膜出血影响视力,或者引起视网膜牵拉或视网膜脱离,这时就需要手术引流血液。当脉络膜出血开始吸收时,玻璃体可能会维持在被压缩状态,从而可能会引起玻璃体牵拉视网膜及视网膜脱离。在这种情况下,需要进行玻璃体切除手术来解除异常牵拉[1]。脉络膜上腔出血可以通过安置玻璃体切除手术套管针的巩膜穿刺口排出,避免制作单独的巩膜切口。引流脉络膜出血通常在2~3周后进行,因为凝固的血液需要液化后才能排出。

关于脉络膜上腔出血的研究相对有限。Bascom Palmer 医院在 1993 年的一项研究中回顾了 10 年内所有在该院就诊并至少随访 3 个月以上的脉络膜上腔出血病例[2]。研究共包含 106 例病例,其中外伤性病例最多,为 35 例(33%)。在外伤性病例中,锐性损伤为 33 例,只有 2 例为钝性损伤。与视力预后不良相关的特征是同时存在视网膜脱离和 360°(或 4 个象限)脉络膜出血[2]。尽管有脉络膜出血"对吻征"的患者接受二次引流出血的比率(65%)远高于没有"对吻征"的患者(33%),但是有无"对吻征"的患者的视力结局并没有差异。在外伤性脉络膜出血患者中,大多数(25/35)患者进行了外伤缝合手术,并对脉络膜出血进行观察。没有患者在初诊时即行一期巩膜切开引流术,只有 1 例患者在随后进行了巩膜切开引流术。9 例患者接受了后期的玻璃体切除手术,联合或不联合巩膜扣带术。

MEE 于 2014 年进行了一项评估开放性眼外伤患者 B 超检查准确性的回顾性研究[3]。10 年期间共有 965 例开放性眼外伤病例,其中 210 例接受了 B 超检查。在这 210 例病例中,37 例(18%)有出血性脉络膜脱离,7 例(3%)在首次 B 超检查中发现脉络膜"对吻征"[3]。在这 37 例出血性脉络膜脱病例中,19 例(51%)随后接受了某种类型的视网膜手术。在这 19 例手术病例中,8 例在术中证实出血性脉络膜脱离,其余 11 例并未发现出血性脉络膜脱离。这种临床和 B 超诊断上的差异,部分原因可能是由于脉络膜脱离在 B 超检查时间和手术时间之间的间期内得到了吸收。因为 B 超在诊断其他疾病方面非常准确,如视网膜脱离(100%)和眼内异物(100%)。虽然该研究并未关注开放性眼外伤患者脉络膜出血的治疗，但是该研究认为脉络膜出血和脉络膜"对吻征"都是视力预后不良的重要预测因子 [3]。

## 18.8 学习要点

- 对于所有不能充分观察后节情况的外伤眼，应于术后第 1 天应进行 B 超检查，以评估是否存在视网膜脱离及脉络膜出血。
- 对于轻度脉络膜出血，可予严密观察病情变化；对于重度脉络膜出血，可能需要进行手术引流。
- Ⅱ/Ⅲ 区锐性裂伤的视力预后可能好于钝性破裂伤，后者更容易合并眼内容物脱出。

### 参考文献

1. Charles S, Calzada J, Wood B. Chapter 30: Management of suprachoroidal hemorrhage. In: Vitreous microsurgery. 5th ed. Philadelphia: Lippincott Williams and Wilkins; 2011. p. 241–24.
2. Reynolds MG, Haimovici R, Flynn HW Jr, DiBernardo C, Byrne SF, Feuer W. Suprachoroidal hemorrhage. Clinical features and results of secondary surgical management. Ophthalmology. 1993;100(4):460–5.
3. Andreoli MT, Yiu G, Hart L, Andreoli CM. B-scan ultrasonography following open globe repair. Eye (Lond). 2014;28(4):381–5.

# 第19章
# 病例14：刀击伤致II/III区开放性眼外伤

Durga S. Borkar, Dean Eliott, and Seanna Grob

## 19.1　现病史

31岁男性患者，因左眼开放性眼外伤就诊。既往无眼病史。

- 患者当时和朋友一起钓鱼，在切割扎带时不慎被鱼刀击中左眼。
- 患者于外院就诊，CT提示左眼开放性眼外伤。在静脉注射万古霉素、头孢他啶以及破伤风后，患者被转送至MME接受进一步处理。

## 19.2　初步伤情评价

### 19.2.1　视力（裸眼）

右眼：20/20
左眼：20/100

### 19.2.2　瞳孔

右眼：传入性瞳孔障碍（－）
左眼：传入性瞳孔障碍（－）

### 19.2.3　外眼检查

未见异常

### 19.2.4　裂隙灯检查（左眼）

|  | 右眼 | 左眼 |
|---|---|---|
| 眼睑与睫毛 | 正常 | 眶周见血痂，无眼睑裂伤 |
| 巩膜与结膜 | 正常 | 曲线形II/III区眼球壁裂伤，自6∶00角膜缘向下延伸，伴葡萄膜和玻璃体脱出 |
| 角膜 | 正常 | 水肿，下方后弹力层皱褶 |

续表

|  | 右眼 | 左眼 |
|---|---|---|
| 前房 | 正常 | 浅 |
| 虹膜 | 正常 | 下方虹膜脱出于伤口外 |
| 晶状体 | 正常 | 正常 |
| 玻璃体 | 正常 | 玻璃体积血 |

### 19.2.5　散瞳检查

右眼黄斑及视盘：正常

右眼周边视网膜：正常

左眼黄斑及视盘：窥不清

左眼周边视网膜：窥不清，大体在位

### 19.2.6　影像学检查

眼眶 CT 平扫（图 19.1）显示左眼球轮廓异常，未见眼内异物。未见眼眶骨折。

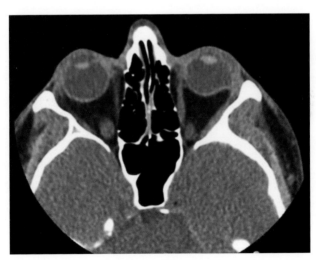

**图 19.1　水平 CT**

显示右眼球正常，左眼球变形，未见眼内异物

## 19.3 术前初步评估与手术计划

患者系左眼Ⅱ/Ⅲ区开放性眼外伤，需要手术修复。

本病例在说明Ⅱ/Ⅲ区裂伤的标准修复以外，还讨论了其他一些注意点。主要包括：对眼球穿通伤病例进行全面眼后节检查的重要性，这有助于评估视网膜击伤部位、外伤出口或脉络膜破裂情况；以及在有明显葡萄膜或玻璃体脱出的穿通伤病例中，应对防止葡萄膜或玻璃体嵌顿做好准备。

在本病例中，我们进行了详细的眼后节检查，但是视野受到玻璃体积血的轻度影响。这种情况经常会出现，提醒我们在术后需要进一步检查，并与视网膜专科医生共同评估视网膜伤情。此外，对于眼球穿通伤，在眼后节窥不清的情况下，必须进行 CT 检查以排除眼内异物。

许多Ⅱ/Ⅲ区眼外伤都可合并玻璃体和葡萄膜脱出。在关闭伤口之前进行 Weck-cel 辅助玻璃体切除术有助于防止玻璃体嵌顿。此外，在缝合伤口时，助手可使用虹膜铲复位脱出的葡萄膜组织，以防止葡萄膜嵌顿。

## 19.4 手术探查与修复：手术记录

术前与患者详细沟通手术风险、获益及替代方案，患者同意进行眼球探查及开放性眼外伤修复手术。将患者带入手术室，由麻醉医生进行全身麻醉。术前核对患者信息及眼别。按照眼科常规无菌要求进行消毒铺巾。使用 Jaffe 开睑器确保术野暴露充分。

首先环形剪开下方180°结膜，在 3:00 和 9:00 做放射状松解切口。用 Westcott 钝剪在下方象限进行钝性分离，轻柔探查伤口。见曲线形巩膜全层裂伤自 6:00 角膜缘向颞下象限延伸，长约 11～12mm，伴玻璃体和葡萄膜脱出（图 19.2）。由于大量玻璃体脱出，在关闭伤口前小心进行 Weck-cel 辅助玻璃体切除术。缝合伤口时使用虹膜铲辅助以防止葡萄膜嵌顿。8-0 尼龙线间断缝合伤口 11 针。然后进行进一步探查以确保找到并关闭所有伤口。

用 8-0 Vicryl 线间断缝合结膜。远离伤口部位结膜下注射糖皮质激素和抗生素。在显微镜下移除手术巾。术眼滴入妥布霉素 - 地塞米松及马来酸噻吗洛尔眼液。无菌眼垫及眼罩包盖术眼。患者对手术耐受良好，无并发症发生。

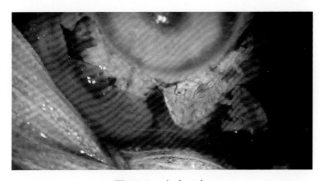

**图 19.2　术中照相**
下方 180°球结膜环形剪开，曲线形巩膜全层裂伤自 6：00 角膜
缘向颞下象限延伸，长约 11～12mm，伴玻璃体和葡萄膜脱出

### 19.4.1　手术探查与修复：注意点

- 对于存在明显玻璃体脱出的Ⅱ/Ⅲ区眼球裂伤，在关闭伤口前进行 Weck-cel 辅助玻璃体切除术有助于防止玻璃体嵌顿。注意不要拉扯玻璃体。
- 对于存在明显葡萄膜脱出的眼球裂伤，助手可在缝合巩膜伤口过程中使用虹膜铲来防止葡萄膜嵌顿。
- 巩膜裂伤通常使用 8-0 尼龙线板层缝合，间隔约 1mm。

## 19.5　术后病程

　　患者留院完成 48 小时静脉抗生素治疗。术后第 1 天，患者左眼视力为 20/100，针孔视力 20/40，前房积血 1mm。眼底检查提示在Ⅱ/Ⅲ区裂伤部位可能存在视网膜脱离或视网膜嵌顿。因玻璃体积血遮挡，后节视野模糊。

　　术后第 1 天对视网膜病情进行讨论。眼底检查显示下方周边脉络膜破裂可能，B 超证实视网膜在位。建议密切观察。出院后术眼局部点用阿托品每天 2 次，醋酸泼尼松龙每天 6 次，加替沙星每天 4 次。

　　视网膜专科于术后第 3 天和第 2 周对患者进行随访，证实下方周边脉络膜破裂（图 19.3），玻璃体积血改善。术后第 2 周，患者视力提高至 20/40，针孔视力 20/25。视网膜专科医生建议患者定期随访，监测脉络膜新生血管或视网膜脱离可能。

　　最后 1 次眼外伤专科随访在术后 1 个月进行。此时患者术眼视力稳定为 20/40，针孔视力 20/25。裂隙灯检查显示前房积血在术后第 1 天就已吸收。下方结膜形态不规则。眼底情况稳定。患者受伤时身在外地，已安排其在离家较近的医疗机构继续随访。

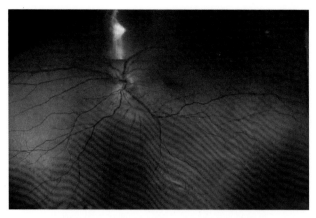

**图 19.3　左眼术后第 2 周广角眼底照相**
下方周边见两个曲线区域,考虑脉络膜破裂

## 19.6　最终伤情评价

### 19.6.1　最终视力

右眼:20/20
左眼:20/40,针孔视力 20/25

### 19.6.2　瞳孔

右眼:圆,传入性瞳孔障碍(-)
左眼:圆,传入性瞳孔障碍(-)

### 19.6.3　裂隙灯检查

|  | 右眼 | 左眼 |
| --- | --- | --- |
| 眼睑与睫毛 | 正常 | 正常 |
| 巩膜与结膜 | 正常 | 鼻侧、下方及颞侧结膜 Vicryl 缝线在位,轻度水肿,下方结膜形态不规则 |
| 角膜 | 正常 | 透明 |
| 前房 | 正常 | 清亮 |
| 虹膜 | 正常 | 正常 |
| 晶状体 | 正常 | 虹膜后下方可能存在晶状体混浊 |
| 玻璃体 | 正常 | 正常 |

### 19.6.4　散瞳检查

右眼黄斑及视盘：正常

右眼周边视网膜：未散瞳，之前检查正常

左眼黄斑及视盘：正常

左眼周边视网膜：下方两条弧形白线，未见视网膜裂孔或脱离

## 19.7　回顾与总结

眼球穿通伤病例常合并玻璃体积血。尽管如此，仍应尽可能对患者进行全面的眼后节检查，以寻找视网膜击伤部位或外伤出口。对于此类病例，必须进行 CT 检查，以排除眼内异物的存在。

II/III 区眼球裂伤可伴发明显的玻璃体和葡萄膜脱出。Weck-cel 辅助玻璃体切除术有助于保证伤口无玻璃体嵌顿。此外，在缝合伤口时，助手可使用虹膜铲复位脱出的葡萄膜，这有助于防止葡萄膜嵌顿。

虽然 II/III 区眼球穿通伤的病理损伤很明显，但如果裂伤位于周边部，没有明显视网膜损伤及视网膜脱离，那么这些病例通常可以获得良好的视力结果。研究表明，III 区眼球穿通伤的视力预后通常比钝性损伤引起的眼球后部破裂伤要好 [1, 2]。

本例患者还存在外伤相关性周边部脉络膜破裂。虽然脉络膜破裂位于周边，对视力结果没有显著影响，仍然建议密切随访患者，监测包括脉络膜新生血管和视网膜脱离在内的并发症。在一系列因闭合性或开放性眼外伤导致脉络膜破裂的患者中，脉络膜新生血管的发生率为 11%，视网膜脱离的发生率为 14%[3]。

## 19.8　学习要点

- 眼球穿通伤与裂伤的视力预后通常比钝性损伤要好。
- 尽管许多眼球穿通伤病例可能会并发玻璃体积血，但是在条件允许的情况下仍应进行彻底的眼后节检查，以评估视网膜击伤部位或外伤出口情况。
- 眼球穿通伤可能合并脉络膜破裂，不过如果脉络膜破裂位于周边部，对最终视力结果可能不会产生显著影响。

## 参考文献

1. Agrawal R, Ho SW, Teoh S. Pre-operative variables affecting final vision outcome with a critical review of ocular trauma classification for posterior open globe (Zone III) injury. Indian J Ophthalmol. 2013;61(10):541–5.
2. Rahman I, Maino A, Devadason D, Leatherbarrow B. Open globe injuries: factors predictive of poor outcome. Eye (Lond). 2006;20(12):1336–41.
3. Ament CS, Zacks DN, Lane AM, et al. Predictors of visual outcome and choroidal neovascular membrane formation after traumatic choroidal rupture. Arch Ophthalmol. 2006;124(7):957–66.

# 第20章
# 病例15：亲密伴侣暴力性质刀刺伤致Ⅱ/Ⅲ区开放性眼外伤

Tavé van Zyl, Demetrios Vavvas, and Seanna Grob

## 20.1　现病史

　　40余岁女性患者，因遭其生活伴侣用刀袭击，面部、胸部及背部多发组织裂伤，被救护车运送至马萨诸塞州总医院。既往健康，无眼病史。

- 患者诉视物模糊及左眼疼痛。
- 眼眶CT提示左眼开放性眼外伤伴玻璃体积血。
- 眼科会诊。

## 20.2　初步伤情评价

### 20.2.1　视力（裸眼）

　　右眼：20/20
　　左眼：指数/60cm

### 20.2.2　瞳孔

　　右眼：直径3mm
　　左眼：直径3.5mm，瞳孔不规则，成角变形并向鼻上方移位，对光反射迟钝。传入性瞳孔障碍（−）。

### 20.2.3　眼压（Tonopen）（mmHg）

　　右眼：22
　　左眼：推迟检查

### 20.2.4　外眼检查

　　左侧眉弓上方皮肤裂伤，长约4.5cm，下颌皮肤裂伤，长约1cm，一期外伤

173

缝合术后

## 20.2.5  裂隙灯检查

|  | 右眼 | 左眼 |
| --- | --- | --- |
| 眼睑与睫毛 | 正常 | 眶周瘀斑及水肿 |
| 巩膜与结膜 | 正常 | 近360°结膜下出血,不均匀轻度隆起 |
| 角膜 | 正常 | 正常,无上皮缺损或裂伤 |
| 前房 | 正常 | 较对侧眼加深,虹膜表面少量血性附着物,未见积血平面(患者仰卧位) |
| 虹膜 | 正常 | 鼻上方成角变形 |
| 晶状体 | 正常 | 正常 |
| 玻璃体 | 正常 | 玻璃体积血(+) |

## 20.2.6  散瞳检查

右眼黄斑及视盘:平伏,正常

右眼周边视网膜:平伏,正常

左眼黄斑及视盘:玻璃体积血遮挡,模糊,黄斑可疑脱离

左眼周边视网膜:模糊,颞侧泡状隆起,上方及鼻侧视网膜可疑脱离。

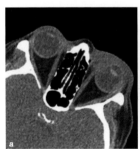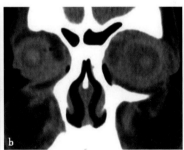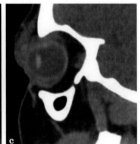

**图 20.1  术前眼眶 CT**

水平位 CT 显示左侧前房较右侧加深(a);冠状位 CT 显示左眼球鼻侧轮廓欠规则,伴眶隔前软组织肿胀(b);矢状位 CT 显示左眼球上方轮廓塌陷(c)。

## 20.2.7  影像学检查

眼眶 CT 显示眶缘完整,未见眼眶骨折。左眼前房加深,玻璃体腔颞侧及后部可见层状高密度影。矢状位 CT 显示,左眼球轮廓相对于右眼呈轻度塌陷。左前额头皮下至左眼眶隔前区见广泛软组织肿胀。未见眼内异物(图 20.1)。

## 20.3 术前初步评估及手术计划

患者左眼视力急剧下降，360° 结膜下不均匀扁平出血，前房深度加深，瞳孔成角变形，玻璃体积血，同侧眉弓上方深层组织裂伤。患者否认眼部受钝挫伤。结合病史、体格检查结果，及 CT 显示眼球轮廓不规则，考虑患者眼球后部穿通伤可能，需要进行手术探查。

## 20.4 手术探查与修复：手术记录

术前与患者详细沟通手术风险、获益及替代方案，患者同意进行眼球探查、开放性眼外伤修复及眉弓皮肤裂伤修复手术。将患者带入手术室，由麻醉医生进行全身麻醉。术前核对患者信息及眼别。按照眼科手术无菌要求进行消毒铺巾，使用 Jaffe 开睑器确保术野暴露充分。

在鼻侧及上方可疑眼球破裂区域沿角膜缘作 120° 结膜切口。用 Westcott 剪及 Stevens 肌腱剪在鼻上象限作钝性分离探查，以评估眼球后部损伤程度。

探查见一长约 15mm 的斜向走行的全层巩膜裂伤，起点位于 10:00 方位角膜缘后 3mm 处，向后方及鼻侧延伸（图 20.2）。伤口的后三分之二靠近内直肌上缘。伤口前部及上方可见明显的玻璃体及葡萄膜组织脱出，伤口后部仅见少量内容物脱出。用斜视钩分离暴露内直肌，检查确认肌肉未受损伤。使用多组 8-0 尼龙线间断缝合关闭巩膜裂伤。缝合时使用虹膜铲避免玻璃体及葡萄膜组织堪顿于伤口中。同时应注意勿损伤内直肌。

8-0 Vicryl 线间断缝合关闭结膜伤口。在鼻侧远离裂伤部位结膜下注射糖皮质激素及抗生素药物。取出开睑器。

接下来处理左侧眉弓软组织裂伤。检查发现眉弓伤口与左眼球周间隙相通，推测可能是巩膜裂伤的伤道入口（图 20.3）。5-0 Vicryl 线间断缝合深部组织 3 针，5-0 尼龙线间断缝合皮肤伤口多针。

在显微镜下去除手术巾。术眼滴入糖皮质激素 - 抗生素眼膏及阿托品眼液，无菌眼垫及眼罩包盖术眼。眉弓裂伤涂杆菌肽软膏。患者在手术室拔管，术中耐受良好，无并发症发生。

### 20.4.1 手术探查与修复：注意点

- 对于怀疑存在后部破裂伤的眼球，应在手术室内进行轻柔而全面的探查。
- 助手可通过使用 0.12 有齿镊小心转动眼球，以充分暴露伤口。切勿对眼球施加额外压力，否则可能导致眼内容物进一步脱出，并增加葡萄膜嵌顿的风险。

- 应注意识别伤口附近的眼外肌组织，检查是否受损，并注意在修复巩膜裂伤时避开眼外肌。

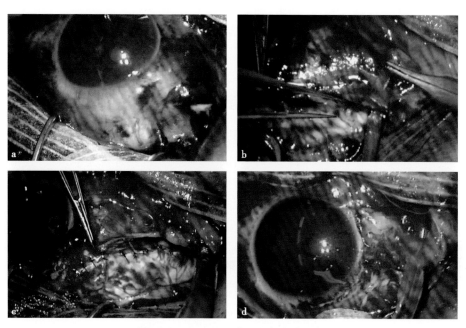

**图20.2　开放性眼外伤修复术中照相**
用0.12有齿镊向下轻柔转动眼球，暴露鼻上方全层巩膜裂伤，伴玻璃体及葡萄膜组织脱出（a）；使用虹膜铲防止缝合伤口时葡萄膜组织嵌顿；内直肌与伤口平行，缝合时应避免误伤（b）；伤口长约15mm（c）；巩膜伤口修复后，用8-0 Vicryl线间断缝合结膜伤口（d）

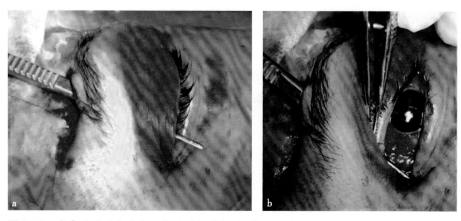

**图20.3　术中见眉弓上方伤口与眼周间隙相通，推测可能是原始伤道入口（a，b）。睑缘及泪小管系统未受损伤**

## 20.5　术后病程

　　患者留院完成 48 小时静脉抗生素治疗，并接受社会服务机构及亲密伴侣暴力相关帮助。术后第 1 天，患者视力手动，后极部视网膜因玻璃体积血遮挡模糊不清。双目间接检眼镜检查可见视网膜隆起，考虑视网膜脱离可能。B 超检查提示玻璃体腔内多个膜性界面，并与后极部有附着点（图 20.4）。鼻上方轻度膜性隆起从视盘周围延伸至后极部。

　　患者于术后第 4 天接受了视网膜专科评估，并于术后第 7 天进行了 23G 经平坦部玻璃体切除手术。术中清除玻璃体积血后见视网膜平伏。巩膜顶压下全面检查眼底明确没有裂孔存在，仅在鼻上象限见外伤相关性脉络膜视网膜瘢痕，附近可见向下方延伸的视网膜下出血。

　　随后数周由视网膜及眼外伤专科对患者进行密切随访。患者视网膜下出血逐渐吸收，暴露出鼻上象限的脉络膜破裂部位（图 20.5）。视网膜依旧在位。在伤后 7 个月的最近一次随访中，患者最佳矫正视力为 20/25 ＋，视网膜在位，未见明显增生性玻璃体视网膜病变表现。由于视网膜脱离的风险仍然较高，患者将继续在视网膜专科进行密切随访[1]。

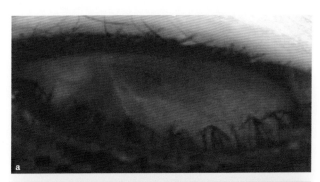

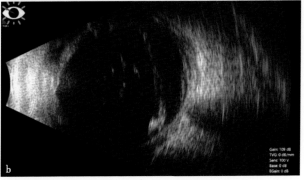

**图 20.4**　开放性眼外伤修复术后第 3 天
眼底散瞳检查因玻璃体积血遮挡模糊不清，隐见鼻上方膜性隆起，以及颞上方可疑累及黄斑的视网膜脱离（a）；B 超检查提示玻璃体腔内多个膜性界面，并与后极部有附着点（b）

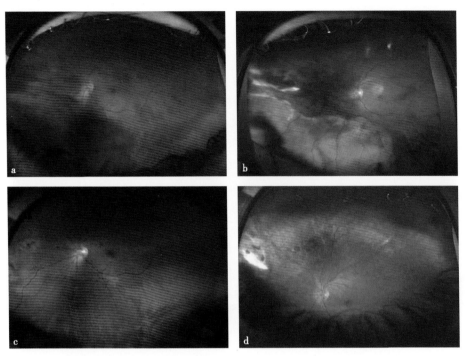

**图 20.5　23g 经平坦部玻璃体切除手术后视网膜下出血的吸收过程**
术后第 1 天广角眼底照相（a）；术后第 6 周（b）；术后第 9 周（c, d）

## 20.6　最终伤情评价

### 20.6.1　最终视力

右眼：20/20

左眼：20/30，针孔视力 20/25

### 20.6.2　屈光检查

右眼：−0.25DS/−0.25DC×105 = 20/20

左眼：−1.25DC×145 = 20/25 +

### 20.6.3　瞳孔

右眼：直径 4mm，圆

左眼：直径 4mm，圆，轻度不规则，对光反射存在，传入性瞳孔障碍（−）

### 20.6.4　裂隙灯检查

|  | 右眼 | 左眼 |
|---|---|---|
| 眼睑与睫毛 | 正常 | 正常 |
| 巩膜与结膜 | 正常 | 鼻上方结膜下见巩膜缝线在位 |
| 角膜 | 正常 | 正常 |
| 前房 | 正常 | 正常 |
| 虹膜 | 正常 | 正常 |
| 晶状体 | 正常 | 核硬度(+)，弥漫后囊下混浊(++) |
| 玻璃体 | 正常 | 玻璃体切除术后 |

### 20.6.5　散瞳检查

右眼黄斑及视盘：正常

右眼周边视网膜：正常

左眼黄斑及视盘：正常

左眼周边视网膜：鼻侧脉络膜破裂部位瘢痕形成，视网膜下出血吸收

## 20.7　回顾与总结

本病例说明了在评估是否存在开放性眼外伤时，必须对一些重要的临床体征引起重视。即使在临床检查中没有立刻发现裂伤或破裂伤，但是如果受伤眼前房相较于对侧眼明显加深（考虑到晶状体状态），或者存在瞳孔成角变形，则应考虑眼球后部开放性眼外伤的可能性。眼内压水平不能作为判断是否发生开放性眼外伤的指标，因为后部开放性眼外伤的眼内压也可能是正常的（甚至升高）。玻璃体积血虽然不足以证明存在开放性眼外伤，但是可以作为发生眼球穿通伤的辅助证据。最后，对于因刀具袭击造成的眼周组织裂伤，也应对眼球穿通伤提高警惕。

通过本病例还发现，在发生玻璃体积血时，玻璃体后皮质的不完全分离在 B 超和临床检查中都可表现为视网膜脱离。在玻璃体切除手术中应注意避免扰动巩膜裂伤部位的受损视网膜。本例手术成功的关键在于一期修复手术中仔细关闭伤口，且未对视网膜造成过多牵拉。玻璃体切除手术后应密切随访，因为术后发生增生性玻璃体视网膜病变和视网膜脱离的风险都比较高。如果眼底窥不清，应进行 B 超检查，并仔细解读结果。发现异常后应首选加强随访、严密监测病情变化，而不是第一时间手术。

有研究发现眼球穿通伤的预后一般优于眼球破裂伤，这与本病例一致[2]。尽管如此，由于视网膜脱离风险较高，该患者仍需要密切随访[1]。

亲密伴侣暴力（intimate partner violence，IPV）是一种严重的公共卫生问题。多项研究表明，头部、颈部及面部（包括眼部）是 IPV 相关伤害的最常见部位。因此，眼科医生在面对缺乏明确致伤原因（如交通事故）的眼外伤患者时应对 IPV 保持高度警惕[3, 4]。因为需要保留照片证据，如果怀疑或明确为IPV，必须在患者出院前将其转送至相关服务部门。相关社会服务包括社会工作、精神病学、心理学、咨询服务、执法部门、地方机构（如妇女庇护所），以及美国国家家庭虐待热线（1-800-799-SAFE）。

## 20.8　学习要点

- 如果裂隙灯检查和／或 CT 检查提示受伤眼的前房较对侧眼加深，应考虑后部（Ⅱ或Ⅲ区）开放性眼外伤的可能性。
  - 提醒：需结合双眼晶状体状态。
- 成角变形或偏心移位的瞳孔通常指向隐匿性巩膜损伤的部位。
- 不伴有眼内异物的锐性眼球穿通伤（如刀刺伤），即使伤口位于眼球后部，通常预后仍优于钝性眼球破裂伤。
  - 由于增生性玻璃体视网膜病变及视网膜脱离风险较高，这类患者仍需要仔细、严密的随访。
- IPV 的受害者不仅需要及时的外伤救治，还需要相关支持与帮助，在其出院前应转送至 IPV 相关社会服务部门。

### 参考文献

1. Brodowska K, Stryjewski TP, Papavasileiou E, Chee YE, Eliott D. Validation of the retinal detachment after open globe injury (RD-OGI) score as an effective tool for predicting retinal detachment. Ophthalmology. 2017;124(5):674–8. https://doi.org/10.1016/j.ophtha.2016.12.032.
2. Rahman I, Maino A, Devadason D, Leatherbarrow B. Open globe injuries: factors predictive of poor outcome. Eye (Lond). 2005;20(12):1336–41. https://doi.org/10.1038/sj.eye.6702099.
3. Beck SR, Freitag SK, Singer N. Ocular injuries in battered women. Ophthalmology. 1996; 103(1):148–51. https://doi.org/10.1016/S0161-6420(96)30748-3.
4. Clark TJ, Renner LM, Sobel RK, et al. Intimate partner violence: an underappreciated etiology of orbital floor fractures. Ophthalmic Plast Reconstr Surg. 2014;30(6):508–11. https://doi.org/10.1097/IOP.0000000000000165.

# 第21章
# 病例16：Ⅰ/Ⅱ/Ⅲ区开放性眼外伤伴视网膜击伤及术后斜视

Benjamin Jastrzembski, Katherine E. Talcott, Seanna Grob, Dean Eliott, and Ankoor S. Shah

## 21.1 现病史

13 岁男性儿童患者，因怀疑左眼开放性眼外伤就诊。既往体健。

- 患者当时在露营，用小刀切割扎带时不慎刺入左眼，顿感疼痛和视力下降。
- 患者于外院就诊，予静脉抗生素治疗及眼眶 CT 检查，随后被转至 MEE 进一步诊疗处理。

## 21.2 初步伤情评价

### 21.2.1 视力（裸眼）

右眼：20/30
左眼：手动

### 21.2.2 瞳孔

右眼：圆，对光反射灵敏
左眼：下方成角变形，传入性瞳孔障碍（−）

### 21.2.3 外眼检查

正常，无软组织裂伤

### 21.2.4 裂隙灯检查

|  | 右眼 | 左眼 |
|---|---|---|
| 眼睑与睫毛 | 正常 | 正常 |
| 巩膜与结膜 | 正常 | 充血（++） |

续表

|  | 右眼 | 左眼 |
|---|---|---|
| 角膜 | 正常 | 鼻下方线状裂伤，长约8mm，自9:00延伸至6:00巩膜3mm，伴葡萄膜组织脱出 |
| 前房 | 正常 | 浅，少量积血 |
| 虹膜 | 正常 | 虹膜从下方伤口脱出 |
| 晶状体 | 正常 | 晶状体前移，因前房积血遮挡，余组织窥不清 |
| 玻璃体 | 正常 | 窥不见 |

### 21.2.5　散瞳检查

右眼黄斑及视盘：正常

右眼周边视网膜：正常

左眼黄斑及视盘：窥不见

左眼周边视网膜：窥不见

### 21.2.6　影像学检查

眼眶CT显示左眼球轮廓变形，伴少量玻璃体积血。左下直肌区域少量不对称软组织影，考虑有少量出血。未见骨折或异物（图21.1）。

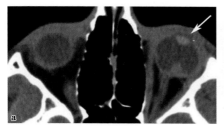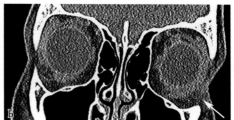

**图21.1**　水平位（a）及冠状位（b）CT显示右眼正常，左眼开放性眼外伤表现。左眼眼内出血，巩膜轮廓不规则。左下直肌区域少量软组织影，考虑为出血或葡萄膜脱出

## 21.3　术前初步评估及手术计划

患者系刀刺伤导致左眼Ⅰ/Ⅱ/Ⅲ区开放性眼外伤，需行手术修复。

本病例在说明Ⅰ/Ⅱ/Ⅲ区裂伤的标准修复以外（参见本书之前病例），主要讨论了三个重点内容：

1. 儿童眼外伤的初步处理；

2. 视网膜击伤部位的处理；

3. 眼外伤后斜视的处理。

对于儿童开放性眼外伤患者，初步处理方法应根据患者及其监护人个性化制定。与其他小儿眼科就诊过程一样，关注患者及其家庭的心理是医患相处和谐的关键。这有助于减轻患者及其家人的创伤体验，并能更好地进行术前检查。尽管如此，根据孩子的年龄、成熟度和疼痛程度，能够执行的术前检查可能非常有限。当患者不能合作时，最好保守一点，等待麻醉后再进行检查，而不是冒着眼内容物脱出的风险强行检查。眼科主诊医生应该向所有初级外伤、急诊科或外科医生重点强调这一点，以避免反复检查、操作眼球。

与其他开放性眼外伤修复手术一样，应向患者及其监护人或父母强调，一期手术的首要目标是关闭眼球，以防止进一步的损伤或感染。视力恢复是一期手术的次要目标，并可能需要进行多次手术以及术后的密切随访。尽管监护人可以代表患者同意进行手术，但是最佳做法是直接与患者本人讨论手术，并在患者的成熟度和认知水平上取得患者及监护人的同意。

术后早期让小儿眼科医生参与治疗是有帮助的。因为今后的相当长一段时间里，都可能由小儿眼科医生跟踪随访。应尽早开始预防弱视治疗，包括遮盖治疗与屈光矫正，以获得最佳矫正视力。小儿眼科医生还可以监测外伤后斜视的发生，因为儿童即使短期内双眼视觉受到破坏，也可能发生斜视。

## 21.4　手术探查与修复：注意点

术前与患者及母亲详细沟通手术风险、获益及替代方案，患者及父母同意进行左眼开放性眼外伤探查及修复手术。将患者带入手术室，由麻醉医生进行全身麻醉。术前安全核查，核对患者信息及眼别。

10%聚维酮碘进行左眼眼周皮肤消毒，5%聚维酮碘进行结膜囊消毒。注意避免将聚维酮碘溶液直接滴入伤口和脱出的葡萄膜组织中。无菌手术巾暴露左眼，Jaffe 开睑器开睑。用 Beaver 刀（Beaver-Visitec International, Inc., Waltham，MA）及平衡盐溶液小心清创脱出的葡萄膜组织。首先在下方沿角膜缘环形剪开部分结膜，3:00 和 9:00 用 Westcott 剪做松解切口。见全层角巩膜裂伤，自 9:00 近角膜缘处角膜一直延伸至下直肌止点部位。用虹膜铲小心将葡萄膜组织回纳至眼内，并用虹膜铲拦住葡萄膜，然后在其上方缝合伤口，以确保葡萄膜组织不会嵌顿至伤口或缝线中。首先用 9-0 尼龙线对齐缝合角膜缘。4:00 作颞侧角膜缘穿刺口，注入适量过滤空气以维持前房深度。10-0 尼龙线间断缝合角膜裂伤，长约 6.5mm。8-0 尼龙线间断板层缝合巩膜裂伤。斜视钩勾住下直肌，2-0 丝线做牵引，以充分暴露下直肌下方的伤口。见巩膜裂伤终止于下直肌止点后缘,长约 6.5mm。整个角巩膜裂伤总长约 13mm。完全关闭伤口后,用荧光素染色确认伤口无渗漏。8-0 Vicryl 线间断缝合结膜伤口,缝合时需带浅层巩膜,以将结膜固定于角膜缘处。颞上方远离伤口部位结膜下注射糖皮质激素和抗生素。小心去除开睑器及手术巾。术眼滴入 1% 阿托品眼液及新霉素 - 多粘菌素 B- 地塞米松眼膏。无菌眼垫及眼罩包盖术眼。患者对手术耐受良好,无并发症发生。

### 21.4.1　手术探查与修复:要点

- 如果存在葡萄膜组织脱出,无论是通过角膜或巩膜伤口脱出,都可以利用虹膜铲压住葡萄膜,在其上方进行缝合操作。在收紧缝线的同时撤回虹膜铲,这样可以保证葡萄膜组织留在眼内而不发生嵌顿。缝合数针后,阻止葡萄膜脱出将变得更容易,余下的缝合操作也会更简单。
- 如果Ⅲ区裂伤穿过或延伸至眼外肌止点附近,应使用带孔 Gass 斜视钩分离肌肉,丝线做牵引。勾住眼外肌后,就可以对肌止点后方的巩膜进行检查。此时通常用斜视钩或牵引缝线将肌肉拉到一边以暴露伤口,无须离断肌肉就可以进行修复操作。

## 21.5　术后病程

患者被收治入院以完成 48 小时静脉抗生素治疗。术后第 1 天,患者视力仍为手动,眼底窥不清。晶状体未见明显受损,但是由于角膜水肿和前房积血的影响,很难做出准确评估。术后首次 B 超检查显示玻璃体积血及鼻下方膜状牵引。颞下方脉络膜隆起。

术后第 10 天,视网膜专科医生检查患者。视力手动,眼底仍然窥不清(图 21.2)。复查 B 超显示严重的膜状牵引累及黄斑(图 21.3)。与患者及其家属讨论治疗方案,患者选择进行经平坦部玻璃体切除、晶状体切除、眼内激光光凝及剥膜手术。本次手术在一期修复手术后 12 天进行。

术中见中心凹下方及颞侧形成贯穿视网膜及巩膜的瘢痕组织,提示该处为外伤的出口部位。瘢痕组织起始于中心凹外黄斑颞下方,周围有牵拉性视网膜脱离。这些发现表明损伤类型为贯通伤,视网膜和后巩膜组织被刀贯穿。进行经平坦部晶状体切除及玻璃体切除。术中剥除视网膜瘢痕处前膜,激光封闭两处小的视网膜裂孔(手术过程见下文)。

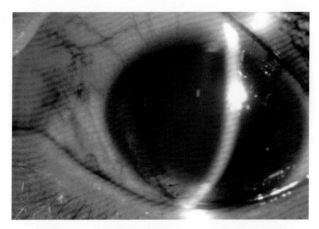

**图21.2　一期修复术后第10天眼前节裂隙灯照相**
显示角膜鼻下方缝线在位，瞳孔散大，眼内视野模糊

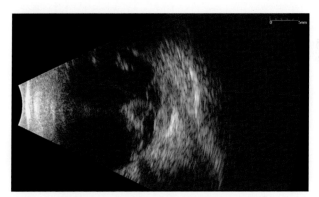

**图21.3　一期修复术后第10天复查B超**
显示严重的膜状牵引累及黄斑

## 21.6　二期修复手术：手术记录

　　在完成手术知情同意程序后，患者被带入手术室进行全身麻醉。术前与患者父母详细沟通手术风险、获益、替代方案及并发症。患者父母理解手术预后有限，并希望进行手术治疗。同时理解即使执行手术，失明的风险依然存在，并可能需要多次手术。所有疑问均得到解答。

　　按照眼科常规无菌要求进行消毒铺巾。钢丝开睑器开睑。在角膜缘后3.0mm处做标记，经结膜安置23G带自闭阀套管针。玻璃体切割头与照明光纤配合，切除中轴部及周边部玻璃体积血。另外还进行了经平坦部晶状体切除术。去除所有晶状体核和皮质，眼内镊撕除晶状体囊膜。玻璃体积血非常浓厚，视网膜难以窥清。小心清除积血，发现部分玻璃体后脱离，颞下血管弓附近外伤出口部位的玻璃体粘连紧密。可以据此推测刀击伤贯穿视网膜和后巩膜组织。外伤出口位于黄斑颞下方，自鼻上指向颞下，周围见纤维瘢痕及牵拉性视网膜脱离。外伤出口的鼻上边界位于黄斑区内，但是远离中心凹，颞下边界则超过颞下血管弓。黄斑及中心凹向颞下方旋转。黄斑区广泛视网膜下出血及视网膜色素上皮下出血。黄斑区可见指向瘢痕的条纹。下方周边纤维化区域内见两个小裂孔。提起外伤出口处玻璃体后界膜，仔细分离以减轻牵引。未行视网膜切除。360°巩膜顶压下切除基底部玻璃体。尽可能彻底切除玻璃体，未见其他周边病变。可见大量与纤维瘢痕相关的增殖膜，予以完全剥除。解除所有异常牵引后，围绕下方周边两个小裂孔及纤维增殖区进行激光光凝。软头笛针及照明光纤配合进行气 - 液交换。外伤出口部位局灶性牵拉性视网膜脱离复位。未见其他视网膜裂孔。拔除套管针，7-0 Vicryl 线（polyglactin 910 缝线）（Ethicon US, LLC., Somerville, NJ）缝合 3 处巩膜穿刺口。未进行惰性气体填充。7-0 Vicryl 线间断缝合结膜伤口。结膜下注射头孢唑林和地塞米松。术毕指测眼压正常。10% 聚维酮碘冲洗眼球，地塞米松 - 新霉素 - 多粘菌素 B 和 1% 阿托品眼膏涂眼。敷料及眼罩包盖术眼，患者拔管并转移至恢复室，病情稳定，耐受良好。无手术并发症。

### 21.6.1　二期修复手术：注意点

- 识别位于后巩膜的外伤出口可能会受到致密玻璃体积血的限制，在玻璃体切割术或玻璃体积血自行吸收之前可能无法确认。
- 许多眼球贯通伤的出口部位需要进行视网膜切除手术，以去除嵌顿在伤口中的视网膜。本例患者的视网膜异常牵引很小，也没有视网膜嵌顿，因此无须在出口部位进行视网膜切除手术。
- 一些眼球贯通伤会引起广泛的黄斑下出血，可予以清除。本例患者黄斑下出血较少，无须手术干预。

## 21.7　术后病程

患者术后由视网膜及眼外伤专科进行密切随访数周。伤后第 8 周，伤口愈合良好，予以拆除角膜缝线。患者为无晶状体眼，裸眼视力为 20/300。由于患者对配戴接触镜犹豫不决，直到伤后约 6 个月才被转至接触镜专科。患者验配了 Orion 医学美瞳镜片（Orion Vision Group, Marietta, GA），最佳矫正视力为 20/40。2 个月后患者换成了耐受度更好的 Alden HP Toric 软性接触镜

（Alden Optical Laboratories，Inc.，Lancaster，NY）。在配戴接触镜提高视力后，患者出现了双眼恒定性水平复视。

患者被转至小儿眼科专科医生，检查发现中等度数的左眼外斜视，看远看近度数接近，可能与知觉剥夺相关。然而，由于患者的接触镜矫正视力下降至 20/125，所以又被转回接触镜专科，以确保患者的无晶状体状态已经得到最佳矫正。通常情况下，斜视度数会因视力未矫正至最佳状态而发生改变，而斜视度数对于斜视手术的设计至关重要。此外，理想的屈光矫正有助于在斜视手术后促进双眼视觉功能恢复，有利于双眼图像融合，从而减轻复视。

外伤后约 16 个月，患者进行了双眼视功能检查，结果显示看远看近均为右眼主视，Titmus 图检查显示无立体视，Worth 四点灯检查显示看远看近均为左眼抑制。最佳视力矫正后进行斜视检查，看远外斜视、左眼上斜视伴 V 征（图 21.4），看近斜视角略大，外斜视 40$^\triangle$～45$^\triangle$（prism diopter，PD）、左眼上斜视 8$^\triangle$。检查结论为知觉剥夺引起获得性左眼外斜视，外伤导致双眼视功能障碍。患者的斜视度数已稳定 6 个月以上（图 21.5）。

|  | 外斜视40$^\triangle$<br>左眼上斜视6$^\triangle$ |  |
|---|---|---|
| 外斜视30$^\triangle$ | 外斜视30$^\triangle$<br>左眼上斜视7$^\triangle$ | 外斜视30$^\triangle$<br>左眼上斜视8$^\triangle$ |
|  | 外斜视25$^\triangle$~30$^\triangle$<br>左眼上斜视8$^\triangle$ |  |

图 21.4　斜视术前三棱镜检查看远斜视角

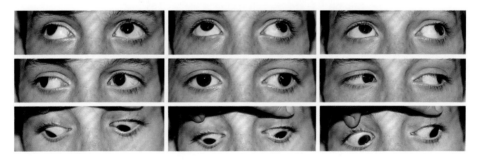

图 21.5　斜视术前眼位照相

患者及其母亲均诉斜视和复视影响了自尊心。患者诉其不喜欢自己的"懒惰眼"，不愿意拍照，与同伴聊天时喜欢闭上一只眼。在眼科医生建议下，患者也停止了最爱的曲棍球运动。患者接受了心理治疗以应对这些挑战，并且诊疗小组建议患者将斜视手术作为下一步康复手术。患者及其父母同意通过可调节缝线法进行左眼外直肌后徙及内直肌缩短手术，以改善复视，恢复眼位。

　　手术中发现患者外直肌周围瘢痕化，肌肉分离难度较大。使用可调节缝线方法进行左眼外直肌后徙 8mm 及内直肌缩短 6.5mm。术后由于患者结膜水肿明显，无法配戴接触镜，而框架眼镜加高度正镜片让眼位观察变得非常困难，所以无法通过可调节缝线进行眼位调整。不过术后外观立刻显示患者的大角度外斜视得到了很大程度改观。

　　患者的复视及双眼图像分离程度在斜视手术后明显减轻。但是术后 3 个月后，患者诉双眼图像重叠，无法融合。患者发现在配戴接触镜时复视更为严重，因此停止了每天使用接触镜。同视机检查提示患者左眼视物变形。产生视物变形的主要原因为残余黄斑前膜，以及外伤对黄斑和中心凹的损伤。这种双眼成像差异影响了高级别双眼视功能。通过在患者的平光护目镜上加装 3M™ Press-On™ Optics 压贴式三棱镜（The Fresnel Prism and Lens Co.，Bloomington，MN），可以在患者配戴接触镜时减轻复视。患者对其外观重建效果很满意，并改善了与他人的眼神交流（图 21.6）。患者父母也发现其情绪和自尊均有改善。

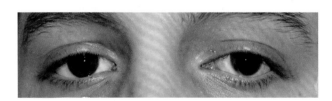

**图 21.6　斜视术后 3 个月眼位照相（伤后 31 个月）**

　　患者将继续在接触镜视光专科、小儿眼科及眼外伤专科随访。希望他的左眼视力能够进一步提高，这样可能有助于缓解残余的复视，重新建立融合。

　　患者希望能够重新回到曲棍球运动。我们的建议是这是合理的要求，只要患者能坚持配戴防护眼镜，并且患者及家人需要制定参与体育运动的指导规范，并完全了解如果眼部再次受伤将造成无法弥补的伤害。

## 21.8　最终小儿眼科及眼外伤评价

### 21.8.1　最终视力

　　右眼：20/15-2
　　左眼：无晶状体眼接触镜矫正至 20/30-2

## 21.8.2　瞳孔

右眼：圆，传入性瞳孔障碍（−）

左眼：圆，散大固定，下方虹膜组织缺失，传入性瞳孔障碍（−）

## 21.8.3　眼位（三棱镜交替遮盖试验）

Ncc（左眼 + 3.00D）：XT 16PD，LHT 7PD

Dcc（无晶状体眼接触镜）：XT 8PD，LHT 7PD

Dcc：

| | XT 16<br>LHT 10 | |
|---|---|---|
| XT 8<br>LHT 5 | XT 8<br>LHT 7 | LHT 10 |
| | ET 2<br>LHT 6 | |

*ET = 内斜视；XT = 外斜视；LHT = 左眼上斜视；Ncc = 看近戴镜；Dcc = 看远戴镜

右侧歪头试验：XT6 LHT10

左侧歪头试验：XT10 LHT2

双马氏杆试验

右眼：无旋转

左眼：8°外旋

Worth 四点灯试验：看远看近均为交叉复视

同视机知觉试验：间歇性融合（左眼平光护目镜上加载旋转 15°的 12PD 压贴式三棱镜，同时配戴无晶状体眼接触镜）。

## 21.8.4　裂隙灯检查

| | 右眼 | 左眼 |
|---|---|---|
| 眼睑与睫毛 | 正常 | 正常 |
| 巩膜与结膜 | 正常 | 鼻下及颞下斜视手术切口部位轻度结膜瘢痕 |
| 角膜 | 正常 | 垂直角膜瘢痕从鼻侧向中下方延伸，在 6:30 方位跨过角膜缘向下延伸（图 21.7） |
| 前房 | 正常 | 深，安静 |
| 虹膜 | 正常 | 瞳孔散大固定，下方虹膜组织缺失 |
| 晶状体 | 正常 | 缺如 |
| 玻璃体 | 正常 | 经平坦部玻璃体切割术后 |

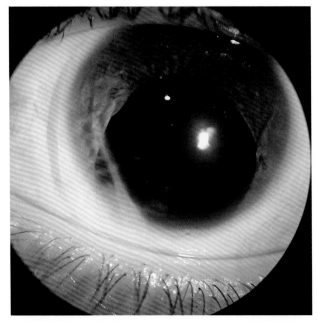

**图 21.7　左眼裂隙灯照相**
显示角巩膜裂伤愈合,虹膜损伤,晶状体缺如,接触镜在位

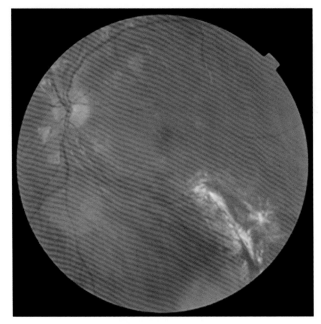

**图 21.8　左眼眼底相**
显示眼球贯通伤出口部位颞下方脉络膜视网膜瘢痕

### 21.8.5　散瞳检查

右眼黄斑及视盘：正常

右眼周边视网膜：正常

左眼黄斑及视盘：视神经正常，视网膜前膜导致中心凹轻度变形，黄斑颞下方见脉络膜视网膜瘢痕（图 21.8）

左眼周边视网膜：在位，下方光凝斑，颞下方贯通伤出口瘢痕

## 21.9　回顾与总结

对于儿童开放性眼外伤患者，必须考虑到患者的疼痛、害怕和焦虑，给予患者适当关照。对不配合的疑似开放性眼外伤儿童进行眼部检查操作，可能会导致眼内容物脱出。这种情况下最好将患者带至手术室，在麻醉状态下进行眼球探查和修复手术，而不是冒着加重眼球损伤的风险强行检查。如果有儿科医生或小儿眼科医生在场，可以帮助优化患者的术前管理。

本病例还证明了对于怀疑眼球后部损伤而又看不清眼底的开放性眼外伤，及时请玻璃体视网膜外科医生介入的重要性。我们建议对后节窥不清的外伤病例应立即行 B 超检查，并转诊至玻璃体视网膜外科医生。本例患者持续存在玻璃体积血，怀疑发生累及黄斑的牵拉性视网膜脱离。手术中发现眼球后部有一个外伤出口，表明损伤类型为贯通伤。对于玻璃体积血致密的病例，无法通过直接观察评估是否存在贯通伤。由于这样的贯通伤出口可能与黄斑非常接近，因此探查及修复此类伤口可能弊大于利。这种时候，由眼外伤经验丰富的视网膜外科医生进行视网膜修复手术，甚至可能获得很好的视力预后，如同本病例一样。

任何发生开放性眼外伤及视力严重受损的患者都可能发生眼部知觉失衡。在儿童患者中，通常表现为内斜视。在稍年长的儿童和成年人中，倾向于表现为外斜视，如同本例患者。本例患者出现复视的原因是由于其视力恢复较好，使得双眼能够同时成像。这当然一直都是治疗的目标，但是对于视网膜损伤诱发视物变形的患者来说，好的视力反而会带来困扰。视物变形会给大脑图像融合造成很大困难，并导致难治性复视。

如果在开放性眼外伤后需要进行斜视手术，那么在测量斜视角度之前，必须将双眼矫正至最佳屈光状态。未矫正的屈光不正会加重知觉偏差，导致斜视度数测量不准确。此外，如果无须考虑弱视因素，我们建议应在斜视度数稳定至少 3～6 个月后再进行斜视手术。

开放性眼外伤造成的心理负担在儿童中尤其明显。本例患者被建议停止

曲棍球运动，而这正是他喜爱的体育和社交活动方式，同时眼位不正还导致他在社交谈话时自信心下降。眼科主诊医生正好处于一个理想的位置，可以就这些问题询问患者及其家人，并建议他们接受适当的治疗。

## 21.10　学习要点

- 避免对不配合的儿童进行过于激进的术前检查，以免进一步损害眼球。
- 早期请小儿眼科介入诊疗有利于斜视的评估，以及对于 10 岁以下儿童患者的弱视评估。
- 眼球破裂伤后进行斜视手术，成功的前提是术前斜视度数测量稳定，以及将屈光矫正至最佳状态。
- 视网膜损伤导致的视物变形会引起顽固性复视，这会给患者带来很大困扰，必须加以处理。

# 第22章
# 病例17：I区开放性眼外伤需一期摘除晶状体

**Rohini Rao and Seanna Grob**

## 22.1 现病史

47岁男性患者，因右眼疼痛就诊。既往无特殊病史。

- 患者诉2天前使用台锯时，右眼眶上缘被一个非金属物体击中。
- 患者否认受伤后立即出现疼痛或视力改变，但是随后逐渐出现剧烈疼痛、眼红、渐进性视物模糊和畏光。

## 22.2 初步伤情评价

### 22.2.1 视力（裸眼）

右眼：手动
左眼：20/25

### 22.2.2 瞳孔

右眼：不规则
左眼：圆，传入性瞳孔障碍（－）

### 22.2.3 外眼检查

正常

### 22.2.4 裂隙灯检查

|  | 右眼 | 左眼 |
|---|---|---|
| 眼睑与睫毛 | 轻度上睑下垂1mm | 正常 |
| 结膜与巩膜 | 充血（+） | 正常 |
| 角膜 | 鼻上方1.5mm倾斜走行裂伤，Seidel试验阴性 | 正常 |
| 前房 | 浅，细胞（+++） | 正常 |

|  | 右眼 | 左眼 |
|---|---|---|
| 虹膜 | 颞下方瞳孔缘不规则 | 正常 |
| 晶状体 | 白色混浊 | 正常 |
| 玻璃体 | 窥不入 | 正常 |

### 22.2.5　散瞳检查

右眼黄斑及视盘：窥不入

右眼周围视网膜：窥不入

左眼黄斑及视盘：正常

左眼周围视网膜：正常

### 22.2.6　影像学检查

眼眶 CT 显示右眼无眼内或眶内异物，无球后血肿（图 22.1）。

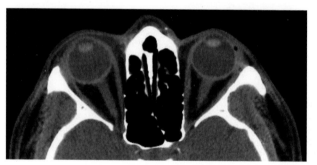

**图 22.1　眼眶水平位 CT**

显示右眼球大体正常，巩膜轮廓规则，前房较左眼略浅，晶状体轻度增大

## 22.3　术前初步评估及手术计划

患者系右眼 I 区开放性眼外伤，角膜裂伤自闭，晶状体完全混浊。

本病例术前计划的重点是维持角膜伤口的稳定性。如果角膜伤口不稳定，任何进一步的手术都更具挑战性。所以通常修复角膜伤口是第一步。虽然角膜伤口在临床检查时呈自闭状态，但是在引入超声乳化头并升高眼压后通常会导致角膜伤口再次裂开，除非已经一期缝合伤口。如果在修复角膜伤口后角膜足够透明，则可以在外伤修复同期摘除混浊的晶状体。通常对于较大的角膜裂伤，在伤口缝合后眼内的视野会明显受到影响，增加了白内障摘除手术或其他手术的潜在风险和操作难度。因此，如果视野欠佳，最好在修复角膜伤口后先进行抗炎、控制眼压等对症处理，给眼球一个愈合的机会，等待角膜透明之后再进行白内障摘除手术。本病例的角膜伤口小，并且已经自闭，晶状体清晰可见，所以能支持安全的一期摘除晶状体。

　　如果晶状体囊膜明确受损，有三个因素需要重点考虑：①如何进行撕囊；②悬韧带稳定性；③后囊膜破裂时玻璃体脱出情况。如果前囊膜受损，无论是外伤导致或常规白内障术中作角膜缘穿刺口时误伤，都需要确定损伤的具体位置。临床检查可以为前囊膜破裂的位置提供线索。例如，蓬松晶状体物质聚集的区域就可能是前囊膜破裂位置。这使得术前设计撕囊步骤成为可能。画图或把步骤写下来也会有帮助。术中有时很难看清前囊膜破裂位置，此时使用台盼蓝对于识别残余前囊膜特别有用。尽量将前囊膜的裂口包含在撕除的囊膜中，以实现连续环形撕囊。若前囊膜缺损较大，可能需要联合使用截囊针、MST 眼内镊及眼内剪、utrata 撕囊镊及足量的黏弹剂，以实现最佳撕囊效果。

　　同时，晶状体损伤可能合并悬韧带损伤，因此在晶状体摘除过程中应避免对悬韧带施加过多压力，以免悬韧带断裂。最后，晶状体摘除手术中往往很难保证后囊膜的稳定性和完整性。因此如果怀疑后囊膜受累，应扩大前段玻璃体切除和 / 或和 / 或晶状体切除手术的适应证。如果后囊膜受累的可能性很大，也可以将患者转诊至视网膜专科医生进行经平坦部晶状体切除手术，或者请他们随时待命，以防晶状体碎片从破裂的后囊膜坠入玻璃体腔。

　　此外，这种情况下可能会发生虹膜括约肌和开大肌损伤，导致瞳孔弛缓及扩张不良，或者术中出现类似于虹膜松弛综合征的表现。虹膜拉钩有助于扩大瞳孔及稳定虹膜，但要注意避免勾住晶状体囊膜。安置虹膜拉钩应在台盼蓝染色之前进行，以使所有前囊膜组织都能充分染色。这个步骤有时可在不注入黏弹剂的情况下完成。如果由于晶状体膨胀或前移导致前房变浅，注入少量内聚型黏弹剂（如 Provisc）会更方便操作。这种黏弹剂可以很容易用平衡盐溶液冲洗出前房，以便随后进行台盼蓝染色。

## 22.4　手术探查与修复：手术记录

　　术前与患者详细沟通手术风险、获益及替代方案，患者同意进行开放性眼外伤探查修复及白内障摘除手术。将患者带入手术室，由麻醉医生进行全身麻醉。术前安全核查，核对患者信息及眼别。按照眼科常规无菌要求进行消毒铺巾。使用 Jaffe 开睑器确保术野暴露充分。用 15° 穿刺刀制作两个角膜缘穿刺口。同样用 15° 穿刺刀制作 5 个小穿刺口，置入 5 个间距相等的虹膜拉钩以扩大瞳孔。前房注入过滤空气，然后注入台盼蓝进行前囊膜染色。用平衡盐溶液将染色剂冲洗出前房。对前囊膜进行评估，发现前囊膜有 3 个放射状撕裂，1 个在上方，另 1 个在 4∶00 附近，还有 1 个在 8∶00 附近。前房注入黏弹剂，此时角膜裂伤仍为闭合状态，未见明显渗漏。用 2.4mm 角膜穿刺刀制作三平面角膜切口。先后使用 MST 眼内剪和 utrata 撕囊镊进行撕囊，不过由于前囊膜已经存在外伤导致的撕裂口，所以无法完成连续撕囊，而是分段完成撕囊。在 epinucleus 模式下乳化吸除晶状体。由于后囊膜完整性未知，因此引入了前段玻璃体切割手柄。然而前房内未见玻璃体。用玻璃体切割头在 I/A-cut 模式下清除晶状体皮质。清除皮质后，未见任何后囊膜破裂或前囊膜撕裂向后延伸。在摘除晶状体过程中需间歇性补充黏弹剂，以帮助稳定晶状体位置，并防止玻璃体进入前房。术中发现角膜伤口渗漏，用 10-0 尼龙线间断缝合伤口 3 针。然后用双手 I/A 吸除黏弹剂。取出虹膜拉钩。考虑外伤环境下的感染风险，没有植入人工晶状体。不过残余囊膜组织足以支持将来在睫状沟植入人工晶状体。用 30G 针头向前房注入平衡盐溶液，以升高眼压至正常，水密主切口和穿刺口。10-0 尼龙线缝合穿刺口和主切口。荧光素试纸条检查角膜伤口密闭性，未见渗漏。结膜下注射糖皮质激素和抗生素。取出开睑器。在显微镜下去除手术巾。结膜囊内涂阿托品和地塞米松 - 新霉素 - 多粘菌素 B 眼膏。无菌眼垫及眼罩包盖术眼。患者对手术耐受良好，并被转移至恢复区，情况稳定。

### 22.4.1　手术探查与修复：注意点

- 对于前囊膜及晶状体受损病例，使用台盼蓝染色对识别囊膜撕裂和缺损非常有帮助。理想情况下，可以将前囊膜的撕裂口融合至连续撕囊中去。如果不能这么操作，也可以借助多种不同的器械来完成一台尽可能高质量的撕囊。
- 最好在摘除晶状体之前，或在角膜伤口开始渗漏时及时缝合角膜伤口。角膜伤口持续渗漏会导致前房不稳定、前房变浅、手术视野质量变差，从而使摘除晶状体变得异常困难。
- 虹膜拉钩有助于维持瞳孔扩张和虹膜稳定。不过在前囊膜损伤的情况下，应避免虹膜拉钩勾住撕裂的囊膜，这很重要。

## 22.5　术后病程

患者被收治入院以完成 48 小时静脉抗生素治疗。眼部 B 超显示没有视网膜脱离或玻璃体积血迹象。

　　患者于 1 周后随访。右眼 +11.0D 矫正视力 20/40，针孔视力 20/20。拆除主切口和穿刺口缝线。5 周后（术后 6 周）复查，右眼 +11.5D 矫正视力 20/30，针孔视力 20/20。拆除角膜中央 3 根缝线，无并发症发生。

　　将患者转诊至 MEE 接触镜专科进行评估。患者配戴接触镜视力可达 20/20-1，患者对视力恢复及接触镜矫正效果非常满意。与患者讨论睫状沟植入人工晶状体手术，但是患者对配戴接触镜效果非常满意，因此暂不考虑进一步手术治疗（图 22.2）。

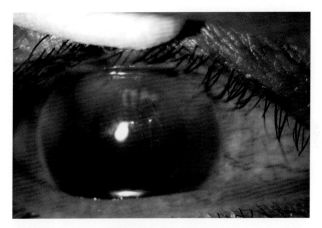

**图 22.2　裂隙灯照相**
显示角膜裂伤小，3 根缝线在位，荧光素残留，无晶状体，瞳孔中度散大

## 22.6　最终伤情评价

### 22.6.1　最终视力

　　右眼：20/25
　　左眼：20/20

### 22.6.2　瞳孔

　　右眼：圆，对光反射灵敏，传入性瞳孔障碍（-）
　　左眼：圆，对光反射灵敏，传入性瞳孔障碍（-）

### 22.6.3　裂隙灯检查（图 22.3）

|  | 右眼 | 左眼 |
|---|---|---|
| 眼睑与睫毛 | 正常 | 正常 |
| 结膜与巩膜 | 正常 | 正常 |
| 角膜 | 瞳孔鼻上方 1.5mm 瘢痕，下方内皮少量色素沉着 | 正常 |
| 前房 | 正常 | 正常 |
| 虹膜 | 鼻下方轻度后粘连，范围 1 个钟点（虹膜与晶状体囊膜） | 正常 |
| 晶状体 | 无晶状体，后囊膜完整伴条纹状改变 | 正常 |
| 玻璃体 | 正常 | 正常 |

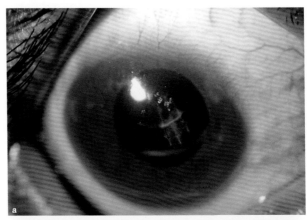

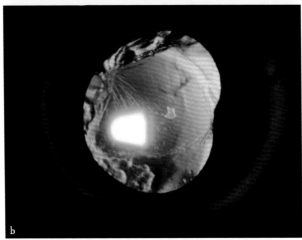

**图 22.3**　(a)裂隙灯照相显示，角膜裂伤愈合，缝线拆除，无晶状体；(b)裂隙灯透照法显示，后囊膜完整伴条纹状改变，约 3:00 至 4:00 虹膜后粘（虹膜与晶状体囊膜）

### 22.6.4 散瞳检查

右眼黄斑及视盘：正常，杯/盘比 0.4

右眼周边视网膜：正常

左眼黄斑及视盘：正常，杯/盘比 0.3

左眼周边视网膜：正常

## 22.7 回顾与总结

虽然大多数开放性眼外伤患者都会由于视力下降或眼痛在伤后 24 小时内就诊，但并非所有开放性眼外伤都是如此。事实上，本例患者否认受过严重眼外伤，并在伤后 48 小时才来就诊。一般来说，延误就诊的患者不太可能为Ⅲ区损伤，并且一般视力都比较好[1]。

根据就诊时的表现，患者明确诊断为眼球穿通伤。虽然角膜伤口已经自闭，Seidel 试验阴性，但是外伤性白内障和晶状体前囊膜破裂证据确凿。由于患者只有 1 处小的角膜裂伤，故而伤后短时间内患者视力仍然很好。但是由于晶状体前囊膜受损，在随后的 48 小时里晶状体开始水化和混浊，最终患者就诊是因为视力受到了影响。如果前房内视野清晰，应手术摘除白内障以提高视力，同时防止晶状体皮质进入前房引起炎症和眼压升高。

感染和伤口渗漏常常与延误就诊、伤口愈合不良和组织坏死相关。因此对外伤进行密切随访很重要，根据需要延迟或分步拆除缝线（如前所述）以确保伤口的稳定性，并降低感染的风险[2]。对于此类病例，虽然良好的视力预后一直是医患双方的努力目标，但首要关注点应为恢复眼球完整性及预防感染发生。

对于一期外伤性白内障摘除手术，考虑到外伤环境下的感染风险，我们一般不植入人工晶状体[3]。接触镜可以矫正高度不规则散光并提高视力。虽然培训患者配戴接触镜需要时间，但却是二期手术植入人工晶状体的良好替代疗法，并且还可以帮助矫正角膜裂伤瘢痕引起的角膜散光。如果患者不能耐受接触镜，或者更倾向于植入人工晶状体，那么可以在眼外伤痊愈后考虑手术。二期人工晶状体植入手术应该在可控、稳定、没有炎症的眼内环境中进行，一般在外伤修复术后数月。患者常常会对接触镜矫正效果感到满意，并要求推迟进一步手术，如同本例患者。

## 22.8 学习要点

● 在进行外伤性白内障摘除手术时，应借助所有工具来保证手术效果：虹膜拉钩维持瞳孔扩张和稳定，台盼蓝用于前囊膜染色和识别囊膜缺损，MST 眼内剪、截囊针及 utrata 撕囊镊有助于完成撕囊，双手 I/A 或玻璃体切割头可用于清除晶状体。

- 术前设计是手术成功的关键。把前囊膜损伤情况画下来，并充分考虑如何完成撕囊，对手术的顺利进行很有帮助。
- 无晶状体眼接触镜可以为需要进行晶状体切除手术的患者提供极佳的视力矫正效果。对于不希望接受额外手术的患者来说，这是一个很好的选择，同时有助于矫正不规则角膜散光。

## 参考文献

1. Trief D, Andreoli M, Shah A, Yonekawa Y, Andreoli C. Outcomes and characteristics of open-globe injuries with delayed presentation. Invest Ophthalmol Vis Sci. 2013;54:4435.
2. Kong GYX, et al. Wound-related complications and clinical outcomes following open globe injury repair. Clin Exp Ophthalmol. 2015;43:508–13.
3. Andreoli CM, et al. Low rate of endophthalmitis in a large series of open globe injuries. Am J Ophthalmol. 2009;147:601–608.e2.

# 第23章
# 病例18：延误就诊的 I 区开放性眼外伤伴外伤性白内障

Tavé van Zyl and Seanna Grob

## 23.1 现病史

63 岁男性患者，因怀疑右眼开放性眼外伤就诊。既往健康。

- 患者于 10 天前在使用电锯锯树时，被异物击中右眼，当时即感视力下降及眼痛。
- 患者就近至外院急诊就诊，诊断为角膜擦伤，予庆大霉素眼液滴眼。
- 由于持续性眼痛及渐进性视力下降，患者至 MEE 寻求进一步诊疗。

## 23.2 初步伤情评价

### 23.2.1 视力（裸眼）

右眼：手动 90cm
左眼：20/70，针孔视力 20/40

### 23.2.2 瞳孔

右眼：不规则，颞下方成角变形，对光反射微弱，传入性瞳孔障碍（－）
左眼：直径 4mm，圆，对光反射灵敏

### 23.2.3 外眼检查

正常，未见皮肤裂伤或瘀斑。

### 23.2.4　裂隙灯检查

|  | 右眼 | 左眼 |
|---|---|---|
| 眼睑与睫毛 | 正常,眼眶深陷,前额突出 | 正常,眼眶深陷,前额突出 |
| 巩膜与结膜 | 结膜充血(++),未见巩膜裂伤 | 正常 |
| 角膜 | 颞下方旁中央 V 形全层角膜裂伤,顶点指向颞上方,三角形角膜瓣上边长 3mm,下边长 5mm,安静状态下 Seidel 试验阴性,三角形伤口不规则隆起 | 正常 |
| 前房 | 颞下方前房浅伴虹膜向前膨隆,前房闪辉(++),少量炎症细胞,无前房积脓 | 正常 |
| 虹膜 | 虹膜向前膨隆,颞下方瞳孔成角变形,虹膜血管扩张,颞侧后粘连 | 正常 |
| 晶状体 | 颞侧后粘连,外伤性白色白内障,少量晶状体皮质向角膜伤口方向溢出 | 正常 |
| 玻璃体 | 窥不入 | 正常 |

### 23.2.5　散瞳检查

　　右眼黄斑及视盘：窥不入

　　右眼周边视网膜：窥不入

　　左眼黄斑及视盘：正常

　　左眼周边视网膜：正常

### 23.2.6　影像学检查

　　眼眶 CT 显示眼眶或眼球内未见异物(图 23.1)。眶隔前软组织轻度肿胀。右眼环完整,与左眼球形态基本对称,未见眼球破裂或眼内结构损伤表现。

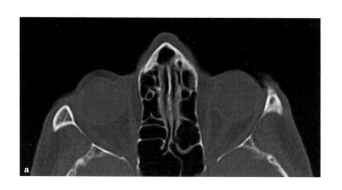

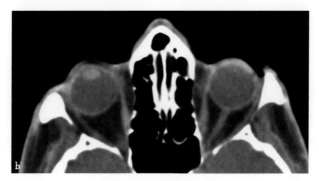

**图 23.1　术前眼眶 CT**
显示双侧眼球大体形态正常且对称，未见骨折。骨窗（a）及软组织窗（b）

## 23.3　术前初步评估与手术计划

本例患者在眼外伤后 10 天于我院就诊。临床检查显示右眼全层角膜裂伤，安静状态下 Seidel 试验阴性。不过虽然 Seidel 试验阴性，但是伤口角膜瓣翘起、对合不良并且形态不规则。鉴于此，我们建议这种全层角膜裂伤应在手术室内进行对位缝合，以促进最佳愈合和视力康复。我们预计角膜创缘会由于受伤时间较长而显得易碎，并可能需要轻柔地进行清创以确保愈合质量，以及防止眼内上皮植入。当角膜水肿明显时，缝合张力应更高（导致术后短期内散光明显），以确保术后角膜水肿消退后 Seidel 试验仍为阴性。

该患者还存在晶状体损伤以及由此引起的外伤性白内障，这是导致患者视力逐渐恶化的原因。由于伤口水肿及角膜混浊导致视野模糊，在一期修复手术同期摘除晶状体难度很大，特别是在患者延误就诊的情况下。尽管如此，患者同意接受在眼球修复手术以外，联合外伤性白内障摘除及前段玻璃体切除手术的可能性。这里需要和患者详细讨论，并特别强调如果不同时摘除晶状体，则由于白内障的存在，一期修复手术后视力不会得到提高。这样的术前讨论对于为患者设定恰当的视力恢复期望值非常重要。

需要强调的是，一期摘除外伤性白内障并非必需。目前对于外伤性白内障摘除的最佳时间尚未形成共识，这在一定程度上是由于外伤表现的多样性所致 [1]。由于成人并不会形成弱视，何时手术取决于手术医生的偏好、一期外伤修复手术时的医疗条件（即可用的器械、设备、熟练的助手及工作人员等）、晶状体受累程度，以及炎症反应的程度。如果角膜清晰度能够支持安全地摘除白内障，一期摘除白内障可以使患者少做一次手术，并可能减少随访的次数。如前一章节所述，如果由于角膜缝合或延误就诊导致角膜水肿影响眼内观察，那么摘除白内障将变得非常具有挑战性。如果一期手术没有摘除晶状体，那么术后必须密切随访，以监测眼内炎症、眼压变化及前房内晶状体皮质溢出情况。这对于交通不便或者路途较远的患者来说是个难题。为监测晶状体成分溢出引起的眼压升高和炎症反应，早期可能每 2～3 天就需要随访一次。当存在晶状体囊膜破裂及晶状体成分溢出时，通常需要更加频繁地使用糖皮质激素滴眼液，一般为 1～2 次 / 小时。另外还可能用到降眼压眼液以将眼压控制在正常范围。

通过局部用药及严密随访，许多患者能够在控制病情稳定数周至数月后再进行外伤性白内障摘除手术。如果能做到这一点，那么角膜伤口通常已经愈合，并能够在外伤性白内障摘除手术中维持稳定，眼球已经从外伤状态恢复安静，眼内视野在角膜水肿消退后显著改善。不过如果出现眼压急剧升高，严重的炎症反应，或晶状体成分与角膜内皮接触导致角膜水肿加重，则需要尽早摘除晶状体。

## 23.4　手术探查与修复：手术记录

术前与患者详细沟通手术风险、获益及替代方案，患者同意进行开放性眼外伤探查及修复手术。将患者带入手术室，由麻醉医生进行全身麻醉。术前安全核查，核对患者信息及眼别。按照眼科常规无菌要求进行消毒铺巾。使用 Jaffe 开睑器确保术野暴露充分。

术中见颞下方倒 "V" 形全层角膜裂伤，延伸至视轴中央，顶点指向上方 10:00～11:00。伤口鼻上边长 3mm，颞下边长 5mm。角膜水肿，三角形角膜瓣边缘部分隆起，并与邻近角膜组织发生错位。前房成形，下方及颞下方较浅，相应部位虹膜向伤口膨隆。虹膜充血，下缘血管扩张。角膜裂伤正后方瞳孔平面见蓬松物质，考虑为晶状体成分，说明前囊膜及晶状体受损。

首先使用前房穿刺刀在 10:00 方位作角膜缘穿刺口。自穿刺口向前房注入过滤空气。使用虹膜铲复位嵌顿于下方角膜伤口的虹膜。在对虹膜进行机械操作后，瞳孔明显缩小。10-0 尼龙线间断缝合角膜伤口 6 针。缝合过程中间歇性向前房注入过滤空气以维持前房深度。未使用黏弹剂。缝合完毕后，以平衡盐溶液代替过滤空气充填前房，恢复眼压至正常范围。确认伤口水密，荧光素染色 Seidel 试验阴性。10-0 尼龙线间断缝合穿刺口 1 针，确认水密（图 23.2）。

角膜裂伤修复完毕后，准备处理晶状体。由于角膜伤口位于中央区域，角膜水肿明显及瞳孔收缩，晶状体观察明显受限，此时进行外伤性白内障摘除无法保证安全。于是终止操作。

颞侧结膜下注射抗生素及糖皮质激素。取出开睑器。在显微镜下去除手术巾。术眼滴入阿托品及抗生素 - 糖皮质激素眼膏。无菌眼垫及眼罩包盖右眼。患者对手术耐受良好，无并发症发生。

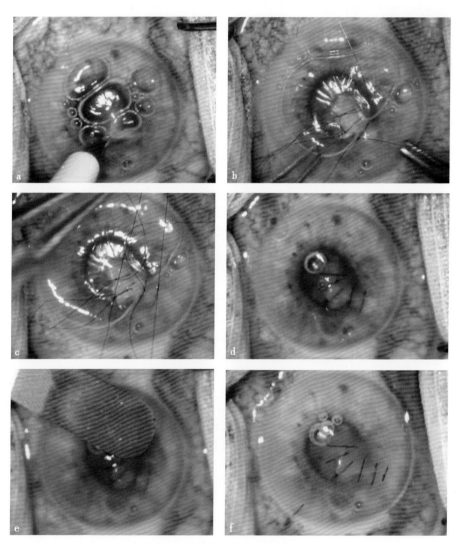

**图23.2　Ⅰ区角膜裂伤修复关键步骤**

（a）经角膜缘穿刺口向前房注入过滤空气后，使用前房穿刺刀对创缘进行轻柔清创；（b，c）对齐创缘，打结方式采用滑结（祖母节）以便调节张力。首先缝合伤口顶点1针，跨度要长，以确保对合质量；（d）所有缝线张力调节完毕后，予结扎并埋线处理；（e）确认伤口水密；（f）在伤口边缘补充缝合1针以改善对合质量，角膜缘穿刺口缝合1针

### 23.4.1　手术探查与修复：注意点

- 对于愈合形态不规则的全层角膜裂伤，为达到最佳视力效果，即使 Seidel 试验阴性也应该考虑手术修复。
- 如果因患者延误就诊而出现明显的角膜水肿，我们建议应增加缝合针数、增大缝合张力，以防止水肿消退后出现伤口渗漏。
- 对于延误就诊的角膜伤口，缝合前可用刀片对创缘进行轻柔清创，以提高愈合质量，并防止眼内上皮植入。
- 如果术中眼内视野不佳，应避免在一期开放性眼外伤修复的同时摘除晶状体。可以等待几周，同时对患者进行密切随访，眼内视野可能会改善，手术也会更加安全和稳定。

## 23.5　术后病程

　　患者对手术耐受良好，在完成 48 小时静脉抗生素疗程后出院。出院医嘱遵循标准化局部用药方案。术后 1 周随访，由于外伤性白内障遮挡，患者视力仍为手动 30cm。B 超显示未见视网膜脱离或明显眼后节病变。眼内炎症控制良好，仅见少量细胞。与患者讨论了晶状体摘除手术的风险、获益和替代方案，患者同意接受外伤性白内障摘除手术。手术安排在一期眼球修复手术后 1 个月进行。由于前囊膜破裂、延误就诊、后囊膜状态不明确以及角膜旁中央伤口的存在，生物测量结果并不可靠。因此我们计划暂不植入人工晶状体，而考虑选择在术后验配无晶状体眼接触镜，或者二期植入人工晶状体。患者对眼部手术感到极度焦虑，要求全身麻醉（图 23.3）。

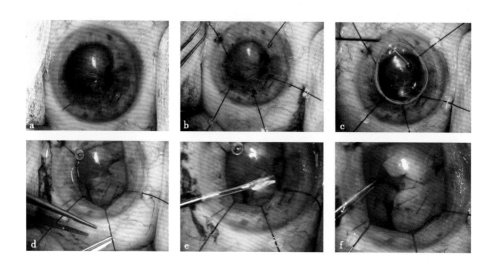

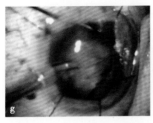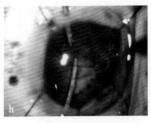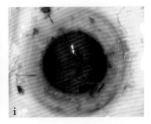

**图 23.3**　外伤性白内障摘除的关键步骤

（a）术前照片显示角膜伤口稳定，缝线在位；（b）睫状体分离铲分离虹膜后粘连，放置虹膜拉钩；（c）台盼蓝染色后，注入黏弹剂；（d）进一步分离虹膜后粘连，扩张瞳孔；（e）用显微剪分离顽固性虹膜后粘连，位于颞下方角膜裂伤及前囊膜破裂相应部位；（f）用 utrata 撕囊镊进行撕囊；（g）采用拦截劈裂技术进行白内障超声乳化；（h）双手 I/A 吸除残余皮质；（i）未植入人工晶状体

## 23.6　外伤性白内障摘除：手术记录

术前仔细安全核查，核对患者信息及眼别。全身麻醉诱导后，行右眼球周阻滞麻醉，以实现多模式麻醉，并减少麻醉后长效止痛药的需求。这样可以降低患者慢阻肺的相关风险，还可以改善因眉骨突出眼球深陷的暴露问题。按照眼科常规无菌要求进行消毒铺巾。置入可调节式开睑器。在 2:30 及 9:00 方位作角膜缘穿刺口。通过穿刺口向前房及下方粘连虹膜后注入少量弥散型黏弹剂。虹膜后粘连主要位于晶状体囊膜破裂及先前角膜裂伤相应区域，用睫状体分离铲在虹膜与晶状体之间探查分离。对睫状体分离铲无法分离的顽固性粘连，使用显微剪分离。由于瞳孔持续性缩小，放置了 5 个虹膜拉钩以维持瞳孔充分扩张。放置虹膜拉钩后，发现下方还有部分虹膜后粘连，使用黏弹剂及睫状体分离铲予以分离。将黏弹剂冲洗出前房。随后注入过滤空气和台盼蓝进行前囊膜染色，并观察囊膜受损情况。使用平衡盐溶液冲洗前房。见下半部分前囊膜破裂，晶状体成分溢出。经穿刺口向前房注入弥散性黏弹剂。用 2.4mm 角膜穿刺刀在 10:30 方位做三平面透明角膜切口。用截囊针从鼻侧划开前囊膜，用 utrata 撕囊镊完成上半部分环形撕囊。用 25g 平针头使用平衡盐溶液在上方进行轻柔的水分离。然后超声乳化吸除白色晶状体核。用双手 I/A 清除剩下的外周核壳及皮质。见后囊膜完整。清除残余黏弹剂。去除虹膜拉钩。用 30g 平针头向眼内注入平衡盐溶液恢复眼压至正常，水密主切口及穿刺口。10-0 尼龙线缝合主切口及 2:30 穿刺口，确认主切口及穿刺口水密。Seidel 试验确认先前的角膜裂伤水密无渗漏。颞侧结膜下注射抗生素和地塞米松。结膜囊滴入抗生素 - 糖皮质激素眼膏，无菌眼垫及眼罩包盖术眼。患者对手术耐受良好，全身情况稳定，拔管后转至复苏区。

## 23.7　术后病程

　　患者术后反应良好（图 23.4）。按照白内障术后常规给予局部眼液治疗，并在随后数周内密切随访。开放性眼外伤修复术后第 7 周（外伤性白内障摘除术后第 3 周），患者返回眼外伤门诊拆除角膜缝线（最终检查结果见下文）。后续随访由距离患者住所较近的眼科医生执行。我们还和患者讨论了未来关于无晶状体眼接触镜与二期人工晶状体植入手术的选择问题。

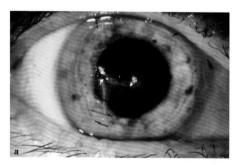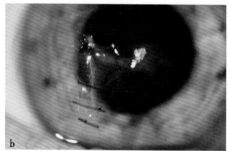

**图 23.4**　a. 外伤性白内障摘除术后 1 周外眼照相；b. 角膜缝线于外伤性白内障摘除术后 2 周拆除

## 23.8　最终伤情评价

### 23.8.1　最终视力

　　右眼：指数 30cm，+11D 及针孔矫正至 20/50
　　左眼：20/50，针孔视力 20/30

### 23.8.2　瞳孔

　　右眼：直径 4mm，对光反射灵敏
　　左眼：直径 3mm，对光反射灵敏

### 23.8.3　裂隙灯检查

|  | 右眼 | 左眼 |
| --- | --- | --- |
| 眼睑与睫毛 | 正常，眼眶深陷 | 正常，眼眶深陷 |
| 巩膜与结膜 | 正常 | 正常 |
| 角膜 | 倒"V"形全层角膜裂伤闭合，6 根 10-0 尼龙线在位，Seidel 试验阴性 | 正常 |

续表

| | 右眼 | 左眼 |
|---|---|---|
| 前房 | 深，安静 | 正常 |
| 虹膜 | 近圆形，颞下方不规则，相应部位后粘连 | 正常 |
| 晶状体 | 后囊膜完整 | 正常 |
| 玻璃体 | 正常 | 正常 |

### 23.8.4　散瞳检查

右眼黄斑及视盘：正常

右眼周边视网膜：正常

左眼黄斑及视盘：正常

左眼周边视网膜：正常

## 23.9　回顾与总结

外伤性白内障与常规的年龄相关性白内障不同，病理变化不仅限于晶状体，还可能涉及虹膜、悬韧带、前囊膜或后囊膜以及后节组织。术前应该与患者讨论这些内容，以便患者对最终视力、术中并发症风险以及可能需要多次手术能有合理的预期。在手术设计时，应充分考虑诸多细节问题。损伤的具体位置对如何制作主切口具有指导意义，以便获得最佳手术视野以及最便利的操作角度。虹膜粘连的程度决定了是仅用黏弹剂就可以分离粘连，还是需要虹膜拉钩、睫状体分离铲或者显微剪的辅助。术前应评估悬韧带的完整性以及是否存在晶状体震颤。应尝试确定前囊膜损伤的位置，以帮助设计如何完成撕囊。可以通过 B 超或 UBM 评估后囊膜的完整性。如果后囊膜明确受累，那么在白内障摘除手术当天最好有视网膜专科医生做后备，或者将患者转诊给视网膜专科医生进行经平坦部晶状体切除术。

如果悬韧带稳定性足够，并且后囊膜完整，可以从前入路行外伤性白内障摘除手术。有时术前可能不能确定后囊膜的完整性。对于这样的病例，一定要在术前告知患者晶状体坠入玻璃体腔的可能性，并可能需要视网膜专科医生进行额外的手术来去除晶状体。如果能保留足够的囊膜组织，前入路手术仍然能提供帮助，包括利用睫状沟植入人工晶状体，甚至能帮助视网膜手术医生在前房碎核。

台盼蓝是观察前囊膜的有力工具，尤其在前囊膜受损的情况下。在向前房注入任何黏弹剂之前，先注入少量台盼蓝，然后用平衡盐溶液冲洗前房。

然而很多情况下由于虹膜粘连的存在，在分离粘连并使用虹膜拉钩之前，瞳孔往往较小，前囊膜染色效果不好。针对这些病例，则应先使用黏弹剂分离瞳孔，然后再进行染色，以保证染色效果。

分离虹膜粘连应先尝试使用弥散型黏弹剂，小心使用睫状体分离铲有助于分离粘连，注意避免损伤前囊膜。通常在前囊膜损伤部位的虹膜后粘连会比较紧，此时最好使用眼内显微剪进行锐性分离，以避免过度牵拉造成放射状囊膜撕裂。虹膜粘连分离后，可放置虹膜拉钩以维持瞳孔的机械性扩张及稳定。放置虹膜拉钩时应注意避免勾住前囊膜。置入虹膜拉钩后，即可将前房内黏弹剂冲洗干净，然后进行台盼蓝染色，以便更好地观察前囊膜损伤情况。

为完成撕囊操作，通常使用显微剪在囊膜损伤部位起瓣，并从此处开始撕囊。理想情况是前囊膜损伤部位可以包含在撕除的囊膜中。然而多数情况下，由于前囊膜损伤较大，可能只有一半或部分撕囊区域可以与囊膜损伤部位融合。这种情况下，撕囊口往往较大，但不应超过 6mm，以防后囊膜破裂时还可以利用前囊口夹持人工晶状体光学区。有时也可以用玻璃体切割头制作前囊膜开口。进行水分离时应极其小心。

如果前房中存在玻璃体，那么在摘除白内障之前，可先经前入路使用玻璃体切割头在 "cut-I/A" 模式下切除前房内所有玻璃体，然后再进行白内障手术。在清除晶状体与玻璃体的混合物时，一定要使用玻璃体切割头，而不是白内障注吸头或超声乳化手柄。这一点非常重要，因为对玻璃体的任何牵拉都可能意外引起视网膜裂孔。由视网膜外科医生进行经平坦部玻璃体切除联合晶状体切除手术也是一种选择。

外伤性白内障摘除手术是否一期联合植入人工晶状体取决于许多客观因素，同时也取决于患者和医生的主观意愿。受伤眼的视力恢复潜力以及对侧眼的功能是需要考虑的重要因素。同时还要考虑患者是否愿意或者能否承受再一次麻醉下进行二期人工晶状体植入手术。如果患者将来需要做视网膜手术，那么可以在视网膜手术时进行人工晶状体植入。悬韧带的完整性、残余囊膜组织以及残余虹膜组织也会影响人工晶状体的最终植入策略，是植入囊袋内？睫状沟？或是通过虹膜或者巩膜固定。对于人工晶状体度数测算，对侧眼如果正常，通常可作为相对可靠的参照来源，然而也有报道由于术后屈光度偏差太大而不得不更换人工晶状体[2]。拆除角膜缝线后再进行人工晶状体测算，通常可以得到更可靠的数值，但是这就需要额外增加一次手术。此外，无晶状体眼接触镜也可以达到很好的效果，因为它同时解决了无晶状体眼和角膜不规则散光的问题。

## 23.10　学习要点

- 对于成人患者，外伤性白内障手术时机同时取决于患者和医生。
- 如果在开放性眼外伤修复手术中不一期摘除外伤性白内障，则必须提前告知患者术后视力不会提高，并且需要二期手术来解决这一问题。
- 对于外伤性白内障，仔细的术前检查和手术计划对确保获得最佳的视觉和解剖结果，以及降低术中并发症风险是至关重要的。

### 参考文献

1. Shah M, Shah S, Upadhyay P, Agrawal R. Controversies in traumatic cataract classification and management - a review. Can J Ophthalmol. 2013;48(4):251–8.
2. Cohen K. Inaccuracy of intraocular lens power calculation after traumatic corneal laceration and cataract. J Cataract Refract Surg. 2001;27(9):1519–22.

# 第24章
病例19：儿童Ⅰ区开放性眼外伤合并外伤性白内障需行二期晶状体摘除手术

Zeba A. Syed, Seanna Grob, and Ankoor S. Shah

## 24.1 现病史

10岁男性儿童患者，因怀疑左眼开放性眼外伤就诊。既往无特殊病史。

- 患者诉当日早晨在搅拌草莓冰沙时，不慎把勺子放入搅拌机中。
- 勺子卡在搅拌机的刀片里，并从搅拌机侧边飞了出来。搅拌机破裂，可能有塑料碎片击中患者左眼。
- 患者至当地眼科诊所就诊，予Fox眼罩保护左眼，并转送至MEE进一步处理。

## 24.2 初步伤情评价

### 24.2.1 视力（裸眼）

右眼：20/20
左眼：指数/60cm

### 24.2.2 瞳孔

右眼：圆，对光反射灵敏
左眼：固定，成角变形，传入性瞳孔障碍（−）

### 24.2.3 外眼检查

正常

#### 24.2.4　裂隙灯检查

|  | 右眼 | 左眼 |
|---|---|---|
| 眼睑与睫毛 | 正常 | 正常 |
| 结膜与巩膜 | 正常 | 正常 |
| 角膜 | 正常 | 角膜全层裂伤长约4.5mm，起自2：00旁中央区域，向鼻下方周边延伸，伴长度<1mm与之垂直的分支（板层裂伤）；Seidel试验阳性 |
| 前房 | 正常 | 塌陷 |
| 虹膜 | 正常 | 嵌顿于角膜伤口 |
| 晶状体 | 正常 | 晶状体前见纤维样成分，可疑晶状体损伤 |
| 玻璃体 | 正常 | 窥不入 |

#### 24.2.5　散瞳检查

右眼黄斑及视盘：正常，杯／盘比0.2
右眼周边视网膜：平伏
左眼黄斑及视盘：窥不入
左眼周边视网膜：窥不入

#### 24.2.6　影像学检查

眼眶CT提示无骨折或眼内异物。左眼前房容积变小，晶状体形态不规则，考虑为开放性眼外伤（图24.1）。

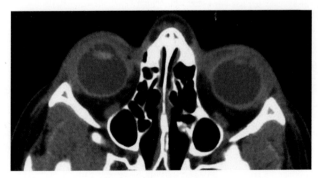

**图24.1　眼眶水平位CT**
显示左眼前房容积变小，晶状体形态不规则

## 24.3　术前初步评估与手术计划

患者系左眼Ⅰ区开放性眼外伤，需要手术修复。受伤机制为搅拌机破裂时塑料碎片击中左眼。临床及影像学检查未见眼内异物。术前检查提示可能有晶状体损伤。本病例说明了儿童开放性眼外伤伴晶状体损伤的处理特点。

儿童开放性眼外伤伴晶状体损伤增加了开放性眼外伤的修复难度。首先，患者父母往往非常焦虑，而可能合并外伤性白内障更加剧了他们的担忧。第二，根据患者年龄大小，还应考虑外伤性白内障或晶状体摘除术后高度屈光不正诱发弱视的风险[1,2]。如病例4（第9章）所述，由于角膜水肿及儿童患者的配合度，术前及术中的眼部检查可能会受到限制。我们高度怀疑本例患者存在外伤性白内障，但是仍然计划一期仅进行角膜伤口修复，术后进行密切随访。这是因为患者的中央角膜裂伤范围较大，当伤口修复完成后，将影响对眼内组织的观察。推迟摘除晶状体可以留给角膜愈合时间，从而为进一步手术提供牢固的角膜伤口以及稳定的前房。

如果手术视野足够清晰，也可以选择一期摘除晶状体。接下来的问题就是人工晶状体植入的时机。有报道称一期植入人工晶状体后眼内炎的发生率更高[3]。因此，如果一期进行晶状体摘除手术，最好等待眼球损伤愈合后再植入人工晶状体。如果晶状体摘除手术是在眼球修复手术数周后进行，并且没有眼内感染迹象，那么在摘除晶状体的同时联合人工晶状体植入可能是一个理想的选择。

人工晶状体度数的测算来源也是一个考虑因素。如果一期就摘除晶状体，或者在角膜缝线拆除之前摘除晶状体，可以选择对侧眼作为测量参考对象，或者使用平均角膜测量值结合伤眼或对侧眼眼轴来测算。

## 24.4　手术探查与修复：手术记录

术前与患者及其父母详细沟通手术风险、获益及替代方案，患者及其父母同意进行开放性眼外伤探查及修复手术。将患者带入手术室，由麻醉医生进行全身麻醉。术前安全核查，核对患者信息及眼别。按照眼科常规无菌要求进行消毒铺巾。使用 Jaffe 开睑器确保术野充分暴露。

术中见垂直角膜裂伤，长约 2/3 角膜直径，累及视轴区域。裂伤的上、下两端呈星状裂开，有多个三角瓣。前房浅。晶状体变白，疑为晶状体破裂。用前房穿刺刀作颞侧角膜缘穿刺口，向前房注入过滤空气。10-0 尼龙线间断缝合伤口，打结方式为可调节式（图 24.2a, b）。根据需要重复注入过滤空气以维持前房深度。根据需要拆除并重置缝线，以改善裂伤边缘以及三角瓣的对合情况（图 24.3）。所有线给予埋线处理。清除前房空气，注入平衡盐溶液填充前房。伤口修复完毕后，确认 Seidel 试验阴性。水密角膜缘穿刺口。考虑星状角膜裂伤的复杂性，以及提高患者术后舒适度，术毕置入 Kontur 角膜绷带镜。

　　远离裂伤部位在鼻侧及颞侧结膜下注射糖皮质激素和抗生素药物。取出开睑器。在显微镜下移除手术巾。患者对手术耐受良好，无并发症发生。

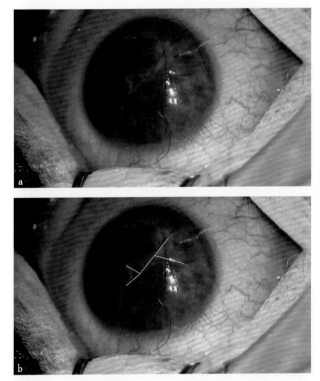

图 24.2　（a）术中早期照相显示中央角膜裂伤，可调节缝线在位，瞳孔散大欠佳，晶状体混浊，考虑为外伤性白内障；（b）术中早期照相显示角膜裂伤为线形，伤口上下两端呈星状裂开

### 24.4.1　手术探查与修复：注意点

- 与角膜缘至角膜缘伤口类似，可调节角膜缝线也有助于星状角膜伤口修复。
- 如果角膜伤口缝合后导致晶状体观察受限，那么等角膜伤口愈合以后再进行晶状体摘除手术更有利于获得清晰的视野。

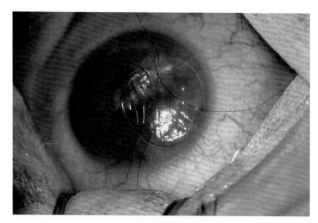

**图24.3**　术中晚期照相显示角膜伤口已对齐缝合，多组可调节缝线在位，根据需要重复注入过滤空气以维持前房深度

## 24.5　术后病程

患者被收治入院以完成 48 小时静脉抗生素治疗。术后第 1 天，视力仍为指数 /60cm。小儿眼科及眼外伤专科共同对患者进行密切随访。术后 1 周，角膜逐渐恢复透明，晶状体视野改善。临床检查清晰显示外伤性白内障伴前囊膜损伤（图 24.4）。此刻由于晶状体逐渐变白膨胀，并脱入前房，患者视力下降至手动。由于角膜持久透明，眼压稳定，因此予以密切随访 9 天。这使得角膜伤口在下次手术干预前有了更多愈合时间。随后患者接受了外伤性白内障摘除及人工晶状体植入手术。

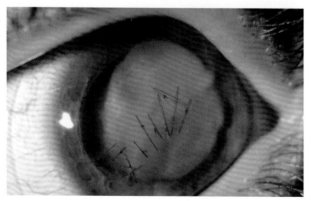

**图 24.4**　术后 1 周照相
显示角膜裂伤已修复，10-0 尼龙线在位，角膜水肿改善，白色膨胀的外伤性白内障脱入前房

## 24.6 二期修复手术：手术记录

术前与患者及其母亲详细沟通手术风险、获益及替代方案，患者母亲同意在麻醉下进行检查，并进行外伤性白内障摘除手术，可能联合人工晶状体植入及玻璃体切除手术。患者被带入手术室，由麻醉医生进行全身麻醉。术前安全核查，核对患者信息及眼别。

首先在全麻下进行眼部检查。右眼睫状肌麻痹屈光度为 +0.50DS/+0.50DC×90°，左眼因外伤性白内障和角膜伤口无法完成屈光检查。麻醉诱导后约 20 分钟，用 Perkins 眼压计测量右眼眼压 12mmHg，左眼眼压 14mmHg。用便携式角膜曲率计测量右眼 K1 和 K2 分别为 41.50 和 42.50。左眼因星状角膜裂伤未能测出。接触式 A 超检查显示右眼眼轴为 23.7mm，左眼眼轴为 23.50mm。由于低眼压及外伤影响，左眼术前 B 超提示脉络膜轻度增厚，因此我们决定根据右眼的角膜曲率和眼轴进行人工晶状体度数测算，假定受伤前双眼生物测量指标一致。

按照眼科常规无菌要求进行消毒铺巾，使用开睑器确保术野暴露充分。用 Westcott 剪在鼻上方作以穹隆为基底结膜瓣。充分止血后，用月形刀在角膜缘后 1.5mm 作巩膜隧道切口，厚度为 1/2 巩膜，隧道长约 3mm。用 20g MVR 穿刺刀经巩膜隧道切口进入前房。向前房注入过滤空气。然后注入台盼蓝尝试对受损前囊膜进行染色。平衡盐溶液冲洗前房。在混浊的晶状体前方注入黏弹剂。用 20g MVR 穿刺刀在 2：00 方位作角膜缘穿刺口。在 23g 前房灌注支持下，用 23g 玻璃体切割头小心清除晶状体核，注意避免损伤残余囊膜组织。清除残余晶状体皮质。之后对晶状体囊膜进行进一步检查，见后囊膜完整及大部分前囊膜残留，前囊膜撕裂向下方 5：00 及上方 12：30 附近延伸。颞侧及下方存在部分囊膜与虹膜组织粘连，已分离。通过主切口向囊袋内注入黏弹剂。用 2.4mm 角膜穿刺刀经巩膜隧道切口进入前房。将人工晶状体植入囊袋内，用 Y 形调位钩调整人工晶状体位置。晶状体襻被置于 3：00 及 9：00 位。清除残余黏弹剂。经 30g 针头向眼内注入平衡盐溶液，恢复眼压至正常。10-0 尼龙线缝合主切口和穿刺口，旋转埋线，水密切口。8-0 Vicryl 线缝合鼻侧结膜切口。术毕取出开睑器。

手术中星形角膜裂伤全程保持水密。虽可见角膜裂伤浅层轻微裂开，但是缝线保持在位，伤口始终保持水密。在显微镜下去除手术巾。术眼滴入新霉素 - 多粘菌素 B- 地塞米松眼膏。无菌眼垫及眼罩包盖术眼。患者对手术耐受良好，无并发症发生。

## 24.7　术后病程

约于 1 个月后，待眼球从二期手术中痊愈（图 24.5），患者在手术室内拆除角膜缝线。用 15 号刀片切断并抬起缝线，然后用无齿镊去除缝线。先拆除一半缝线，观察伤口稳定，继续拆除剩余缝线。拆线完毕后确认伤口 Seidel 试验阴性。

患者继续在小儿眼科随访。角膜在缝线拆除后继续愈合。由于红光反射不规则并且模糊，很难通过视网膜检影进行睫状肌麻痹验光。在眼球修复术后约 5.5 个月，红光反射改善，但是仍然不规则，在穿过瞳孔区的裂伤两侧存在两个反射区（图 24.6）。患者被转诊至接触镜专科以评估能否通过接触镜提高视力。

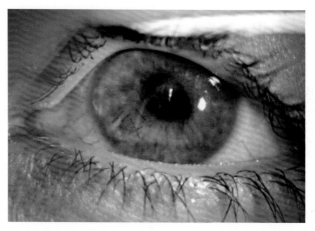

**图 24.5**　外伤性白内障摘除联合人工晶状体植入术后眼前节照相

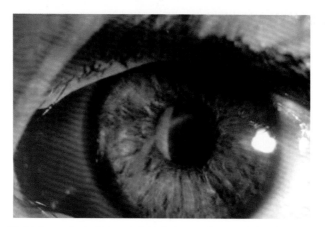

**图 24.6**　一期开放性眼外伤修复术后 6 个月眼前节照相，角膜曲线形瘢痕累及中央视轴区，瞳孔圆，人工晶状体在位

## 24.8　最终伤情评价

### 24.8.1　最终视力（矫正）

右眼：20/15

左眼：20/200，针孔视力 20/70-2

### 24.8.2　瞳孔

右眼：圆，对光反射灵敏

左眼：圆，对光反射灵敏

### 24.8.3　裂隙灯检查

|  | 右眼 | 左眼 |
|---|---|---|
| 眼睑与睫毛 | 正常 | 正常 |
| 结膜与巩膜 | 正常 | 鼻上方切口愈合 |
| 角膜 | 正常 | 星状瘢痕累及视轴区 |
| 前房 | 正常 | 正常 |
| 虹膜 | 正常 | 上方及颞侧虹膜括约肌损伤 |
| 晶状体 | 正常 | 囊袋内人工晶状体位正 |
| 玻璃体 | 正常 | 正常 |

## 24.9　回顾与总结

外伤性白内障是导致儿童开放性眼外伤后视力严重下降的最常见原因，正确处理白内障对于良好的视力恢复至关重要[1, 2]。儿童外伤性白内障必须尽早处理，以避免其他并发症，如弱视。

处理外伤性白内障时需要考虑的一个问题是何时植入人工晶状体。本例患者角膜裂伤的位置及范围使得一期晶状体摘除联合人工晶状体植入手术难度很大。虽然术前高度怀疑晶状体前囊膜受损，但是由于晶状体视野不清晰，并且在角膜裂伤缝合后只会更加模糊，因此一期仅进行了角膜伤口缝合，待角膜伤口适度愈合后再进行二期白内障摘除联合人工晶状体植入手术。对于其他一些病例，缝合伤口可以与白内障摘除同时进行，并需要选择一期还是二期植入人工晶状体。有多个因素需要考虑，包括外伤的性质、患者年龄等。对于闭合性眼外伤，一期植入人工晶状体通常更为有利，因为在没有角膜裂伤的情况下，感染的风险很低。一些研究认为在有开放性伤口的情况下也可以同时进行白内障摘除和人工晶状体植入手术。然而，如果角膜裂伤较大，视野可能会受到遮挡，导致晶状体摘除手术安全性下降，并增加感染的风险。此外，在测算人工晶状体度数时只能用对侧眼作为替代，可能导致误差增大。在开放性眼外伤修复术后，另外单独进行白内障摘除联合人工晶状体植入手术（如本病例）也是一种选择。这么做使得角膜具有更长的愈合时间，从而使手术中前房更加稳定，视野更加清晰。但是同样存在人工晶状体选择不准确的可能性，这取决于所用的测算方法（本例患者使用对侧眼测量值作为替代，假定双眼生物测量指标一致）。二期人工晶状体植入的好处是有可能对受伤眼进行直接测量，人工晶状体选择更精确，感染风险更低，但是需要增加手术和麻醉次数。

如果晶状体囊膜或悬韧带广泛受损，则人工晶状体不能植入囊袋内，而应置于睫状沟或者通过巩膜层间固定。有研究证实这些方法可成功用于囊袋支撑不足的儿童外伤性白内障。本例患者的囊袋足够完整，可以支持人工晶状体安全植入囊袋内。

对儿童而言，由于视力康复时间较长、视力预后较差，弱视成为开放性眼外伤后的主要问题[1, 2]。有研究报道多种预防弱视的方法，而遮盖健眼仍然是治疗的金标准。一期外伤修复后，患者应由包括小儿眼科医生在内的医生团队进行治疗。由于本例患者已经超过了弱视的敏感年龄段，因此外伤修复术后的处理选择更加灵活。

最近，一种儿童眼外伤评分系统（pediatric ocular trauma score，POTS）被设计用于分析儿童眼外伤后的视力预后[4]。视力预后较差的危险因素包括年龄较小、初诊视力较差、眼后节受累、伤口长度较长、眼球破裂、晶状体受累以及眼内炎。在为儿童开放性眼外伤患者家属提供咨询和设定合理预期时，该评分系统可能会有帮助。

## 24.10   学习要点

- 对于儿童眼外伤并发外伤性白内障病例，及时处理白内障非常重要，尤其在有弱视风险的情况下。
- 选择在一期修复伤口的同时进行白内障摘除及人工晶状体植入手术，还是选择分期手术，取决于多种因素，包括患者年龄、损伤性质、透过角膜的视野清晰度以及感染风险。
- 儿童眼外伤评分系统（POTS）在向患者家属咨询视力预后时非常有用。

## 参考文献

1. Li X, Zarbin MA, Bhagat N. Pediatric open globe injury: a review of the literature. J Emerg Trauma Shock. 2015;8(4):216–23.
2. Xu YN, Huang YS, Xie LX. Pediatric traumatic cataract and surgery outcomes in eastern China: a hospital-based study. Int J Ophthalmol. 2013;6(2):160–4.
3. Andreoli CM, Andreoli MT, Kloek CE, Ahuero AE, Vavvas D, Durand ML. Low rate of endophthalmitis in a large series of open globe injuries. Am J Ophthalmol. 2009;147(4):601–8.
4. Acar U, Tok OY, Acar DE, Burcu A, Ornek F. A new ocular trauma score in pediatric penetrating eye injuries. Eye (Lond). 2011;25(3):370–4.

# 第25章
# 病例20：Ⅰ区开放性眼外伤修复及二期经平坦部晶状体切除

Mohammad Dahrouj, Eric D. Gaier, Seanna Grob, and Dean Eliott

## 25.1 现病史

54岁男性患者，因怀疑左眼开放性眼外伤转入我院。既往无全身及眼部病史。

- 患者在撬木板时被一小块木片击中左眼。患者当时未配戴护目镜。
- 初诊检查明确为开放性眼外伤，可见较大的全层角膜裂伤。

## 25.2 初步伤情评价

### 25.2.1 视力（裸眼）

右眼：20/20
左眼：手动

### 25.2.2 瞳孔

右眼：圆，对光反射灵敏
左眼：不规则，对光反射消失，相对性传入性瞳孔障碍（−）

### 25.2.3 外眼检查

鼻梁浅表组织擦伤。

### 25.2.4 裂隙灯检查

|  | 右眼 | 左眼 |
| --- | --- | --- |
| 眼睑与睫毛 | 正常 | 正常 |
| 结膜与巩膜 | 正常 | 结膜充血（+），鼻侧结膜下少量异物残留 |

续表

|  | 右眼 | 左眼 |
|---|---|---|
| 角膜 | 正常 | 全层角膜裂伤长约10mm，从8：00角膜缘对角延伸至2：00角膜缘，伴鼻侧星形裂伤。葡萄膜组织自上方伤口脱出 |
| 前房 | 正常 | 窥不清，颞侧房角窄，虹膜与角膜接触 |
| 虹膜 | 正常 | 不规则，向前移位，角膜伤口部位虹膜脱出 |
| 晶状体 | 正常 | 混浊，窥不清 |
| 玻璃体 | 玻璃体后脱离 | 窥不见 |

### 25.2.5　散瞳检查

右眼黄斑及视盘：正常

右眼周边视网膜：正常

左眼黄斑及视盘：窥不见

左眼周边视网膜：窥不见

### 25.2.6　影像学检查

CT检查（图25.1）显示左眼球体积缩小，形态不规则。眼球前后节容积均缩小，玻璃体丢失。左眼眶及球内未见异物。未见颅内损伤。未见眼眶骨折。

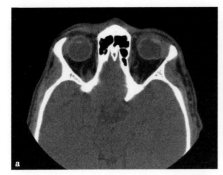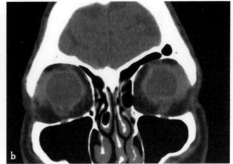

图25.1　眼眶CT平扫

（a）水平位及（b）冠状位CT显示右眼球形态正常，左眼球变形

## 25.3  术前初步评估及手术计划

患者因被木片击伤致左眼I区开放性眼外伤。检查见倾斜走行的全层角膜裂伤，伴鼻侧星形裂伤及葡萄膜组织脱出。

尽管伤口尺寸不一，本例I区角膜裂伤的术前计划与星形角膜裂伤的标准修复（参见本书之前病例）并无不同。本病例在说明星形角膜裂伤的标准修复以外，还讨论了其他几方面内容：①晶状体及囊膜损伤的处理；②开放性眼外伤修复手术后黄斑囊样水肿的治疗；③硬性接触镜矫正不规则散光。

对于开放性眼外伤合并可疑晶状体囊膜损伤，需要慎重考虑治疗方案，特别是分期手术的可能性。在一期外伤修复的同时进行晶状体切除手术也许很彻底（如病例17所示），但是分期手术的优点也不容忽视：

1. 正如之前病例中所讨论的，由于组织水肿影响，一期角膜伤口修复后短期内的眼内观察条件往往不理想，这会对晶状体切除、玻璃体切除或其他内眼手术的实施造成妨碍。

2. 在手术视野模糊的情况下很难全面评估晶状体及其囊膜的损伤程度。晶状体切除手术可通过多种途径实施，这通常取决于囊膜及悬韧带的损伤位置及范围。等待角膜透明度改善后，才能更好地评估晶状体及囊膜情况，以便制定更合适的手术计划。

3. 让角膜在一期修复后能有一段时间愈合，可以使伤口更加稳定，避免在晶状体摘除术中出现伤口渗漏，导致前房不稳定。而且角膜水肿随着时间推移也会减轻，手术视野会得到显著改善。

4. 由于晶状体坠入玻璃体腔的可能性较大，玻璃体视网膜专科医生更适合实施伴有后囊膜损伤的晶状体摘除手术。并且他们能够同步处理在术前散瞳或B超检查中发现的后节问题。

对于散瞳或B超检查明确存在后囊膜损伤和/或后节组织损伤的病例，应在外伤修复手术后将患者转送至视网膜专科医生。这种情况下可以由前节手术医生与视网膜手术医生联合进行手术，两者各尽其职，也可以由视网膜手术医生同时处理前后节问题。某些情况下当视网膜专科医生在切除晶状体时，可能会同步清除玻璃体皮质及晶状体囊膜，以降低未来发生视网膜脱离的风险。对于这部分病例，可通过接触镜、前房型人工晶状体、虹膜或巩膜固定式人工晶状体来矫正屈光不正。在拆除所有角膜缝线后，至少应等待4～6周再进行接触镜验配或人工晶状体度数测算，因为此时的角膜参数测量更加稳定和准确。如果患者有角膜裂伤，使用角膜接触镜矫正不规则散光通常能提供最佳的视力矫正效果。

## 25.4　手术探查及修复：手术记录

术前履行手术知情同意程序，确认和标记术眼。使用胶带及眼罩遮盖非手术眼。按照眼科无菌常规进行消毒铺巾，使用 Jaffe 开睑器确保术野暴露充分。

术中检查见角膜缘至角膜缘水平迂曲走行的全层角膜裂伤，长约 10mm，从鼻侧 9：00 延伸至颞侧 2：00。裂伤鼻侧端呈三角形，距离角膜缘 3～4mm 有一个星状裂伤。角膜弥漫水肿明显。晶状体前囊膜破裂，晶状体成分溢入前房。虹膜组织自角膜裂伤处脱出。颞侧 3：00 作角膜缘穿刺口，向前房内注入过滤空气。用睫状体分离铲将虹膜从角膜伤口中复位。多组 10-0 尼龙线对齐缝合裂伤边缘，鼻侧星状裂伤顶端额外缝合 1 针。清除大部分过滤空气。经穿刺口注入平衡盐溶液，恢复眼球至生理压力。角膜裂伤修复完毕后，用荧光素试纸条检查未见任何伤口渗漏。10-0 尼龙线缝合颞侧角膜缘穿刺口 1 针。然后开始评估晶状体，发现由于角膜水肿，前房视线模糊，无法保证晶状体摘除手术的安全性。此外还要考虑后囊膜受累的可能性，因此决定终止手术。鼻下方远离裂伤部位结膜下注射头孢唑林和地塞米松。取出开睑器。显微镜下去除手术巾。术毕眼表放置 Kontur 绷带镜（18.0mm），滴用阿托品及妥布霉素地塞米松眼液。

### 25.4.1　手术探查与修复：注意点

● 对于伴有晶状体囊膜损伤的开放性眼外伤，应首先修复角膜或巩膜伤口。牢记一期手术的目标是关闭眼球。处理完毕主要伤口后，再去评估晶状体损伤情况，以及是否需要一期行晶状体切除手术。如果视线不佳，建议延期摘除晶状体。

● 对于较容易发生渗漏的复杂角膜伤口，或者在外伤或手术过程中出现角膜上皮缺损，可以考虑在手术结束时使用绷带镜，这有助于防止渗漏，并能提高患者术后的舒适度。

## 25.5　术后病程

患者被收治入院以完成 48 小时静脉抗生素治疗。术后第 1 天，视力仍为手动。角膜水肿逐渐改善，但由于晶状体混浊，眼后节仍然窥不清。B 超显示晶状体向后倾斜，后囊膜弥漫增厚（考虑为后囊膜受累及悬韧带不稳定），视网膜在位（图 25.2a）。

I 期修复术后第 6 天，视网膜专科医生对患者进行检查。视力依旧为手动，前房内有多个晶状体碎片，眼后节模糊（图 25.2b）。与患者讨论病情后决定进行经平坦部晶状体切除手术，术中不植入人工晶状体（考虑到悬韧带不稳定及后囊膜受累）。Ⅰ期外伤修复后第 10 天进行手术。除进行晶状体切除以外，术中发现视网膜鼻上象限多处簇状及子午线方向皱褶，予以眼内激光治疗。未见视网膜裂孔。

患者在视网膜及眼外伤专科密切随访。术后第 4 周，患者最佳矫正视力提高至 20/100。外伤后 3 个月，患者出现黄斑囊样水肿（cystoid macular edema，CME）（图 25.3a）。予酮咯酸及泼尼松龙滴眼液每天 4 次，连续治疗 4 个月。外伤后 7 个月，黄斑囊样水肿消退，点药频次逐渐减少（图 25.3b）。

患者被转诊至眼视光专科验配接触镜。为矫正无晶状体及角膜不规则散光，医生为其验配了硬性透气性接触镜（rigid gas permeable，RGP）。患者配戴 RGP 矫正视力为 20/80 +。

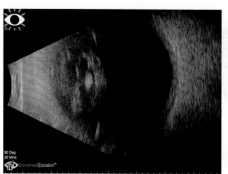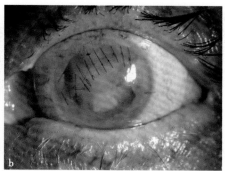

**图 25.2**　（a）Ⅰ期外伤修复术后 B 超显示晶状体后囊膜弥漫增厚，视网膜在位；（b）外伤修复术后第 7 天眼前节裂隙灯照相，角膜裂伤对合好，缝线在位，前房内有白色晶状体组织，瞳孔不规则，虹膜部分缺失

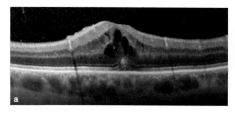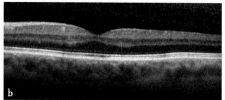

**图 25.3**　左眼频域 OCT 图像
（a）外伤后 3 个月黄斑囊样水肿（CME）；（b）酮咯酸及泼尼松龙滴眼液治疗 4 个月后 CME 消退

## 25.6　最终伤情评价

### 25.6.1　最终视力

右眼：20/25
左眼：20/80（RGP 矫正）

### 25.6.2　瞳孔

右眼：圆，对光反射灵敏
左眼：不规则，相对性传入性瞳孔障碍（−）

### 25.6.3　裂隙灯检查

|  | 右眼 | 左眼 |
|---|---|---|
| 眼睑与睫毛 | 正常 | 正常 |
| 结膜与巩膜 | 正常 | 正常 |
| 角膜 | 正常 | 8：00 至 2：00 角膜缘至角膜缘线状瘢痕（图 25.4） |
| 前房 | 正常 | 少量炎症细胞 |
| 虹膜 | 正常 | 不规则，颞上方虹膜缺失 |
| 晶状体 | 正常 | 无晶状体 |
| 玻璃体 | 正常 | 玻璃体切除术后 |

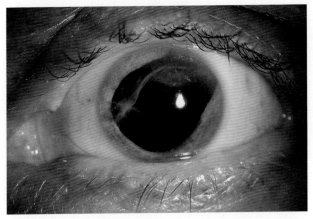

图 25.4　末次随访（外伤后 6 个月）眼前节裂隙灯照相
8：00 至 2：00 角膜瘢痕，颞上方虹膜缺失，瞳孔散大

### 25.6.4　散瞳检查

右眼黄斑及视盘：正常

右眼周边视网膜：正常

左眼黄斑及视盘：正常

左眼周边视网膜：鼻上方周边视网膜见激光瘢痕（图25.5）

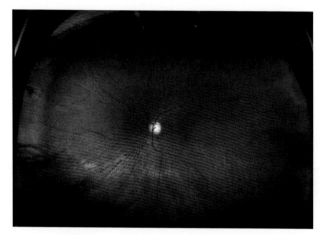

**图25.5　左眼最近一次随访眼底照相**
鼻上方周边视网膜激光瘢痕，视网膜在位

## 25.7　回顾与总结

在本例Ⅰ区星形及角膜缘至角膜缘裂伤病例的Ⅰ期修复手术中，可以明确发现前囊膜受损，后囊膜损伤可疑。由于角膜裂伤缝合后眼内结构观察受限，并且担心存在晶状体后囊膜损伤，我们选择了择期进行晶状体摘除手术。如之前病例所述，即使只有前囊膜受累，分期手术也是一个好的选择。当怀疑存在后囊膜及视网膜损伤时，由玻璃体视网膜手术医生进行经平坦部晶状体切除及玻璃体切除手术是明智的选择。

CME可继发于开放性眼外伤及内眼手术后，正如本例患者。长期局部使用非甾体类抗炎药物及糖皮质激素滴眼液可以促进CME消退。当眼外伤及眼科手术后出现视力下降时，应考虑CME的可能性（虽然开放性眼外伤可能由于多种原因导致视力下降，但是医生肯定不希望漏掉像CME这样可以治疗的问题）。长期使用糖皮质激素眼液的患者需要监测眼压变化。

在本病例中，我们选择摘除外伤性白内障后暂不植入人工晶状体。做出这一决定有以下几个原因：①外伤环境下与眼内植入物相关的感染风险；

②在角膜伤口愈合并拆除角膜缝线后再进行人工晶状体度数测算及角膜曲率测量更加准确（与使用对侧眼测量相比）[1]；③由于角膜裂伤造成的角膜不规则散光，患者可能需要配戴接触镜来获得最佳矫正视力。

　　角膜瘢痕引起的不规则散光以及手术性无晶状体眼是开放性眼外伤后视力康复的一个难题。RGP 是很好的非手术治疗选择，可以同时解决不规则散光，以及减少配戴框架眼镜带来的屈光参差问题。曾有病例报道，11 名患者中有 9 名通过配戴接触镜视力提高了 9 行，并且耐受性良好[2]。有色 RGP 镜片在外伤性无虹膜病例中提供了额外的帮助，可以在改善畏光症状的同时，起到美化瞳孔的作用[3]。如果患者不能耐受接触镜或对植入人工晶状体有强烈意愿，则可以考虑植入前房型人工晶状体，或者虹膜或巩膜固定式人工晶状体。

## 25.8　学习要点

- 对于怀疑晶状体囊膜损伤的开放性眼外伤，分期进行二期晶状体切除手术是很好的选择，特别是在担心后囊膜损伤以及角膜裂伤缝合后视线受影响的情况下。
- 当怀疑后囊膜及悬韧带受损时，应考虑经平坦部玻璃体切除及晶状体切除手术。
- 开放性眼外伤后可能发生 CME，可长期、缓慢减量使用非甾体抗炎药及糖皮质激素滴眼液治疗。
- RGP 可同时矫正不规则角膜散光及无晶状体眼，为 I 区开放性眼外伤后的视力康复提供了一种有效的非手术治疗方案。

### 参考文献

1. Chuang LH, Lai CC. Secondary intraocular lens implantation of traumatic cataract in open-globe injury. Can J Ophthalmol. 2005;40(4):454–9.
2. Grunauer-Kloevekorn C, et al. Contact lens fitting as a possibility for visual rehabilitation in patients after open globe injuries. Klin Monbl Augenheilkd. 2004;221(8):652–7.
3. Luo WL, Tong JP, Shen Y. Rigid gas-permeable contact lens for visual rehabilitation in aphakia following trauma. Clin Exp Optom. 2012;95(5):499–505.

# 第 26 章
## 病例 21: 铅笔致 I 区开放性眼外伤伴眼前节异物

Benjamin Jastrzembski, Natalie Wolkow, Seanna Grob, and Ankoor S. Shah

## 26.1 现病史

11 岁男性儿童患者, 因被 5.5mm 机械铅笔笔芯刺穿右眼角膜就诊。既往体健。

- 患者诉在学校时被一支扔过来的铅笔击中右眼。
- 患者先后于学校医务室及外院就诊, 诊断为开放性眼外伤, 随后被转送至 MEE 进一步处理。

## 26.2 初步伤情评价

### 26.2.1 视力(裸眼)

右眼: 20/50, 针孔视力 20/25 + 2
左眼: 20/20-2

### 26.2.2 瞳孔

右眼: 圆, 传入性瞳孔障碍(−)
左眼: 圆, 传入性瞳孔障碍(−)

### 26.2.3 外眼检查

正常, 未见皮肤裂伤或其他损伤

### 26.2.4 裂隙灯检查

|  | 右眼 | 左眼 |
|---|---|---|
| 眼睑与睫毛 | 正常 | 正常 |
| 巩膜与结膜 | 正常 | 正常 |

续表

|  | 右眼 | 左眼 |
|---|---|---|
| 角膜 | 5.5mm 长铅笔芯自 8:00 角膜缘附近全层穿透角膜，跨过前房并触及虹膜表面（图 26.1） | 正常 |
| 前房 | 色素颗粒及细胞（++），铅笔芯跨过颞侧前房并触及虹膜表面 | 正常 |
| 虹膜 | 异物压痕 | 正常 |
| 晶状体 | 正常，未见晶状体混浊或损伤 | 正常 |
| 玻璃体 | 正常 | 正常 |

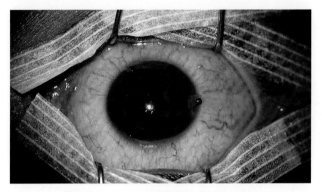

**图 26.1　术中显微镜照相（术者视角）**
显示铅笔芯穿过角膜及前房与虹膜接触

### 26.2.5　散瞳检查

右眼黄斑及视盘：正常
右眼周边视网膜：正常
左眼黄斑及视盘：正常
左眼周边视网膜：正常

### 26.2.6　影像学检查

眼眶 CT 显示右眼前房线状异物，与病史特点一致（图 26.2）。

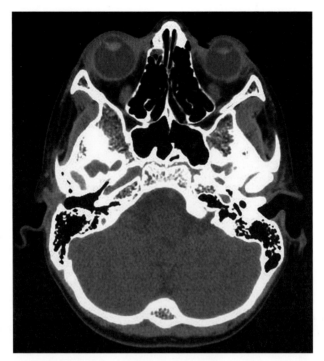

**图 26.2**　水平位 CT 显示左眼球正常，右眼角膜及前房内铅笔芯样异物
异物 CT 值为 85 亨氏单位

## 26.3　术前初步评估及手术计划

　　患者系 I 区开放性眼外伤伴角膜内及前房异物残留。患者的同学向其扔铅笔，铅笔芯扎进右眼角膜及前房。本病例说明了开放性眼外伤合并角膜内及前房异物的基本处理方法。

　　首先，最好在手术室的可控条件下进行角膜全层、角膜内或前房异物取出手术，而不是在急诊室内处理。异物可能对伤口形成填塞效应，取出异物后可能会导致前房塌陷。应告知所有相关医疗人员不要在术前操作或移除异物。全程使用 Fox 眼罩保护伤眼，避免误碰眼球或异物（适用于所有开放性眼外伤病例）。如果一个被认为是板层厚度的异物在取出后迅速出现伤口渗漏，可以使用角膜绷带镜延缓或阻止伤口渗漏，也可以在手术室内修复伤口渗漏。在放置绷带镜时应注意避免对眼球施加压力。

　　在术前进行散瞳检查之前，应考虑散瞳引起前节异物移动的风险，可能暴露并损伤晶状体，也可能向后坠入玻璃体腔。散瞳眼底检查一般应在进手术室之前完成，但是如果前房内存在位置不稳定的异物，最好推迟到异物取出以后再进行散瞳会更安全。在本病例中，由于铅笔芯嵌顿在角膜内，发生位移的风险很低。不过由于铅笔芯顶到了虹膜，可能存在接触或损伤晶状体的轻度风险。尽管存在这种风险，根据主诊医生的判断，患者在术前进行了散瞳检查，无并发症发生。当然，推迟散瞳检查至异物取出之后再进行也是合理的。

　　建议任何开放性眼外伤在手术之前都应进行眼眶 CT 检查以排除眼内异物。虽然当前的临床指南建议应将儿童的医源性辐射控制在最低水平，但是眼球或眼眶内隐匿性异物残留带来的风险明显更大。异物残留可引起铜锈症、铁锈症或眼内炎，导致严重的眼内炎症反应及永久性功能损害。因此，即使对于儿童患者，仍应常规进行眼眶 CT 检查。本例患者的眼眶 CT 辐射剂量为 3.8mSv。作为对比，天然辐射源的年平均暴露剂量估计为 2.4mSv[1]。

　　眼科医生及放射科医生应认真分析 CT 图像，仔细排查眼内异物。在新泽西医学院的 74 例眼内异物病例研究中，眼眶 CT 检查在鉴别玻璃及金属异物方面优于临床检查及 B 超检查[2]。然而，CT 扫描在识别木质异物方面作用有限，因为木头在 CT 上呈低密度。而且随着木头含水量的变化，木质异物的 CT 表现可能会随时间发生变化[2]。提示可能存在木质眼内异物的 CT 表现之一是眼内气泡的存在。

　　眼前节异物可通过多种方式取出。如果在角膜外有足够的异物暴露，可以用镊子直接拔除异物。如果异物基本嵌在角膜内，穿入前房部分很少，可以用 25g 或其他型号的针尖从角膜面将其剔除。如果异物穿透角膜进入前房，可以作一个指向异物的角膜缘穿刺口，在用眼内异物镊抓住异物后，可以将其从原角膜伤口推出去，也可以将其拉进前房，然后从扩大的角膜切口取出来。将异物插入大口径针头内可能有助于通过手术切口取出异物，因为有时在异物经过切口时可能会卡住。如果前房内的异物位置不牢固，或者有松动或后坠的风险，应向异物下方注入黏弹剂，防止在取异物的时候发生异物后坠。由于本例异物穿透了角膜进入前房，我们计划做一个角膜缘穿刺口，向异物周围注入黏弹剂，以稳定异物并保护虹膜和晶状体。然后用镊子从前房抓住异物，并把异物通过原角膜伤口向外推，同时在眼外抓住异物向外拉。

　　从角膜途径取出异物后，往往会留下一个角膜组织缺损灶。例如，如果把圆杆状金属异物拔除，那么会在角膜留下一个圆孔样组织缺损灶。这种伤口通常很难闭合，即使在术中缝合以后还是容易渗漏。关闭这样的伤口需要偏紧的缝合张力。有时为达到伤口水密，需要反复重置缝线多次，以调整缝合张力。有时可能需要环形缝合来关闭圆形伤口。对于闭合困难的病例，还可能需要用到纤维蛋白胶。对于容易渗漏的伤口可以在术后放置角膜绷带镜，并留置数天至 1 周。患者需在配戴接触镜期间坚持使用抗生素眼液。

## 26.4　手术探查与修复：手术记录

患者被带入手术室，由麻醉医生进行全身麻醉。术前安全核查，核对患者信息及眼别。10% 聚维酮碘进行右眼眼周皮肤消毒，5% 聚维酮碘进行结膜囊消毒。注意避免将聚维酮碘溶液直接滴入伤口。无菌手术巾暴露右眼，使用 Jaffe 开睑器确保术野暴露充分。术中见铅笔芯直径均匀，在 8:00～9:00 角膜缘附近穿透角膜进入前房，并触及虹膜（图 26.1）。用 15° 穿刺刀在 1:00 作指向异物的角膜缘穿刺口。向前房内铅笔芯末端附近注入黏弹剂，使其远离虹膜。用 Colibri 镊夹住突出于角膜外的铅笔芯头部向外拉，同时用 MST 眼内镊从前房内向外推铅笔芯。异物很容易就被取出并送病理。然后用 57 号刀片刮除角膜伤口表面疏松的上皮组织，以去除残余的石墨。检查见角膜伤口呈斜形倒三角形。经角膜缘穿刺口用平衡盐溶液冲洗前房以清除黏弹剂，注入过滤空气以维持前房深度。10-0 尼龙线缝合角膜伤口数针，但是在将前房内气体置换为平衡盐溶液后，发现伤口持续渗漏。拆除并重置数针缝线以确保伤口水密，累计缝合 5 针。向前房注入平衡盐溶液以恢复眼球至生理眼压。确认伤口无渗漏。水密角膜缘穿刺口。术毕置入 16mm Kontur 接触镜。远离接触镜在结膜下注射头孢唑林及地塞米松。取出开睑器，移除手术巾。清洁眼周区域，患者对手术耐受良好，无并发症发生。

### 26.4.1　手术探查与修复：注意点

- 对于异物穿透并嵌在角膜内的病例，可以用有齿镊从眼外直接将异物拔除。也可以用眼内镊从前房经原伤口向外推异物，或者经扩大的角膜缘穿刺口或角膜伤口取出异物。
- 黏弹剂可用于保护眼内组织免受异物伤害，也可以帮助稳定松动的异物，以免在取异物时坠入玻璃体腔。
- 有异物嵌顿的角膜伤口往往较难闭合，需要反复调整缝线或使用绷带镜来关闭伤口。

## 26.5　术后病程

患者被收治入院以完成 48 小时静脉抗生素治疗。术后第 1 天，患者视力为 20/140，无疼痛不适。患者在完成静脉抗生素疗程后，配戴绷带镜出院。术后 1 周复诊，视力为 20/30，针孔视力为 20/25。予摘除绷带镜，伤口稳定无渗漏。由于年龄因素，患者在伤后 4 周在手术室内拆除缝线，无并发症发生。

## 26.6　最终小儿眼科及外伤评价

### 26.6.1　最终视力

右眼：20/20

左眼：20/20

### 26.6.2　最终显然验光

右眼：+0.25DC×94

左眼：平光

### 26.6.3　瞳孔

右眼：圆，传入性瞳孔障碍（－）

左眼：圆，传入性瞳孔障碍（－）

### 26.6.4　裂隙灯检查

|  | 右眼 | 左眼 |
|---|---|---|
| 眼睑与睫毛 | 正常 | 正常 |
| 巩膜与结膜 | 正常 | 正常 |
| 角膜 | 颞侧角膜缘轻微角膜瘢痕（图 26.3） | 正常 |
| 前房 | 正常 | 正常 |
| 虹膜 | 正常 | 正常 |
| 晶状体 | 正常，未见晶状体混浊 | 正常 |
| 玻璃体 | 正常 | 正常 |

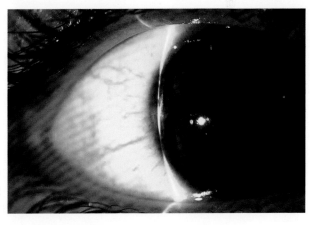

图 26.3　一期外伤修复术后 5 个月，眼前节裂隙灯照相显示颞侧角膜瘢痕

### 26.6.5　散瞳检查

右眼黄斑及视盘：正常

右眼周边视网膜：正常

左眼黄斑及视盘：正常

左眼周边视网膜：正常

## 26.7　回顾与总结

对于明确的全层穿透眼球壁的异物，应尽可能推迟到手术室内取出异物。在散瞳检查之前，眼眶 CT 检查是鉴别眼内异物的首选方式。研究表明 CT 检查在鉴别眼内异物方面优于术前临床检查[2]。

嵌入角膜内的异物可以从前房内或眼外两种途径取出。黏弹剂可用来稳定异物，以免异物损伤眼内组织结构，并可防止异物坠入玻璃体腔。关闭伴有穿透性异物的角膜伤口需要耐心和创造力，因为角膜伤口在早期可能会保持异物的形态，导致修复术中或术后容易发生渗漏。有时需要反复重置或调整缝线。虽然我们尽量避免使用角膜胶，但是如果反复缝合后伤口仍然持续渗漏，使用角膜胶也是一种选择。对于缓慢渗漏或术中容易渗漏的伤口，也可以使用绷带镜。

如果嵌入角膜内的异物是植物，就需要仔细观察是否有感染。真菌感染在这种情况下也必须考虑到。延误就诊的角膜内或眼内异物可能会诱发感染，需要积极进行局部或前房内或玻璃体腔内抗生素治疗。眼内异物残留还可能导致慢性葡萄膜炎，所以必须要重视。及时取出异物并密切随访可以获得很好的视力恢复结果，正如本病例。有研究报道铅笔石墨长期残留可导致一些晚期并发症，如角膜基质水肿、角膜基质结晶样瘢痕、类似结膜黑色素瘤的结膜瘢痕形成，以及眼内炎[3~6]。因此，在取出这类异物后，应刮拭并清洁伤口。

观察到异物并确认其具体位置有助于术前设计。小的异物可能会藏在房角内，如果不能直接观察到，可进行房角镜检查明确。如果有需要，可以在关闭伤口后在手术室内进行。应仔细观察虹膜透照缺损部位，因为这可能提示存在隐匿性眼内异物。眼前节超声检查（超声生物显微镜）或眼前节 OCT 检查可能有助于了解异物的精确位置与致伤轨迹。

## 26.8　学习要点

● 最好在手术室的可控条件下取出穿透眼球壁全层异物或眼内异物。

- 对于眼内异物，应在术前散瞳检查前考虑到异物坠入玻璃体腔的风险。
- 眼眶 CT 检查是识别眼内异物的理想方式，适用于所有开放性眼外伤病例。

## 参考文献

1. United Nations Scientific Committee on the Effects of Atomic Radiation. Sources and effects of ionizing radiation. New York: United Nations; 2010.
2. Patel SN, Langer PD, Zarbin MA, Bhagat N. Diagnostic value of clinical examination and radiographic imaging in identification of intraocular foreign bodies in open globe injury. Eur J Ophthalmol. 2012;22(2):259–68.
3. Han ER, Wee WR, Lee JH, Hyon JY. A case of retained graphite anterior chamber foreign body masquerading as stromal keratitis. Korean J Ophthalmol. 2011;25(2):128–31.
4. Jeng BH, Whitcher JP, Margolis TP. Intracorneal graphite particles. Cornea. 2004;23(3):319–20.
5. Guy JR, Rao NA. Graphite foreign body of the conjunctiva simulating melanoma. Cornea. 1985-1986;4(4):263–5.
6. Hamanaka N, Ikeda T, Inokuchi N, Shirai S, Uchihori YA. Case of an intraocular foreign body due to graphite pencil lead complicated by endophthalmitis. Ophthalmic Surg Lasers. 1999;30(3):229–31.

# 第27章
## 病例22：Ⅰ/Ⅱ区开放性眼外伤合并眼前节金属丝异物

Durga S. Borkar and Seanna Grob

## 27.1　现病史

　　21岁男性患者，因左眼开放性眼外伤合并眼内金属异物就诊。既往无眼病史。

- 患者在汽车底盘下进行机械修理工作时，被落下的弹簧击中左眼。
- 患者至外院就诊，检查可见一个金属异物刺入左眼（图27.1），CT提示开放性眼外伤合并眼内异物。患者随后被转诊至MEE接受进一步处理。

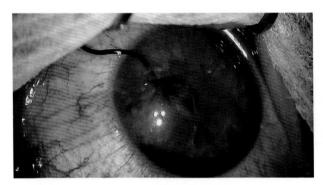

**图 27.1　术中左眼照相（手术开始之前）**
显示金属丝位于眼球鼻上方，在眼表浅层穿行后穿透角膜进入前房，接着在瞳孔缘穿通虹膜，最后向前偏移并触及角膜后表面

## 27.2　初步伤情评价

### 27.2.1　视力（裸眼）

　　右眼：20/20
　　左眼：指数/180cm，针孔视力20/200

## 27.2.2　瞳孔

　　右眼：圆，传入性瞳孔障碍（−）

　　左眼：不规则，金属丝穿过瞳孔缘，传入性瞳孔障碍（−）

## 27.2.3　外眼检查

　　正常。

## 27.2.4　裂隙灯检查

| | 右眼 | 左眼 |
|---|---|---|
| 眼睑与睫毛 | 正常 | 左上睑水肿，下方可见突出的金属丝，上睑睑结膜裂伤 |
| 巩膜与结膜 | 正常 | 鼻上方结膜上方见金属丝。由于患者上睑抬举困难，无法窥及金属丝鼻侧末端 |
| 角膜 | 正常 | 金属丝由10:00角膜缘部位向前、向基质内穿行，然后穿透角膜进入前房。角膜弥漫性水肿，金属丝顶端与角膜后表面接触部位最为明显 |
| 前房 | 正常 | 前房积血1mm，9:00方位可见少量积血，金属丝由10:00方位进入前房 |
| 虹膜 | 正常 | 金属丝于10:00方位虹膜前向颞下方行进，在8:00近瞳孔缘部位钩起、穿通虹膜，向前弯曲回到前房 |
| 晶状体 | 正常 | 颞下方金属丝穿通虹膜部位的晶状体囊膜可疑损伤 |
| 玻璃体 | 正常 | 模糊 |

## 27.2.5　散瞳检查

　　右眼黄斑及视盘：正常

　　右眼周边视网膜：正常

　　左眼黄斑及视盘：模糊

　　左眼周边视网膜：模糊

## 27.2.6　影像学检查

　　眼眶CT平扫（图27.2）显示金属异物，长约2～3cm，穿过眼前节，一端延伸至眼球鼻上方，进入眼球外软组织。异物大部分位于眶隔前。未见眼眶骨折。

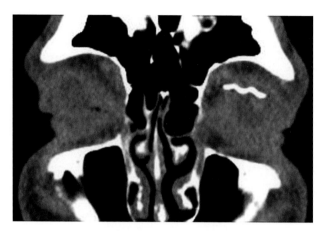

**图 27.2   冠状位 CT**
显示右眼球形态正常，左眼球变形，伴眼前节异物

## 27.3   术前初步评估及手术计划

患者系左眼 I/II 区开放性眼外伤，合并眼前节异物，需手术修复。

本病例在说明 I/II 区裂伤的标准修复（参见本书之前病例）以外，主要提出了三个重要讨论点。包括：第一，及时手术取出眼内异物伤的重要性，因为异物可能引起眼部结构持续损伤及远期并发症；第二，与前述病例一样，眼前节异物取出手术应在具备一定条件的手术室内执行；第三，对于圆形异物取出后留下的圆孔形角膜伤口，紧密缝合非常重要。

除非患者延误就诊（超过 24 小时），我们建议所有的开放性眼外伤均应在 24 小时内进行手术修复。如果合并眼内异物，则应更加重视，在确诊后尽快行眼内异物取出及外伤修复手术。本例患者系眼前节金属丝状异物，并且金属丝穿通角膜后形成了圆形伤口。及时手术修复可最大程度减少因铁锈形成引起的并发症，避免角膜水肿随时间加重，导致术中修复及密闭伤口的难度增加。异物突出于眼球外通常会引起患者的显著不适，有些患者可能会有难以忍受的疼痛及不适感，必须及时修复。本例患者在每次眨眼时，金属丝都会摩擦上眼睑，并且当金属丝发生转动时，也会摩擦角膜后表面。因此，我们计划立即进入手术室进行眼内异物取出及外伤修复手术，以防止眼睑、眼眶组织及中央角膜组织发生进一步的损伤。

如前所述，所有眼外伤患者都应在术前进行 CT 检查，以明确是否合并眼内异物，评估异物的位置和长短，这对拟定手术计划非常重要。眼内异物取出必须在手术室内进行，即使对于在裂隙灯下就能取出的异物也应如此。在手术室内，我们可以通过角膜缘穿刺口来控制前房深度，可以立即缝合 Seidel 试验阳性的伤口，而且患者也会感觉更舒适，从而允许医生以更安全的方式取出异物。本例金属丝异物的鼻上部分位于眼睑下方，裂隙灯下窥不见鼻上末端。由于患者不适症状明显，很难在裂隙灯下充分检查该区域。而在手术室条件下，患者更容易接受全面的检查，以确保完整取出异物。在条件完善的手术室内进行异物取出手术，可以减少对虹膜及晶状体囊膜的额外损伤。而且由于本例金属丝异物的顶端与角膜后表面直接接触，异物取出后也会减少对角膜内皮的进一步损伤。此外要注意的是，嵌顿于角膜伤口的异物可能充当了临时填充物，取出异物则可能引起伤口渗漏，进而发生浅前房，导致手术修复难度增加。

## 27.4　手术探查与修复：手术记录

术前与患者详细沟通手术风险、获益及替代方案，患者同意进行眼球探查、眼内异物取出及外伤修复手术。将患者带入手术室，由麻醉医生进行全身麻醉。术前核对患者信息及眼别。按照眼科手术无菌常规进行消毒铺巾，使用 Jaffe 开睑器确保术野暴露充分。

术中见金属异物长约 2～3cm，由 10：00 方位角膜缘前部穿透角膜进入前房，接着穿过瞳孔缘颞侧的虹膜基质，然后向前弯曲与角膜内皮及后基质接触并有摩擦。金属异物的另一端向鼻上象限延伸，勾在了上睑结膜面。前房可见积血。角膜后见色素沉着，中央角膜明显混浊。由于角膜混浊及前房积血，难以窥及晶状体。用 15° 穿刺刀作颞侧角膜缘穿刺口，向前房内注入平衡盐溶液。轻轻提起左眼上睑，暴露出金属异物的鼻上末端。用 0.12 有齿镊将金属异物从前房轻柔取出，注意不要蹭到角膜后表面或晶状体。

取出金属异物后前房变浅，经角膜缘穿刺口向前房内注入过滤空气以重新形成前房。角膜圆形穿通伤口直径约 1mm，10-0 尼龙线缝合 3 针关闭。根据需要重置缝线以确保伤口关闭质量，术毕确认 Seidel 试验阴性。术眼放置 Kontur 角膜绷带镜。

在鼻侧及颞侧结膜下注射糖皮质激素及抗生素药物。取出开睑器。在显微镜下去除手术巾。术眼滴入妥布霉素地塞米松及马来酸噻吗洛尔眼液。患者对手术耐受良好，无并发症发生。

### 27.4.1　手术探查与修复：注意点

● 即使对于在裂隙灯下就能取出的眼前节异物，我们仍然建议在手术室内进行操作。

- 圆形异物取出后留下的圆孔形角膜伤口通常较难关闭。紧密缝合有助于创缘对合，即使小的伤口也可能需要距离相近的多组缝合以关闭伤口。
- 对于渗漏可能性较大的角膜伤口，例如异物取出后留下的圆孔形角膜伤口，术毕放置角膜绷带镜并局部使用房水生成抑制剂，有助于降低术后早期伤口渗漏的风险。

### 27.4.2　手术视频

参见视频 27.1

## 27.5　术后病程

患者入院接受 48 小时静脉抗生素治疗。术后第 1 天，患者视力为指数，由于角膜水肿无法窥及眼后节。B 超显示左眼视网膜平伏。

术后第 2 天，患者视力仍为指数，前房形成。由于圆孔形角膜裂伤的渗漏风险较高，以及持续存在的角膜异物感，患者继续配戴绷带镜，局部使用房水生成抑制剂（马来酸噻吗洛尔，2 次 / 天），同时滴用抗生素眼液及阿托品。尽管前房内未见晶状体成分，但是由于金属丝异物已经穿透虹膜，仍然需要考虑并向患者告知晶状体囊膜受损的可能性。

眼外伤专科接下来对患者密切随访数周，观察白内障进展及伤口渗漏的情况。术后第 1 周，患者术眼视力为 20/200，针孔视力 20/70。由于角膜伤口密闭良好，予取出绷带镜，并停用房水生成抑制剂。虽然角膜水肿已经明显改善，但是在金属丝与角膜后表面接触区域仍可见明显的角膜混浊及色素沉着。幸运的是，随着角膜水肿消退，此时已经可以确定晶状体及前囊膜并未受损。

术后第 2 周，患者视力持续提高至 20/150，针孔视力 20/30。考虑到角膜水肿和混浊仍在持续改善，我们决定继续观察患者。由于角膜后的瘢痕和色素沉着位于中心视轴上，最终可能需要行穿透性角膜移植手术。术后第 6 周，患者角膜愈合良好，伤口 Seidel 试验阴性，按常规在眼外伤专科拆除 3 根角膜缝线（图 27.3）。

此时，患者视力为 20/30，针孔视力 20/20。患者对于视力恢复效果很满意，由于视力不断改善，患者推迟了接受接触镜验配评估。糖皮质激素眼液常规应在术后 1 个月内逐渐减量，但是该患者仍继续使用泼尼松龙眼液每天 1 次，以帮助角膜愈合。在术后 3 个月的最近一次随访中，患者裸眼视力为 20/25，矫正视力为 20/20。予停用泼尼松龙眼液。由于患者视力恢复效果好，满意度高，尽管角膜后的瘢痕和色素沉着仍位于视轴上，我们还是决定继续观察，而不是进行进一步的角膜评估或者穿透性角膜移植手术。

**图 27.3** 术后第 6 周眼前节照相

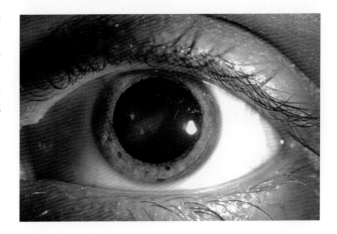

显示鼻上方角膜伤口闭合好，3 根尼龙缝线在位，角膜局部瘢痕，内皮面色素沉着，角膜后少量血性沉积。该区域对应于金属丝顶端与角膜后表面接触的部位。

## 27.6 最终伤情评价

### 27.6.1 最终视力

右眼：20/20

左眼：矫正视力 20/20-3

### 27.6.2 瞳孔

右眼：圆，传入性瞳孔障碍(−)

左眼：圆，传入性瞳孔障碍(−)

### 27.6.3 裂隙灯检查

|  | 右眼 | 左眼 |
| --- | --- | --- |
| 眼睑与睫毛 | 正常 | 正常 |
| 巩膜与结膜 | 正常 | 正常 |
| 角膜 | 正常 | 角膜瘢痕位于 10:00 角膜缘附近，中央区域角膜瘢痕呈椭圆形，斜跨视轴区（1mm×5mm），伴内皮血染及色素沉着，此处为金属丝摩擦角膜后表面的位置 |
| 前房 | 正常 | 正常 |
| 虹膜 | 正常 | 8:00 方位小的透照缺损 |
| 晶状体 | 正常 | 晶状体及前囊膜完整，无白内障 |
| 玻璃体 | 正常 | 正常 |

### 27.6.4  散瞳检查

右眼黄斑及视盘：正常

右眼周边视网膜：正常

左眼黄斑及视盘：正常

左眼周边视网膜：正常

## 27.7  回顾与总结

如前所述，即使对于在裂隙灯下就能取出的眼前节异物，我们仍然建议应等待条件具备后，在手术室内进行异物取出手术。在本病例中，金属丝异物的一端卡在了左上眼睑下面，在麻醉支持下进行全面检查是完整取出异物的必要条件。而且，金属丝异物通常会在角膜上形成一个圆孔形伤口。此时如果在裂隙灯下直接取出异物，则会由于失去了异物的填塞作用而发生伤口渗漏，持续浅前房，导致伤口难以闭合。对于此类病例，为减少因铁锈形成或伤口渗漏引起的并发症，缓解疼痛或不适症状，及时的手术治疗尤为重要。

所有的 I 区开放性眼外伤都存在伤口渗漏或裂开的可能，而圆孔形角膜伤口往往更难闭合。对于此类病例，可能需要距离相近的多组角膜缝线才能关闭伤口。对于小的裂伤（1～2mm），第 1 针缝线应直接缝在角膜伤口的中心，并牢固系紧。然后根据情况在伤口的两端加固 1～2 针以减少伤口的渗漏。有时需要反复调整缝线才能达到最佳的缝合效果，必须确保伤口无任何渗漏。应注意缝合角膜时不要过紧，缝合跨距不要过长，以避免角膜组织变形，增加手术难度。极个别情况下可能需要用角膜胶来关闭圆孔形伤口，但是一般不推荐使用。因为角膜胶会导致更多的瘢痕形成，而且患者会持续感觉不适。

该患者的中央视轴区域有明显的角膜后瘢痕及色素沉着，可能是由于金属丝的顶端与角膜后表面接触所致。不过这种情况在 2～3 个月内发生了明显改善。持续小剂量局部使用糖皮质激素药物有助于减轻角膜瘢痕。通常角膜瘢痕会随着时间推移而显著改善，因此可以与患者沟通各种选择，以便于患者充分了解情况。一般来说，观察可能是早期的最佳选择，根据视力随时间的改善情况再做计划。如果角膜瘢痕一直很明显，可以根据瘢痕的位置考虑进行穿透性角膜移植或其他手术干预。当然这些决定也取决于患者的需求。本例患者视力恢复良好，只是在视野前方有一个模糊点。患者并未因此感到明显困扰，也不想接受任何可能影响工作的手术治疗。其他患者可能受到角膜瘢痕的困扰更大，从而期望接受进一步干预以改善视力。

## 27.8　学习要点

- 虽然有研究表明眼内异物大多为眼后节异物，需行玻璃体切除手术取出，但是仍有四分之一至三分之一的病例为眼前节异物[1, 2]。对于眼前节异物，重点是要在手术室进行异物取出，并立即修复伤口。
- 圆孔形角膜裂伤常常在手术修复中及手术后面临一些难题。距离相近的多组紧密缝合可以减少因术后角膜水肿吸收而导致伤口渗漏的机会。配戴角膜绷带镜及使用房水生成抑制剂可以有效减少术后伤口渗漏的风险，或者也可用来治疗小的、轻微的伤口渗漏。
- 在角膜后瘢痕比较明显的情况下，应对瘢痕观察一段时间，监测视力改善情况。若瘢痕持续严重影响视力，穿透性角膜移植可作为一种治疗选择。

### 参考文献

1. Liu CC, Tong JM, Li PS, Li KK. Epidemiology and clinical outcome of intraocular foreign bodies in Hong Kong: a 13-year review. Int Ophthalmol. 2017;37(1):55–61.
2. Imrie FR, Cox A, Foot B, Macewen CJ. Surveillance of intraocular foreign bodies in the UK. Eye (Lond). 2008;22(9):1141–7.

# 第28章
# 病例23：Ⅰ区开放性眼外伤伴眼内异物（异物穿过角膜、晶状体，进入玻璃体）

Karen W. Jeng-Miller, Daniel Learned, and John B. Miller

## 28.1 现病史

46岁男性患者，因怀疑右眼开放性眼外伤就诊。既往无特殊病史。

- 患者在研磨机上使用金属钢丝刷时，感觉有一根金属刷毛击中右眼。
- 患者诉右眼视力下降、流泪及眼红。

## 28.2 初步伤情评价

### 28.2.1 视力（裸眼）

右眼：20/150，针孔视力20/80-1

左眼：20/20

### 28.2.2 瞳孔

右眼：不规则，传入性瞳孔障碍（-）

左眼：圆，传入性瞳孔障碍（-）

### 28.2.3 眼压（mmHg）

右眼：推迟检查

左眼：20

### 28.2.4 外部检查

正常

## 28.2.5　裂隙灯检查

| | 右眼 | 左眼 |
|---|---|---|
| 眼睑与睫毛 | 上睑水肿 | 正常 |
| 巩膜与结膜 | 轻度充血 | 正常 |
| 角膜 | 12:00 中周部见金属刷毛穿入伤口，大小 1mm×1mm。异物堵塞角膜伤口，Seidel 试验阴性。伤口周围角膜水肿 | 正常 |
| 前房 | 上方见金属刷毛，细胞（++～+++），少量晶状体碎屑 | 正常 |
| 虹膜 | 金属刷毛刺入 12:00 虹膜边缘 | 正常 |
| 晶状体 | 外伤性白内障，12:00 至 2:30 前囊膜破裂，范围约 2.5mm×3.5mm | 正常 |
| 玻璃体 | 金属刷毛尾部穿过晶状体进入玻璃体腔 | 正常 |

## 28.2.6　散瞳检查

右眼黄斑及视盘：正常

右眼周边视网膜：在位，未见玻璃体积血或机械性损伤

左眼黄斑及视盘：正常

左眼周边视网膜：正常

## 28.2.7　影像学检查

眼眶 CT 显示 1 个长约 1.13cm 的薄曲线形金属异物穿过右眼前节进入中后节，符合眼内异物表现（图 28.1）。眼球轮廓基本正常。

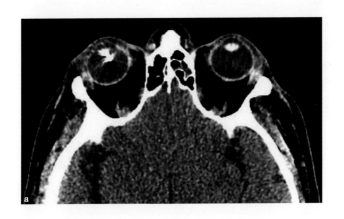

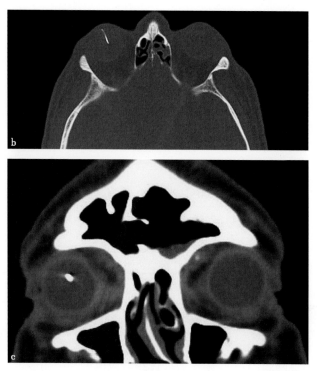

图 28.1　水平位(a 软组织窗,b 骨窗)及冠状位(c)CT 显示右眼眼内异物

## 28.3　术前初步评估及手术计划

　　患者系金属刷毛击伤引起的右眼 I 区开放性眼外伤、外伤性白内障及金属性质眼内异物,需要手术修复。

　　本病例在说明 I 区开放性眼外伤的标准修复以外,还展示了通过前节入路取出眼内异物,并联合经平坦部玻璃体切除(PPV)及经平坦部晶状体切除(PPL)手术。对于开放性眼外伤合并跨越眼前后节的眼内异物,并且无视网膜受累的病例,应引起特别重视,通常需要进行前后节联合手术。在数小时内,玻璃体腔金属异物周围就可形成纤维蛋白膜[1]。如果仅进行眼前节修复手术,则可能导致玻璃体牵引、视网膜裂孔或视网膜脱离。此外,该患者的外伤性白内障需要手术摘除,考虑到前后囊膜均已受损,最佳手术方式应为经平坦部晶状体切除。治疗的首要目的是取出眼内异物并修复穿入伤口,然后摘除混浊的晶状体,并在条件允许情况下充分评估眼后节病变。即使视网膜没有受到直接损伤,经平坦部玻璃体切除手术也可以解除由于异物进出眼球带来的异常牵引,从而降低术后发生视网膜脱离的风险。

　　眼内异物取出后，本例Ⅰ区裂伤修复的手术计划与常规标准无异（参见本书之前病例）。

## 28.4　手术探查与修复：手术记录

　　患者被带至术前准备区，核对并标记眼别。由麻醉医生对患者进行静脉镇静，然后进行全身麻醉诱导。在手术室内再次进行安全核查，核对患者信息、眼别、手术方式及过敏史。按照眼科常规无菌要求进行消毒铺巾，放置开睑器。

　　检查眼球发现一个线状金属异物从角膜延伸进入晶状体和玻璃体腔。晶状体成分从囊膜破裂部位溢出，无前房积脓。在颞下、颞上及鼻上象限经睫状体平坦部安置套管针。颞下方套管针置入 4mm 灌注针头，确认位于玻璃体腔后打开灌注。

　　用 15° 穿刺刀作颞侧角膜缘穿刺口。向前房注入黏弹剂，注意不要使眼压过高。Max-Grip 镊经穿刺口进入前房，抓住异物后从原角膜伤口向外推，以便用镊子从眼外抓住异物。顺着金属异物的弧度小心地拔除异物。异物长约 15mm。黏弹剂维持前房。10-0 尼龙线 X 形间断缝合角膜伤口两针，线结埋入基质层。

　　接下来处理晶状体。先从颞侧套管针刺穿晶状体，然后用玻璃体切割头切除晶状体，最后用玻切头将外伤形成的前囊膜放射状撕裂口修剪为环形开口。

　　然后在导光纤维、玻切头和 RESIGHT®（Carl Zeiss Meditec, Inc., Germany）支持下进行标准三通道经平坦部玻璃体切除手术。术中未见出血及视网膜机械性损伤。首先切除核心玻璃体。注入曲安奈德注射用混悬液（Triesence®），见玻璃体后皮质未与视盘分离。在视盘上方轻轻吸引制造玻璃体后脱离。巩膜顶压下彻底切除周边玻璃体。鼻侧可见 3 个视网膜囊样变性，分别为 4：00，5：00 和 12：00 方向。用带照明弯激光头对这些部位进行光凝。检查角膜伤口，在眼压设定为 20mmHg 时未见渗漏。

　　随后用软头笛针进行部分气液交换，以达到 70% 气体填充。拔除鼻上套管针，7-0 Vicryl 线间断缝合。拔除颞上套管针及灌注针头，7-0 Vicryl 线经结膜间断缝合巩膜切口。术毕检查切口气密。结膜下注射头孢唑林和地塞米松。去除开睑器和手术巾。术眼滴入地塞米松 - 新霉素 - 多粘菌素 B 眼膏及阿托品眼膏。无菌眼垫及眼罩包盖术眼。

### 28.4.1　手术探查与修复：注意点

● 对于合并眼内异物的开放性眼外伤，修复手术的第一步是取出异物、关闭伤口。

- 当晶状体后囊膜明显受损时，如果可视条件允许，应采用经平坦部晶状体切除手术摘除晶状体。
- 对于眼内异物病例，应仔细检查周边视网膜，以排除外伤相关的视网膜裂孔、脱离或机械性损伤。

## 28.5　术后病程

患者被收治入院以完成 48 小时静脉抗生素治疗。术后首次检查，患者最佳针孔矫正视力为 20/200。术后随访期间，视网膜始终保持在位。OCT 显示中心凹下有持续存在的椭圆体带及视网膜色素上皮改变（图 28.3）。术后未出现与角膜伤口裂开有关的并发症，术后 4 个月拆除缝线。患者一期修复术后为无晶状体眼（图 28.2a），二期睫状沟人工晶状体植入术后视力为 20/50-2。

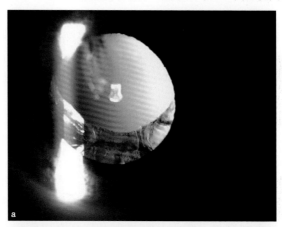

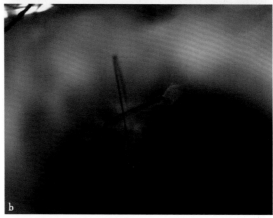

图 28.2　（a）前节裂隙灯照相显示外伤后无晶状体眼，部分前囊膜残留；（b）上方角膜金属刷毛穿入伤口处缝线在位

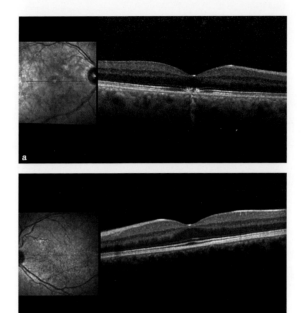

**图 28.3　黄斑 OCT**
（a）右眼眼内异物取出术后；（b）左眼正常

## 28.6　最终伤情评价

### 28.6.1　最终视力

右眼：20/60-1，针孔视力 20/50-2（二期睫状沟人工晶状体植入术后）

左眼：20/20

### 28.6.2　瞳孔

右眼：不规则，传入性瞳孔障碍（－）

左眼：圆，传入性瞳孔障碍（－）

### 28.6.3　裂隙灯检查

|  | 右眼 | 左眼 |
|---|---|---|
| 眼睑与睫毛 | 正常 | 正常 |
| 巩膜与结膜 | 正常 | 正常 |
| 角膜 | 上方中周部全层角膜伤口，Seidel 试验阴性 | 正常 |

|        | 右眼             | 左眼 |
|--------|------------------|------|
| 前房   | 正常             | 正常 |
| 虹膜   | 瞳孔散大，圆     | 正常 |
| 晶状体 | 睫状沟人工晶状体 | 正常 |
| 玻璃体 | PPV 术后状态     | 正常 |

### 28.6.4　散瞳检查

右眼黄斑及视盘：中心凹处黄色视网膜色素上皮改变

右眼周边视网膜：鼻上方及鼻侧见激光瘢痕

左眼黄斑及视盘：正常

左眼周边视网膜：正常

## 28.7　回顾与总结

对于眼内异物病例，通过眼科临床检查及 CT 扫描仔细评估异物位置，并制定相应修复计划非常重要。以往文献中，玻璃体视网膜通常被认为是眼内异物最常见的存留部位 [2, 3]。这些异物适合通过 PPV 手术取出。因为清除受影响的玻璃体能够降低视网膜脱离的发生风险。此外，异物周围在数小时内就可能形成纤维蛋白膜，需要 PPV 手术去除 [1]。如果异物跨越眼前节进入眼后节，则首先从前节路径取出异物，然后进行 PPV 及 PPL 手术，可获得最理想的效果。

对于需要摘除晶状体的病例，应就术后无晶状体眼视力矫正给患者提供建议。患者应了解未来可能需要的矫正措施，包括配戴接触镜，或者将来手术植入人工晶状体的可能。

## 28.8　学习要点

- 对于眼内异物病例，在修复手术前通过临床检查及 CT 扫描确定异物的位置非常重要。
- 如果硬件条件及可视程度允许，对于从眼前节延伸至玻璃体腔的异物，一期手术的理想方式应为前后节联合手术。
- 当眼内异物累及眼后节时，应仔细检查周边视网膜。
- 为达到最佳视力恢复效果，患者在 PPL 术后可能需要进一步手术（如二期植入人工晶状体）。

## 参考文献

1. Nicoară SD, Irimescu I, Călinici T, Cristian C. Intraocular foreign bodies extracted by pars plana vitrectomy: clinical characteristics, management, outcomes and prognostic factors. BMC Ophthalmol. 2015;15:151.
2. Ehlers JP, Kunimoto DY, Ittoop S, Maguire JI, Ho AC, Regillo CD. Metallic intraocular foreign bodies: characteristics, interventions, and prognostic factors for visual outcome and globe survival. Am J Ophthalmol. 2008;146(3):427–33.e2.
3. Coleman DJ, Lucas BC, Rondeau MJ, Chang S. Management of intraocular foreign bodies. Ophthalmology. 1987;94(12):1647–53.

# 第29章
# 病例24：I/Ⅲ区眼球贯通伤伴外伤性白内障、虹膜缺失及眼内金属异物

J. Daniel Diaz, Miin Roh, Yoshihiro Yonekawa, Roberto Pineda, and Dean Eliott

## 29.1 现病史

47岁男性患者，因左眼开放性眼外伤就诊。既往无眼病史。

- 患者诉当日早晨在给汽车轮胎充气时发生轮胎爆炸，因无眼部防护，冲击波直击面部。患者否认发生意识丧失。
- 患者受伤后即刻感觉左眼疼痛及视物模糊。患者至外院就诊，眼眶CT显示左眼开放性眼外伤伴眼内异物。患者随后被转送至一所三级眼科中心。
- 患者诉视力下降，左眼仅能辨别影动。

## 29.2 初步伤情评价

### 29.2.1 视力（裸眼）

右眼：20/20
左眼：手动/90cm

### 29.2.2 瞳孔

右眼：圆，对光反射灵敏
左眼：不规则，固定，传入性瞳孔障碍（一）

### 29.2.3 外眼检查

左下睑外侧至左下颊部见线性排列的点状皮肤擦伤（图29.1a）

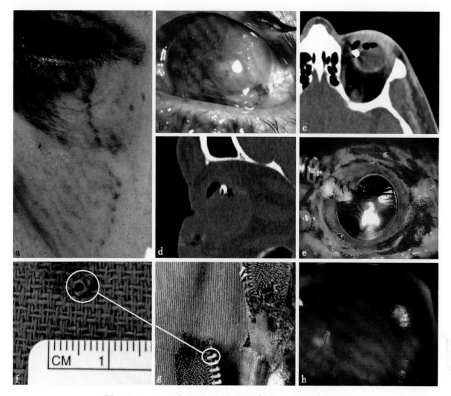

**图29.1　拉链齿致隐匿性眼球穿通伤及眼内异物**

外眼照相显示夹克拉链所致的线性排列的点状面部擦伤（a）；裂隙灯照相显示Ⅰ区穿通伤（b）；水平位（c）及矢状位（d）CT平扫显示眼内异物（IOFB）位于玻璃体腔；眼用明胶海绵临时填塞角膜伤口，进行经平坦部玻璃体切除手术（e）；异物被发现位于眼球外部，邻近穿出伤口（f），异物与患者夹克的拉链齿外形一致（g）；随访3年，视网膜保持在位，二期人工晶状体植入手术后视力为20/25（h）

## 29.2.4　裂隙灯检查

|  | 右眼 | 左眼 |
| --- | --- | --- |
| 眼睑与睫毛 | 正常 | 左下睑外侧点状面部擦伤，无撕裂伤 |
| 巩膜与结膜 | 正常 | 上方、下方及鼻侧泡状结膜下出血 |
| 角膜 | 正常 | 4:00近角膜缘部位全层角膜裂伤，伴虹膜嵌顿，轻度角膜水肿，弥漫后弹力层皱褶（图29.1b） |
| 前房 | 正常 | 前房积血2.6mm，晶状体皮质溢出 |
| 虹膜 | 正常 | 虹膜形态不规则，自4:00周边角膜伤口脱出 |
| 晶状体 | 正常 | 前囊膜破裂，晶状体皮质溢出，残余晶状体完全混浊 |
| 玻璃体 | 正常 | 窥不清，未见玻璃体脱出 |

### 29.2.5　散瞳检查

右眼黄斑及视盘：正常

右眼周边视网膜：正常

左眼黄斑及视盘：窥不入

左眼周边视网膜：窥不入

### 29.2.6　影像学检查

眼眶 CT 显示左眼球破裂伴眼内异物及可疑眼内出血。眶隔前还可见 2 个异物。左侧视神经周围少量束状影，未见球后血肿。未见眼球后部穿出伤口或眶内异物（图 29.1c, d）。

## 29.3　术前初步评估及手术计划

根据术前检查结果，患者考虑为左眼 I 区开放性眼外伤。CT 显示左下睑部位有 2 个眶膈前异物，左眼晶状体半脱位及结构紊乱，玻璃体积血及眼内异物。术前未见眼球后部穿出伤口或更多异物存在。

为减少外伤性眼内炎的风险，应及时取出眼内异物。金属异物对视网膜有毒性作用，尤其是铁和铜。患者既往体健，无其他危及生命的外伤，可以进行眼部手术。考虑到需要从后节取出异物，请视网膜专科协助诊疗。

经平坦部通常是取出眼后节异物的最佳途径。为了保证更好的眼后节视野，以及维持眼球状态稳定，首先需要修复角膜裂伤。当伤口关闭后，即可进行经平坦部玻璃体切除（PPV）及经平坦部晶状体切除手术（PPL）。术前应评估是否存在浆液性或出血性脉络膜脱离，以判断睫状体平坦部是否可以作为手术入口。如果平坦部入口不可行，灌注管及其他手术切口可以置于角膜缘处。对于本病例，需要先进行晶状体切除手术，以打开后节视野。晶状体囊膜破裂伴皮质溢出会引起严重的炎症反应。当晶状体摘除后，就可以用玻璃体切割头清除积血并查找眼内异物。

因此，计划的手术步骤包括 I 区开放性眼外伤修复、经平坦部玻璃体切除、经平坦部晶状体切除及眼内异物取出手术。

## 29.4　手术探查与修复：手术记录

术前履行手术知情同意程序，患者被带入手术室，施行全身麻醉。按照眼科无菌常规进行消毒铺巾，术眼放置开睑器。首先修复角膜裂伤。颞下方角膜可见一处很少见的 C 型伤口，伤口顶端圆形组织缺失，虹膜嵌顿。切除失活的嵌顿虹膜组织，冲洗并回纳残余活性虹膜。10-0 尼龙线间断缝合角膜伤口多针。角膜组织缺失区域仍保持开放状态，因为此时强行关闭缺损区会造成明显的角膜变形，影响手术视野。使用无菌眼用明胶海绵临时填塞角膜伤口（图 29.1e）。处理完角膜裂伤后，见严重的外伤性白内障及虹膜损伤。沿角膜缘环形剪开球结膜，在角膜缘后 3.0mm 常规部位安置套管针。使用玻璃体切割头经平坦部彻底切除晶状体核及皮质。用镊子撕除晶状体囊膜。然后在玻璃体切割头和导光纤维配合下进行玻璃体切除手术。可见玻璃体积血，无玻璃体后脱离。经反复尝试，辨认并提起玻璃体后界膜，完成玻璃体后脱离。清除玻璃体积血后，检查眼底可见鼻上方白色巩膜组织暴露。对眼球外表面进行分离探查，发现相应位置眼球壁穿出伤口，异物骑跨在伤口中，部分位于玻璃体腔内。从外路经巩膜取出金色不规则异物 1 枚，并送病理检查。该异物外形与"C"形角膜裂伤形态一致，顶端呈圆形（图 29.1f, g）。异物尺寸为 4.0mm×2.0mm，厚 2.0mm。巩膜穿出伤口用 7-0 Vicryl 线间断缝合多针。关闭巩膜裂伤后，经平坦部切口检查眼底见巩膜穿出伤口处有视网膜嵌顿。做局部视网膜切开以解除异常牵引。使用全氟化碳液体压平视网膜。巩膜穿出伤口、视网膜牵引区域及鼻侧视网膜裂孔部位进行激光光凝。软头笛针吸除全氟化碳，然后进行气液交换，确认视网膜平伏且无异常牵拉。接下来开始处理角膜伤口。取出眼用明胶海绵，使用 10-0 尼龙线缝合数针关闭角膜伤口。以 14% $C_3F_8$ 气体交换眼内空气。取出套管针，7-0 Vicryl 线缝合巩膜切口。间断缝合关闭结膜切口。结膜下注射头孢唑啉及地塞米松。聚维酮碘冲洗结膜囊，涂地塞米松 - 新霉素 - 多粘菌素 B 及阿托品眼膏，眼垫及眼罩包盖术眼。患者对手术耐受良好，拔管后转送至复苏室。

### 29.4.1　手术探查与修复：注意点

- 对于角膜局部组织缺损病例，眼用明胶海绵可被用作临时角膜塞。
- 眼内异物在造成穿出伤口后仍可存留在玻璃体腔内，但是在进行玻璃体切除手术时，可能会被眼内高压挤出眼球外，导致探查不到异物。

## 29.5　术后病程

患者被收治入院接受 48 小时静脉抗生素治疗。术后第 1 天，患者视力为光感，视网膜在位。一期手术后第 10 天，检查发现下方 3：00 至 7：30 方位新发视网膜脱离。予玻璃体切除、巩膜扣带（42 号条带配合 70 袖套）及 14% $C_3F_8$ 气体填充手术治疗。患者术后在视网膜专科密切随访，视网膜维持在位。

在拆除所有角膜缝线后，采用硬性透气性（RGP）无晶状体眼角膜接触镜矫正不规则角膜散光，最佳矫正视力为20/80-1。

术后随访14个月，视网膜始终在位。治疗重心转向最初外伤所致的虹膜缺失，这导致了严重的畏光。患者在角膜病专科进行了虹膜前粘连分离及瞳孔成形手术，具体见下文（图29.2）。

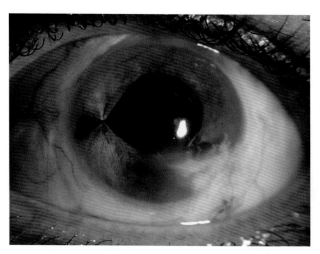

**图29.2　裂隙灯照相**
虹膜前粘连分离、瞳孔成形及巩膜隧道固定型人工晶状体植入手术后

## 29.6　手术探查与修复：手术记录2

注入少量黏弹剂维持前房，同时使用黏弹剂分离部分虹膜粘连。用睫状体分离铲及MST眼内颞松解虹膜和角膜之间的粘连。前房内注入氯化乙酰胆碱溶液以评估瞳孔成形缝线位置。9-0 Prolene线（JA255针）从角膜缘穿刺口进入前房，穿过颞侧虹膜缺损的两侧边缘。然后从周边透明角膜穿出眼外。用Kuglen调位钩从角膜缘穿刺口引出缝线，采用滑动结技术以3-2-2方法共打3个节。对鼻侧麻痹散大的瞳孔进行类似操作，以缩小瞳孔直径。Prolene缝线从10:00瞳孔缘穿入，7:00瞳孔缘穿出，采用上述方法打结，以使瞳孔更圆，并更接近常规尺寸。完成这2针缝合后，瞳孔直径约为4mm。

接下来进行二期人工晶状体植入手术（巩膜隧道固定）。

用记号笔在角膜缘11:00及5:00方位做标记，分别在两侧用Westcott剪环形剪开5mm球结膜，局部使用溴莫尼定及电凝止血。用前房穿刺刀在角膜缘后 2mm 处做 Y 形板层巩膜槽。用月形刀制作巩膜瓣。用 20G MVR 刀在巩膜瓣下平行于角膜缘做巩膜隧道。然后用 20G MVR 刀做平行于虹膜的巩膜切口。在 11:00 和 5:00 方位进行相同的步骤。在 9:00 方位做角膜缘穿刺口。通过穿刺口置入前房维持器。用角膜穿刺刀在 1:30 方位做透明角膜切口。将三片式人工晶状体载入推注器内。将人工晶状体的前襻及光学区植入前房，从 5:00 方位巩膜切口处用 MST 眼内镊夹住前襻并引出。随后将后襻植入前房，从 11:00 方位巩膜切口处引出。用镊子将两个襻插入各自的巩膜隧道内。8-0 尼龙线将襻固定在巩膜床上，并缝合关闭巩膜瓣。8-0 Vicryl 线关闭结膜切口。术毕瞳孔圆，人工晶状体居中且无倾斜。

术后患者诉畏光减轻、视力提高。

## 29.7 最终伤情评价

### 29.7.1 最终视力

右眼：20/20
左眼：20/25

### 29.7.2 瞳孔

右眼：圆，对光反射灵敏
左眼：瞳孔成形术后状态

### 29.7.3 裂隙灯检查

|  | 右眼 | 左眼 |
| --- | --- | --- |
| 眼睑与睫毛 | 正常 | 正常 |
| 巩膜与结膜 | 正常 | 鼻上及颞下结膜下可见缝线 |
| 角膜 | 正常 | 鼻下方瘢痕，伴轻度血管翳 |
| 前房 | 正常 | 正常 |
| 虹膜 | 正常 | 瞳孔整形术后状态，鼻下及颞下可见缝线 |
| 晶状体 | 正常 | 巩膜隧道固定型人工晶状体，位置良好 |
| 玻璃体 | 正常 | 正常 |

### 29.7.4 散瞳检查

右眼黄斑及视盘：上方血管弓部位视网膜色素上皮改变
右眼周边视网膜：正常

左眼黄斑及视盘：正常

左眼周边视网膜：巩膜脊隆起，1∶00方位（视网膜切开处）及4∶00至10∶00见脉络膜视网膜瘢痕（图29.1h）

## 29.8　回顾与总结

本病例涵盖了多个在开放性眼外伤救治工作中常见的重要问题。眼内异物在开放性眼外伤（OGI）中占比为18%～41%[1]。大部分开放性眼外伤合并眼内异物患者是男性，最常见的受伤地点是工作场所，其次是在家中[2,3]。眼内异物的性质多样，包括玻璃、塑料、有机材料及金属（锌、铝、镍、铁、铜等）。最常见的眼内异物是金属[4]。眼内异物最可能存留在眼后节，视力预后取决于异物的大小、损伤区域及伴随的并发症。影响眼内异物对眼内结构损伤程度的另一因素是异物的形状。例如，尖锐的物体更可能通过较小的伤口进入眼内，能量传输更少，同时也更容易行进更长距离而进入后节[5]。金属眼内异物如果不予取出，会导致如铁锈症（铁质异物）或铜锈症（铜质异物）等长期毒性反应[6,7]。

当完成病史采集和眼科检查后，眼部影像学检查对于眼内异物的处理有重要意义。X线片、CT和超声检查均可用于评估可疑眼内异物病例[8]。X线片可能会漏检可穿透射线的眼内异物，但是可以识别较厚的CT平扫所不能分辨的微小异物。CT仍然是可疑开放性眼外伤的首选检查手段，特别是薄层CT扫描。CT能够充分评估眼眶、面骨及球后间隙，这对于手术规划非常有帮助。如果CT无法检测到眼内异物（如玻璃或塑料），超声检查可作为替代手段[9]。需要注意的是，超声检查操作应动作轻柔，避免对开放的眼球施加过多压力。

手术取出眼内异物的时机取决于几个因素，包括患者全身健康状况，是否有眼内炎表现，是否有经验丰富的眼科医生。对于合并危及生命的外伤的患者，眼内异物的取出可能需要推迟，此时的一期治疗目标应为关闭眼球。如果怀疑存在眼内异物相关的感染，可能需要进行玻璃体腔和/或全身应用抗生素。如果暂时没有能够胜任眼内异物取出手术的视网膜专科医生，一期治疗目标也应是关闭眼球。

玻璃体切除手术可用于从后节取出异物。其优点包括能够直接观察眼内异物、清除混浊间质（外伤性白内障、眼内出血）、可疑眼内炎病例采集标本，以及眼内抗生素给药[10]。在取出眼内异物前，应先进行核心玻璃体切除以清除混浊间质。外部电磁铁、镊子以及眼内磁铁都可用于眼内异物的取出。小的金属及铁磁性眼内异物可以使用稀土眼内磁铁取出。如果已经存在巩膜穿入或穿出伤口，则可以通过现有伤口取出异物，不过通过平坦部巩膜切口取出眼内异物通常是更好的选择。大的眼内异物需要使用镊子，并且可能需要扩大巩膜切口后取出。外部磁铁通常用于外路手术途径取出异物。有研究比较了使用外部磁铁方法和玻璃体切除联合眼内镊方法在眼内异物取出方面的效果，结果显示玻璃体切除联合眼内镊方法获得了更好的解剖与功能结果，术后视力也更好 [11]。如果异物直接撞击导致视网膜受损，应切除后部皮质及基底部玻璃体，以减少异常牵引及术后视网膜脱离的可能性。根据视网膜裂孔的数量和位置，以及患者保持术后体位的能力，可选择气体或者硅油填充。虽然本例患者的治疗结果非常好，但是以往研究表明术后视网膜脱离的发生率高达 40%，并可能导致预后不良 [12]。

　　总之，眼内异物需要尽快手术处理，视力预后可能有限，特别是当异物位于后节时。确定眼内异物的位置和性质有利于制定合适的手术方式。由于术后可能会发生视网膜脱离及增生性玻璃体视网膜病变等并发症，必须进行规律和密切的随访。手术技术的改进有助于减少这些并发症，并提高患者视力预后。经过合理规划，一些病例在二期功能重建手术后（人工晶状体植入及瞳孔修复），能够获得显著的视力改善。

## 29.9　学习要点

- 相当一部分开放性眼外伤病例都合并眼内异物。
- 眼内异物处理的每个阶段都具有挑战性，包括初步诊断、手术设计及晚期并发症的处理。
- 建议尽早进行手术修复，以关闭眼球并取出眼内异物。
- 如果玻璃体切除手术中未能查及眼内异物，应考虑到眼球贯通伤的可能性。

**参考文献**

1. Loporchio D, Mukkamala L, Gorukanti K, Zarbin M, Langer P, Bhagat N. Intraocular foreign bodies: a review. Surv Ophthalmol. 2016;61(5):582–96. https://doi.org/10.1016/j.survophthal.2016.03.005.
2. Jonas JB, Knorr HL, Budde WM. Prognostic factors in ocular injuries caused by intraocular or retrobulbar foreign bodies. Ophthalmology. 2000;107(5):823–8.
3. Zhang Y, Zhang M, Jiang C, Qiu HY. Intraocular foreign bodies in china: clinical characteristics, prognostic factors, and visual outcomes in 1,421 eyes. Am J Ophthalmol. 2011;152(1):66–73.e1. https://doi.org/10.1016/j.ajo.2011.01.014.
4. Fulcher TP, McNab AA, Sullivan TJ. Clinical features and management of intraorbital foreign bodies. Ophthalmology. 2002;109(3):494–500.
5. Potts AM, Distler JA. Shape factor in the penetration of intraocular foreign bodies. Am J Ophthalmol. 1985;100(1):183–7.

6. Lit ES, Young LHY. Anterior and posterior segment intraocular foreign bodies. Int Ophthalmol Clin. 2002;42(3):107–20.

7. O'Duffy D, Salmon JF. Siderosis bulbi resulting from an intralenticular foreign body. Am J Ophthalmol. 1999;127(2):218–9.

8. Modjtahedi BS, Rong A, Bobinski M, McGahan J, Morse LS. Imaging characteristics of intraocular foreign bodies: a comparative study of plain film X-ray, computed tomography, ultrasound, and magnetic resonance imaging. Retina. 2015;35(1):95–104. https://doi.org/10.1097/IAE.0000000000000271.

9. Laroche D, Ishikawa H, Greenfield D, Liebmann JM, Ritch R. Ultrasound biomicroscopic localization and evaluation of intraocular foreign bodies. Acta Ophthalmol Scand. 1998;76(4):491–5.

10. Peyman GA, Raichand M, Goldberg MF, Brown S. Vitrectomy in the management of intraocular foreign bodies and their complications. Br J Ophthalmol. 1980;64(7):476–82.

11. Mester V, Kuhn F. Ferrous intraocular foreign bodies retained in the posterior segment: management options and results. Int Ophthalmol. 1998;22(6):355–62.

12. Wickham L, Xing W, Bunce C, Sullivan P. Outcomes of surgery for posterior segment intraocular foreign bodies—a retrospective review of 17 years of clinical experience. Graefes Arch Clin Exp Ophthalmol. 2006;244(12):1620–6. https://doi.org/10.1007/s00417-006-0359-6.

# 第30章
# 病例 25：开放性眼外伤合并眼后节异物

**Safa Rahmani and John B. Miller**

## 30.1 现病史

53 岁男性患者，右眼刺激症状伴视力丧失 3 周，因怀疑开放性眼外伤就诊。

- 患者系机械师，在车间工作时怀疑有异物进入眼睛。事发后患者立即用清水冲洗眼睛，但是没有立即就医评估。
- 患者诉右眼视力及眼部刺激症状在随后的 3 周内未见好转。
- 一位门诊眼科医生为患者检查，发现一处已经闭合的 I 区开放性伤口，散瞳检查提示有眼内异物存留。
- 患者被转至 MEE 接受进一步评估及处理。

## 30.2 初步伤情评价

### 30.2.1 视力（裸眼）

右眼：手动

左眼：20/20

### 30.2.2 瞳孔

右眼：不规则，虹膜嵌塞颞侧角膜伤口，传入性瞳孔障碍（+）

左眼：对光反射灵敏，传入性瞳孔障碍（−）

### 30.2.3 眼压（mmHg）

右眼：13

左眼：18

### 30.2.4 外眼检查

未见异常

### 30.2.5 裂隙灯检查

|  |  | 右眼 | 左眼 |
|---|---|---|---|
| 眼睑与睫毛 | 上睑轻度水肿 |  | 正常 |
| 巩膜与结膜 | 弥漫结膜充血（++） |  | 正常 |
| 角膜 | 1mm×1mm 颞侧周边部角膜裂伤，伤口内虹膜嵌顿，Seidel 试验阴性 |  | 正常 |
| 前房 | 细胞（+++），无积脓 |  | 正常 |
| 虹膜 | 不规则，颞侧透照缺损，虹膜嵌顿，颞侧 9∶00 瞳孔成角变形，全周后粘连（图 30.1） |  | 正常 |
| 晶状体 | 外伤性混浊，核硬度（++），颞侧皮质改变 |  | 正常 |
| 玻璃体 | 窥不清 |  | 正常 |

### 30.2.6 散瞳检查

右眼黄斑及视盘：窥不清，下方血管弓部位见异物反光（图 30.2）
右眼周边视网膜：窥不清
左眼黄斑及视盘：正常
左眼周边视网膜：正常

### 30.2.7 影像学检查

眼眶 CT 显示右眼玻璃体腔内 1 枚长约 2mm 的金属异物（图 30.3）。

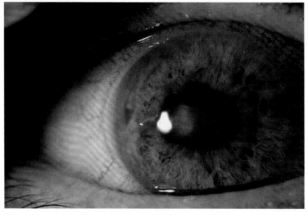

**图 30.1 裂隙灯照相**
显示右眼角膜伤口已闭合，伴虹膜嵌顿，瞳孔成角变形，前房炎症反应明显

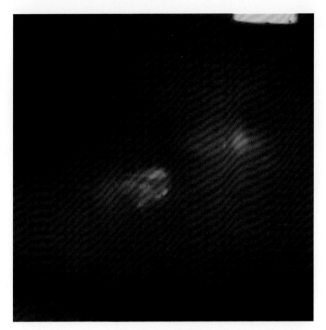

**图 30.2　眼底照相**
显示右眼眼内异物位于黄斑下方，由于白内障及玻璃体炎症，
后节视线模糊

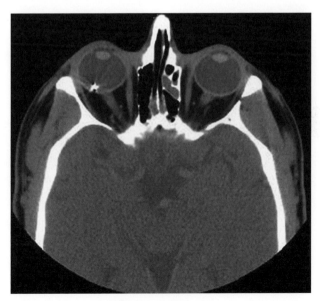

**图 30.3　水平位 CT**
显示右眼内金属异物 1 枚

## 30.3　术前初步评估及手术计划

本例患者系严重延误就诊的眼内金属异物残留伴重度葡萄膜炎。眼部检查见3周前的I区开放性伤口已经自闭。

本病例说明了眼内异物残留引起的后遗症。最严重的潜在并发症是眼内感染（眼内炎）。严重的异物相关性炎症也会使手术变得更加困难，并增加眼内结构损伤的风险。在异物取出之前，根据金属类型的不同，可能会出现明显的视网膜毒性及细胞损伤。

术前准备工作的第一步是针对眼内炎症的处理，采用广谱抗生素积极应对可能存在的早期感染。考虑到病史及患者的可信度较低，我们决定在手术前对患者进行静脉抗生素治疗，联合局部使用抗生素及糖皮质激素药物。

为保证抗生素及糖皮质激素药物充分起效，手术被安排在患者到院48小时以后。患者同时接受了破伤风疫苗注射。

手术计划为外伤性白内障摘除、经平坦部玻璃体切除及眼内异物取出。

## 30.4　手术探查与修复：手术记录

履行手术知情同意程序，确认和标记术眼。使用胶带固定眼罩以保护对侧健眼。按照眼科手术无菌要求进行消毒铺巾，术眼放置开睑器。

Westcott剪沿角膜缘环形剪开上方180°球结膜。作鼻上方角膜缘穿刺口。月形刀及角膜刀做颞上方巩膜隧道切口。使用黏弹剂分离所有虹膜后粘连。放置虹膜拉钩。截囊针及utrata撕囊镊配合完成中央区撕囊。超声乳化吸除中央区晶状体核。术中见颞侧角膜裂伤稳定，伴虹膜粘连。异物运行轨迹向后穿过前后囊膜。使用注吸针头吸除大部分残余皮质。

在颞下、颞上及鼻上象限经睫状体平坦部安置套管针。4mm灌注管置于颞下象限，在打开灌注之前需确认灌注管位于玻璃体腔内。使用玻璃体切割头切除剩余晶状体皮质，并注意保持晶状体前囊膜完整性。去除后囊膜。然后进行标准的经平坦部玻璃体切除术。术中见玻璃体腔下方浓厚积血，金属样异物包埋在血管弓内中心凹下方，未见视网膜脱离。视网膜击伤部位周围存在视网膜变白及少量袋状出血。视盘呈中度苍白，中心凹反光减弱。

切除中轴部玻璃体。小心清除异物周围所有粘连的玻璃体。在视盘上方轻轻吸引制作玻璃体后脱离，并继续扩大范围使所有象限玻璃体后脱离至赤道前。巩膜外顶压下行彻底的周边部玻璃体切除。过程中未出现视网膜裂孔。

接下来开始处理异物。注入少量全氟化碳液体以保护中心凹。使用视网膜剥膜镊及眼内磁铁互相配合，反复尝试取出异物。发现尽管异物看起来像金属，但是磁铁却无法对其产生足够的吸力（2 块磁铁）。于是用 MVR 刀在上方额外作一个巩膜切口，使用眼内异物镊及视网膜剥膜镊配合，成功取出异物。异物经巩膜隧道切口取出，长度约为 3.5mm。

巩膜隧道切口用 10-0 尼龙线间断缝合 3 针。9-0 尼龙线蝶形缝合上方巩膜切口。

再次 360° 巩膜外顶压下检查眼底，未发现视网膜裂孔或脱离。视网膜击伤部位闭合，无裂孔形成。视网膜击伤部位可见少量扁平袋状视网膜下液，并向下扩散（液袋大小大约 4 个视盘直径）。

使用软头笛针行完全气液交换。使用软头笛针吸除视盘表面残余液体。注入少许平衡盐溶液，以助于清除残留的全氟化碳液体。去除所有虹膜拉钩。

拔除鼻上方套管针，7-0 Vicryl 线间断缝合。使用过滤器抽取纯 $C_3F_8$ 气体，然后用第二个过滤器将浓度混合至 14%。通过颞下方套管针将稀释后的 $C_3F_8$ 交换至玻璃体腔，通过颞上方套管针排出空气。

30G 针头自颞上方套管针向玻璃体腔内注入 0.1ml 头孢他啶及 0.1ml 万古霉素。

依次拔除颞上方套管针及灌注套管针。7-0 Vicryl 线间断缝合巩膜及结膜切口。术毕确认切口水密性。

结膜下注射地塞米松。去除开睑器及手术巾。地塞米松 - 新霉素 - 多粘菌素 B 眼膏及阿托品眼膏涂眼。无菌眼垫及眼罩包盖术眼。

### 30.4.1　手术探查与修复：注意点

- 为了保证能够清晰观察视网膜，预防与晶状体囊膜破裂相关眼内炎的发生，摘除外伤性白内障是必要的。
- 对于延误就诊的开放性眼外伤合并眼内异物，并伴有明显的眼内炎症，建议给予预防性眼内注射抗生素治疗。
- 手术医生应备有多种工具以用于眼内异物取出。磁铁可用于处理金属异物。各种眼内镊可用于协助取出眼内异物。
- 异物取出的位置取决于原始伤口的位置，以及在何处取出能够将眼部结构损伤降至最低。睫状体平坦部通常是对眼内重要结构损害最小的安全区域。
- 在处理眼后节异物时，全氟化碳液体可用于保护黄斑中心凹[1]。

## 30.5　术后病程

术后前 2 周由视网膜专科对患者进行密切随访。角膜伤口维持稳定，无渗漏。我们向患者重点强调了头位的重要性。由于视网膜击伤部位非常靠后，因此需要有效的填充物保证伤处周围视网膜形成瘢痕粘连。考虑伤处靠近中心凹，我们对使用激光持保守态度。一些视网膜专科医生可能会认为，位置如此靠后的视网膜损伤不需要激光封闭。但是在合并眼内异物取出的病例中，由于伤口并不稳定，不建议采纳这种观点。

在随访过程中，患者诉体位保持困难，但是视网膜仍然维持平伏。不幸的是，随着气体吸收，患者在术后 2 个月时出现了下方视网膜脱离（图 30.4）。检查未见新发视网膜裂孔。视网膜击伤部位周围形成了新的瘢痕组织及增生性玻璃体视网膜病变，从而导致了视网膜脱离。

与患者充分沟通病情后，我们决定通过放置巩膜扣带，并进行二次玻璃体切除联合硅油填充手术来修复视网膜。由于患者在首次视网膜修复术后体位保持困难，不建议再次填充气体。我们向患者说明，如果视网膜保持稳定，将需要第三次手术取出硅油。

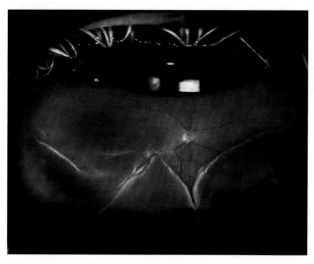

**图 30.4**　术后 2 个月眼底照相显示下方视网膜脱离
脱离从下方血管弓原始受伤部位开始，上方见残余气泡，上方
视网膜平伏

## 30.6　二期手术修复：手术记录

在手术室内进行安全核查，核对患者信息、眼别、手术方式及过敏史。按照眼科手术无菌要求进行消毒铺巾，术眼放置开睑器。

作鼻侧角膜缘放射状结膜切口。用 Westcott 钝剪沿角膜缘环形剪开 360°

球结膜。作颞侧角膜缘放射状结膜切口。Stevens 剪钝性分离各象限直肌间 Tenon 囊。Schepens 拉钩辅助下仔细检查各象限。未见巩膜变薄指征。使用 Gass 斜视钩及 2-0 丝线分离肌肉并做牵引。检查每条直肌，确保器械穿过时没有造成肌肉劈裂。使用棉签分离 Tenon 囊与内、下、外直肌。预浸入多粘菌素的 42 巩膜扣带准备待用。用镊子将扣带穿过内、下、外及上直肌下方。在 4 个象限眼球赤道部用 5-0 尼龙线水平褥式缝合扣带。于鼻上象限用 70 袖套将扣带边缘连接在一起。

于颞下、颞上及鼻上象限经睫状体平坦部安置套管针。将 4mm 灌注管置于颞下象限，并在打开灌注前确认灌注管位于玻璃体腔内。

现在开始进行标准三通道经平坦部玻璃体切除术。中轴部玻璃体已经被完全清除，视网膜为全脱离状态。下方血管弓内视网膜击伤部位有纤维化及视网膜前膜。巩膜外顶压下行彻底的周边部玻璃体切除，未发现周边部裂孔。可见轻度增生性玻璃体视网膜病变伴色素团块。

玻璃体腔内注入少量全氟化碳液体，以稳定脱离的视网膜。使用视网膜剥膜镊轻轻地将视网膜前膜从原始击伤部位剥离。眼内电凝及玻璃体切割头配合，围绕原始击伤部位行环形视网膜切除。吸除黏稠的视网膜下液。吸除全氟化碳液体。用玻璃体切割头行下方周边部虹膜切除术。

使用软头笛针在视网膜切除部位后缘行完全气液交换。可见视网膜平伏。用软头笛针吸除视盘表面残余液体。用眼内激光对视网膜切除部位周围行激光光凝。

再次回到巩膜扣带操作。将巩膜扣带收紧至适当高度。修剪扣带至合适的长度，连接处于鼻上象限。

拔除鼻上套管针，7-0 Vicryl 线间断缝合巩膜切口。通过灌注管注入硅油，并通过颞上套管针排出空气。依次拔除颞上套管针及灌注管。7-0 Vicryl 线间断缝合巩膜切口。

7-0 Vicryl 线间断缝合鼻侧及颞侧结膜切口。术毕确认切口水密性。

结膜下注射头孢唑林及地塞米松。去除开睑器及手术巾。无菌眼垫及眼罩包盖术眼。

### 30.6.1　手术修复：注意点

- 即使初次手术成功，患者在外伤后也可能会出现明显的瘢痕形成，以及增生性玻璃体视网膜病变。
- 患者的体位对视网膜手术的成功非常重要。在手术设计阶段就应明确患者是否有能力遵循术后要求。
- 清除视网膜所有的瘢痕组织是最终成功的关键。

- 硅油适用于需长时间眼内填充或无法保持术后体位的患者。

## 30.7  术后病程

术后数周内对患者进行密切随访。可能是再次手术的原因,患者体位依从性较好。术后 5 个月随访,患者视网膜平伏,视力稳定。原始视网膜击伤部位未见瘢痕再形成。

硅油取出手术计划在数月后进行。考虑到患者的无晶状体眼状态,建议其配戴接触镜以获得最佳的视力提升。如果接触镜矫正效果可以接受,远期可以考虑人工晶状体植入手术。

## 30.8  最终伤情评价

### 30.8.1  最终视力

右眼:指数(无晶状体眼)

左眼:20/20

### 30.8.2  瞳孔

右眼:不规则

左眼:正常

### 30.8.3  裂隙灯检查

|  | 右眼 | 左眼 |
|---|---|---|
| 眼睑与睫毛 | 正常 | 正常 |
| 巩膜与结膜 | 轻度结膜充血 | 正常 |
| 角膜 | 1mm×1mm 颞侧周边部陈旧角膜伤口,伴虹膜角膜接触 | 正常 |
| 前房 | 少量炎症细胞 | 正常 |
| 虹膜 | 不规则,颞侧虹膜透照缺损、嵌顿,颞侧 9:00 成角变形 | 正常 |
| 晶状体 | 无晶状体 | 正常 |
| 玻璃体 | 正常 | 正常 |

### 30.8.4  散瞳检查

右眼黄斑及视盘:轻度视盘苍白,中心凹平坦伴轻度视网膜前膜,黄斑复位,下方见激光斑(图 30.5)

右眼周边视网膜：可见巩膜嵴，视网膜切除边缘平坦，视网膜复位（图30.5）

左眼黄斑及视盘：正常

左眼周边视网膜：正常

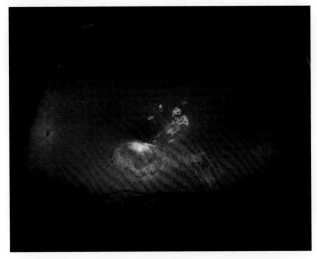

**图30.5** 二期视网膜手术后5个月广角眼底照相
视网膜平伏，原始视网膜击伤部位周围的视网膜切除区见瘢痕形成

## 30.9 回顾与总结

本例患者系右眼眼内异物残留，就诊时已延误病情3周，Ⅰ区开放性伤口已经自闭。对于合并眼内异物的开放性眼外伤，及时进行眼球修补并取出异物非常重要。本病例说明了眼内异物残留引起的后遗症。最严重的并发症是眼内感染。严重的异物相关性炎症也会使手术变得更加困难，并增加眼内结构损伤的风险。在异物取出之前，根据金属类型的不同，可能会出现明显的视网膜毒性及细胞损伤。

本例患者在就诊时即存在明显的眼内炎症反应。幸运的是患者并未发生感染性眼内炎。不过考虑到较高的感染风险，我们仍然对患者进行静脉及眼内注射抗生素治疗，以做到抗菌谱全覆盖。

首次手术的重点是摘除外伤性白内障，取出眼内异物，以及修复术中发现的视网膜损伤。尽管该异物在CT和临床检查中显示为金属，但是在术中无法用磁铁取出，最后通过异物镊自睫状体平坦部切口取出。由于手术前很难预知什么样的器械最适合取出异物，所以应准备有多种器械选择，以备不时之需。

　　本例患者术前的眼内炎症反应明显，术后体位配合困难，所以在首次术后2个月出现视网膜脱离也是有迹可循的。术后6～8周一般是瘢痕形成期，本例患者的眼部表现暗示了瘢痕增生的风险很大。彻底清除所有视网膜瘢痕及纤维化组织，是治疗合并玻璃体或视网膜损伤的开放性眼外伤的成功关键[2, 3]。所有此类病例都需要密切随访视网膜情况。

# 30.10　学习要点

- 建议应在开放性眼外伤修复手术的同时取出眼内异物。
- 开放性眼外伤延误就诊及眼内异物残留大大增加了眼内感染、炎症，以及眼内异物相关视网膜毒性损害的风险。
- 有过外伤史的眼球容易出现瘢痕形成及视网膜脱离。
- 为了挽救眼球、复位视网膜，有时需要进行多次视网膜手术。所以，应告知患者视网膜脱离复发的风险，而且将来可能需要多次视网膜手术。

### 参考文献

1. Shah CM, Gentile RC, Mehta MC. Perflourocarbon liquids' ability to protect the macula from intraocular dropping of metallic foreign bodies: a model eye study. Retina. 2016;36(7):1285–91.
2. Nicoară SD, Irimescu I, Călinici T, Cristian C. Intraocular foreign bodies extracted by pars plana vitrectomy: clinical characteristics, management, outcomes and prognostic factors. BMC Ophthalmol. 2015;15:151.
3. Reed DC, Juhn AT, Rayess N, Hsu J, Chiang A. Outcomes of retinal detachment repair after posterior open globe injury. Retina. 2016;36(4):758–63.

# 第 31 章
# 病例 26：开放性眼外伤伴组织缺失：需行角膜植片修补

Jonathan C. Chou, Peter B. Veldman, and Seanna Grob

## 31.1 现病史

83 岁男性患者，因怀疑左眼开放性眼外伤就诊。患者左眼曾因玻璃划伤致开放性眼外伤。既往有房颤、类风湿关节炎病史。

- 患者在浴室中摔倒，左眼和脸部撞到淋浴间的金属栏杆上。
- 患者本次受伤前的基线视力为手动。
- 患者于外院就诊，检查显示左眼眶周肿胀明显，CT 提示左眼球破裂。
- 患者诉左眼视力下降，无光感。

## 31.2 初步伤情评价

### 31.2.1 视力（矫正）

右眼：20/30＋2
左眼：无光感

### 31.2.2 瞳孔

右眼：正常
左眼：传入性瞳孔障碍（＋）

### 31.2.3 外眼检查

左眼眶周明显瘀斑及水肿

### 31.2.4　裂隙灯检查（图 31.1）

|  | 右眼 | 左眼 |
|---|---|---|
| 眼睑及睫毛 | 正常 | 眼眶周围瘀斑明显，从鼻侧至中心沿眉毛走行皮肤裂伤，左下睑外侧皮肤裂伤 |
| 巩膜及结膜 | 正常 | 泡状结膜下出血 |
| 角膜 | 正常 | 角膜中央破裂伴葡萄膜脱出 |
| 前房 | 正常 | 前房积血满灌 |
| 虹膜 | 正常 | 窥不见 |
| 晶状体 | 后房型人工晶状体 | 窥不见 |
| 玻璃体 | 正常 | 窥不见 |

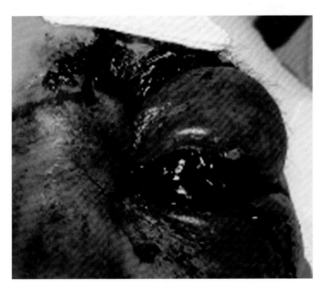

**图 31.1　外眼照相**
显示左眼眶周水肿明显，360°泡状结膜下出血

### 31.2.5　散瞳检查

右眼黄斑及视盘：正常
右眼周边视网膜：散在色素改变
左眼黄斑及视盘：窥不见
左眼周边视网膜：窥不见

### 31.2.6　影像学检查

　　CT 显示左眼球破裂，眼球形态明显不规则（图 31.2），未见眼内异物。可见出血及眶周软组织肿胀。未见颅内损伤。

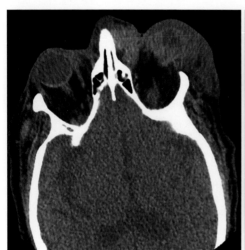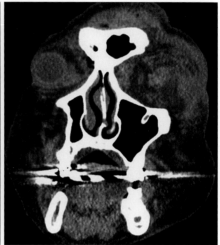

**图 31.2　眼眶 CT**

显示左眼球形态不规则，伴出血及眶周软组织肿胀

## 31.3　术前初步评估与手术计划

　　患者系左眼 I 区开放性眼外伤，伴明显眶周水肿及瘀斑。患者同一只眼既往遭受过开放性眼外伤，因此基线视力仅为手动。尽管患者理解手术风险，以及由于基线视力差、伤后无光感眼导致预后较差，但是仍坚决要求挽救眼球。

　　本病例说明了对视力预后及患者目标进行详细讨论的重要性。有些患者愿意尽一切可能挽救眼球，即使视力恢复的可能性很低。倾听患者的意愿和顾虑，告知他们有哪些治疗方案可供选择，以及每种选择的风险和获益很重要。我们与患者讨论了眼内容摘除或眼球摘除手术与眼球修复手术的选择，交感性眼炎的罕见风险，以及由于患者术前视力无光感、既往外伤后基线视力低，导致视力预后较差。

　　本病例也说明了在修复开放性眼外伤之前获取既往史的重要性。由于该患者之前有过眼球破裂伤病史，我们怀疑本次外伤可能为既往的角膜伤口发生破裂。了解这些信息可以帮助手术医生预测潜在的手术挑战，包括可能需要补充组织来修复伤口。

## 31.4　手术探查与修复：手术记录

术前获得患者和医疗保险代理人手术同意。全身麻醉后，按照眼科手术无菌常规进行消毒铺巾，放置 Jaffe 开睑器。在手术显微镜下检查术眼，发现葡萄膜组织通过破裂的角膜瓣状缺损部位脱出，此处疑为陈旧角膜瘢痕部位。角膜瓣均为伴有脂质浸润的非常薄的异常角膜。小心回纳葡萄膜组织。10-0 尼龙线缝合角膜瓣。在缝合过程中，我们注意到角膜瓣非常脆弱，无法旋转埋线。可以确定这些异常的角膜组织不足以关闭开放的眼球，需要角膜植片来修补组织缺损。大部分外侧角膜组织均为异常角膜组织，仅余鼻侧三分之一正常角膜组织。清除易碎的异常角膜组织。用 10-0 尼龙线将已辐照的半月形角膜植片缝合于没有活性角膜组织的巨大缺损处。缝合的目的是通过结合正常角膜组织来确保植片的稳定性。缝合完毕后确认伤口 Seidel 试验阴性。用 Westcott 剪环形剪开 360° 球结膜，轻柔探查所有 4 个象限，确保角膜伤口没有越过角膜缘延伸至巩膜。8-0 Vicryl 线缝合结膜。结膜下注射抗生素和糖皮质激素。移除开睑器及手术巾。

重新进行消毒铺巾以修复眼周皮肤裂伤。清除血凝块后发现两处皮肤裂伤，一处位于左前额，长约 5cm，另一处位于鼻部，长约 1 厘米。左前额裂伤用 5-0 Vicryl 线埋藏缝合 3 针，5-0 prolene 线间断缝合 6 针。鼻部裂伤用 5-0 普通肠线缝合 3 针。结膜囊涂阿托品及新霉素 - 多粘菌素 B- 地塞米松眼膏。无菌眼垫及眼罩包盖术眼。患者对手术耐受良好，无并发症发生。

### 31.4.1　手术探查与修复：注意点

- 如果患者因角膜异常（易碎、感染、溶解、缺失）而无法在一期关闭眼球，则可能需要进行角膜植片移植修补。如果没有其他移植物可用，则可以使用 Tutoplast（见下文）。
- 术前可能难以判断哪些患者需要替换受损组织，所以手术医生应了解可供使用的组织类型，包括它们的存放位置。

## 31.5　术后病程

术后患者视力仍为无光感。数周后患者眶周瘀斑和结膜下出血逐渐吸收（图 31.3）。术后第 1 天 B 超检查显示，玻璃体视网膜瘢痕及脉络膜脱离，未见明显视网膜脱离（图31.4）。视网膜专科医生对患者进行评估，考虑视力为无光感，不建议进一步手术。另外，由于患者视力为无光感，不建议继续进行角膜手术或相关干预。术后的目标为挽救眼球和提高患者舒适度。术后6个月，患者有轻微疼痛感，视力无变化。角膜植片位置好（图31.5），患者对保住眼球感到满意。我们为患者开具了聚碳酸酯眼镜处方以保护双眼。

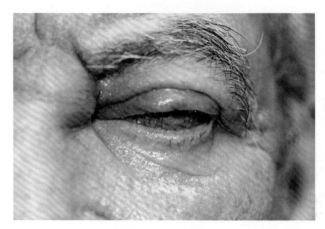

**图31.3　外眼照相**
显示眶周瘀斑及结膜下出血好转

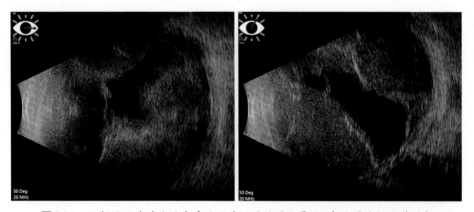

**图31.4　B超显示玻璃体腔内扇贝状非活动性膜状界面，未见明确视网膜脱离**

图 31.5　左眼角膜植片修补术后 6 个月，缝线及植片位置好。随后逐步拆除大部分缝线，包括 7:00 方位暴露的线结

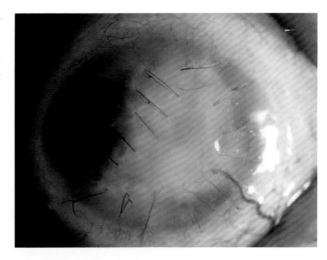

## 31.6　最终伤情评价

### 31.6.1　最终视力

右眼：20/25-1

左眼：无光感

### 31.6.2　瞳孔

右眼：正常

左眼：传入性瞳孔障碍（+）

### 31.6.3　裂隙灯检查

|  | 右眼 | 左眼 |
|---|---|---|
| 眼睑与睫毛 | 上睑下垂，睑缘炎，下睑松弛 | 眼眶周围瘀斑改善，皮肤缝线在位 |
| 巩膜与结膜 | 正常 | 结膜充血（+） |
| 角膜 | 正常 | 角膜植片位置好，缝线在位。无浸润或上皮缺损 |
| 前房 | 正常 | 前房浅，植片后可见葡萄膜组织 |
| 虹膜 | 正常 | 角膜植片后窥不清，余正常 |
| 晶状体 | 正常 | 窥不见 |
| 玻璃体 | 正常 | 窥不见 |

### 31.6.4　散瞳检查

右眼黄斑及视盘：正常

右眼周边视网膜：散在色素改变

左眼黄斑及视盘：窥不见

左眼周边视网膜：窥不见

## 31.7　回顾与总结

面对缺少足够活性组织的开放性眼外伤，处理时需要特殊考虑。在 I 区眼外伤中，如果合并潜在角膜病变（例如，角膜溃疡未愈合导致角膜变薄）、角膜手术或外伤史（如本病例所述）、外伤导致角膜组织缺失或者闭合困难的圆形角膜伤口（例如，钉子或金属丝造成的角膜圆孔，延误就诊的开放性伤口），就可能出现活性角膜组织不足。在这些情况下，为了充分关闭眼球，可能需要利用角膜植片。

全层角膜组织可用于修复角膜移植切口裂开、角膜撕脱或角膜组织缺失，这与穿透性角膜移植类似[1, 2]。问题是新鲜的角膜植片必须从眼库中获得，因此应用受到限制，而且可能无法在紧急情况下获得。幸运的是，有一些中期保存角膜组织可供选择（例如，Halo Sterile Tissues，Lions VisionGift，Portland，OR），在需要额外角膜组织修补缺损时可以派上用场[3]。

辐照过程可以对组织进行灭菌，并能保证组织在室温下保存一年以上，因此可作为紧急需要植片时的理想选择。需要注意的是，辐照角膜组织缺少内皮层，在大范围全层移植修补时可能会导致严重的角膜水肿。辐照角膜组织有多种类型可供选择，包括全角膜和半角膜组织，以及全层和板层角膜组织（经微型角膜刀环钻钻切）。我们已在一些因角膜圆形缺损导致无法紧密缝合的病例中使用角膜植片移植，如金属丝穿通角膜、部分角膜溶解延误就诊或感染。虽然本例患者的眼球已经无功能，采用角膜植片移植只是因为患者强烈要求保留眼球而已。我们也有一些使用角膜植片移植的开放性眼外伤病例，无论视力恢复和外观效果都很好（最佳矫正视力 20/20）（图 31.6）。图 31.7 说明了分步制作角膜植片的方法。

在 II 区和 III 区开放性眼外伤中，严重的巩膜损伤或缺失可能需要额外的结构支持或组织修补。与角膜类似，中期保存巩膜组织是一种经济的选择。在很多急需维持眼球完整性的情况下，如坏死性巩膜炎或外伤，巩膜植片移植已被证明是一种有效的现成方案[4]。可能的并发症包括术后眼内炎和植片裂开。巩膜植片无血管，因此炎症反应小，耐受性好。然而这一特征是一把

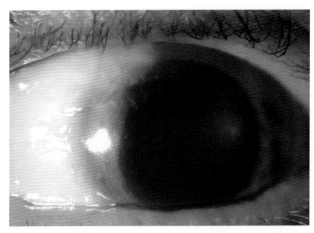

**图 31.6**　延误就诊的眼球破裂伤，修复手术后 4 年外眼照相
角膜颞上方使用辐照半月形角膜植片进行板层角膜植片移植

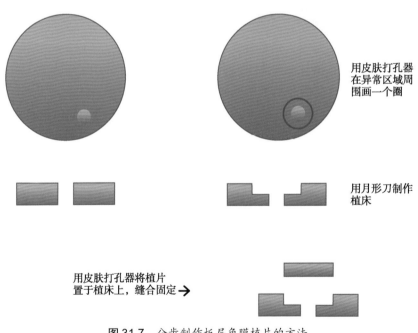

**图 31.7**　分步制作板层角膜植片的方法

（1）用 3mm 皮肤打孔器标记将要切除的角膜边缘（根据需要选择更大的区域），并在异常角膜或组织缺失区域周围画一个圈；（2）用月形刀破坏并去除邻近的上皮和浅表基质层，直至标记的圆形边界，在角膜基质层上创建一个可供放置植片的植床；（3）用 3mm 皮肤打孔器从板层角膜植片上取适当大小的植片（根据需要选择更大的植片），使用辐照角膜或新鲜角膜均可；（4）将植片放置在植床上，10-0 尼龙线缝合。缝合可以像穿透性角膜移植一样呈放射状排列，也可以覆盖在植片上方使其固定，或者用组织粘合剂固定（Illustration courtesy of Dr. Yewlin Chee）

双刃剑，移植区域可能更容易发生坏死，特别对于炎症反应明显的眼球[5]。在某些情况下，巩膜植片可能因为太厚而影响美观[6]。

　　Tutoplast®（IOP Ophthalmics, Denville, NJ）是一种全层巩膜组织替代品。与半月形角膜相似，Tutoplast 经过免疫和生物安全性处理，保质期为 5 年。通常可用于覆盖青光眼引流植入物、暴露的巩膜扣带或眼眶植入物。Tutoplast 与巩膜的颜色和透明度相似，但是厚度更薄，可令患者对外观更加满意[7]。不过如果用于比较靠前的位置，一些患者可能会注意到轻微的色差。曾有报道将 Tutoplast 用于发生在先前小梁切除部位的眼球破裂伤[8]。如果没有其他立即可用的组织，Tutoplast 也可用于大范围的角膜损伤。如图 31.8 所示，展示了一个 Tutoplast 角膜植片移植病例。患者于服役期间在战场上遭受眼外伤，最初在阿富汗战地医院接受治疗。由于组织缺失及严重的角膜水肿，角膜伤口无法闭合。伤口太大，亦无法使用角膜胶。战场上唯一可用的组织是 Tutoplast。因此 Tutoplast 作为临时材料被用来覆盖及封闭角膜伤口，直至患者能够后送并具备角膜移植条件。患者最终接受了穿透性角膜移植手术，末次随访时最佳矫正视力为 20/30（图 31.9）。根据我们的经验，对于有小梁切除或青光眼手术史的眼外伤患者，Tutoplast 是提供结构支持的一个好选择。我们曾为一位 85 岁女性眼外伤患者使用 Tutoplast。该患者既往有痴呆及双眼青光眼病史，双眼小梁切除术后（双眼基线视力均为指数 /30cm）。术中探查显示小梁切除部位巩膜瓣受损，随后使用 Tutoplast 加强。术后 6 个月，患者眼球形态良好，无疼痛症状。

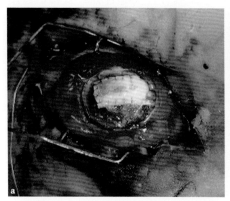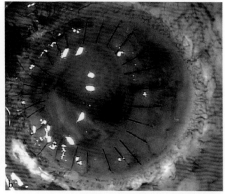

图 31.8　（a）一位战伤患者在战地医院接受手术，Tutoplast 被用作角膜植片；（b）患者最终被后送并接受角膜移植手术（Courtesy of Drs. Glenn Sanford, Marcus Colyer & Scot Bower）

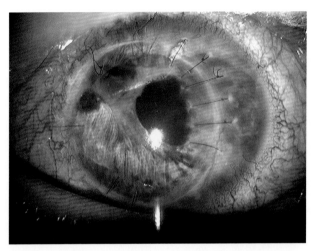

图 31.9  *最终临床照片，经视力康复手术及治疗后，最佳矫正视力为 20/30*
（Courtesy of Drs. Glenn Sanford，Marcus Colyer & Scot Bower）

总之，组织缺失或损伤是开放性眼外伤修复中的一个重要问题。根据组织缺失或损伤的部位（如角膜、巩膜），有几种组织替代方案可供选择。手术医生必须能够权衡每种移植材料的利弊，以便做出最合适的选择。

## 31.8  学习要点

- 对于存在组织缺失，伤口不能直接关闭，或者直接缝合会导致伤口过度紧张、变形或散光的眼外伤病例，可以考虑使用角膜植片。图 31.7 提供了分步制作角膜植片的方法。
- 手术医生应该了解目前可用的替代组织类型及其优缺点。

### 参考文献

1. Nobe JR, Moura BT, Robin JB, Smith RE. Results of penetrating keratoplasty for the treatment of corneal perforations. Arch Ophthalmol. 1990;108(7):939–41.
2. Krysik K, Dobrowolski D, Lyssek-Boron A, Jankowska-Szmul J, Wylegala EA. Differences in surgical management of corneal perforations, measured over six years. J Ophthalmol. 2017;2017:1582532.
3. Park JYSE. A case of tectonic lamellar corneal patch graft using acellular cornea in corneal ulcer perforation. J Korean Ophthalmol Soc. 2015;56(8):1278–83.
4. Sangwan VS, Jain V, Gupta P. Structural and functional outcome of scleral patch graft. Eye (Lond). 2007;21(7):930–5.
5. Nguyen QD, Foster CS. Scleral patch graft in the management of necrotizing scleritis. Int Ophthalmol Clin. 1999;39(1):109–31.

6. Smith MF, Doyle JW, Ticrney JW Jr. A comparison of glaucoma drainage implant tube coverage. J Glaucoma. 2002;11(2):143–7.
7. Novitskaya ES, Clifford L, Vivian AJ. Tutoplast pericardium patch graft for scleral thinning following strabismus surgery. Eye (Lond). 2013;27(5):682–3.
8. Shah BP, Clarke J. Donor pericardium graft repair of traumatic globe rupture at previous trabeculectomy site. Digit J Ophthalmol. 2014;20(3):48–50.

# 第32章
# 病例27：角膜胶治疗 I 区开放性眼外伤

**Catherine J. Choi and Alice C. Lorch**

## 32.1 现病史

67 岁男性患者，因怀疑右眼开放性眼外伤就诊。既往有高血压及高脂血症病史。

- 患者当时在使用弓箭猎鹿，因搭箭时发生箭滑脱而伤及右眼。患者仅有轻微的异物感，否认明显的疼痛或视力下降。
- 患者于外院就诊并接受检查，随后被转送至 MEE 接受进一步处理。

## 32.2 初步伤情评价

### 32.2.1 视力（裸眼）

右眼：20/25 + 2
左眼：20/25 + 2

### 32.2.2 瞳孔

右眼：圆，对光反射灵敏，传入性瞳孔障碍（−）
左眼：圆，对光反射灵敏

### 32.2.3 外眼检查

正常

### 32.2.4 裂隙灯检查

|  | 右眼 | 左眼 |
|---|---|---|
| 眼睑与睫毛 | 正常 | 正常 |
| 巩膜与结膜 | 轻度充血 | 鼻侧翼状胬肉 |
| 角膜 | 12：00 方位见 0.5mm 星状全层角膜缘裂伤，Seidel 试验阳性 | 正常 |

续表

|  | 右眼 | 左眼 |
|---|---|---|
| 前房 | 细胞（+），中央见早期纤维素性渗出 | 正常 |
| 虹膜 | 瞳孔圆 | 正常 |
| 晶状体 | 正常 | 正常 |
| 玻璃体 | 正常 | 正常 |

### 32.2.5 散瞳检查

右眼黄斑及视盘：正常，视盘下缘见有髓神经纤维

右眼周边视网膜：下方及上方周边脉络膜脱离，视网膜在位，未见异物

左眼黄斑及视盘：正常

左眼周边视网膜：正常

### 32.2.6 影像学检查

眼眶 CT 显示右眼眶隔前组织肿胀，前房相对较浅，提示眼前部破裂。未见眼内异物（图 32.1）。

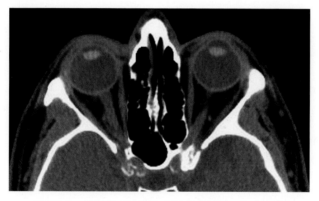

**图 32.1** 水平位 CT 显示右眼前房较浅，左眼正常

## 32.3 术前初步评估与手术计划

患者系右眼Ⅰ区角膜缘裂伤，前房轻度变浅，周边脉络膜脱离。

手术方法为标准的Ⅰ区开放性眼外伤修复，联合局部结膜切开以及制作角膜缘穿刺口（有关Ⅰ区外伤修复细节，请参见前面章节）。

本病例中需重点关注的因素包括前房深度、虹膜、前房角及周边晶状体

的受损情况。裂隙灯检查显示瞳孔圆，散瞳良好。前房内未见晶状体组织、积血及玻璃体。前房较浅，无虹膜角膜或虹膜晶状体接触。

尽管检查未见眼内结构明显受损表现，但是仍然建议在手术中应全面评估眼球，以确保不出现伤情遗漏。手术计划需包括选择合适的角膜缘穿刺口位置，以便于睫状体分离铲、虹膜铲或灌注针头在伤口下方扫动。

## 32.4　手术探查与修复：手术记录

术前履行知情同意程序，确认并标记术眼。患者被送至手术室进行全身麻醉。使用胶带及眼罩保护非手术眼。按照眼科手术无菌常规进行消毒铺巾。使用 Jaffe 开睑器，并用止血钳固定。使用 27g 针头抬起创缘以仔细检查伤口。彻底检查并冲洗伤口，以清除所有碎屑并确认无虹膜脱出。伤口内未见异物及虹膜组织。在 10:00 方位用 15°刀做角膜缘穿刺口，方向指向伤口。用睫状体分离铲在伤口下方扫动，未见虹膜嵌顿于伤口。用 Westcott 钝剪沿角膜缘剪开上方局部球结膜，见角膜缘裂伤并未延伸至巩膜。10-0 尼龙线缝合 3 针以关闭角膜伤口。10-0 尼龙线缝合角膜缘穿刺口 1 针。轻触眼球确认伤口密闭性。再次用荧光素染色确认 Seidel 试验阴性。前房深度正常。7-0 Vicryl 线缝合上方结膜切口。去除开睑器及手术巾。术眼滴用阿托品及抗生素类固醇眼膏。无菌眼垫及眼罩包盖术眼。患者对手术耐受良好，无并发症发生。患者麻醉苏醒后被送至术后监护病房。

### 32.4.1　手术探查与修复：注意点

- 即使未见明显虹膜受损表现，也应仔细检查角膜伤口内是否有异物嵌入或虹膜组织嵌顿。
- 睫状体分离铲可通过角膜缘穿刺口直接抵达伤口下方。

## 32.5　术后病程

患者留院接受 48 小时静脉抗生素治疗。术后第 2 天检查发现角膜星状伤口中央出现新的渗漏，Seidel 试验阳性，流量中等。3 针尼龙线在位，张力适中。我们决定使用氰基丙烯酸酯角膜胶来封闭渗漏区域。

## 32.6　手术记录：右眼角膜胶治疗

履行知情同意程序。右眼作标记，按照眼科手术无菌常规进行消毒铺巾。

表面麻醉和及抗生素眼液点眼。用3mm皮肤打孔器切割眼用无菌手术透明贴膜。将一小滴眼膏涂抹在棉签木柄的顶端。将切好的3mm圆形透明贴膜置于棉签木柄顶端药膏上。将一滴氰基丙烯酸酯角膜胶滴在3mm贴膜上。将涂有角膜胶的圆形贴膜置于角膜伤口上，并待其干燥。此时可见伤口颞侧仍有少量渗漏，以相同的方式补充角膜胶，直至Seidel试验阴性。在角膜胶贴膜上方放置角膜绷带镜，同时滴用抗生素眼液。加用噻吗洛尔眼药水以减少房水生成。

## 32.7 术后病程

术后1周随访，检查发现角膜胶贴膜移位，角膜星状伤口中央Seidel试验阳性。由于已经没有空间增加缝线，所以继续使用角膜胶治疗，并配戴角膜绷带镜。醋酸泼尼松龙眼液减量，增加庆大霉素点眼，以促进角膜上皮瘢痕形成。

术后第10周随访，患者诉右眼红伴眼痛5天。检查发现眼压升至37mmHg，前房反应加重，虹膜及角膜缘血管充血（图32.2）。散瞳眼底检查未见明显异常。予以增加抑制房水生成药物，并更换新的角膜绷带镜，随后眼压及炎症反应得到改善。

术后3.5个月，虹膜血管消退。术后5个月，去除角膜绷带镜和角膜胶，无并发症发生。角膜胶覆盖区域弥漫新生血管化，Seidel试验阴性。为促进角膜新生血管消退，重新开始使用醋酸泼尼松龙。术后5.5个月，逐步拆除角膜缝线。术后7个月，角膜新生血管完全消退。

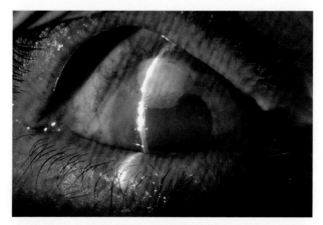

**图32.2 右眼裂隙灯照相**
显示角膜胶位于上方角膜缘，周围结膜充血，早期角膜新生血管化

## 32.8 最终伤情评价

### 32.8.1 最终视力

右眼：20/25（矫正视力）

左眼：20/20（矫正视力）

### 32.8.2 瞳孔

右眼：圆，对光反射灵敏，传入性瞳孔障碍（－）

左眼：圆，对光反射灵敏

### 32.8.3 裂隙灯检查

|  | 右眼 | 左眼 |
| --- | --- | --- |
| 眼睑与睫毛 | 正常 | 正常 |
| 巩膜与结膜 | 正常 | 鼻侧翼状胬肉 |
| 角膜 | 浅层基质血管消退，深层基质残留影子血管，角膜中央透明 | 正常 |
| 前房 | 正常 | 正常 |
| 虹膜 | 正常 | 正常 |
| 晶状体 | 核硬化（+～++），前囊膜色素沉着 | 核硬化 + |
| 玻璃体 | 正常 | 正常 |

### 32.8.4 散瞳检查

右眼黄斑及视盘：正常，视盘下缘见有髓神经纤维

右眼周边视网膜：正常

左眼黄斑及视盘：正常

左眼周边视网膜：正常

## 32.9 回顾与总结

星状角膜裂伤的中央由多个放射状裂伤汇合而成，结构不稳定，重叠安置缝线的空间有限，所以往往更难修复。本例患者在一期手术修复时 Seidel 试验阴性，但是由于角膜水肿逐渐消退，星状伤口的顶端出现回缩，伤口中央在 2 天后出现了渗漏。星状角膜伤口，延误处理的角膜伤口，以及伴有异物残留的角膜伤口都比较难以闭合。极少数情况下，当反复尝试关闭伤口而

Seidel 试验仍为阳性时, 有必要一期就在手术室内进行角膜胶治疗。使用角膜胶时, 可以在前房中注入一个小气泡, 这有助于在角膜胶干燥和凝固的过程中保持伤口干燥。更常见的情况是, 手术修复时伤口 Seidel 试验阴性, 但是随着角膜水肿改善出现 Seidel 试验阳性。此类患者往往需要进一步干预, 包括配戴角膜绷带镜, 抑制房水生成, 使用角膜胶, 或者重新缝合伤口。

氰基丙烯酸酯角膜胶可以直接在眼表使用, 也可以与薄层透明无菌手术贴膜制作成角膜胶贴膜来使用。虽然角膜胶贴膜可以使角膜胶的分布范围更可控, 但是角膜胶贴膜很难顺应角膜表面的曲率。相比之下, 直接将角膜胶滴在角膜上更容易在眼表均匀分布 [1]。

氰基丙烯酸酯角膜胶通常人体耐受性良好, 但其降解产物氰基乙酸酯和甲醛具有局部毒性, 可引起急性和慢性炎症反应。这种毒性作用可以导致一系列的眼内及眼外炎症, 包括眼压升高, 前葡萄膜炎, 以及虹膜和角膜新生血管形成 [2]。本例患者在局部使用房水生成抑制剂和糖皮质激素眼液后, 角膜和虹膜血管快速消退。因此, 如果使用角膜胶, 即使病情稳定, 伤口闭合良好, 也务必对患者进行密切随访。

## 32.10　学习要点

- 星状角膜裂伤比线性角膜裂伤更难闭合, 因为星状角膜裂伤的中央由多个裂伤汇合而成。
- 氰基丙烯酸酯角膜胶是一种有效的辅助疗法, 可用于治疗术中或术后的轻度伤口渗漏, 以及单靠缝线难以闭合的角膜伤口。
- 长期使用氰基丙烯酸酯角膜胶可引起炎症反应, 导致角膜和虹膜新生血管形成。
- 对于角膜新生血管应积极使用局部糖皮质激素眼液治疗, 以防止其生长至中央视轴区域。

### 参考文献

1. Rana M, Savant V. A brief review of techniques used to seal corneal perforation using cyanoacrylate tissue adhesive. Cont Lens Anterior Eye. 2013;36(4):156–8.
2. Tan J, Wechsler AW, Watson S. Long-term adhesion of cyanoacrylate on human cornea. Clin Exp Ophthalmol. 2014;42(8):791–3.

# 第33章
## 病例28：角膜植片及角膜胶治疗Ⅰ/Ⅱ区开放性眼外伤

Michael Lin, Katherine E. Talcott, and Alice C. Lorch

## 33.1 现病史

53岁男性患者，因怀疑右眼开发性眼外伤就诊。6年前右眼角膜溃疡病史。
- 患者当时在自己的林场修剪围栏，在剪断一根紧绷的带刺铁丝网时，右眼被一个碎片突然击中。受伤后患者立刻感觉有"热泪涌出"。
- 患者受伤后立即感到眼部剧烈疼痛，并发现右眼视物变白、模糊。
- 患者于外院就诊，进行破伤风注射治疗，随后被转送至 MEE 进一步处理。

## 33.2 初步伤情评价

### 33.2.1 视力（裸眼）

右眼：20/30＋2
左眼：20/20

### 33.2.2 瞳孔

右眼：不规则，虹膜脱出，传入性瞳孔障碍（－）
左眼：圆，对光反射灵敏

### 33.2.3 外眼检查

无眶周外伤，无皮肤裂伤、水肿或擦伤。

### 33.2.4 裂隙灯检查

|  | 右眼 | 左眼 |
|---|---|---|
| 眼睑与睫毛 | 正常 | 正常 |
| 巩膜与结膜 | 弥漫充血（＋～＋＋），无结膜裂伤或异物 | 正常 |

续表

| | 右眼 | 左眼 |
|---|---|---|
| 角膜 | 6:00~10:00方位周边垂直走行的星状全层角膜裂伤,垂直长度约5mm,虹膜从下方3mm伤口脱出,角膜伤口略跨过角膜缘 | 正常 |
| 前房 | 前房浅,下方积血3mm,散在出血覆盖颞侧虹膜,细胞及闪辉(+++) | 正常 |
| 虹膜 | 虹膜自颞下方角膜裂伤脱出,无透照缺损 | 正常 |
| 晶状体 | 正常,无明显晶状体损伤 | 正常 |
| 玻璃体 | 正常 | 正常 |

### 33.2.5 散瞳检查

右眼黄斑及视盘:模糊,大致正常

右眼周边视网膜:模糊,大致正常

左眼黄斑及视盘:正常

左眼周边视网膜:正常

### 33.2.6 影像学检查

眼眶CT显示右眼球破裂,未见眼内异物。右眼颞侧眼内高密度影,提示脉络膜出血(图33.1)

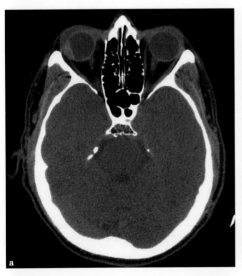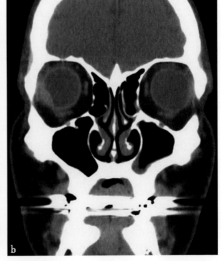

图33.1 水平位(a)及冠状位(b)CT显示右眼脉络膜出血,左眼正常,未见眼内异物

## 33.3　术前初步评估与手术计划

患者系右眼Ⅰ/Ⅱ区开放性眼外伤，颞侧全层角膜裂伤延伸至角膜缘，并略跨过角膜缘至巩膜，伴葡萄膜脱出。患者于受伤后17小时接受了眼球修复手术，符合 MEE 要求开放性眼外伤后24小时内进行修复手术的标准。期间患者按照开放性眼外伤治疗常规，接受万古霉素及头孢他啶静脉治疗。

尽管患者在初诊时的视力还有20/30，但仍被告知眼部外伤情况非常严重，并且由于角膜水肿、散光及炎症反应，外伤修复手术后短期内视力可能会进一步下降。

虽然患者在伤后24小时内就进行了外伤修复，但在术中可以明确发现，角膜伤口已经出现水肿和坏死，考虑感染可能。进一步询问患者得知，击伤眼球的铁丝网很可能被肥料污染，这增加了角膜及眼内感染的风险。本次手术计划使用尼龙线关闭伤口，缝合跨距应拉长，以纳入正常的非坏死的角膜组织。应注意避免缝线穿过全层组织，防止将感染物质带入眼内。术前计划还包括是否需要通过角膜植片移植和 / 或角膜胶来关闭坏死的伤口，这需要手术室提前准备相关材料。另外，手术完成后需向前房内注射抗生素，以助于控制可能存在的伤口感染。

## 33.4　手术探查与修复：手术记录

术前与患者详细沟通手术风险、获益及替代方案，患者同意在麻醉下进行进一步检查及眼球修复手术。按照眼科手术无菌常规进行消毒铺巾。使用 Jaffe 开睑器确保术野暴露充分。

探查角膜伤口，见伤口向下延伸至角膜缘，角膜比前一天检查时更加混浊，考虑存在角膜感染。从上方开始关闭伤口。在缝合之前，用 Beaver 刀片轻轻刮拭脱出虹膜以清除上皮细胞。切除伤口下方小块坏死虹膜组织送病理。10-0 尼龙线缝合角膜伤口数针，并在缝合时将虹膜回纳至前房内。为避免伤口中混有虹膜组织，缝合操作应在虹膜铲上方进行。缝合数针后，分别于 9:00 及 11:00 作角膜缘穿刺口。首先向前房注入空气，用睫状体分离铲将虹膜扫离伤口。由于在空气支持下前房反复塌陷，于是向前房内注入黏弹剂。再次使用睫状体分离铲将更多虹膜组织扫离伤口。继续用 10-0 缝线缝合上方伤口，直到伤口对合良好并且没有虹膜脱出。此时在伤口下方发现一个小于 1mm × 1mm 的小裂孔。尝试用缝线缝合，但由于裂孔尺寸、缝合所引起的散光以及周围角膜组织坏死等因素，未能成功。取下两块坏死组织送培养。在伤口边缘环形切开部分结膜，以改善手术视野。

为修复该角膜裂孔，我们利用辐照板层半月形角膜制备角膜植片。用皮肤打孔器制作了一块直径 2mm 的圆形角膜植片。去除裂孔周围约 2mm 范围角膜浅层基质，以便角膜植片能够放在角膜床上，并能完全封闭角膜裂孔（参见之前章节，图 31.7）。用 10-0 尼龙线固定角膜植片。在固定角膜植片之后，发现伤口下方持续渗漏。先用角膜胶涂在一小片手术贴膜上，然后直接盖在角膜植片上。仍旧不能阻止伤口渗漏，于是又使用了第二片涂有角膜胶的手术贴膜。观察 2 分钟等待角膜胶干燥，此后伤口没有再出现渗漏。用 8-0 Vicryl 线关闭结膜。适度前房冲洗，确保无黏弹剂残留。经角膜缘穿刺口向前房内注入万古霉素及头孢他啶。水密角膜缘穿刺口。局部滴用莫西沙星及阿托品眼液。取出 Jaffe 开睑器，去除手术巾。眼垫包盖术眼。患者对手术耐受良好。

### 33.4.1　手术探查与修复：注意点

- 对于持续性渗漏的角膜伤口，可以用角膜植片修补较大的缺损，用角膜胶修补较小的缺损或渗漏，或者必要时可以联合使用角膜植片和角膜胶彻底封闭伤口。在角膜坏死或存在组织缺损时，更容易发生伤口渗漏。
- 如果怀疑角膜组织坏死、感染，应送组织培养及病理检查，并可能需要联合前房注射抗生素治疗。同时建议暂缓使用糖皮质激素类药物。

## 33.5　术后病程

根据 MEE 眼外伤处理规范，患者留院完成 48 小时静脉滴注万古霉素及头孢他啶治疗。由于存在角膜组织坏死，并且铁丝网造成的伤口污染发生感染的可能性较高，所以在常规治疗基础上，增加了术后局部抗生素的点药频率。初始用药方案为莫西沙星眼液每小时 1 次，阿托品眼液每天 2 次。推迟使用醋酸泼尼松龙直至感染风险明显降低。术后第 1 天 B 超检查显示右眼颞侧脉络膜出血以及散在小的非出血性脉络膜隆起（图 33.2）。术后第 1 天检查视力为指数 /90cm，与术前视力 20/30 相比明显下降。术后第 8 天视力改善至 20/200，此时出现了非对吻式 360° 出血性脉络膜脱离。角膜及虹膜组织培养未见细菌生长。革兰氏染色罕见上皮细胞，未见微生物或多形性中性粒细胞。病理报告为疏松水肿的纤维胶原组织及广泛分布的淋巴细胞。由于微生物培养阴性，并且裂隙灯检查显示角膜浸润消退，于术后第 8 天开始使用 1% 醋酸泼尼松龙眼液，每天 2 次。

术后密切随访患者数月。术后 1.5 个月，配戴角膜绷带镜下测量眼压为 29mmHg，加用噻吗洛尔滴眼液。2 周后配戴角膜绷带镜下复测眼压为

38mmHg，加用溴莫尼定滴眼液。术后 3 个月，取出角膜绷带镜，修剪角膜胶边缘，更换新的角膜绷带镜（图 33.3a，b）。一周后测量眼压为 26mmHg，加用拉坦前列素滴眼液，继续修剪角膜胶。患者在术后 3～4 个月期间因修剪角膜

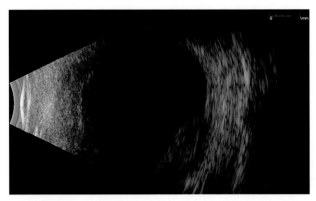

**图 33.2　术后第 1 天 B 超显示右眼颞侧脉络膜出血**

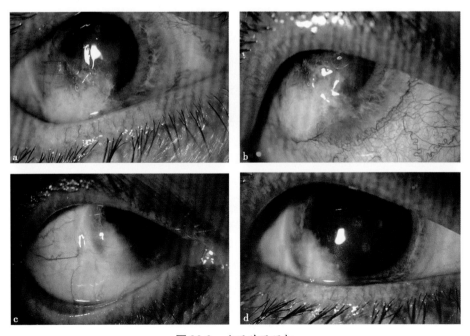

**图 33.3　右眼外眼照相**

（a）和（b）拍摄于术后第 3 个月，显示颞下方角膜植片、角膜胶、手术贴膜及缝线；（c）和（d）拍摄于术后第 6 个月，显示去除角膜胶及缝线后，颞下方残余角膜瘢痕。角膜中央视轴区域透亮无瘢痕

胶共随访 4 次,然后在术后 4～5 个月期间因拆除缝线共随访 4 次。角膜伤口后方可见虹膜前粘连,Seidel 试验始终未见伤口渗漏。糖皮质激素及降眼压药物逐渐减量。

## 33.6 最终伤情评价

### 33.6.1 最终视力

右眼:20/30(裸眼),+1.25DS/1.25DC×122°=20/20
左眼:20/20

### 33.6.2 瞳孔

右眼:瞳孔呈水滴样指向 7:00,对光反射灵敏,传入性瞳孔障碍(−)
左眼:圆,对光反射灵敏

### 33.6.3 裂隙灯检查

| | 右眼 | 左眼 |
|---|---|---|
| 眼睑与睫毛 | 正常 | 正常 |
| 巩膜与结膜 | 正常 | 正常 |
| 角膜 | 颞下方基质弥漫混浊,新生血管翳形成,颞下方 2 根缝线埋在基质内,Seidel 试验阴性,中央可见小的模糊的圆形基质瘢痕,靠近新生血管翳 | 正常 |
| 前房 | 颞下方虹膜前粘连,其他方位前房深,房角开放可见巩膜突,炎症细胞(−) | 正常 |
| 虹膜 | 瞳孔向 7:00 移位 | 正常 |
| 晶状体 | 皮质轻度混浊,前囊膜表面色素沉着 | 正常 |
| 玻璃体 | 正常 | 正常 |

### 33.6.4 散瞳检查

右眼黄斑及视盘:正常
右眼周边视网膜:正常
左眼黄斑及视盘:正常
左眼周边视网膜:正常

## 33.7　回顾与总结

任何开放性眼外伤修复均应遵循一定的手术原则，但是也必须留有应变空间，兼顾手术设计的创新性和灵活性。本例患者的特殊之处在于快速进展的角膜混浊及角膜组织坏死。研究表明，开放性眼外伤延迟修复超过 24 小时与眼内炎的高发生率相关，同时也是一期修复手术时考虑玻璃体腔注射抗生素的一个重要因素 [1, 2]。本例患者在该时间窗口内就已经接受了外伤修复手术。伤口污染也是发生眼内炎的危险因素。虽然本例患者仅发生了角膜溃疡及组织坏死，但是由于致伤物为农场里沾染肥料的铁丝网，所以依然存在感染的风险。对于疑似感染的病例，我们通常会选择在静脉滴注及局部点用抗生素的基础上，增加前房注射广谱抗生素预防感染治疗。

对于开放性眼外伤，我们始终建议在受伤后 24 小时内进行外伤修复手术。此外，在某些情况下应尽可能更早实施手术，包括异物残留、污染或感染的伤口、无法控制的疼痛，以及儿童眼外伤，因为儿童可能会不受控制的触碰眼球。受伤后随着时间推移，角膜会变得愈加水肿和混浊，从而增加手术难度。污染的角膜伤口有发生角膜坏死或溶解，以及发生眼内炎的风险。上述情况越早手术，对患者越有利。如果角膜坏死或溶解范围较大，在清除坏死组织的同时，还可能需要进行治疗性角膜移植。对于小范围组织缺损或伤口缓慢渗漏，角膜植片或角膜胶可以作为修复工具。

角膜坏死是眼球修复手术的难点。角膜胶已成功应用于直径小于 1mm 的伤口处理 [3]。相比于纤维蛋白胶，氰基丙烯酸酯胶可能更为可取，因为纤维蛋白更容易出现细菌或真菌感染。较大的伤口可能需要移植片来彻底填补缺损区域。本例患者在使用角膜植片修补伤口后，仍然存在持续渗漏。因此我们采用了 Vote 和 Elder 描述的方法用角膜胶封闭伤口。具体操作步骤为，切下一小块手术贴膜，用黏弹剂粘在棉签木柄末端，在贴膜另一面涂氰基丙烯酸酯胶，然后将涂有氰基丙烯酸酯胶这一面覆盖在角膜伤口表面 [4]。在急诊手术情况下，如果一时找不到可以利用的角膜组织、羊膜或其他合适的生物植片，则可以利用聚乙烯手术贴膜和氰基丙烯酸酯胶制作临时植片 [5]。幸运的是，本例患者在手术中有生物材料可供使用，术后愈合良好。角膜缝线通常在术后第 6 周开始拆除，但是如果伤口愈合不佳，则必须推迟拆线时间。

## 33.8　学习要点

- 如果角膜伤口存在持续性渗漏，则必须使用角膜植片和 / 或角膜胶进行手术修补。

- 如果怀疑伤口感染和 / 或坏死，应送标本进行革兰氏染色、微生物培养，也可进行病理检查。对于这部分病例，除静脉使用抗生素外，眼科医生应考虑在外伤修复手术中进行前房内注射抗生素。
- 受污染的角膜伤口需要更快地进行手术修复，以防止组织坏死或溶解。
- 如果担心伤口尚未愈合或渗漏，可以在多次随访中逐步清除角膜胶。患者需要继续配戴角膜绷带镜，并点用抗生素眼液，直至角膜胶完全清除。
- 如之前的章节中所述，对于角膜伤口比较复杂的患者，应告知其即使在受伤时视力并无严重受损，手术后也可能会立即出现视力恶化。为患者设定合理的期望值，并提前告知术后视力下降的可能性很重要，因为如果术前沟通不充分，患者可能会认为是手术造成了视力下降。

## 参考文献

1. Essex RW, Yi Q, Charles PG, et al. Post-traumatic endophthalmitis. Ophthalmology. 2004;111:2015–22.
2. Andreoli CM, Andreoli MT, Kloek CE, et al. Low rate of endophthalmitis in a large series of open globe injuries. Am J Ophthalmol. 2009;147:601–8.
3. Lekskul M, Fracht HU, Cohen EJ, et al. Nontraumatic corneal perforation. Cornea. 2000;19:313–9.
4. Vote BJ, Elder MJ. Cyanoacrylate glue for corneal perforations: a description of a surgical technique and a review of the literature. Clin Exp Ophthalmol. 2000;28:437–42.
5. Khalifa YM, Bailony MR, Bloomer MM, et al. Management of nontraumatic corneal perforation with tectonic drape patch and cyanoacrylate glue. Cornea. 2010;29:1173–5.

# 第 34 章
# 病例 29：外伤性眼内容摘除

**Natalie Homer, Seanna Grob, Katherine E. Talcott, and Daniel R. Lefebvre**

## 34.1 现病史

34 岁男性患者，因左侧面部开放性骨折伴眼睑软组织损伤，以及可疑开放性眼外伤就诊。既往无眼病史。

- 事发当晚，患者正在车间使用金属砂轮研磨机，结果砂轮碎裂后飞起击中患者左脸。尽管患者配戴了防护镜，仍然遭受了严重的面部外伤。
- 患者被救护车送往马萨诸塞州总医院急诊科。经检查发现患者左侧眼眶顶部骨折致颅腔积气；左侧眼眶及面中部多发骨折，因眶周大量软组织裂伤而暴露在外；左侧眼球严重变形，无法窥及正常结构。

## 34.2 初步伤情评价

### 34.2.1 视力（裸眼）

右眼：23/30，针孔视力 20/20
左眼：无光感

### 34.2.2 瞳孔

右眼：圆，对光反射灵敏，2mm → 1mm
左眼：不可见，传入性瞳孔障碍（+）

### 34.2.3 外眼检查

眼周多发软组织裂伤，下睑裂伤累及下睑缘并延伸至颊部，上睑裂伤累及上睑缘（图 34.1）。

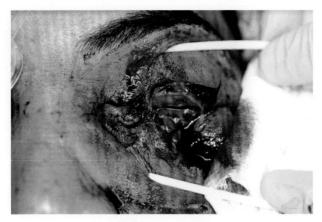

**图 34.1　术前照相**
显示左眼眶周及眼睑大量软组织裂伤，左侧眼球严重变形，组
织结构紊乱

### 34.2.4　裂隙灯检查

|  | 右眼 | 左眼 |
| --- | --- | --- |
| 眼睑与睫毛 | 正常 | 如上所述 |
| 巩膜与结膜 | 正常 | 变形，组织紊乱，可见部分巩膜组织 |
| 角膜 | 正常 | 变形，组织紊乱，可见部分角膜组织 |
| 前房 | 正常 | 不可见 |
| 虹膜 | 正常 | 不可见 |
| 晶状体 | 正常 | 不可见 |
| 玻璃体 | 正常 | 不可见 |

### 34.2.5　散瞳检查

右眼黄斑及视盘：黄斑平伏，视盘色淡红，边界清晰，杯 / 盘比 0.3
右眼周边视网膜：正常，未见出血、裂孔、视网膜脱离、视网膜震荡
左眼黄斑及视盘：不可见
左眼周边视网膜：不可见

### 34.2.6　影像学检查

　　眼眶 CT 显示左侧面部多处骨折，包括左眼眶内侧壁、上壁、下壁骨折，左
上颌窦所有骨壁骨折，颧骨（眶下缘）骨折，左额窦及眶顶骨折累及颅内间隙
并引发气颅。左侧眼球严重变形，无法分辨眼内结构（图 34.2～34.4）。

**图34.2**　术前水平位CT
软组织窗显示左侧眼球解剖
结构广泛紊乱，左眼眶内侧
壁骨折，左侧眶周水肿

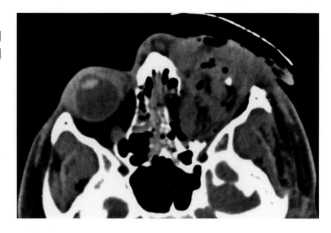

**图34.3**　术前水平位CT
骨窗显示左上颌窦壁骨折，
左颧弓骨折

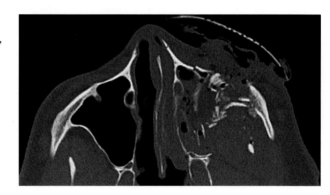

**图34.4**　术前冠状位CT
软组织窗显示左侧眶顶骨折
伴颅内积气，眼眶外侧壁、
内侧壁和下壁骨折，骨折碎
片从眶下缘延伸至眶内软
组织。眼球结构不可见

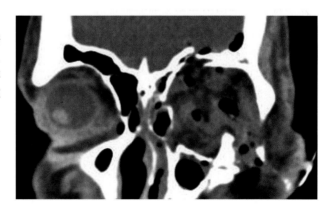

## 34.3　术前初步评估与手术计划

根据开放性眼外伤预防感染方案，患者开始术前静脉使用万古霉素和头孢他啶。由于眼球完全变形，眼内结构严重受损，术前视力无光感，患者被告知视功能预后不良，手术的主要目的是关闭眼球及降低感染风险。同时告知患者鉴于外伤的严重程度，很可能无法挽救眼球，并需要进行一期眼内容摘除或眼球摘除联合放置植入物手术。患者同意进行一期眼球修复手术，并签署知情同意书，内容包括一期眼内容摘除或眼球摘除联合放置植入物的可能性。另外，由于面部骨折为开放性，患者同意在修复眶周软组织裂伤的同时对面部骨折进行修复。

对于严重开放性眼外伤患者，早期设定期望值很重要，应强调视功能预后不佳的可能性。手术中应首先探查眼球，然后再处理骨折或软组织裂伤，以避免挤压眼球造成眼内容物脱出。如果眼球能修复，最好等到眼球损伤愈合并且能够评估视功能预后之后再进行骨折修复。如果眼球不能一期修复，或者已经确定要进行眼内容摘除，那么眼眶重建及放置植入物可以在一期手术或者后续手术中进行。如果条件允许，最好在一次手术中解决所有问题，以减少麻醉次数。

我们联系了眼整形专科医生参与治疗，以协助修复复杂眼睑裂伤，以及眼眶重建及假体植入。

马萨诸塞州总医院神经外科对眼眶顶部骨折合并颅内积气进行评估，建议暂不进行急诊神经外科手术干预。对于合并眼眶顶部骨折或其他颅内损伤的患者，在开放性眼外伤修复手术之前接受神经外科评估是很重要的，因为可能存在更多危及生命的问题需要优先处理。在一些严重病例中，开放性眼外伤修复手术可能作为联合手术的一部分，接在神经外科手术后面进行。如果无须神经外科手术干预，建议使用左乙拉西坦（Keppra）预防癫痫发作，并且在眼球修复过程中注意不要对眶顶施加任何向上的压力。

## 34.4　手术探查与修复：手术记录

术前履行手术知情同意程序，确认和标记术眼。使用胶带及眼罩保护非手术眼。按照眼科手术无菌常规对术眼进行消毒铺巾。由于眼睑裂伤明显，使用 4-0 丝线牵拉眼睑并对眼眶进行探查。在显微镜下进一步探查，发现眼球广泛受损，包括多处角膜及巩膜较大裂伤，巩膜部分碎裂并延伸至视神经。剩余巩膜组织内面未见眼内容或葡萄膜附着（图 34.5）。考虑到所有眼内容物全部脱出以及眼球广泛裂伤，已不可能通过手术修复眼球，于是决定进行改良的一期眼内容摘除手术。具体方法为将剩余巩膜缝合在硅胶球体上,尽可能保存眼外肌附着结构与位置(图 34.6a, b)。

　　进一步探查眼眶发现明显骨性损伤,包括眶下缘及眶底缺损,上颌骨后外侧壁完全粉碎,眶下神经血管束骨化。使用 Synthes 弧形眶缘钛板(Johnson & Johnson, New Brunswick, NJ)及微型螺丝重建眶下缘。使用 Synthes 钛网修复上颌骨前部骨折,将钛网做成"吉他拨片"形状来模拟上颌骨前部的三角形解剖结构,并用微型自攻螺钉固定,为粉碎性骨折碎片提供加固支架。最后,使用 Stryker Medpor 3D 制作的 Titan 眶底及眶壁植入物(Stryker, Billerica, MA)将眼眶软组织从上颌窦托上来,并固定在眼眶内。放置植入物时应小心操作,避免过度骚扰眼眶内侧壁骨折区域,以防造成脑脊液(cerebrospinal fluid, CSF)漏。眼眶顶部留作自然愈合,并计划将来进行 CT 检查,以确保没有发生潜在的窦腔流出梗阻。

　　仔细清理残余巩膜的内表面,并用无水乙醇溶液处理,完成眼内容摘除。然后将一个 18mm 硅胶球体放入巩膜壳内,6-0 Vicryl 线水平褥式联合间断缝合固定。松解后部巩膜,以保证前部巩膜充分覆盖硅胶球体。6-0 Vicryl 线关闭结膜及 Tenon 囊。结膜囊置入中等硬度眼模。

　　最后,探查并分层修复复杂眼睑及面部软组织裂伤(图 34.7)。术毕在结膜囊及皮肤伤口涂地塞米松 - 新霉素 - 多粘菌素 B 眼膏(Maxitrol),无菌眼垫及眼罩包盖术眼。

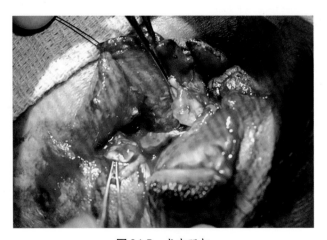

**图 34.5　术中照相**
显示 0.2mm 有齿镊牵拉残存巩膜壳,未见葡萄膜组织。用丝线在上下睑缘处缝合做牵引,在暴露眼球的同时避免对眼球施加压力

**图34.6** 术中照相
显示：(a)放置植入物之前先清理巩膜壳；(b)硅胶球体位于巩膜壳内。钛网重建眶底，微型螺丝固定弧形眶下缘钛板

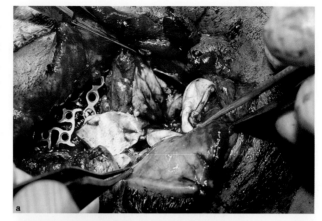

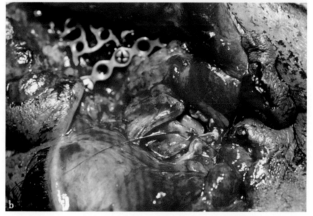

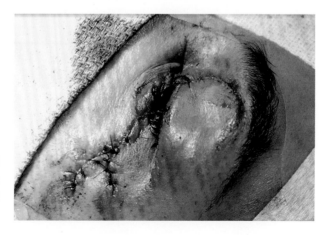

**图34.7** 术中照相
显示左侧眼周软组织裂伤修复完毕，面中部见不可吸收缝线，眼睑及睑缘见可吸收缝线

### 34.4.1　手术探查与修复：注意点

- 如果存在面部及眼睑软组织裂伤，可用 4-0 丝线在睑缘处缝合做牵引，并用蚊式血管钳固定，以便充分暴露眼球。
- 对于眼球严重变形以至于可能无法一期关闭眼球的病例，术前应与患者讨论一期眼内容摘除或眼球摘除联合放置植入物手术的可能性。
- 手术中应首先完成眼球探查，以确定是否能够修复眼球。如果眼球可以修复，只要患者愿意，则应将其作为第一选择。
- 如果无法挽救眼球，则应探查剩余眼球组织。如果患者拟行眼内容摘除，正如本病例，可以在手术中利用残余巩膜壳组织。应清除所有附着在巩膜壳上的葡萄膜组织。然后将球形植入物放置在巩膜壳内，用 Vicryl 线水平褥式缝合关闭巩膜壳。
- 必须恢复眼眶骨性解剖结构，以实现最佳的眼球或义眼支撑，以及面部功能与美容需求。如果一期成功修复眼球，且视力预后良好，则应将骨折修复推迟至眼球愈合之后。这确实造成了一个两难的局面，因为二期（延迟）修复面部骨折的难度更大，并且通常结果并不理想。因此，对于眼球可修复的开放性眼外伤病例，何时进行骨折修复需要手术科室之间共同讨论决定，以期实现最佳的视觉恢复与面部骨骼重建效果。如果没有希望恢复视力，或者眼球无法挽救，则无须推迟骨折修复。

## 34.5　术后病程

患者左眼术后恢复良好，并在术后 2 个月配戴了义眼。患者被建议做好右眼防护，包括日常配戴聚碳酸酯眼镜，以及在工作时配戴防护面罩和 / 或护目镜。

在初始配戴义眼后数月，患者逐渐出现左眼上睑下垂伴眼睑内侧成角畸形，左下睑退缩，以及瘢痕改变引起的穹窿变浅，导致义眼配戴不良（图 34.8）。

一期修复手术后 9 个月，患者接受了左眼外侧提上睑肌修复，内镜下取鼻黏膜植片修复左下睑，以及左侧颊部瘢痕修复手术，获得了极好的美容效果（图 34.9a，b）。

患者在受伤后经历了严重的慢性头痛，药物治疗未能得到充分缓解。由于反复影像学检查未见鼻旁窦阻塞证据，推测头痛症状可能与硬脑膜嵌顿于左侧眶顶骨折有关（图 34.10）。患者在术后 18 个月接受了额部开颅手术以修复重建左侧眶顶，并松解了嵌顿的硬脑膜。术后患者头痛症状改善明显。

图34.8 一期修复手术后6个月照相
左眼义眼在位，左眼上睑外侧下垂伴内侧成角畸形，左下睑退缩

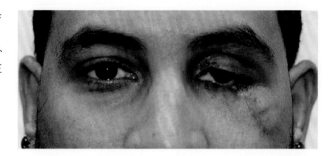

图34.9 （a，b）受伤后10个月及左眼外侧提上睑肌修复、鼻黏膜植片修复左下睑、左侧颊部瘢痕修复手术后4个月照相，美容效果极好

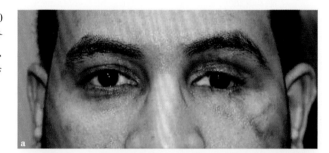

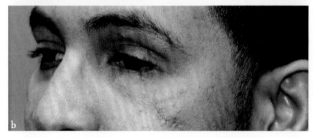

图34.10 受伤后10个月CT检查显示左下眶缘及上颌骨底部骨折修复，眶内植入物位置良好。左侧眶顶不连续，可见骨性突出物朝向额下区域

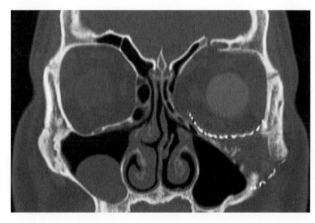

# 34.6　最终伤情评价

### 34.6.1　最终视力

右眼：20/25

左眼：义眼

### 34.6.2　瞳孔

右眼：对光反射灵敏

左眼：义眼

### 34.6.3　裂隙灯检查

瘢痕修复后左侧颊部感觉减退，颊部形态好，双侧对称。

|  | 右眼 | 左眼 |
|---|---|---|
| 眼睑与睫毛 | 正常 | 左上睑位置及外形良好。左下睑鼻黏膜植片修复后位置良好，义眼支撑良好 |
| 巩膜与结膜 | 正常 | 下方鼻黏膜植片在位，轻度外翻，义眼 |
| 角膜 | 正常 | 义眼 |
| 前房 | 正常 | 义眼 |
| 虹膜 | 正常 | 义眼 |
| 晶状体 | 正常 | 义眼 |
| 玻璃体 | 正常 | 义眼 |

### 34.6.4　散瞳检查

右眼黄斑及视盘：正常

右眼周边视网膜：正常

左眼黄斑及视盘：义眼

左眼周边视网膜：义眼

# 34.7　回顾与总结

对于眼球广泛受损伴眼球显著变形和／或组织缺失的开放性眼外伤病例，可能无法实现一期关闭眼球。所幸这些病例比较罕见，最近一项回顾性研究显示，660 例开放性眼外伤病例中只有 11 例（1.7%）需要进行一期眼球摘除或眼内容摘除手术[1]。不过另一项对 99 例开放性眼外伤合并面部骨折病例的研究显示，无法挽救眼球导致一期需行眼内容摘除或眼球摘除手术的比例更高，为 19.6%[2]。当遇到此类病例时，有必要在术前与患者讨论一期眼球摘除或眼内容摘除联合放置眶内植入物的可能性，以利于安装义眼及美容效果，并避免反复手术带来的并发症。应与患者及家属详细讨论上述内容，并记录在手术同意书中。

　　手术中应首先探查明确眼球的损伤程度，这决定了是应该尝试一期关闭眼球，还是进行一期行眼内容摘除或眼球摘除。如果发现眼内容物大量丢失，眼球无法修复，则应考虑眼内容摘除或眼球摘除手术。如果有足够的巩膜组织存在，如本例所述，则应保留剩余的巩膜组织，清除任何残留的葡萄膜组织，并将巩膜壳用于支持眶内植入物。

　　合并面部及眼眶骨折在开放性眼外伤患者中并不少见。一项单中心研究对 300 例开放性眼外伤病例进行回顾分析，结果显示 25.7% 合并眼眶和 / 或附属器损伤，15.6% 合并眼眶骨折，最常见发生于钝性损伤后。合并眼眶或附属器损伤患者的视力结果更差，因为这些患者发生眼球后部结构损伤的比率较高[3, 4]。颧上颌复合体骨折与失明的关系最为密切[2]。

　　在眼眶和面部骨骼严重受损的情况下，修复面部骨骼的骨性支撑对于面部美容以及眼球或义眼支持都很重要。这种修复重建工作应该由精通正常面部及眼眶骨骼解剖结构，并且具有眶内植入物使用经验的手术医生进行。对于能够进行一期眼球修复的病例，如果有视力恢复的可能，骨折修复最好推迟到眼球愈合一到两周后进行，并且在骨折修复手术中应注意尽量减少对眼球的压迫。当然，如果眼球无法修复，骨折修复可以在一期手术中同步进行。如同本例患者，很多眼外伤患者都伴有开放性骨折，应适时修复，再次强调注意避免对眼球造成任何额外损伤。

## 34.8　学习要点

- 对于眼球广泛受损导致眼球严重变形及组织缺失的开放性眼外伤病例，术前应考虑并与患者讨论一期眼球摘除或眼内容摘除联合放置植入物的可能性，并将其纳入手术同意书中。
- 应尽可能探查并修复眼球，但是如果探查后发现眼球无法修复，则可考虑进行一期眼球摘除或眼内容摘除手术。
- 修复面中部及眼眶骨性结构对于为眼球或义眼提供合适的支持，以及最大程度提高面部功能及美容效果至关重要。如果眼球无法挽救，则重建手术可以一期进行（或尽快）。如果眼球能够修复，并且有恢复功能视力的希望，则面部骨折修复的时机选择与具体操作应建立在确保不会对眼球造成额外损伤的基础上。具体方案应由多学科联合制定，并因人而异。

- 眶周软组织损伤的处理应在眼球探查和修复后，以避免对开放的眼球进行操作。

## 参考文献

1. Savar A, Andreoli MT, Kloek CE, Andreoli CM. Enucleation for open globe injury. Am J Ophthalmol. 2009;147(4):595–600.e1.
2. Vaca EE, Mundinger GS, Kelamis JA, Dorafshar AH, Christy MR, Manson PN, Rodriguez ED. Facial fractures with concomitant open globe injury. Plast Reconstr Surg. 2013;131(6):1317–28.
3. Rahman I, Maino A, Devadason D, Leatherbarrow B. Open globe injuries: factors predictive of poor outcome. Eye (Lond). 2006;20:1336–41.
4. Hatton MP, Thakker MM, Ray S. Orbital and adnexal trauma associated with open-globe injuries. Ophthal Plast Reconstr Surg. 2002;18:458–61.

# 第35章
# 病例30：外伤性眼球缺失

Liza M. Cohen, Alice C. Lorch, and Michael K. Yoon

## 35.1 病史

41岁女性患者，怀孕24周，因怀疑双眼严重开放性眼外伤就诊。既往有高血压、贫血、静脉曲张、脊柱侧凸、药物滥用、焦虑及抑郁病史。

- 患者是家庭暴力的受害者。当时患者受到伴侣的攻击，并因窒息而失去意识。患者记不清眼部受伤的具体情况。
- 患者于当地医院就诊，并被转送至马萨诸塞州总医院进行伤情评估。经检查发现除眼部伤情外，未见其他部位受伤。随后患者被送入重症监护室，由妇产科进行密切监护。
- 患者诉双眼无法感知任何光线。

## 35.2 初步伤情评价

### 35.2.1 视力（裸眼）

右眼：无光感
左眼：无光感

### 35.2.2 瞳孔

右眼：窥不见
左眼：眼球缺失

### 35.2.3 外眼检查

右眼球脱出于上下眼睑之外，眼球形状及轮廓均不规则（图35.1a）。左眼球外伤性缺失，检查未见眼球结构（图35.1b）。双侧眶周水肿及瘀斑。

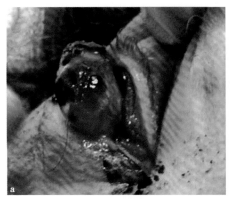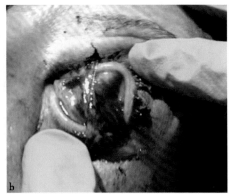

图 35.1　（a）临床照相可见右眼球脱出、变形；（b）左眼球外伤性缺失，撑开眼睑未见任何眼球结构

### 35.2.4　裂隙灯检查

|  | 右眼 | 左眼 |
|---|---|---|
| 眼睑与睫毛 | 眼球明显脱出于睑缘外，眼睑肿胀及瘀斑 | 眼睑肿胀及瘀斑 |
| 巩膜与结膜 | 眼球明显变形塌陷，360°结膜下扁平出血 | 可见残余结膜，巩膜不可见 |
| 角膜 | 不规则，水肿，混浊 | 眼球缺失 |
| 前房 | 浅，前房积血数毫米 | 眼球缺失 |
| 虹膜 | 可疑葡萄膜组织附着于眼球 | 眼球缺失 |
| 晶状体 | 窥不见 | 眼球缺失 |
| 玻璃体 | 窥不见 | 眼球缺失 |

### 35.2.5　散瞳检查

右眼黄斑及视盘：窥不入
右眼周边视网膜：窥不入
左眼黄斑及视盘：眼球缺失
左眼周边视网膜：眼球缺失

### 35.2.6　影像学检查

眼眶 CT 显示右眼球破裂并突出（图 35.2），紧邻晶状体的前下方见 6.6mm×7.9mm 前房积血，未见眼内异物。左眼球缺失（图 35.2）。左侧视神经亦不可见。在左眼眶外侧可见一小块高密度影，考虑为眼眶积血。未见颅内损伤。

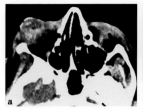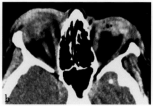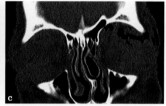

图 35.2　水平位 CT 软组织窗（a，b）和冠状位 CT 骨窗（c）显示右眼球突出、明显变形，左眼球缺失

## 35.3　术前初步评估与手术计划

患者系遭受暴力攻击导致右眼球突出、眼球破裂变形伴前房积血，左眼球外伤性缺失。

本病例在说明开放性眼外伤的标准修复以外，还提出了一些重要讨论点。包括保守或手术治疗外伤性眼球缺失，双侧严重开放性眼外伤的处理，暴力袭击的社会因素，以及眼球缺失后的心理因素。

大多数外伤性眼球缺失都是由手指抠伤造成的，既可能是在遭受攻击过程中由他人造成的，也可能是自己造成的。有些患者因受到攻击或在运动比赛中被队友的手指误戳入眼眶造成眼球脱出，但是眼球和视神经尚完整。在这种情况下，可以轻柔地将眼球回纳至眼眶。然而，如果是开放性眼外伤或视神经严重受损，最好在处理眼球之前在手术室内对眼球及眼眶进行急诊探查。本例患者右眼球外伤性脱出，左眼球完全外伤性缺失，双眼无光感。我们与患者详细讨论了极为糟糕的预后，并将尽一切努力保住剩下的右眼。我们决定在手术室内对右眼球进行探查修复及复位。由于左眼球缺失，眼球修复已无可能性，因此我们与患者详细讨论了使用眼眶植入物重建眼眶的相关细节。

将眼球从眼眶内移出需要相当大的力量。对视神经的张力会导致视交叉或邻近部位神经组织撕裂，从而导致对侧视野缺损，甚至出现下丘脑功能障碍[1]。本例患者由于对侧眼的视力也完全丧失，所以没有必要评估对侧视野缺陷。视神经撕裂可导致脑脊液漏，有发展为脑膜炎的风险[1~3]。后部眼动脉损伤也可能会发生，并可能导致蛛网膜下腔出血[1~3]。这两种潜在的严重并发症都需要在手术前进行彻底的神经系统评估。本例患者被送入重症监护室接受神经系统检查，未发现受伤证据。

考虑到患者伤情极为严重，右眼开放性眼外伤且无光感，左眼球外伤性缺失，我们决定在手术室内进行手术探查。

## 35.4　手术探查与修复：手术记录

履行双眼探查手术知情同意程序。由一位有产前麻醉经验的医生为患者实施全麻。按照眼周及内眼手术无菌常规要求进行双眼消毒铺巾。

首先进行右眼球探查。见右眼前房成形，存在前房积血，眼球严重塌陷。360°环行剪开球结膜，进一步检查发现只有下直肌和外直肌完整。可见疑似上直肌和内直肌组织。在外直肌下方见小的巩膜裂伤，用 8-0 尼龙线间断缝合裂伤 2 针。眼球仍然严重塌陷，在角膜缘后 4mm 位置向眼内注入无菌平衡盐溶液，使眼球重新充盈。由于眼球后部未见其他裂伤，因此能够维持正常形态。用 7-0 Vicryl 线将结膜缝合至角膜缘，以最大限度覆盖眼球。为防止眼球突出及保护角膜，进行两处临时性睑缘缝合。一处位于外侧，另一处靠近中间，均使用 4-0 Prolene 线。

对左眼进行探查证实眼球缺失。所有眼外肌均未能识别。将一个 20mm 硅胶球植入物置入眼眶。Tenon 囊覆盖硅胶球，用 5-0 Vicryl 线分两层埋藏并间断缝合，使其达到水密状态。用 6-0 普通肠线连续缝合结膜。结膜囊内置入眼模，4-0 Prolene 线作一处临时性睑缘缝合。

### 35.4.1　手术探查与修复：注意点

- 临时性睑缘缝合术可以减轻外伤性眼球突出导致的角膜暴露。
- 对于外伤性眼球缺失，应仔细进行眼眶探查，以评估有无眼眶异物及残余眼部结构情况。任何暴露眼外的葡萄膜组织都应被去除。
- 即使未能识别眼外肌，也可以用眼眶植入物充填眼眶，以便将来放置义眼。

## 35.5　术后病程

尽管患者右眼视力无光感，并且恢复视力的可能性很低，我们还是决定避免进行眼球摘除手术，以减轻患者的心理负担。

患者返回监护病房，并按照开放性眼外伤处理规范，继续接受 48 小时静脉滴注万古霉素及头孢他啶治疗。术后第 2 天，拆除右眼睑缘缝合靠内侧的缝线，以便于观察部分眼球。术后第 4 天，右眼视力仍无光感，开始出现眼球触痛，伴眼睑水肿、结膜充血、弥漫性角膜水肿、前房呈白色混浊，考虑为前房积脓。眼底仍然窥不入。B 超显示眼球组织结构紊乱，视神经不可见。考虑诊断为眼内炎，请视网膜专科医生会诊，并在继续使用抗生素眼液基础上，增加口服莫西沙星治疗。术后第 5 天，患者诉右眼疼痛进行性加重。经过仔细讨论，考虑右眼失明、疼痛，且存在活动性感染，建议患者摘除眼球。在一名社工的协助下，对患者进行了心理疏导，患者知晓右眼不可能再恢复视力，于是同意摘除眼球。

## 35.6 二期手术修复：手术记录

在获得患者知情同意之后，进行全身麻醉，按照眼周及内眼手术无菌常规要求进行双眼消毒铺巾。

右眼 360°沿角膜缘环形剪开球结膜。用 Steven 肌腱剪在所有 4 个象限结膜下及 Tenon 间隙进行分离。可见一期开放性眼外伤修复手术形成的瘢痕。仅能识别下直肌和外直肌。用双套环 5-0 Vicryl 线做预置缝线，然后从肌止点附近离断肌肉。上直肌和内直肌未能识别。用 Allis 钳夹住内直肌残端，使眼球向外侧旋转并牵拉暴露视神经。可见视神经与眼球相连。用止血钳尽可能靠后夹住视神经。然后用视神经剪弹拨视神经，并尽可能靠后剪断视神经，只有少量出血。取出眼球，用剪刀清除所有附着在眼球上的软组织。然后将一个 20mm 硅胶球置于眼眶深部。考虑到只有下直肌和外直肌可用，于是剪断预置缝线，任凭肌肉缩回眼眶。用 5-0 Vicryl 线分两层埋藏并间断缝合 Tenon 囊。用 6-0 快速吸收普通肠线连续缝合结膜。结膜囊置入眼模，用 5-0 Prolene 线进行一处临时性睑缘缝合。

剪刀拆除左眼睑缘缝线。

## 35.7 术后病程

患者术后恢复良好。患者于左眼球缺失后第 11 天（右眼球摘除术后第 4 天）出院，在社会服务协助下进行康复治疗，并在离家较近的眼整形门诊进行随访。

## 35.8 最终伤情评价

### 35.8.1 最终视力

右眼：无光感
左眼：无光感

### 35.8.2 瞳孔

右眼：眼球缺失
左眼：眼球缺失

### 35.8.3　裂隙灯检查

|  | 右眼 | 左眼 |
|---|---|---|
| 眼睑与睫毛 | 眼球缺失,眼模在位 | 眼球缺失,眼模在位 |
| 巩膜与结膜 | 结膜覆盖眼眶植入物良好,无暴露 | 结膜覆盖眼眶植入物良好,无暴露 |

### 35.8.4　散瞳检查

右眼黄斑及视盘：眼球缺失
右眼周边视网膜：眼球缺失
左眼黄斑及视盘：眼球缺失
左眼周边视网膜：眼球缺失

## 35.9　回顾与总结

对于外伤性眼球缺失,除了针对开放性眼外伤的常规处理,还有一些重要的问题需要考虑。

首先是合并神经系统损伤的风险,如后部视神经撕裂导致的脑脊液漏,以及后部眼动脉损伤引起的蛛网膜下腔出血[1~3]。这些潜在的并发症需要神经系统专科会诊,并在患者初诊及随访时进行彻底的神经系统检查,包括适当的神经影像学检查,以确保不会出现神经功能障碍。

另一个需要重点考虑的问题是感染风险。考虑到外伤性眼球缺失通常是由于手指抠伤造成的,伤口污染并诱发感染的风险很高。因此早期静脉使用广谱抗生素治疗很重要,并且应对感染保持高度警惕。在本病例中,患者出现疼痛加剧、眼睑水肿、结膜充血、角膜水肿以及前房白色混浊,这些表现被认为与眼内炎有关。因此请视网膜专科医生会诊,予以口服莫西沙星加强抗感染治疗。莫西沙星具有良好的玻璃体穿透性,抗菌谱广[4]。

在外伤性眼球缺失的手术修复中,植入物的选择是一个需要考虑的因素。由于这种外伤情况非常少见,所有目前没有充分的证据能够证明一种类型的植入物明确优于另一种[5]。在常规眼球摘除手术中,多孔植入物(如羟基磷灰石、多孔聚乙烯)可能比非多孔植入物(如硅胶、丙烯酸、聚甲基丙烯酸甲酯)更适合。因为多孔植入物可诱导纤维血管长入,降低感染风险,并改善眼球的活动度[5]。然而,如果眼外肌无法识别并缝合至植入物上,这种潜在的优势并不适用。因此,对于这部分外伤病例,任何一种类型的植入物都可以使用。在本病例中,由于存在眼球或眼眶感染的风险,非多孔材料发生深部院内感染的风险较低。最后，如果存在严重的眼眶炎症或感染，手术医生也可以在一期眼球摘除时不放置植入物，在二期手术中再进行放置。

　　除了对外伤性眼球缺失进行保守或手术治疗以外，社会及心理方面的干预也同样重要。由于外伤性眼球缺失最常见的原因是暴力攻击，所以排除家庭暴力非常重要，应确保患者在家里是安全的。如果可以的话，社会工作应该在患者早期护理中就介入，就像本病例中我们所做的那样。外伤性眼球缺失的另一个常见原因是心因性自行摘除眼球。由于精神分裂症是与这种自残行为相关的最常见的精神性疾病，对这种病例应立即进行精神科会诊[6]。同样重要的是，要考虑患者失去一只眼球后的心理困扰，尤其是在外伤的环境下[3]。患者应该得到适当的建议，在保证安全的前提下，尽一切努力挽救眼球。这会给患者带来希望和信心，因为手术医生已经尽其所能去挽救眼球。精神病专科医生可以帮助患者减轻心理压力，并在必要时提供治疗。

## 35.10　学习要点

- 外伤性眼球缺失最常见的原因是人为手指抠伤。
- 对于外伤性眼球缺失病例，必须进行彻底的神经系统检查和影像学检查，以排除危及生命的神经系统后遗症，如蛛网膜下腔出血和脑脊液漏。并采取更积极的策略应对感染风险。
- 没有充分证据支持一种类型的眼眶植入物优于另一种。因此，这个决定应该取决于手术医生的偏好。如果存在严重的炎症或感染，应考虑推迟放置植入物。
- 外伤性眼球缺失通常是由于遭受攻击所致。因此，询问家庭暴力以及获得社会部门咨询非常重要，以确保患者的安全。
- 眼球缺失，特别是在外伤环境下，可能对患者造成潜在的毁灭性心理后果。给患者提供适当的建议很重要，并确保其理解为了挽救眼球医生已经做出了所有的努力。考虑到巨大的心理压力，即使患者双眼视力几无可能恢复，如果一眼可以暂时保留，就应该考虑推迟双眼同时一期摘除。

### 参考文献

1. Shneck M, Oshry T, Marcus M, Lifshitz T. Attempted bilateral manual enucleation (gouging) during a physical assault. Ophthalmology. 2003;110:575–7.
2. Aboud ND, Shah P, Sullivan F. Assessment and management of manual traumatic enucleation. Aust N Z J Ophthalmol. 1995;23:55–7.
3. Tai AX, Mattern RM, Schaefer DP, Borke JA. Traumatic manual enucleation (gouging) from assault. Clin Exp Ophthalmol. 2016;44(7):628–30.

4. Hariprasad SM, Shah GK, Mieler WF, et al. Vitreous and aqueous penetration of orally administered moxifloxacin in humans. Arch Ophthalmol. 2006;124:178–82.
5. Schellini S, El Dib R, Silva LR, et al. Integrated versus non-integrated orbital implants for treating anophthalmic sockets. Cochrane Database Syst Rev. 2016;11:CD010293.
6. Large MM, Nielssen OB. Self-enucleation: forget Freud and Oedipus, it's all about untreated psychosis. Br J Ophthalmol. 2012;96(8):1056–7.

# 第36章
# 病例31：延误就诊的Ⅰ/Ⅱ区开放性眼外伤

J. Daniel Diaz, James A. Stefater, and Seanna Grob

## 36.1 现病史

28岁男性患者，因怀疑左眼开放性眼外伤就诊。既往无眼病史。
- 患者在打开风扇时感觉有东西击中左眼，当时患者配戴有防护眼镜。
- 患者诉左眼疼痛伴视物不清。
- 患者首先在外院急救中心就诊，并被诊断为角膜擦伤。
- 患者视物不清症状逐渐加重，并前往外院急诊科就诊。眼科会诊发现患者存在瞳孔成角变形，怀疑为开放性眼外伤，遂转至MEE。

## 36.2 初步伤情评价

### 36.2.1 视力（裸眼）

右眼：20/40，针孔视力20/25
左眼：20/60，针孔视力20/40

### 36.2.2 瞳孔

右眼：圆，对光反射灵敏
左眼：瞳孔成角变形，传入性瞳孔障碍（−）

### 36.2.3 外眼检查

正常

### 36.2.4 裂隙灯检查

|  | 右眼 | 左眼 |
|---|---|---|
| 眼睑与睫毛 | 正常 | 左眼上睑轻度水肿 |
| 巩膜与结膜 | 正常 | 上方泡状结膜下出血，3:00～5:00结膜下扁平出血隆起 |

续表

|  | 右眼 | 左眼 |
|---|---|---|
| 角膜 | 正常 | 10:30方位角膜缘小的全层裂伤,伴虹膜嵌顿 |
| 前房 | 正常 | 前房存在,细胞(+～++) |
| 虹膜 | 正常 | 10:30方位瞳孔成角变形,无透照缺损 |
| 晶状体 | 正常 | 正常,无晶状体囊膜破损 |
| 玻璃体 | 正常 | 正常 |

### 36.2.5　散瞳检查

右眼黄斑及视盘:正常

右眼周边视网膜:正常

左眼黄斑及视盘:正常

左眼周边视网膜:正常,未见眼内异物

### 36.2.6　影像学检查

眼眶CT未见明显眼球破裂表现,未见眼内异物(图36.1)。

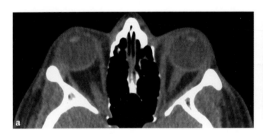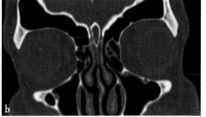

图36.1　水平位(a)及冠状位(b)CT显示眼球轮廓正常且双侧对称

## 36.3　术前初步评估与手术计划

患者系左眼Ⅰ/Ⅱ区开放性眼外伤。水平位及冠状位CT影像未见眼内异物(IOFB)(图36.1a,b)。不过尽管CT检查未见眼内异物,仍然要警惕非金属异物被遗漏的可能性,特别是在薄层CT扫描上难以捕获的细小异物。由于本例患者的受伤机制为被风扇中飞出的不明物体击中左眼,对眼内异物残留保持高度警惕就显得尤为重要。

右眼各项检查均正常。左眼全层角膜裂伤伴虹膜脱出,前房存在,无晶状体囊膜破损。眼后节清晰可见,未见玻璃体积血或眼内异物。

手术计划在角膜缘裂伤相应区域沿角膜缘剪开球结膜，仔细钝性分离探查，以确保没有其他损伤。然后复位脱出虹膜组织，缝合修复角膜及巩膜裂伤。

在延误就诊的开放性眼外伤中，需要时刻警惕伤口感染（如角膜浸润）及眼内炎的可能性。即使伤口没有感染，如本例患者，伤口周围的角膜组织仍然会表现为明显的水肿易碎，这取决于患者延误就诊的程度。

## 36.4　手术探查与修复：手术记录

将患者带入手术室，由麻醉医生进行全身麻醉。术前核对患者信息及眼别。按照眼科手术无菌常规进行消毒铺巾，使用 Jaffe 开睑器确保暴露充分。颞上方做角膜缘穿刺口。9:00 至 12:00 沿角膜缘环形剪开 90° 球结膜，两端做松解切口。Westcott 剪进行钝性分离探查，动作需轻柔，以评估眼球后部损伤情况。

术中见 11:00 方位角膜缘放射状裂伤，长约 4mm，其中角膜部分长约 2mm，角膜缘后约为 2mm，伴虹膜组织脱出。用睫状体分离铲小心将虹膜组织从伤口处分离，并回纳入眼内。向前房内注入过滤空气以维持前房深度。角膜缘区域裂伤使用 9-0 尼龙线缝合 1 针，巩膜部分使用 9-0 尼龙线加固 1 针，角膜部分使用 10-0 尼龙线缝合 1 针。用睫状体分离铲在伤口下方扫动，以确保无虹膜组织嵌顿。线结做埋线处理。用荧光素钠染色检查伤口密闭性，Seidel 试验阴性，前房深度维持良好。10-0 尼龙线缝合角膜缘穿刺口，确认水密性。

8-0 Vicryl 线间断缝合结膜伤口。下方远离伤口部位进行结膜下注射糖皮质激素及抗生素。取出开睑器。在显微镜下移除手术巾。患者对手术耐受良好，无并发症发生。

### 36.4.1　手术探查与修复：注意点

- 沿角膜缘环形剪开球结膜并钝性分离探查，对于排除眼球后部损伤非常重要。
- 可以使用睫状体分离铲小心移除伤口处嵌顿的虹膜组织。
- 对于延误就诊的外伤病例，应注意评估角膜损伤情况。如果角膜组织易碎，应增加缝合跨距，使缝线从正常角膜组织中穿过。

## 36.5　术后病程

患者留院完成 48 小时静脉抗生素治疗。术后第 1 天检查，视力提高至 20/40，针孔视力为 20/20。患者在结束静脉抗生素治疗后顺利出院。随后由眼外伤专科对患者进行密切随访数周。术后第 1 周，拆除角膜缘穿刺口缝线，无并发症发生。伤后 6 周，患者于眼外伤门诊按照标准操作流程拆除角膜缝线，伤口愈合良好。因角膜缘及巩膜缝线均被结膜覆盖，本次就诊未予拆除。患者在拆线时情绪非常焦虑，操作中全程予以小心安抚。1 个月后予以拆除角膜缘缝线。最后 1 根巩膜缝线因被结膜覆盖良好，予以保留。

## 36.6　最终伤情评价

### 36.6.1　最终视力（裸眼）

右眼：20/40，针孔视力 20/20
左眼：20/20−1

### 36.6.2　瞳孔

右眼：圆，对光反射灵敏
左眼：圆，对光反射灵敏

### 36.6.3　裂隙灯检查

|  | 右眼 | 左眼 |
| --- | --- | --- |
| 眼睑与睫毛 | 正常 | 正常 |
| 巩膜与结膜 | 正常 | 11:00 结膜下见 1 根尼龙缝线（图 36.2） |
| 角膜 | 正常 | Seidel 试验阴性，轻度色素沉着 |
| 前房 | 正常 | 前房安静，深度正常，11:00 靠近伤口部位虹膜轻度隆起 |
| 虹膜 | 正常 | 鼻上方虹膜隆起 |
| 晶状体 | 正常 | 前囊膜表面色素沉着，无晶状体震颤 |
| 玻璃体 | 正常 | 正常 |

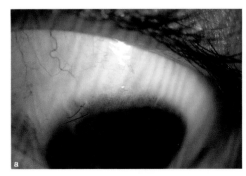
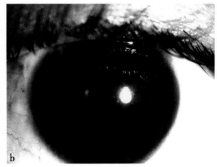

图 36.2　（a）前节照相显示裂伤愈合良好，缝线在位；（b）前节照相显示瞳孔呈正圆形

### 36.6.4　散瞳检查

右眼黄斑及视盘：正常

右眼周边视网膜：正常

左眼黄斑及视盘：正常

左眼周边视网膜：正常

## 36.7　回顾与总结

本病例凸显了在日常处理眼外伤时，对开放性眼外伤时刻保持警惕的重要性。开放性眼外伤的术前准备工作应包括详尽的病史采集。内容包括受伤机制，当时的背景环境，受伤时间，是否有眼部防护措施，最后一次进食进水的时间，药物过敏史，以及伤后是否采取了哪些干预措施。开放性眼外伤可能因为一些原因延误就诊，详细的病史采集对于识别高危患者至关重要。患者在外伤或开放性眼外伤后，有时不会感到疼痛或视力的急剧变化。如果病史提示患者受伤时处于高风险环境（如使用动力工具，枪弹武器，高冲击力创伤，眼镜是否损坏等），则应该怀疑开放性眼外伤的可能[1~3]。

在获得详细病史后，应进行完整的外眼及内眼检查，包括视力、瞳孔、裂隙灯检查及散瞳眼底检查。在进行眼压检查时应格外小心，因为对眼球的过度施压可能导致眼内容物脱出。如果明确为开放性眼外伤，建议在伤口关闭之后再进行眼压测量。眼球破裂的常见临床表现包括泡状隆起的球结膜下出血，低眼压，浅前房，以及瞳孔轮廓不规则（成角变形）。部分角膜全层裂伤病例可能会出现伤口自闭，则上述临床表现可能都不会有，这时就容易出现漏诊。

本例患者首诊于外院急救中心，并误诊为角膜擦伤。当患者返回到普通急诊就诊时，一位眼科医生注意到了瞳孔成角变形，并立即将患者转诊至上级专科中心。由于虹膜组织堵住了角膜伤口，从而限制了典型的开放性眼外伤相关临床症状的出现。如果初诊时医生能够仔细评估瞳孔，就可能避免发生延误诊治。

患者在发生眼外伤后可能会到当地的小诊所寻求紧急处理。这些机构往往缺乏裂隙灯显微镜来对眼球进行仔细评估，也可能没有眼科医生备班。此时通常仅在肉眼下使用蓝光下荧光素染色来评估角膜情况。这种条件下，角膜全层裂伤和角膜擦伤可能会是一样的表现。因此，详尽的临床病史采集是明确开放性眼外伤高危患者的关键。所有眼外伤患者应由眼科医生进行评估，以避免遗漏严重病情[1,2]。

## 36.8　学习要点

- 详尽的临床病史采集是开放性眼外伤术前准备工作的第一步。任何由抛射物引起的眼外伤都应考虑开放性眼外伤及眼内异物的可能。
- 如果患者的临床病史提示开放性眼外伤的可能，应及时交由眼科医生进一步评估病情。
- 瞳孔成角变形是开放性眼外伤的重要临床表现。
- 通过仔细的外眼及裂隙灯检查，注意识别开放性眼外伤的常见临床表现，有助于避免发生延误诊疗。

### 参考文献

1. Yeh S, Colyer MH, Weichel ED. Current trends in the management of intraocular foreign bodies. Curr Opin Ophthalmol. 2008;19(3):225–33. https://doi.org/10.1097/ICU.0b013e3282fa75f1.
2. Acuna OM, Yen KG. Outcome and prognosis of pediatric patients with delayed diagnosis of open-globe injuries. J Pediatr Ophthalmol Strabismus. 2009;46(4):202–9. https://doi.org/10.3928/01913913-20090706-04.
3. Cho W-K, Ko AC, Eatamadi H, et al. Orbital and orbitocranial trauma from pencil fragments: role of timely diagnosis and management. Am J Ophthalmol. 2017;180:46–54. https://doi.org/10.1016/j.ajo.2017.05.018.

# 第37章
# 病例32：角膜胶治疗延误就诊的 I/II 区开放性眼外伤

Seanna Grob, Shizuo Mukai, and Katherine E. Talcott

## 37.1　现病史

41 岁男性患者，因右眼被吸尘器手柄击伤 5 天就诊。既往双相情感障碍病史。

- 患者在弯腰从地板上捡东西时，右眼被吸尘器手柄击中。
- 患者当即出现视力下降，伴流泪和眼痛。
- 患者因视力下降持续不能缓解，于伤后第 5 天至外院就诊，怀疑为开放性眼外伤，随后转入 MEE。

## 37.2　初步伤情评价

### 37.2.1　视力（裸眼）

右眼：指数 /90cm
左眼：20/20

### 37.2.2　瞳孔

右眼：上方成角变形，传入性瞳孔障碍（-）
左眼：圆，对光反射灵敏

### 37.2.3　外眼检查

正常，未见皮肤裂伤或其他损伤。

#### 37.2.4　裂隙灯检查

|  | 右眼 | 左眼 |
|---|---|---|
| 眼睑与睫毛 | 正常 | 正常 |
| 巩膜与结膜 | 角膜缘部位 2mm×4mm 葡萄膜组织脱出 | 正常 |
| 角膜 | 角膜缘部位 2mm×4mm 葡萄膜组织脱出 | 正常 |
| 前房 | 玻璃体向伤口移位 | 正常 |
| 虹膜 | 上方瞳孔成角变形 | 正常 |
| 晶状体 | 缺失 | 正常 |
| 玻璃体 | 玻璃体向伤口移位，玻璃体积血 | 正常 |

#### 37.2.5　散瞳检查

右眼黄斑及视盘：杯/盘比 0.3，黄斑平伏
右眼周边视网膜：大体在位，眼底检查欠配合
左眼黄斑及视盘：正常
左眼周边视网膜：正常

#### 37.2.6　影像学检查

眼眶 CT 显示右眼晶状体缺如，考虑眼球破裂。巩膜轮廓规则。未见眼内异物或骨折（图 37.1）。

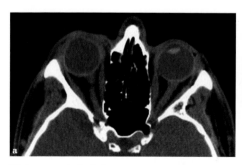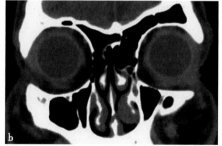

**图 37.1**　（a）水平位 CT 显示右眼晶状体缺如；（b）冠状位 CT 未见骨折，后部巩膜轮廓总体正常

## 37.3　术前初步评估与手术计划

患者在右眼初始受伤后第 5 天就诊，系延误处理的 I/II 区开放性眼外伤。

　　延误就诊的开放性眼外伤给手术修复带来更大的挑战。除了发生感染的风险更大以外，裂伤或破裂部位周围的组织通常明显水肿并且易碎，还可能存在角膜溶解。由于伤口容易渗漏，以及可能存在的组织缺损，使得仅靠尼龙线缝合关闭伤口变得非常困难。对于此类病例，必须采用一些辅助工具来关闭伤口，包括角膜胶或角膜植片。我们常规备有一套角膜粘合工具，以便应对延误就诊的开放性眼外伤或复杂角膜裂伤。这包括一个透明眼科手术贴膜，不同型号的皮肤打孔器，Q-tips 棉签，眼膏，角膜胶，及 Kontur 绷带镜。必要时还需要辐照角膜或其他组织作为角膜植片。根据本例患者的术前检查所见，考虑眼球伤口的复杂性，我们和患者讨论了使用角膜胶或角膜植片关闭伤口的可能性。

　　对于延误就诊的开放性眼外伤合并葡萄膜组织脱出，需要警惕上皮沿着暴露的葡萄膜组织向眼内生长（眼内上皮植入）。因此在回纳葡萄膜之前，应对暴露的葡萄膜组织进行彻底冲洗，甚至需要用 beaver 刀片或月形刀轻柔刮拭葡萄膜表面。这样有助于防止眼内上皮植入或上皮膜样形成。如果临床检查已经发现组织上皮化或坏死，应考虑切除脱出的葡萄膜组织。

　　本例患者的临床检查及 CT 影像显示右眼晶状体缺如，考虑可能是钝性损伤将晶状体从眼内挤出。手术中应在结膜下探查是否有晶状体组织碎片或者完整的晶状体。

## 37.4　手术探查与修复：手术记录

　　履行手术知情同意程序，确认和标记术眼。使用胶带及眼罩保护非手术眼。全身麻醉。检查前房、后房或结膜下未见晶状体。散瞳检查眼底未见异常。按照眼科手术无菌常规进行消毒铺巾。使用 Jaffe 开睑器确保术野暴露充分。用 Westcott 钝剪沿角膜缘环形剪开上方球结膜，轻柔分离探查上方象限，未见晶状体组织。鼻上方角膜周边区域见 I/II 区全层裂伤，长约 4mm，跨过角膜缘，但是未向后部延伸。角巩膜破裂部位葡萄膜及玻璃体脱出。伤口周围组织易碎且发生溶解。平衡盐溶液冲洗暴露的虹膜组织，并用 Weck-cels® 吸血海绵（Beaver Visitec Inc.，Waltham，MA）清除表面碎屑。使用 Weck-cel 辅助玻璃体切除技术清除脱出的玻璃体。用月形刀轻轻刮除虹膜表面的上皮细胞。15° 穿刺刀做颞侧角膜缘穿刺口。虹膜铲通过穿刺口将脱出的葡萄膜复位。10-0 尼龙线间断缝合伤口，配合使用虹膜铲以避免虹膜嵌顿。缝合过程中发现伤口部位角膜及巩膜组织非常柔软易碎。尽管多次尝试关闭伤口，Seidel 试验始终提示存在缓慢渗漏。于是决定使用角膜胶。向前房内注入过滤空气。使用皮肤打孔器制作一个圆形的透明贴膜。在 Q-tip 棉签末端涂抹眼膏，然后把圆形贴膜放在上面。在涂抹眼膏的贴膜的另一面滴一小滴角膜胶。然后将角膜胶贴膜置于伤口上，等待几秒钟，使其干燥固定。用平衡盐溶液置换前房过滤空气。水密角膜缘穿刺口。8-0 Vicryl 线间断缝合结膜 4 针。放置 Kontur 角膜绷带镜。颞下方远离伤口部位结膜下注射头孢唑林和地塞米松。

### 37.4.1　手术探查与修复：注意点

- 开放性眼外伤延误就诊可能导致裂伤或破裂伤口边缘组织水肿且易碎。应在术前准备好角膜胶或角膜植片。
- 清除角膜裂伤或破裂伤口部位嵌顿的玻璃体对解除玻璃体牵拉有重要意义。可以采用 Weck-cel 辅助玻璃体切除技术，或者在视线良好的前提下使用玻璃体切割头切除玻璃体。
- 对于延误就诊的眼外伤病例，应警惕眼内上皮植入。可以对脱出的葡萄膜组织及角膜伤口边缘进行轻柔刮拭以去除上皮细胞。

## 37.5　术后病程

患者留院完成 48 小时静脉抗生素治疗。术后第 1 天，患者裸眼视力为手动。B 超提示晶状体缺如，视网膜在位。

术后约 2 周，患者在揉眼时发生接触镜脱落，随后不久角膜胶也发生脱落。由于伤口 Seidel 试验维持阴性，故未予处理。

外伤修复术后第 6 周，视力经 +12.00D 矫正为 20/100，加针孔后矫正为 20/40。由于伤口修复较为复杂，我们决定将缝线多保留数周。患者在外伤术后第 8 周返回医院拆线。起初尝试在急诊手术室进行拆线，尽管操作前给予劳拉西泮镇静并进行宣教，患者仍无法耐受。因此将患者带入手术室在麻醉监护（monitored anesthesia care，MAC）下进行角膜拆线，患者耐受良好。

缝线拆除后第 6 周（一期修复术后第 14 周），伤口愈合良好（图 37.2）。患者经视光医生检查，予以适配巩膜镜。接触镜矫正后视力可达 20/30＋2。然而患者不能耐受摘戴接触镜。此时检查发现伤口部位有残余玻璃体，虹膜前粘连，以及残余玻璃体积血。视网膜专科医生评估后建议行玻璃体切除手术，以解除伤口部位玻璃体粘连及虹膜前粘连，并清除残余玻璃体积血。由于患者不能耐受无晶状体配戴接触镜，医生决定二期植入前房型人工晶状体（anterior chamber intraocular lens，ACIOL）。晶状体襻的安放位置应远离初始损伤部位。受伤后 1 年随访，患者视力为 20/50，针孔矫正至 20/20-2。

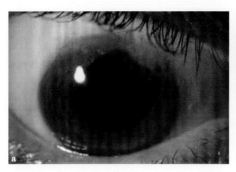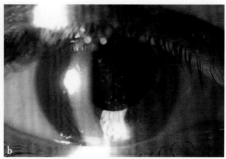

图 37.2 （a）裂隙灯照相显示伤口愈合好，鼻上方角膜瘢痕伴细小新生血管，鼻上方瞳孔不规则；（b）裂隙光照相显示玻璃体切除手术前的玻璃体前界膜色素沉着

# 37.6 最终伤情评价

## 37.6.1 最终视力

右眼：20/50，针孔视力 20/20-2
左眼：20/20

## 37.6.2 瞳孔

右眼：较术前更接近圆形，鼻上方透照缺损，轻微不规则
左眼：正常

## 37.6.3 裂隙灯检查

|  | 右眼 | 左眼 |
|---|---|---|
| 眼睑与睫毛 | 正常 | 正常 |
| 巩膜与结膜 | 巩膜伤口覆盖及愈合良好 | 正常 |
| 角膜 | 鼻上方角膜瘢痕伴细小角膜血管翳 | 正常 |
| 前房 | ACIOL | 正常 |
| 虹膜 | 鼻侧透照缺损，鼻上方瞳孔不规则 | 正常 |
| 晶状体 | ACIOL | 正常 |
| 玻璃体 | 玻璃体切除术后状态 | 正常 |

## 37.6.4 散瞳检查

右眼黄斑及视盘：正常，杯/盘比 0.3
右眼周边视网膜：下方基底部玻璃体混浊，360°视网膜在位

左眼黄斑及视盘：正常

左眼周边视网膜：正常

## 37.7　回顾与总结

对于延误就诊的开放性眼外伤，排除感染很重要，无论是局限于伤口周围的感染还是眼内炎，因为感染延误治疗会导致严重的不良后果[1]。这一类病例往往给伤口关闭带来更多的挑战。即使只延误24小时，角膜裂伤周围组织就会明显水肿，在缝合时很难识别伤口的确切形态。在给患者检查后立即把角膜裂伤画出来可能会有帮助，如果在等待进入手术室的期间内角膜发生水肿，这么做有助于记住伤口的确切形态。不过对于延误就诊的开放性眼外伤，可能不会有这样的机会，因为角膜伤口周围可能会有明显的水肿和组织溶解。对于这样的病例，如果无法仅依靠缝线关闭伤口，了解其他的辅助选择就显得非常重要。延误就诊的开放性眼外伤容易发生伤口渗漏[2]。为满足可能出现的手术需求，术前准备好角膜胶或角膜植片是有意义的。为患者提供针对这些可能性的术前宣教也很重要。

患者可能会因为很多原因导致受伤24小时以后才去就诊。他们可能会害怕，希望避免就医，担心需要医学干预或产生不良后果。有些患者担心找眼科医生就诊会给家人和朋友增加负担。有些患者在没有眼科医生的医疗机构就诊，他们可能会被误诊为角膜擦伤，而不是开放性眼外伤。然后他们会被送回家使用抗生素眼药水或眼膏，甚至不会预约任何随访，也不会去看任何眼科医生，直到几天后他们发现自己的眼睛没有任何好转。儿童是延误就诊的高危人群，因为他们在急诊环境下很难配合检查，并且可能无法准确表达视力下降的程度或眼部症状[3]。

儿童患者通常需要在手术室内进行角膜缝线拆除。不过，年龄较大的儿童和大多数成人都能够耐受在检查室的裂隙灯下进行缝线拆除。有些患者可能需要一些额外的宣教，而另一些患者喜欢听音乐放松。我们发现，在患者感到焦虑紧张时，播放患者自己选择的音乐有助于分散其注意力或起到镇静作用，从而使他们能够耐受治疗过程。然而，有些成人患者尽管努力尝试，仍然难以配合治疗。更安全和明智的做法是将患者带入手术室，在麻醉监护甚至必要时全身麻醉下拆除缝线。

## 37.8　学习要点

● 延误就诊的眼外伤会给关闭伤口带来挑战。术前准备好可能需要使用的角膜胶或角膜植片非常重要。

- 如果由于患者焦虑或配合不佳，不能在检查室或治疗室安全地拆除角膜缝线，可以考虑将患者带入手术室进行拆线。这样对于患者会更安全和舒适，并且最大限度地降低缝线断裂残留或损伤的风险。

## 参考文献

1. Nicoara SD, Irimescu I, Calinici T, Cristian C. Outcome and prognostic factors for traumatic endophthalmitis over a 5-year period. J Ophthalmol. 2014;2014:747015.
2. Kong GY, Henderson RH, Sandhu SS, Essex RW, Allen PJ, Campbell WG. Wound-related complications and clinical outcomes following open globe injury repair. Clin Exp Ophthalmol. 2015;43(6):508–13.
3. Acuna OM, Yen KG. Outcome and prognosis of pediatric patients with delayed diagnosis of open globe injuries. J Pediatr Ophthalmol Strabismus. 2009;46(4):202–7.

# 第 38 章
# 病例 33：延误就诊的Ⅰ区开放性眼外伤合并角膜溃疡及前房积脓

Yewlin E. Chee and Alice C. Lorch

## 38.1 现病史

63 岁男性患者，因右眼疼痛 1 天半就诊。既往有丙肝病史。

- 患者在用撬棍帮助朋友拆除旧木棚时，被一大块断裂的木头击中右眼。当时即感右眼疼痛，自予人工泪液冲洗右眼。次日患者晨起后发觉右眼疼痛加剧，于是前往外院就诊，随后被转诊至 MEE。
- 患者于受伤后 34 小时抵达 MEE。
- 患者诉右眼持续性疼痛伴视力下降。

## 38.2 初步伤情评价

### 38.2.1 视力（裸眼）

右眼：指数
左眼：20/70，针孔视力 20/50

### 38.2.2 瞳孔

右眼：不规则，传入性瞳孔障碍（−）
左眼：圆，传入性瞳孔障碍（−）

### 38.2.3 外眼检查

正常

### 38.2.4　裂隙灯检查

|  | 右眼 | 左眼 |
|---|---|---|
| 眼睑与睫毛 | 正常 | 正常 |
| 巩膜与结膜 | 弥漫性扁平状结膜下出血 | 正常 |
| 角膜 | 角膜中下方见水平走行的全层斜形裂伤，长约6mm，伤口鼻侧见 1mm×1mm 浸润灶。Seidel 试验弱阳性。伤口内无异物。 | 正常 |
| 前房 | 白细胞(+++)，纤维渗出，前房积脓0.3mm，鼻侧前房偏浅 | 正常 |
| 虹膜 | 下方及颞侧虹膜与角膜接触，3：30及9：00方位虹膜透照缺损 | 正常 |
| 晶状体 | 后房型人工晶状体（Posterior chamber intraocular lens，PCIOL） | PCIOL |
| 玻璃体 | 窥不清，无明显细胞 | 透明 |

### 38.2.5　散瞳检查

右眼黄斑及视盘：大体正常

右眼周边视网膜：大体在位，未见异物

左眼黄斑及视盘：正常

左眼周边视网膜：在位

### 38.2.6　影像学检查

眼眶 CT 显示双眼球轮廓完整，未见眼内异物（图38.1）。

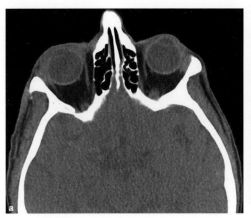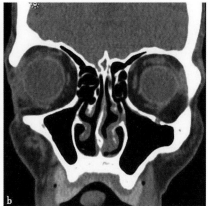

**图38.1**　水平位（a）及冠状位（b）CT 显示双侧眼球轮廓正常，未见眼内异物

## 38.3　术前初步评估与手术计划

患者系延误就诊的右眼Ⅰ区开放性眼外伤，伴角膜浸润及前房积脓的眼内炎症表现。

本病例在说明Ⅰ区眼球裂伤的标准修复以外（参见之前病例），主要提出了两个重要的讨论点：①合并角膜溃疡的角膜裂伤的处理；②延误就诊的开放性眼外伤怀疑发生眼内炎的处理。

当感染发生后，角膜组织的完整性会受到影响，所以在修复伴有角膜溃疡的角膜伤口时需要特别注意，缝合时应尽量避开感染组织。可以根据角膜裂伤的形状，适当调整缝合位置，使缝线在穿过角膜裂伤的同时远离浸润灶。或者在特定情况下，可以增加缝合跨距，通过健康角膜组织进出缝针，使缝线同时覆盖裂伤与伤口边缘的浸润灶。如果缝合时穿过了感染角膜组织，可能会将感染性物质带入前房，或者撕裂感染组织使得伤口无法闭合。氰基丙烯酸酯粘合剂具有杀菌性能，必要时可用于修复角膜感染引起的局部组织缺损[1]。

伤口延迟关闭超过 24 小时是开放性眼外伤后发生外伤性眼内炎的明确危险因素之一[2, 3]。眼球穿通伤或贯通伤后需高度警惕眼内炎风险，尤其是在延误就诊的情况下。临床很难区分早期的眼内炎与外伤后的普通炎症反应，但是在出现前房积脓和 / 或玻璃体炎症时则提示有眼内炎，需要进行针对性治疗。在本病例中，患者同时有角膜裂伤、角膜溃疡，以及少量的前房积脓。虽然术前检查并没有发现玻璃体炎症，但是这可能是由于角膜伤口影响了对前段玻璃体的观察。由于该患者在受伤后超过 30 小时才来就诊，发生眼内炎的风险增大，再结合前房积脓表现，玻璃体视网膜医生会诊后建议按照眼内炎治疗，玻璃体腔注射万古霉素和头孢他啶。

外伤性眼内炎的另一个已知危险因素是眼内异物的残留[2, 3]。虽然该患者在术前已经进行了眼眶 CT 检查，但是患者是因一块碎裂的木片致伤，而非金属异物，在 CT 图像上有时无法成像[4]。对于这些病例，应在术前仔细进行裂隙灯检查，术中仔细探查角膜伤口，充分冲洗，必要时进行前房冲洗。

手术计划先进行角膜刮片完成微生物学检查，探查眼球，仔细检查伤口及前房以排除异物留存，然后关闭角膜裂伤，取房水及玻璃体标本进行革兰氏染色及培养，结膜下及玻璃体内注射抗生素。

## 38.4　手术探查与修复：手术记录

术前与患者沟通了手术风险、获益及替代方案，履行知情同意程序。将患者带入手术室，由麻醉医生进行全身麻醉。确认手术眼别。使用 15 号刀片及无菌棉签在角膜溃疡处进行刮片，送革兰氏染色及培养。然后按照眼科手术无菌常规进行消毒铺巾，放置 Lieberman 开睑器。

在手术显微镜下仔细检查角膜斜形裂伤。用眼科冲洗针头探查伤口，冲洗清除伤口内的碎屑样杂物。10-0 缝线缝合角膜伤口 2 针，避开鼻侧基质浸润灶。荧光素染色检查伤口是否水密。

在颞上方做角膜缘穿刺口。用冲洗针头抽吸颞下方的前房积脓，并标记标本。用平衡盐溶液重新形成前房，彻底冲洗清除前房内纤维渗出、炎性物质及碎屑样杂物。未见前房异物。用 27g 针头在颞下方角膜缘后 3.5mm 经平坦部穿刺入玻璃体，吸取 0.1ml 玻璃体标本。在角膜缘后 3.5mm 向玻璃体腔注射万古霉素（1mg/0.1mL）及头孢他啶（2mg/0.1mL）。将前房及玻璃体标本送微生物学检查，进行革兰氏染色及培养。再次检查角膜伤口无渗漏，Seidel 试验阴性。

结膜下注射万古霉素 25mg/0.5mL 及头孢他啶 100mg/0.5mL。局部使用加替沙星眼液及红霉素眼膏。取出开睑器，无菌眼垫及眼罩包盖术眼。将患者转移至术后区域，患者对手术耐受良好，无并发症发生。

### 38.4.1　手术探查与修复：注意点

- 在使用聚维酮碘消毒之前进行角膜刮片，以最大程度保证标本的质量。
- 若考虑可能存在可透过射线的异物，应进行伤口探查及前房冲洗。
- 角膜缝线应穿过正常的角膜组织，避免在角膜浸润处进行缝合。
- 如果在裂伤缝合完毕后还要进行眼内操作，应再次检查伤口以确保其水密性。

## 38.5　术后病程

患者留院完成 48 小时静脉抗生素治疗。术后第 1 天检查，视力为 20/320，角膜伤口 Seidel 试验阴性（图 38.2）。角膜浸润尺寸 0.8mm×1mm，表面上皮缺损，前房细胞及闪辉（+），无前房积脓。角膜刮片培养出大量金黄色葡萄球菌，对青霉素及氨苄西林耐药，对万古霉素及左氧氟沙星敏感。前房及玻璃体标本显示有多形核淋巴细胞，但是培养未见微生物生长。

针对角膜溃疡采用万古霉素眼液每小时 1 次加强治疗，外加 1% 阿托品每天 2 次及 1% 醋酸泼尼松龙每天 2 次。术后第 1 天眼部 B 超检查提示少量玻璃体碎屑样混浊，视网膜平伏。玻璃体视网膜专科医生对患者进行重新评估，考虑其炎症反应正在改善，临床及超声检查都没有发现眼内炎迹象，建议继续观察病情，无须再次玻璃体腔注射抗生素。

**图38.2**　术后第1天眼前节照相，弥散光（a）及裂隙光（b）；2根尼龙线间断缝合全层角膜斜形裂伤，缝合位置远离鼻侧角膜溃疡灶

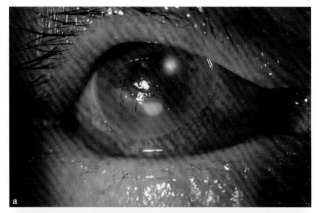

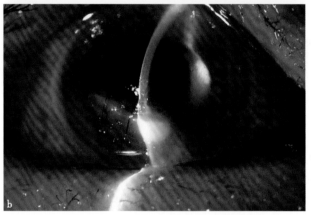

　　患者起初每天接受眼科检查，直到角膜溃疡改善，表现为浸润灶实变，上皮缺损面积缩小。在此期间患者一直住院，以确保局部点药方案被严格执行。患者于术后第5天出院，出院后于门诊密切随访。术后1个月复诊，检查提示右眼视力20/40，针孔视力20/30，角膜上皮完整，予暂停万古霉素眼液加强治疗（图38.3）。

　　患者于术后2个月复诊，诉右眼疼痛并逐渐加重1周，伴视力下降。虽然患者已被告知一旦出现眼部疼痛就要寻求医疗帮助，但是因为交通问题，患者未能及时去急诊就诊。患者视力已下降至20/200，针孔视力20/100。检查发现角膜缝合区域有一处缝合点脓肿，伴角膜厚度变薄20%。取角膜刮片送革兰氏染色及培养，并根据经验对其进行万古霉素及头孢他啶眼液加强治疗。因担心治疗依从性问题，患者被收治入院，直至角膜浸润及上皮缺损病情明显改善。

　　由于要先治疗缝合点脓肿，角膜拆线被适当延后。待角膜浸润及上皮缺损好转后，予拆除2根角膜缝线。随后逐渐减少并最终停用局部抗生素。伤后8个月，患者通过配戴角膜接触镜可将视力矫正至20/20。

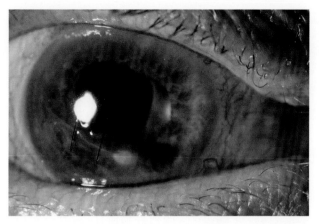

**图 38.3**　术后 1 个月眼前节照相，此时尚未发生中央缝合点脓肿

## 38.6　最终伤情评价

### 38.6.1　最终视力

右眼：20/25−，+1.50DS/−1.25DC×95 = 20/20

左眼：20/20+

### 38.6.2　瞳孔

右眼：圆，传入性瞳孔障碍（−）

左眼：圆

### 38.6.3　裂隙灯检查

|  | 右眼 | 左眼 |
| --- | --- | --- |
| 眼睑与睫毛 | 正常 | 正常 |
| 巩膜与结膜 | 正常 | 正常 |
| 角膜 | 1.8mm×2.8mm 瘢痕形成（角膜厚度降低 40%），9：00 中周部见纤维条带及新生血管组织 | 正常 |
| 前房 | 正常 | 正常 |
| 虹膜 | 9：00 方位虹膜后粘连 | 正常 |
| 晶状体 | PCIOL | PCIOL |
| 玻璃体 | 轻度碎屑样混浊 | 正常 |

### 38.6.4　散瞳检查

右眼黄斑及视盘：正常

右眼周边视网膜：正常

左眼黄斑及视盘：正常

左眼周边视网膜：正常

## 38.7　回顾与总结

开放性眼外伤增加了发生外伤性眼内炎的风险。外伤性眼内炎的危险因素包括伤口延迟关闭超过 24 小时，眼内异物留存，野外受伤及晶状体囊膜破裂 [2]。应时刻保持对眼内炎警惕，如果出现眼内炎的临床体征，如前房积脓和 / 或玻璃体炎，应早期使用玻璃体腔注射广谱抗生素治疗。

Ⅰ区角膜裂伤合并角膜溃疡会使伤口愈合变得复杂。在术眼消毒之前，应取角膜刮片送革兰氏染色及培养。在缝合过程中，应注意避免缝线穿过角膜浸润灶，以减少感染性物质进入前房的可能，保证伤口闭合的完整性。氰基丙烯酸酯粘合剂具有杀菌作用，必要时可用于缝合效果不佳的情况 [1]。术后应频点广谱抗生素眼液，并根据角膜刮片培养结果调整抗生素使用。患者应被告知在出现眼部疼痛加重、眼红、畏光和 / 或视力下降等感染复发症状时，需立即返回就医。如果伤口或伤口附近有活动性感染迹象，一般应延迟拆线时间至 6 周以后。本例患者直到术后 4 个月，待其缝合点脓肿好转，浸润处缝线松脱时，才予以拆除角膜缝线。尽管该患者的病情较为复杂，恢复时间较长，但是最终患者恢复了较好的视力。

## 38.8　学习要点

- 伤口延迟关闭超过 24 小时，以及眼内异物留存，是外伤性眼内炎的危险因素。
- 早期外伤性眼内炎的症状很难与开放性眼外伤后的普通炎症区分；如果怀疑眼内炎，应给予玻璃体腔注射抗生素治疗。
- 当合并角膜溃疡时，应仔细安置角膜缝线，缝线进出必须通过健康角膜组织。
- 应告知患者在术后恢复期存在感染的可能，如果术后出现疼痛加重和 / 或视力下降等症状时，应立即寻求急诊帮助。
- 如患者需要频繁点药，应考虑将其收治入院，以避免患者治疗依从性不佳。

## 参考文献

1. de Almeida Manzano RP, Naufal SC, Hida RY, Guarnieri LOB, Nishiwaki-Dantas MC. Antibacterial analysis in vitro of ethyl-cyanoacrylate against ocular pathogens. Cornea. 2006;25(3):350–1. https://doi.org/10.1097/01.ico.0000183490.16131.e3.
2. Ahmed Y, Schimel AM, Pathengay A, Colyer MH, Flynn HWJ. Endophthalmitis following open-globe injuries. Eye (Lond). 2012;26(2):212–7. https://doi.org/10.1038/eye.2011.313.
3. Reynolds DS, Flynn HWJ. Endophthalmitis after penetrating ocular trauma. Curr Opin Ophthalmol. 1997;8(3):32–8.
4. Moisseiev E, Last D, Goez D, Barak A, Mardor Y. Magnetic resonance imaging and computed tomography for the detection and characterization of nonmetallic intraocular foreign bodies. Retina. 2015;35(1):82–94. https://doi.org/10.1097/IAE.0000000000000266.

# 第39章
# 病例34：眼外伤合并颅内损伤

**Seanna Grob, Yoshihiro Yonekawa, Alison Callahan, Yewlin E. Chee, Carolyn Kloek, David Wu, Dean Eliott, and John B. Miller**

## 39.1 现病史

40岁男性患者，因怀疑右眼球穿通伤就诊。既往无特殊病史。

- 患者1周前使用钉枪时自觉钉枪弹回打在其右侧脸颊上。
- 患者受伤后出现明显的右眼眶周水肿及视力丧失，但是自认为会逐渐好转。期间内患者始终没有睁开眼睛检查视力。
- 患者逐渐感到右眼疼痛加剧，眶周水肿未见改善，于是前往外院眼科就诊，并被急诊转至马萨诸塞州总医院。

## 39.2 初步伤情评价

### 39.2.1 视力（裸眼）

右眼：光感
左眼：20/20

### 39.2.2 瞳孔

右眼：固定，直径约4mm，对光反射消失，传入性瞳孔障碍（+）
左眼：圆，对光反射灵敏

### 39.2.3 眼压（mmHg）

右眼：25
左眼：10

### 39.2.4 色觉检查

右眼：0/8

左眼：8/8

## 39.2.5　眼球运动

右眼：各方向均受限
左眼：正常

## 39.2.6　外眼检查

右眼下睑与脸颊结合部位见两处愈合中的皮肤裂伤，长约3～4mm。

## 39.2.7　裂隙灯检查

|  | 右眼 | 左眼 |
|---|---|---|
| 眼睑与睫毛 | 上睑下垂伴抬举困难 | 正常 |
| 巩膜与结膜 | 360°泡状球结膜水肿 | 正常 |
| 角膜 | 角膜水肿明显，无明显角膜擦伤或裂伤 | 正常 |
| 前房 | 模糊，前房存在 | 正常 |
| 虹膜 | 正常 | 正常 |
| 晶状体 | 正常 | 正常 |
| 玻璃体 | 模糊，玻璃体积血 | 正常 |

## 39.2.8　散瞳检查

右眼黄斑及视盘：窥不见
右眼周边视网膜：窥不见
左眼黄斑及视盘：正常
左眼周边视网膜：正常

## 39.2.9　影像学检查

眼眶CT显示1根长约8.2cm的钉子自右眼眶下外侧进入眼眶，向头颅及内侧延伸至右侧大脑额叶（图39.1）。

右眼B超：眼球轮廓不规则，可见线状异物回声沿眼球壁穿通或贯通眼球，自7:00方向虹膜后约12mm穿入眼内，于10:00方向虹膜后约20mm穿出眼外。玻璃体腔致密积血及脉络膜浅脱离（图39.2）。注：患者进行眼部B超检查的目的是为了更好评估眼球的完整性，因为CT扫描难以分辨钉子是穿通了眼球，还是贴着眼球擦身而过。虽然本例患者进行了眼部B超检查，但是对于开放性眼外伤，考虑到眼内容物脱出的风险，一般禁忌行B超检查。

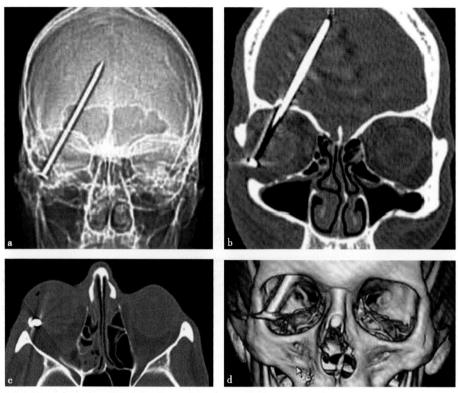

**图 39.1**　冠状位 X 线（a）及 CT（b）显示金属钉位于右眼眶及右侧额叶内。水平位 CT（c）显示钉子穿过外侧眼眶。三维重建冠状图像（d）显示钉子穿过外侧眼眶的轨迹

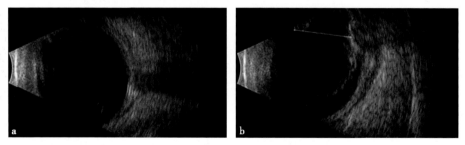

**图 39.2**　B 超垂直视盘扫描（a）显示视网膜在位，颞侧扫描（b）显示钉子运行轨迹区域眼球轮廓不规则

## 39.3　术前初步评估与手术计划

患者经 CT 和超声检查提示眼眶及颅内异物，怀疑开放性眼外伤。

本病例在说明开放性眼外伤的标准探查与修复以外，提出了一个重要的讨论点，即眼外伤合并颅内损伤的处理。这类患者需要立即请神经外科会诊，并且随后的治疗方案都要与神经外科认真讨论制定。在神经外科评估患者并允许散瞳之前，不要轻易散大瞳孔。神经外科医生需要通过瞳孔对光反射来评估患者进行性颅内水肿或出血情况。不过如果只对一眼进行散瞳，而对侧眼没有病变，仍然可以反向进行相对性传入性瞳孔障碍评估。这类患者通常需要连续进行 CT 检查监测病情变化，直至影像结果提示颅内没有进行性水肿或出血，所以开放性眼外伤的探查及修复手术可能需要推迟进行。有时患者需要在手术室内先进行神经外科干预，然后再进行眼外伤修复。必须首先处理危及生命的损伤。在回到眼外伤处理之前，可以使用硬质眼罩保护眼球。

对于可疑开放性眼外伤，我们通常不建议进行眼压检查，因为存在眼内容物被挤出的风险。但是在极少数情况下，检查眼压可以获得一些额外信息。在本病例中，不能确定异物是否穿通或贯通了眼球，还是避开眼球穿过眼眶。本例患者眼压轻度升高，可能由眶内异物以及眶周及眶内组织水肿所致。伤后 1 周的高眼压可能说明眼球是完整的，但是也并不能排除开放性眼外伤。有些开放性眼外伤患者的眼压也会正常或者偏高。如果怀疑开放性眼外伤，只有进行手术探查才能明确病情。

面对这种特殊病例，需要以团队为基础进行手术修复，包括神经外科、眼整形及眼外伤专科。最紧要的问题是确保没有进行性颅内出血或水肿。该患者的颅内异物已经存在 1 周，并且就诊时没有神经系统症状。考虑该异物系经眼眶进入额叶，决定由眼整形专科和神经外科配合，通过眼眶入路摘除钉子。首先进行开颅手术，在取钉子的过程中神经外科医生会仔细监测颅脑情况。然后由眼外伤团队进行眼球的探查和修复。神经外科医生将留在房间内对患者进行持续监测。

CT 及超声检查提示眼球穿通伤或贯通伤的可能性，但是由于存在玻璃体积血，无法通过散瞳眼底检查确诊。因此患者同意在取出异物后进行眼球探查，并对可能存在的眼球损伤进行修复。手术中需使用 Gass 斜视钩及 2-0 丝线勾取并牵引直肌，以保证对颞侧异物穿过区域进行更充分的探查。使用 Schepens 眼眶拉钩及薄脑压板有助于改善眼眶深部视野。

## 39.4　手术探查与修复：手术记录

履行手术知情同意程序，患者被带入手术室，进行全身麻醉。神经外科先进行开颅手术，为取出眶内及颅内异物做准备。

我们对外伤区域进行触诊，并仔细研究 CT 影像以确定最佳手术入路。

最终决定在下睑皮肤褶皱处制作切口，经眼眶颞下方进入眼眶。15 号刀片做切口，单极电凝止血。用有齿镊和双爪拉钩暴露术野，弯剪刀钝性及锐性分离探查。打开眶隔，眼眶拉钩及脑压板牵拉眼眶软组织，无菌棉签精细分离。进入眼眶颞下方后，抵达眶底。沿眶底外上方及外侧壁探及异物。用有齿镊和弯剪刀分离清除多余的纤维组织。最终暴露钉子头部，并用大号有齿镊将其固定。

在取出异物之前，神经外科医生通过开颅部位暴露大脑，观察脑组织在异物取出过程中的情况。顺利取出钉子，并送微生物培养。未见明显颅内出血。伤口保持开放，以便出血或感染时进行引流。

接下来开始处理眼球。用胶带及眼罩保护左眼。右眼按照眼科常规无菌要求进行消毒铺巾。Jaffe 开睑器开睑。用 Westcott 钝剪沿角膜缘 360° 环形剪开球结膜。先后使用 Westcott 钝剪及 Stevens 肌腱剪，钝性分离探查所有四个象限。在颞侧及颞下方探及大量瘢痕，与异物穿行位置对应。这些瘢痕限制了对颞侧巩膜与其表面软组织的钝性分离。进一步检查颞侧眼球需要通过牵引固定上下直肌进行。Gass 斜视钩勾取上下直肌，2-0 丝线固定肌肉。向鼻侧牵拉眼球，以改善颞侧视野，进一步探查异物轨迹。

在用 Gass 斜视钩勾取外直肌时，发现肌止点部位没有外直肌。仔细向后方分离探查，在颞侧发现了巩膜板层裂伤。该裂伤位置与外直肌止点一致，怀疑为钉子在高速穿过眼眶过程中造成的直接损伤。仔细分离周围的瘢痕化结膜及筋膜组织，发现部分外直肌成分。分离外直肌纤维，并使用 6-0 Vicryl 双针线（S-29 铲针）做套环式缝合。进一步探查眼球未见其他裂伤。将残余外直肌缝回肌止点。拆除上下直肌牵引 2-0 丝线，8-0 Vicryl 线间断缝合球结膜，颞侧角膜缘部位带浅层巩膜缝合。术毕结膜下注射抗生素及糖皮质激素。

神经外科进行关颅。

清洁眼睑，局部滴用阿托品及抗生素眼膏。常规使用无菌眼垫及眼罩包盖术眼。

### 39.4.1　手术探查与修复：注意点

- 对于合并颅内损伤或出血的病例，眼科应与神经外科医生密切合作，共同评估和管理患者。应首先处理危及生命的损伤，然后才是开放性眼外伤的探查和修复。如本病例所示，有时眼科必须与神经外科联合手术，或者先进行开颅或其他神经外科手术，然后才能进行眼球修复手术。
- 如果影像学检查提示异物与眼球靠得很近，存在眼球穿通伤或贯通伤的可能性，但是又无法通过散瞳检查观察眼内情况，则必须在手术中充分探查眼球，防止存在眼球壁全层损伤。

- 如果在勾取眼外肌过程中遇到困难，原因可能是眼球破裂部位正好位于肌止点后方，或者是眼外肌受到损伤。如果发现肌肉受损或被切断，应尝试找到肌肉，并将其缝合至最接近肌止点的位置。

## 39.5　术后病程

患者留院接受神经系统监护，并完成 48 小时静脉抗生素治疗。术后第 1 天检查视力指数，后极部无法窥及。由于眶内及颅内异物存留 1 周的感染风险较高，经感染科会诊后建议使用广谱抗生素治疗，包括万古霉素、头孢吡肟及甲硝唑（考虑损伤可能累及鼻窦，应覆盖厌氧菌）。钉子的微生物培养显示凝固酶阴性葡萄球菌。患者术后病情稳定，无感染或其他异常，术后第 4 天出院，出院带药阿莫西林克拉维酸 10 天。

患者术后第 4 天在视网膜专科进行随访。B 超显示颞侧脉络膜浅脱离。散瞳检查发现颞侧眼底发白，考虑为弹伤性脉络膜视网膜炎合并视网膜下瘢痕及出血。患者 1 周后复诊，检查视力为手动，颞侧视网膜脱离（图 39.3），患者同意进行手术修复视网膜脱离。

一期外伤修复手术后第 19 天，患者接受了玻璃体切除、晶状体切除、剥膜、视网膜松解性切除、全氟化碳、眼内激光、气液交换及硅油注入手术。（图 39.4）本次手术后，患者因复发性视网膜脱离不得不又接受了两次手术。一次是在首次视网膜脱离修复手术后 1 个月，术中进行了下方 180° 视网膜切除，4 个月后又进行了一次更大范围的视网膜切除以复位视网膜。最后一次手术后 4 个月，患者视网膜保持在位，视力指数（较初始就诊时有所改善）。

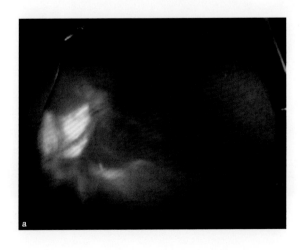

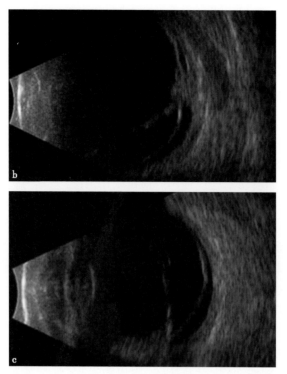

图 39.3　（a）广角眼底照相显示，颞侧眼底发白，下方及颞侧视网膜脱离。B 超显示颞侧（b）及下方（c）视网膜脱离

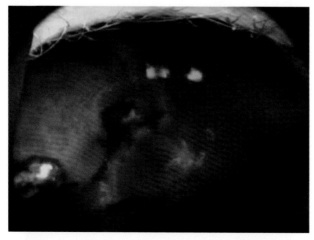

图 39.4　视网膜脱离首次修复术后 1 周广角眼底照相显示视网膜在位，颞侧及颞下视网膜切除术后，颞侧可见出血

## 39.6　最终伤情评价

### 39.6.1　最终视力

右眼：指数 /30cm

左眼：20/15

### 39.6.2　瞳孔

右眼：不规则，传入性瞳孔障碍（+）

左眼：正常

### 39.6.3　裂隙灯检查

|  | 右眼 | 左眼 |
| --- | --- | --- |
| 眼睑与睫毛 | 正常 | 正常 |
| 巩膜与结膜 | 正常 | 正常 |
| 角膜 | 正常 | 正常 |
| 前房 | 细胞（0.5 +） | 正常 |
| 虹膜 | 周边虹膜切开 | 正常 |
| 晶状体 | 无晶状体 | 正常 |
| 玻璃体 | 玻璃体切除术后 | 正常 |

### 39.6.4　散瞳检查

右眼黄斑及视盘：视盘轻度苍白，视网膜前膜

右眼周边视网膜：大范围视网膜切除术后，残余视网膜在位

左眼黄斑及视盘：正常

左眼周边视网膜：正常

## 39.7　回顾与总结

在合并颅内损伤的眼外伤病例中，最要紧的是尽快完成影像学检查，并由神经外科评估病情。损伤类型包括颅内异物（如本病例）、颅内出血、眶顶骨折伴出血和 / 或颅内积气，或其他相关头颅或颅内损伤。处理此类患者需要与神经外科密切合作。应在获得神经外科许可后才能给予散瞳检查，并在最安全的时间段对眼球进行探查和修复。

患者需进行急诊头颈部薄层 CT 检查，以评估颅内、头部、面部及颈部的损伤，以及开放性眼外伤。如果怀疑存在金属异物，则禁忌行 MRI 检查。若已排除金属异物，神经外科医生可能会要求进行 MRI 和 / 或磁共振血管造影（magnetic resonance angiography，MRA）检查以评估血管损伤。MRI 对于木质或其他非金属异物的诊断也有帮助。患者还可能需要连续进行 CT 检查来监测颅内水肿和出血的进展。必须与神经外科保持积极有效的沟通，以确保在手术前后获得足够的影像资料。

异物穿过眼眶造成的颅脑穿通伤是一种较少见的颅脑外伤，通常会导致脑神经损伤、神经血管损伤和眼球损伤。应详细询问病史，并根据病史和体格检查鉴别高度可疑的病例 [1]。值得注意的是，与这类损伤的严重程度相比，外部伤口可能显得微不足道。穿过眼眶的颅内损伤通常是由弹射伤、攻击刺伤，或高处坠落所致 [2]。曾经报道过的致伤物包括筷子 [3]、竹笋 [4]、牙刷 [5]、钢笔和铅笔 [1, 6]、眼镜及钉子 [8]。其中有些外伤是患者自己造成的，包括自杀未遂或精神病发作状态，可能需要紧急心理评估 [7, 9]。有些也可能是由家庭暴力所致，所以应对患者进行相应排查 [5]。

如本病例所示，开放性眼外伤合并颅内异物或颅脑外伤可能会发生延误诊治。本例患者在颅内异物存留 1 周以后才来就诊。甚至有些颅内异物可存在数年，在发生感染或精神状态改变时才来就诊 [10]。因此，对于开放性眼外伤病例，应考虑是否合并颅内异物或颅内损伤，尤其是钉枪或 BB 枪等高速弹射导致的外伤。

虽然我们在眼外伤后常规给予 48 小时静脉滴注头孢曲松及万古霉素，但是对于穿过眼眶的颅内异物需要加强抗菌谱覆盖。由于异物可能与鼻窦接触，予以增加甲硝唑进行抗厌氧菌治疗。关于抗生素使用的建议应向感染病专科医生咨询。异物被取出后应进行微生物培养。

穿过眼眶的颅内异物取出需要与神经外科配合。如本病例所示，有些病例最好通过开颅手术直接观察颅内情况 [8]，其他病例则可以在神经系统监护下取出异物，术后通过影像学检查监测病情。有时当颅内异物取出的风险大于收益的时候，比如 BB 弹，神经外科可能会不建议取出异物。穿过眼眶的颅内异物通常需要经眼眶入路取出，如同本病例 [1, 3]。因此，我们建议请眼整形专科协助进行眼眶手术。取出异物后，应仔细检查眼球是否存在开放性伤口，一旦发现则应进行修补。本病例术中未发现眼球开放性伤口，但是根据术前检查结果来看，存在开放性眼外伤的可能性很大。

另一例颅内异物合并开放性眼外伤病例是一位被 BB 弹击中左眼的 14 岁男孩，就诊时左眼视力无光感，BB 弹卡在左侧额叶（图 39.5）。考虑手术取出 BB 弹的风险很大，神经外科建议推迟手术。随后患者进行了开放性眼外伤修复手术，术中发现颞侧角膜缘有一处外伤入口，在眼球上方非常靠后的位置有一处外伤出口。患者术后仍无光感，随后因眼球疼痛摘除了左眼。

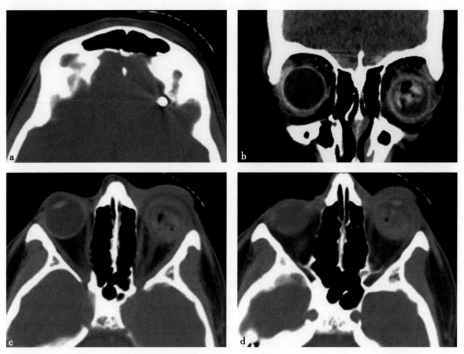

**图 39.5** 14 岁男孩的水平位 CT 显示（a），BB 弹穿过左眼球停在了左下额叶。冠状位（b）和水平位（c，d）CT 显示左眼球轮廓不规则，伴眼内积气和积血，考虑开放性眼外伤

眼眶的高速弹射伤可以造成弹伤性脉络膜视网膜炎，大面积脉络膜视网膜破裂及坏死，以及严重的视网膜下、视网膜及玻璃体积血。当积血逐渐吸收后，可以见到广泛的瘢痕增生及色素改变。这类损伤被认为是由高速投射物在接触眼球后迅速减速形成的冲击波所致。大多数研究发现弹伤性脉络膜视网膜炎很少引起视网膜脱离 [11, 12]。然而我们最近报道了 3 例弹伤性脉络膜视网膜炎导致视网膜脱离的连续病例 [13]。我们认为对于这类病例需要警惕视网膜脱离的发生，并在受伤后由视网膜专科医生密切观察病情变化。

## 39.8 学习要点

- 根据特征性的病史与受伤机制，应对穿过眼眶的颅内异物保持高度警惕，因为与损伤的严重程度相比，患者的外部伤口可能微不足道。
- 瞳孔对光反射对于多系统创伤评估至关重要，应在散瞳前由神经外科（神经内科）及眼科仔细检查。散瞳前必须与神经外科讨论决定，并在散瞳时要告知所有医疗团队成员。

- 对于合并颅内损伤的病例，尽快完成急诊影像学检查及神经外科评估非常重要。处理此类患者需要与神经外科团队密切合作，以协调最安全的手术干预时机，联合手术计划，以及术后神经系统监测。联合手术过程中出于患者安全需要，眼科医生可能需要适应陌生的显微镜、仪器设备，以及特殊的患者头位。
- 由于弹伤性脉络膜视网膜炎有发生视网膜脱离的风险，此类患者在外伤后应密切随访数月。

## 参考文献

1. Ahmad SS, et al. 5-year-old girl with left upper eyelid swelling. Digit J Ophthalmol. 2012;18(4):15–7.
2. Turbin RE, et al. Patterns of transorbital intracranial injury: a review and comparison of occult and non-occult cases. Surv Ophthalmol. 2006;51(5):449–60.
3. Shin TH, et al. Transorbital penetrating intracranial injury by a chopstick. J Korean Neurosurg Soc. 2012;52(4):414–6.
4. Parajuli A, et al. A case of transorbital intracranial injury presenting with subtle neurological deficit. Nepal J Ophthalmol. 2015;7(14):186–90.
5. Skoch J, Ansay TL, Lemole GM. Injury to the temporal lobe via medial transorbital entry of a toothbrush. J Neurol Surg Rep. 2013;74(1):23–8.
6. Schreckinger M, et al. Transorbital penetrating injury: case series, review of the literature, and proposed management algorithm. J Neurosurg. 2011;114(1):53–61.
7. Strub WM, Weiss KL. Self-inflicted transorbital and intracranial injury from eyeglasses. Emerg Radiol. 2003;10(2):109–11.
8. Riley JP, et al. The role of intraoperative cerebral angiography in transorbital intracranial penetrating trauma: a case report and literature review. World Neurosurg. 2017;97:761 e5–761 e10.
9. Lunetta P, Ohberg A, Sajantila A. Suicide by intracerebellar ballpoint pen. Am J Forens Med Pathol. 2002;23(4):334–7.
10. Wieland AM, et al. Management of a long-standing organic intracranial foreign body. Skull Base. 2010;20(6):487–90.
11. Ahmadabadi MN, et al. Clinical presentation and outcome of chorioretinitis sclopetaria: a case series study. Injury. 2010;41(1):82–5.
12. Martin DF, et al. Treatment and pathogenesis of traumatic chorioretinal rupture (sclopetaria). Am J Ophthalmol. 1994;117(2):190–200.
13. Papakostas TD, et al. Retinal detachment associated with traumatic chorioretinal rupture. Ophthalmic Surg Lasers Imaging Retina. 2014;45(5):451–5.

# 第40章
## 病例35：眼眶异物合并可疑开放性眼外伤需要手术探查

Isaiah Giese, Thanos D. Papakostas, Seanna Grob, and John B. Miller

## 40.1  现病史

17岁男性患者，因怀疑右眼开放性眼外伤就诊。既往体健。

- 患者当天早晨在没有眼部防护的情况下用锤子向墙上钉钉子，突然感到右眼疼痛伴视力下降。
- 患者立即前往外院就医，CT提示可疑眼内异物，随后被转诊至MEE进一步处理。

## 40.2  初步伤情评价

### 40.2.1  视力（裸眼）

右眼：指数/60cm
左眼：20/20

### 40.2.2  瞳孔

右眼：中度散大，对光反射迟钝且微弱，传入性瞳孔障碍（−）
左眼：对光反射灵敏

### 40.2.3  眼压（mmHg）

右眼：14
左眼：17

### 40.2.4  外眼检查

未见异常

### 40.2.5　裂隙灯检查

|  | 右眼 | 左眼 |
| --- | --- | --- |
| 眼睑与睫毛 | 正常 | 正常 |
| 巩膜与结膜 | 鼻侧结膜裂伤,巩膜似完整 | 正常 |
| 角膜 | 透明 | 正常 |
| 前房 | 细胞(++++),无前房积血 | 正常 |
| 虹膜 | 中度散大,无成角变形 | 正常 |
| 晶状体 | 正常 | 正常 |
| 玻璃体 | 玻璃体积血(+) | 正常 |

### 40.2.6　散瞳检查

　　右眼黄斑及视盘:视盘玻璃膜疣,黄斑裂孔(图40.1a和40.2)
　　右眼周围视网膜:广泛视网膜震荡,鼻下方弥漫视网膜前出血(图40.1a)
　　左眼黄斑及视盘:视盘玻璃膜疣
　　左眼周围视网膜:正常(图40.1b)

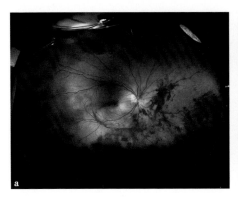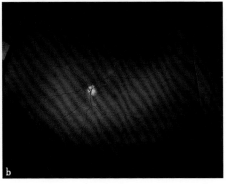

图40.1　右眼(a)及左眼(b)广角眼底照相。右眼眼底相(a)显示视网膜弥漫性变白,提示明显的视网膜震荡,散在下方及鼻下方玻璃体及视网膜出血。左眼眼底照相显示眼底正常

### 40.2.7　影像学检查

　　眼眶CT显示眼眶内鼻下方异物1枚,紧邻眼球,伴散射伪影(图40.3)。未见眼眶骨折。双侧视盘玻璃膜疣。

OCT 20° (6.0mm) Q: 17 [HS]

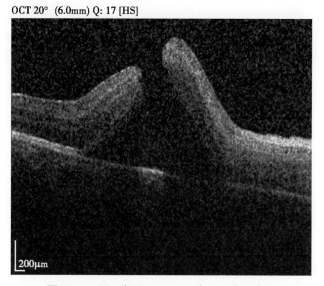

图 40.2　右眼黄斑 OCT 显示外伤性黄斑裂孔

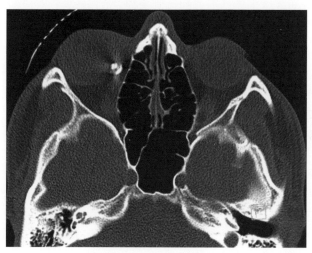

图 40.3　颌面部水平位 CT
骨窗，见眼眶内侧 1 枚金属异物，紧邻右眼球，伴散射伪影

## 40.3　术前初步评估与手术计划

患者系右眼眶高速弹射伤，伴鼻侧球结膜裂伤。裂隙灯检查及结膜裂伤探查均未见巩膜裂伤表现。眼压正常。玻璃体及视网膜前出血致鼻下方视网

膜观察受限。眼眶 CT 提示眼球后异物,不过由于金属异物的散射伪影使评估眼球壁完整性存在困难。考虑 CT 影像显示金属异物与眼球紧邻,并且由于眼内积血无法清晰观察眼底情况,因此需要进行手术探查,以明确眼球完整性。

本病例主要说明了两个重要讨论点:①在眼眶外伤中,当无法确定眼球的完整性时,进行手术探查的必要性;②眼周外伤导致的眼内损伤及并发症。

处理眼外伤的首要任务是明确外伤的严重程度。第一步是迅速判断眼球属于开放性还是闭合性损伤。许多开放性眼外伤的诊断非常明确,例如显而易见的眼球穿通伤或贯通伤伴眼内容物脱出,或者 CT 影像显示眼球明显塌陷。另外有些病例则更具不确定性,例如结膜裂伤并向后形成隧道,前房或玻璃体积血影响眼底观察,以及无法在检查室环境下配合检查的儿童眼外伤。本病例的检查显示鼻侧球结膜裂伤,CT 显示眼眶后部鼻下方存在 1 枚异物。眼内积血阻碍了目标区域(鼻下方视网膜)的准确评估。对于本病例,唯一能够排除开放性眼外伤的方法就是环形剪开球结膜并充分暴露巩膜,在直视下对眼球进行探查。本病例的上方视网膜清晰可见,未见任何全层裂伤,因此术中需要探查的区域主要是下方和鼻侧象限,尤其是异物对应的鼻下象限。

# 40.4  手术探查与修复:手术记录

术前与患者详细沟通手术风险、获益及替代方案,患者同意为可疑开放性眼外伤进行手术探查及修复。患者被带入手术室,由麻醉医生进行全身麻醉。术前安全核查,核对患者信息及眼别。按照眼科手术无菌常规进行消毒铺巾。使用 Jaffe 开睑器确保术野暴露充分。

自 12:00 至 9:00 沿角膜缘环形剪开 270° 球结膜。先后使用 Westcott 剪和 Stevens 弯剪刀钝性分离探查鼻上、鼻下及颞下象限,评估眼球后部外伤情况。Gass 斜视钩勾取内直肌和下直肌,2-0 丝线牵引固定肌肉,仔细检查肌止点下方巩膜。发现眼球壁完整,未见任何巩膜损伤表现。探查过程中眼球压力维持正常。术中未探及眼眶异物。

8-0 Vicryl 线间断缝合球结膜。颞侧结膜下注射糖皮质激素及抗生素。取出开睑器。在显微镜下移除手术巾。患者对手术耐受良好,无并发症发生。

## 40.4.1  手术探查与修复:注意点

- 如果眼球损伤性质不明确(即 360° 泡状结膜下出血,结膜隧道性裂伤,异物紧邻眼球,出血阻碍眼内观察),尤其是弹射伤,应将患者带入手术室,环形剪开球结膜并充分暴露巩膜,在直视下对眼球进行探查。

## 40.5　术后病程

在排除开放性眼外伤后，患者后续主要在视网膜专科进行治疗。2周后随访发现外伤性黄斑裂孔自发闭合，广泛视网膜震荡及弹伤性脉络膜视网膜炎。不幸的是，患者出现了增生性玻璃体视网膜病变，以及增生膜导致的牵拉性视网膜脱离（图40.4）。

手术复位牵拉性视网膜脱离，术中仔细切分离、抬起及剥除视网膜前膜。鼻侧视网膜堤坝式光凝，以阻隔鼻侧弹伤性脉络膜视网膜炎、出血及视网膜下浅层积液。考虑患者年龄较小，眼内填充气体后的体位依从性不确定，因此进行了硅油填充。术毕视网膜平伏，鼻侧激光斑清晰。5个月后，患者进行了硅油取出手术。外伤后12个月，患者视力提高至20/200，视网膜在位（图40.5）。

**图40.4**　外伤后3个月广角眼底照相
显示鼻下方牵拉性视网膜脱离

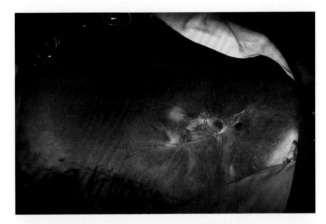

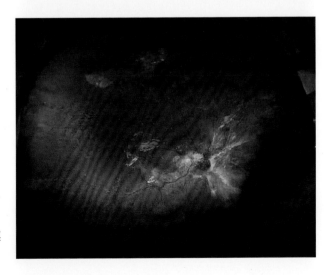

**图40.5**　外伤后12个月广角眼底照相
显示鼻下方弹伤性脉络膜视网膜炎及瘢痕化

患者还接受了眼眶外科的评估,医生建议对眼眶异物进行观察,因为它不会导致严重的并发症。另外,由于眼球多次遭受内眼手术,应尽量避免探查眼眶深部时对眼球造成的高度压力。

## 40.6 最终伤情评价

### 40.6.1 最终视力(裸眼)

右眼:20/200

左眼:20/20

### 40.6.2 瞳孔

右眼:药物性散大(阿托品)

左眼:对光反射灵敏

### 40.6.3 裂隙灯检查

|  | 右眼 | 左眼 |
|---|---|---|
| 眼睑与睫毛 | 正常 | 正常 |
| 巩膜与结膜 | 结膜缝线在位 | 正常 |
| 角膜 | 正常 | 正常 |
| 前房 | 细胞(+++),闪辉(+) | 正常 |
| 虹膜 | 药物性散大 | 正常 |
| 晶状体 | 后囊膜乳化硅油附着,后囊膜混浊(+) | 正常 |
| 玻璃体 | 玻璃体切除术后状态,硅油填充 | 正常 |

### 40.6.4 散瞳检查

右眼黄斑及视盘:视盘玻璃膜疣,黄斑前膜伴色素改变

右眼周边视网膜:鼻侧弹伤性脉络膜视网膜炎。鼻侧视网膜牵拉,视网膜下积液及积血。下方及鼻侧激光反应好,其余视网膜在位(图40.5)

左眼黄斑及视盘:视盘玻璃膜疣

左眼周边视网膜:正常

## 40.7 回顾与总结

对于可疑开放性眼外伤,需要仔细询问病史,进行全面的眼科检查,以及

必要的辅助检查，如眼眶 CT 扫描。如果不确定是否存在开放性眼外伤，则需进行手术探查以明确诊断。包括打开球结膜、牵拉固定眼外肌、检查肌止点后方巩膜，以在直视下判断伤情。

　　眼眶内异物的处理比较复杂。如果异物可能对患者造成损伤，例如有机物发生感染风险较高，持续性炎症或导致斜视，则应将其取出。如果是无机异物，通常对患者无影响，可以观察 [1]。

　　即使没有开放性眼外伤，眼眶外伤和眶内弹射伤也会导致严重的视力丧失。在排除开放性眼外伤后，则应将注意力转向其他危害视力的损伤，例如本病例中所见的黄斑裂孔和视网膜震荡。外伤性黄斑裂孔是闭合性眼外伤的并发症之一，可导致严重的视力损伤。尽管有些外伤性黄斑裂孔确实需要手术干预，但是通常建议先进行初期观察。最近的一个大样本病例研究表明，约有 40% 的外伤性黄斑裂孔会自发闭合，而儿童人群的闭合率更高 [2]。视网膜震荡是眼眶外伤时视网膜外层受到损伤，临床表现为视网膜变白。如累及黄斑部，则会引起视力丧失。幸运的是，很多患者在受伤后视力都能够有所恢复，不过大部分患者并未恢复至受伤前的基线视力 [3]。

## 40.8　学习要点

- 如果眼科临床检查不能排除开放性眼外伤（即 360° 泡状结膜下出血并且眼底窥不见，结膜隧道性裂伤和 / 或异物紧邻眼球并且无法通过眼底检查排除眼球壁全层裂伤，出血阻碍眼内观察），则应进行手术探查以明确诊断。
- 不破坏眼球完整性的弹射伤仍可能导致严重的眼内损伤，如视网膜震荡、弹伤性脉络膜视网膜炎变性、外伤性黄斑裂孔及玻璃体积血。这些损伤造成的视力损害结果多变，治疗常常会跨越多个眼科亚专科。

### 参考文献

1. Callahan AB, Yoon MK. Intraorbital foreign bodies: retrospective chart review and review of literature. Int Ophthalmol Clin. 2013;53(4):157–65.
2. Miller JB, Yonekawa Y, Eliott D, Kim IK, Kim LA, Loewenstein JI, Sobrin L, Young LH, Mukai S, Vavvas DG. Long-term follow-up and outcomes in traumatic macular holes. Am J Ophthalmol. 2015;160(6):1255–8.
3. Blanch RJ, Good PA, Shah P, Bishop JR, Logan A, Scott RA. Visual outcomes after blunt ocular trauma. Ophthalmology. 2013;120(8):1588–91.

# 第41章
病例36：暴力袭击致双眼开放性眼外伤

Tomasz P. Stryjewski, Tavé van Zyl, John B. Miller, and Seanna Grob

## 41.1 现病史

53 岁男性患者，因在监狱服刑期间受暴力袭击导致广泛面部创伤合并双眼开放性眼外伤，被送至马萨诸塞州总医院就诊。既往有房颤、丙型肝炎、高血压病史，口服华法林。

- 袭击所用武器系在监狱中临时制作（将挂锁装在袜子里，像连枷一样挥动，击打受害者面部）。
- 患者于外院进行了 CT 检查（图 41.1 和 41.2），随后被转送至马萨诸塞州总医院进一步处理。患者抵达医院后，由其他亚专科医生对其进行双侧眦切开及眦韧带松解手术。
- 眼科会诊显示患者系右眼 I/II 区开放性眼外伤（破裂伤）伴葡萄膜脱出（图 41.3），左眼 I/II/III 区开放性眼外伤（破裂伤）伴葡萄膜脱出（图 41.4），左侧眶底、颧上颌复合体（ZMC）及鼻骨骨折。

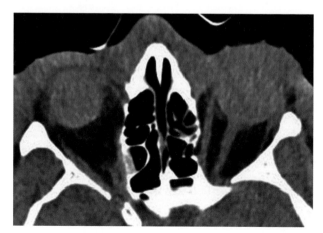

图 41.1 水平位 CT 显示双侧眼球轮廓不规则，眼内弥漫高密度影

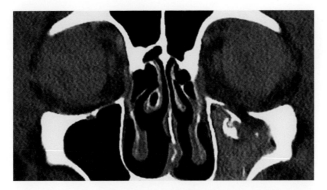

**图 41.2**　冠状位 CT 显示双侧眼球轮廓变形，左眶底骨折

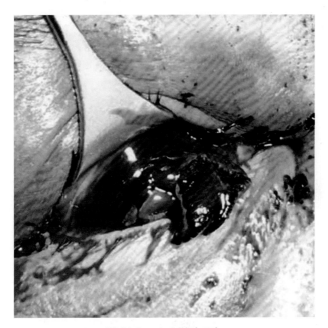

**图 41.3**　右眼术前照相

显示眶周水肿及瘀斑，眼睑拉钩辅助下检查见 360° 结膜下出血，上方广泛葡萄膜脱出

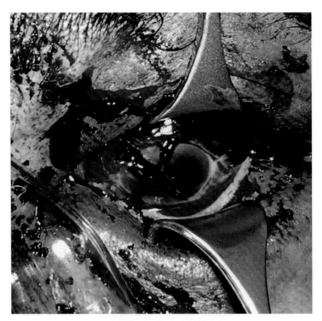

**图 41.4　左眼术前照相**
显示眶周水肿及瘀斑,眼睑拉钩辅助下检查见 360° 结膜下出
血,斜向走行的角膜缘至角膜缘全层角膜裂伤,跨过鼻上方
角膜缘

## 41.2　初步伤情评价

### 41.2.1　视力(裸眼)

右眼:无光感
左眼:光感

### 41.2.2　瞳孔

右眼:不可见
左眼:不可见

### 41.2.3　外眼检查

右眼:眶周水肿,瘀斑,外眦切开术后
左眼:眶周水肿,瘀斑,外侧眉部裂伤 4cm,内侧眉部裂伤 1cm,外眦切开
术后

#### 41.2.4 裂隙灯检查

|  | 右眼 | 左眼 |
|---|---|---|
| 眼睑与睫毛 | 右下睑非睑缘部位裂伤，外眦切开术后 | 外眦切开术后 |
| 巩膜与结膜 | 泡状结膜下出血 | 泡状结膜下出血 |
| 角膜 | 水肿，葡萄膜脱出遮盖角膜 | 10:00至5:00角膜缘至角膜缘裂伤 |
| 前房 | 前房积血满灌 | 前房积血满灌 |
| 虹膜 | 窥不见 | 窥不见 |
| 晶状体 | 窥不见 | 窥不见 |
| 玻璃体 | 窥不见 | 窥不见 |

#### 41.2.5 散瞳检查

双眼内窥不入。

#### 41.2.6 影像学检查

眼眶CT（图41.1，图41.2）显示左眼眶底爆裂性骨折，ZMC及鼻骨骨折，双眼眼内弥漫高密度影，提示眼内出血，额骨两侧中度软组织肿胀延伸至双侧眶周区域。

## 41.3 术前初步评估与手术计划

双眼开放性眼外伤是罕见的灾难性事件，出现不可逆性失明的风险较高 [1, 2]。本例患者病情极其危重，一眼视力无光感，另一眼视力仅余光感。对于所有的开放性眼外伤病例，都应设定适当的期望值，这在具有较高失明风险的双眼开放性眼外伤中尤为重要。术前视力应经过反复检查确认。本例患者术前视力检查左眼始终有光感，右眼为无光感。鉴于患者双眼伤情极其严重，在进入手术室之前，我们就视力预后不良与患者进行了充分的沟通。

在严重的双侧眼外伤病例中，应尽一切可能挽救眼球，保留任何可能残余的视功能。即使是光感也很重要，至少患者可以分清白天和黑夜。

因暴力袭击致伤的患者在进入手术室之前需要进行全面的创伤评估。应在眼外伤修复手术之前排除更严重的威胁生命的创伤，例如颅内出血。根据具体伤情，其他外科可能会在眼外伤手术之前进行手术干预。这种情况下应双眼配戴Fox眼罩，并应告知所有相关科室双眼为开放性眼外伤，避免触碰眼球及周围区域。如果患者病情平稳,则应尽早前往手术室进行双眼开放性眼外伤修复手术。

本例患者存在明显的眼周出血,接诊医疗组考虑与潜在球后出血相关,予以双侧眦切开手术。尽管如此,在可疑开放性眼外伤病例中,尽量减少眼周操作对于防止眼内容物脱出很重要。

## 41.4 手术探查与修复:手术记录

患者被带入手术室,行全身麻醉。术前安全核查,核对患者信息及眼别。

患者术前左眼视力尚存光感,所以首先修复左眼(右眼无光感)。按照眼科手术无菌常规进行消毒铺巾,使用 Jaffe 开睑器确保术野暴露充分。术中见自 5:30 至 11:00 方位角膜缘至角膜缘裂伤,伴葡萄膜脱出,伤口跨过角膜缘向鼻上象限延伸至角膜缘后约 8mm。首先用 9-0 尼龙线对齐缝合 11:00 角膜缘。将葡萄膜组织轻轻回纳至眼内。10-0 尼龙线间断缝合角膜裂伤。缝合时使用虹膜铲防止葡萄膜嵌顿于伤口。缝线安置完毕后,将所有缝线张力调整一致,然后结扎并旋转埋线。12:00 至 8:00 方位沿角膜缘环形剪开球结膜。先后使用 Westcott 剪和 Stevens 剪进行钝性分离探查,评估眼球后部损伤情况。破裂伤口末端位于鼻上象限,角膜缘后约 8mm。多组 8-0 尼龙线缝合关闭巩膜破裂伤口。进一步探查眼球确保完全关闭破裂伤口。使用荧光素条检查确认角膜伤口无渗漏。8-0 Vicryl 线间断缝合关闭结膜。远离伤口部位结膜下注射糖皮质激素及抗生素药物。取出开睑器。局部使用阿托品及新霉素 - 多粘菌素 B- 地塞米松眼膏。

然后处理左侧眼周软组织裂伤。5-0 普通肠线间断缝合左上眼睑裂伤。左眉裂伤先使用 5-0 Vicryl 线深部间断缝合,然后用 5-0 普通肠线间断缝合关闭裂伤。在显微镜下去除手术巾。清洁眼周区域。无菌眼垫及眼罩包盖左眼。

接下来进行右眼手术。手术医生及辅助人员重新洗手消毒,准备一套新的眼科手术器械。按照眼科手术无菌常规进行消毒铺巾,使用 Jaffe 开睑器确保术野暴露充分。术中见上方破裂伤口大量葡萄膜脱出,包含大量睫状体组织。眼球显著塌陷。3:00 至 7:00 方位沿角膜缘环形剪开球结膜。见 8:00 至 1:00 方位角巩膜裂伤,伤口跨过角膜缘向鼻上象限延伸至巩膜后约 4mm。轻轻葡萄膜组织回纳入眼内。9-0 尼龙线对齐缝合 1:00 角膜缘。多组 8-0 尼龙线间断缝合巩膜破裂伤口。在角巩膜裂伤部位安置多组放射状缝线,以顺应角膜缘弧度。使用虹膜铲防止葡萄膜嵌顿于伤口。旋转线结使其远离视轴区。进一步探查该象限以确保完全关闭破裂伤口。因眼球塌陷,巩膜形态看似明显不规则，但是未查及其他巩膜裂伤。8-0 Vicryl 线间断缝合结膜。远离伤口部位结膜下注射糖皮质激素及抗生素药物。取出开睑器。局部使用阿托品及新霉素 - 多粘菌素 B- 地塞米松眼膏。

最后处理右侧眼周软组织裂伤。6-0 普通肠线间断缝合右下眼睑裂伤。在显微镜下去除手术巾。清洁眼周区域。无菌眼垫及眼罩包盖右眼。

### 41.4.1　手术探查与修复：注意点

- 在双眼同时进行手术时，应使用完全独立的两套手术器械，并在切换眼别时重新洗手消毒。
- 首先修复视力较好眼。
- 手术中应使用 Fox 眼罩保护未手术眼，这对于双眼开放性眼外伤尤为重要，以免不慎对手术巾覆盖下的眼球施加压力。

## 41.5　术后病程

令人意外的是，术后右眼视力始终有光感，而左眼则无光感（与术前视力相反）（图 41.5 和 41.6）。由于左眼一直无光感，因此放弃进一步手术治疗。

右眼超声检查显示脉络膜出血及漏斗状视网膜脱离，需要行视网膜修复手术（图 41.7）。

一期眼外伤修复术后第 5 周，患者接受了右眼脉络膜引流术及 23g 经平坦部玻璃体切除手术以治疗漏斗状视网膜脱离，但最终视网膜无法复位。患者 3 个月后因其他原因死亡。

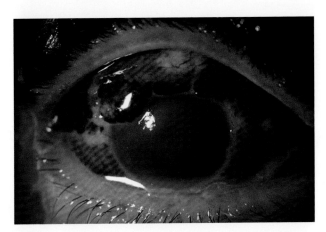

图 41.5　术后第 1 周，右眼 360°结膜下出血均得到改善，上方结膜覆盖角膜缘裂伤，角膜水肿，受眼内积血影响，眼内窥不入

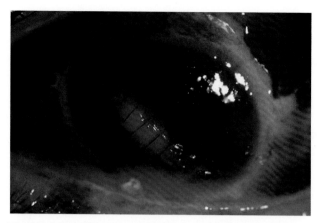

图 41.6　术后第 1 周, 左眼结膜下出血 360° 均得到改善, 角膜缘至角膜缘裂伤缝线在位, 鼻上方结膜覆盖巩膜裂伤

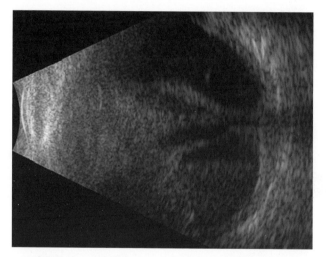

图 41.7　右眼 B 超显示闭合的漏斗状视网膜脱离

# 41.6　最终伤情评价

## 41.6.1　最终视力

右眼: 光感
左眼: 无光感

## 41.6.2　瞳孔

双侧瞳孔不规则, 对光反射消失。

### 41.6.3 裂隙灯检查

| | 右眼 | 左眼 |
|---|---|---|
| 眼睑与睫毛 | 裂伤愈合 | 正常 |
| 巩膜与结膜 | 结膜下出血，结膜覆盖角膜缘 | 无充血，安静 |
| 角膜 | 后弹力层皱褶（++） | 角膜缘至角膜缘裂伤对合好 |
| 前房 | 前房积血满灌 | 前房积血满灌 |
| 虹膜 | 窥不见 | 窥不见 |
| 晶状体 | 窥不见 | 窥不见 |
| 玻璃体 | 窥不见 | 窥不见 |

### 41.6.4 散瞳检查

双眼内窥不入。

## 41.7 回顾与总结

如果在临床检查中发现高度可疑的开放性眼外伤，应立即联系眼科医生。应使用眼罩保护眼球，并尽量减少对眼球的操作。对眼球或眶周组织的进一步操作可能导致眼内容物脱出。如果怀疑有开放性眼外伤，应尽量避免进行眼睑或面部手术。

术前应尽可能准确检查视力。如果发现视力无光感，则应重新检查再次确认，因为这决定了与患者术前沟通的方式。尽管如此，在严重眼外伤情况下术前视力检查有时可能不可靠。患者通常对眼球的预后充满恐惧，可能难以配合视力检查。但是即使患者拒绝睁眼，我们仍然可以透过眼睑检查光感。如本病例所示，有时患者在术前被确认为无光感，而在手术后却出现了光感。其原因尚不确定，但可能部分原因是受到患者的精神状态影响。鉴于这一现象，我们建议即使术前视力无光感，也要尽一切可能关闭开放的眼球，因为有时术后的确可能出现光感或以上的视力。当发现患者术后视力恢复光感后，应将患者转诊至视网膜专科以评估二期视力康复手术。如果术后持续无光感，则可以和患者讨论相应的治疗方案。不过，临床可能更常见到相反的情况，即患者就诊时有光感或弱光感，但在术后短期内出现光感消失。因此在开放性眼外伤修复手术之前，必须与患者讨论这种可能性。

双眼同时开放性眼外伤比单眼开放性眼外伤少见得多，而且可能是毁灭性的。如前所述，应尽一切努力关闭眼球并保留残余视力。手术室内也应加强预防管控措施。与双眼白内障手术一样，我们建议对每只眼独立进行治疗，并在完成一眼修复手术后重新进行消毒和术前准备。我们还为第二眼手术单独准备手术台及器械套包。在先后顺序上，应首先为视力好眼进行手术。应使用防护眼罩保护未手术眼（即使对于非双眼开放性眼外伤也应如此）。如果双眼视力预后较差，则应将患者转介至社会服务或其他医疗服务机构，以帮助患者尽早与盲人委员会或其他组织建立联系。

## 41.8　学习要点

- 双眼开放性眼外伤非常少见，而且往往是灾难性的。
- 由于存在医源性损伤及眼内容物进一步脱出的风险，如果怀疑开放性眼外伤，应避免行眦部切开手术。
- 当双眼同时进行手术时，手术医生应在第二眼手术之前重新进行消毒准备工作，并使用新的手术衣和手术器械。

### 参考文献

1. Knyazer B, Bilenko N, Levy J, Lifshitz T, Belfair N, Klemperer I, Yagev R. Open globe eye injury characteristics and prognostic factors in Southern Israel: a retrospective epidemiologic review of 10 years experience. Isr Med Assoc J. 2013;15(3):158–62.
2. Nguyen HV, Talcott KE, Lorch A, Chee Y, Kloek C, Eliott D, Grob SR. 2017. Bilateral open globe injuries at a Tertiary Care Center. ARVO Annual Conference, Poster Number 5950, Poster Board Number: B0713, Baltimore, MD.

# 第42章
## 病例 37：Ⅰ/Ⅱ/Ⅲ区开放性眼外伤伴眼眶骨折

Ashley A. Campbell, Eric D. Gaier, Alice C. Lorch, and Yewlin E. Chee

## 42.1 现病史

29岁男性患者，因左眼开放性眼外伤就诊。既往无眼病史。
- 患者在当晚的垒球比赛中被一记直线球击伤左眼。
- 患者当即感左眼视力丧失伴疼痛。

## 42.2 初步伤情评价

### 42.2.1 视力（裸眼）

右眼：20/20
左眼：光感

### 42.2.2 瞳孔

右眼：对光反射灵敏
左眼：传入性瞳孔障碍（+）

### 42.2.3 外眼检查

左上颌3cm皮肤裂伤及弥漫性眶周瘀斑。

### 42.2.4 裂隙灯检查

|  | 右眼 | 左眼 |
|---|---|---|
| 眼睑与睫毛 | 正常 | 上睑远离睑缘区域1cm皮肤裂伤 |
| 巩膜与结膜 | 正常 | 弥漫性结膜水肿及结膜下出血，以颞侧为主 |
| 角膜 | 正常 | 5:00至11:30，角膜缘至角膜缘全层角膜裂伤 |
| 前房 | 正常 | 深度浅 |
| 虹膜 | 正常 | 鼻侧葡萄膜组织脱出 |
| 晶状体 | 正常 | 窥不清，可疑晶状体自角膜伤口向下方脱出 |
| 玻璃体 | 正常 | 窥不清 |

### 42.2.5　散瞳检查

右眼黄斑及视盘：正常

右眼周边视网膜：正常

左眼黄斑及视盘：窥不清

左眼周边视网膜：窥不清

### 42.2.6　影像学检查

CT 平扫显示左眼眶粉碎性骨折，累及左眼眶下壁及外侧壁。左上颌窦前壁及外侧壁骨折，窦腔内可见气液平面。左侧翼突板上融合处横断骨折。左侧颧弓多发骨折，无明显移位。左侧鼻骨骨折。左眼球前方软组织肿胀，眼球轮廓变形。未见左眼晶状体（图 42.1、图 42.2）。

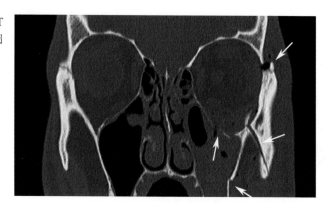

**图 42.1**　颌面部冠状位 CT 显示，左眼眶底骨折及左侧颧上颌复合体骨折（箭头）

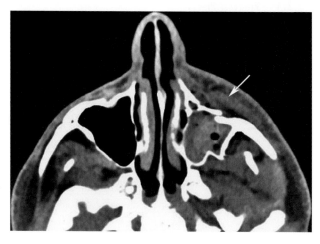

**图 42.2**　颌面部水平位 CT 显示，左上颌前壁向内移位（箭头）

## 42.3　术前初步评估与手术计划

该名 29 岁男性患者因垒球击中左眼造成高速钝性损伤，开放性眼外伤，左侧面部多发骨折，包括颧上颌复合体（zygomaticomaxillary complex，ZMC）及眶底骨折。依据标准化治疗方案，给予患者静脉抗生素治疗。并计划在伤后 24 小时内进行开放性眼外伤及面部皮肤裂伤修复手术。由于患者左眼伤情严重，初诊视力差，并存在传入性瞳孔障碍，患者被告知左眼视功能预后不良，并且将来可能需要进行二期眼球修复及面部骨折修复手术。针对 I/II/III 区眼外伤的手术探查及修复计划与之前的病例相似（参见前面章节）。

一旦怀疑为开放性眼外伤，应用眼罩遮盖保护患眼，同时通知各个相关亚专科随时待命。对于多发伤病例，往往有多个亚专科需要对患者进行检查，应尽量减少对眼球的不必要骚扰。一般应先进行开放性眼外伤的探查及修复工作，并留有一定的恢复时间，骨折修复工作应适当延后。因为骨折修复手术会对眼球施加压力，有可能进一步导致眼内容物或葡萄膜组织脱出。除非面部情况或气道不稳定需要紧急修复，否则建议延迟骨折修复时间，直到眼球外伤完全愈合。如果患者因眼球损伤严重，需要一期摘除或在修复术后早期即需摘除无光感眼，那么此时也可以选择同步修复骨折。对于有视功能恢复希望的患者，我们通常会等待至少 6 周后再进行骨折修复手术（如果必须修复骨折）。如果患者需要进一步接受视功能恢复类型眼球手术，则可能要等待更长的时间才能进行骨折修复。

## 42.4　手术探查与修复：手术记录

术前与患者详细沟通手术风险、获益及替代方案，患者希望进行眼球修复手术。将患者带入手术室，由麻醉医生进行全身麻醉。术前核对患者信息及眼别。按照眼科手术无菌常规进行消毒铺巾，使用 Jaffe 开睑器确保暴露充分。

检查眼球发现，全层角膜裂伤从 11：30 延伸至 5：00，横跨中轴部，长约 10mm。首先用 9-0 尼龙线缝合 11：30 角膜缘，然后用 10-0 尼龙线沿角膜裂伤进行可调节间断缝合。角膜裂伤关闭后，做 2：00 角膜缘穿刺口，将过滤空气注入眼内以形成前房。此时见角膜裂伤闭合良好。接下来开始处理巩膜裂伤。用 Westcott 钝剪沿角膜缘 360° 环形剪开球结膜。然后依次用 Westcott 钝剪及 Stevens 弯剪向后分离探查眼球。见巩膜裂伤位于上方并向后延伸很多。8-0 尼龙线沿巩膜伤口间断缝合直至伤口末端，约位于角膜缘后 12mm。用 Stevens 剪仔细探查眼球其余象限，以确保所有伤口都已得到修复。经探查未见其他伤口。8-0 Vicryl 线缝合结膜。对所有伤口进行荧光素染色，以确保伤口密闭性。完毕后结膜下注射糖皮质激素及抗生素。

接下来处理左眼上睑及左上面颊处的皮肤裂伤。6-0 肠线间断缝合皮肤裂伤。敷料包盖所有伤口。

在显微镜下去除开睑器及手术巾。患者对手术耐受良好，无并发症发生。

### 42.4.1　手术探查与修复：注意点

- 本病例采用了可调节缝线缝合角膜裂伤，以便在关闭伤口时调整缝合张力。如前所述，这种缝合方式适用于较长的角膜裂伤。
- 先修复Ⅰ区裂伤，再修复Ⅱ/Ⅲ区裂伤，以尽量避免在缝合后部裂伤时挤压眼球导致眼内容物脱出。
- 确保首先对齐角膜缘！
- 先修复眼球伤口，再修复面部皮肤伤口。
- 一般先进行开放性眼外伤的修复工作，待眼球外伤愈合之后，再进行骨折修复工作。

## 42.5　术后病程

术后检查患者视力光感，角膜缝线完好（图 42.3）。患者留院以完成静脉抗生素治疗。术后 B 超检查提示全视网膜脱离，未见前附着点，可能提示存在巨大视网膜裂孔。同时存在脉络膜出血表现（图 42.4）。伤后第 5 天，视网膜专科医生对患者进行伤情评估。在告知患者视力预后差的同时，建议患者可通过经平坦部玻璃体切除术联合穿透性角膜移植术来修复视网膜脱离。角膜专科医生也对患者进行会诊。患者最终决定不再进行进一步手术。

伤后 1 周，整形外科对患者的左侧 ZMC 骨折及眶底骨折进行评估。患者存在左侧面部中间皮肤麻木。无咬合不正，鼻腔呼吸通畅。由于患者 ZMC 骨折移位程度很轻，医生认为没有颧骨投影消失或颧弓凹陷的风险。另外，眶底骨折范围很小，因此不太可能引起眼球内陷。基于以上发现，不建议患者手术修复面部骨折。

在术后第 6 周与第 12 周之间分步拆除角膜缝线。患者在受伤后逐渐出现左眼外斜。接触镜专科会诊后建议验配美容性接触镜，但由于费用问题而推迟。伤后第 16 个月，患者出现虹膜及房角部位新生血管，合并前房积血。由于眼压控制较好，患者并未感到疼痛。考虑到患眼已经处于眼球萎缩前期，出于美容目的，建议患者进行眼球摘除或眼内容摘除手术。此时患者倾向于保留眼球。

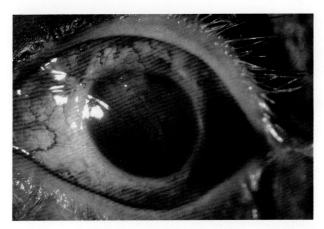

**图42.3 术后第5天前节照相**
显示左眼角膜缘至角膜缘角膜裂伤修复术后，10-0缝线在位

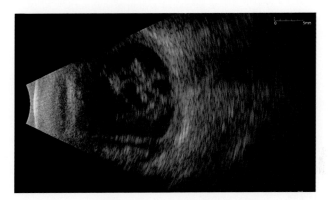

**图42.4 术后1周B超检查**
显示左眼全视网膜脱离，未见前附着点，提示可能存在巨大视网膜裂孔，脉络膜出血

## 42.6 最终伤情评价

伤后22个月

### 42.6.1 最终视力

右眼：20/15
左眼：光感

### 42.6.2　瞳孔

右眼：对光反射灵敏

左眼：传入性瞳孔障碍（+）

### 42.6.3　眼外肌检查

轻度外斜视

### 42.6.4　外眼检查

左眼球内陷

### 42.6.5　裂隙灯检查

| | 右眼 | 左眼 |
|---|---|---|
| 眼睑与睫毛 | 正常 | 上睑下垂 |
| 巩膜与结膜 | 正常 | 鼻上方结膜下见巩膜缝线在位 |
| 角膜 | 正常 | 5∶00 至 11∶00，角膜缘至角膜缘角膜瘢痕，缝线拆除后，下方内皮色素沉着，新生血管长入伤口 |
| 前房 | 正常 | 安静，无积血及细胞 |
| 虹膜 | 正常 | 瞳孔不规则，虹膜表面大量新生血管，散瞳不佳，房角镜下见房角新生血管 |
| 晶状体 | 正常 | 缺如 |
| 玻璃体 | 正常 | 窥不清 |

### 42.6.6　散瞳检查

右眼黄斑及视盘：正常，杯 / 盘比 0.2

右眼周边视网膜：正常

左眼黄斑及视盘：窥不清

左眼周边视网膜：窥不清，视网膜脱离

## 42.7　回顾与总结

在本病例中，患者因垒球击中左眼造成高速钝性损伤，包括严重的开放性眼外伤及面部多发骨折。与单纯开放性眼外伤患者相比，开放性眼外伤合并眼眶骨折患者的视功能预后更差。有研究显示在开放性眼外伤合并面部骨折患者中，只有 4.8% 的患者视力恢复到 20/400 或更好[1]。近期的一项研究发现 29% 的面部骨折合并开放性眼外伤患者的最终视力为指数或更好。作者认为开放性眼外伤应在此类患者的早期护理中享有优先权，以获得更好的视力恢复结果。

开放性眼外伤合并面部骨折患者的视功能预后较差可能与损伤机制有关，这些病例多由于钝性原因致伤[2]。与单纯开放性眼外伤相比，眼球破裂伤常常累及到多个眼外伤分区[2]。基于现有证据（尽管有限），我们建议在此类情况下应将眼球修复作为重点考虑，而将骨折修复作为次要考虑。本例患者即为如是考虑。

在考虑修复骨折之前，应首先分析修复工作的必要性。对于 ZMC 骨折，相关评估包括是否存在咬合不正，是否存在颧骨投影消失或颧弓凹陷的风险。对于眶底骨折，需要考虑骨折的范围，是否存在骨折部位眼外肌嵌顿，是否存在眼球内陷的风险。如果的确有必要进行骨折修复以防止外观和 / 或功能缺陷，接下来的问题就是何时进行修复。如果可能的话，应尽量推后修复时间，尽管这样做可能会导致骨折难以修复及愈合欠佳。在进行骨折修复时，应尽量减少对眼球施加压力。

## 42.8 学习要点

- 对于开放性眼外伤合并面部或眼眶骨折患者，应尽可能推迟骨折修复，直至开放性眼外伤已经得到妥善处理。
- 如果进行骨折修复，应在术中尽量减少对眼球施加压力。
- 由于致伤特点，钝性损伤通常会导致较大或较为靠后的眼球破裂伤，此类情况下的视功能预后往往较差。

### 参考文献

1. Vaca EE, Mundinger GS, Kelamis JA, Dorafshar AH, Christy MR, Manson PN, Rodriguez ED. Facial fractures with concomitant open globe injury: mechanisms and fracture patterns associated with blindness. Plast Reconstr Surg. 2013;131(6):1317–28.
2. Gaier ED, Tarabishy S, Wolkow N, Gardiner M, Lefebvre DR, Grob S. Open globe injury associated with orbital fracture carries a poor prognosis. ARVO poster 2016.

# 第43章
## 病例38：自闭性开放性眼外伤

Kristine Lo, Danielle Trief, and Yewlin E. Chee

## 43.1 现病史

51岁男性患者，因右眼金属异物溅入后视物模糊就诊。

- 患者在敲击金属时有一片金属溅入右眼。当地医院为其清除了角膜金属异物，并予抗生素眼膏预防感染治疗。
- 2天后患者因持续视物模糊至MEE就诊。经检查发现右眼一处自闭的角膜裂伤，虹膜透照缺损及外伤性白内障。
- CT扫描确认存在晶状体内异物。

## 43.2 初步伤情评价

### 43.2.1 视力（裸眼）

右眼：20/40-2
左眼：20/20

### 43.2.2 瞳孔

右眼：圆，传入性瞳孔障碍（-）
左眼：圆，传入性瞳孔障碍（-）

### 43.2.3 外眼检查

未见异常

### 43.2.4 裂隙灯检查

|  | 右眼 | 左眼 |
|---|---|---|
| 眼睑与睫毛 | 正常 | 正常 |
| 巩膜与结膜 | 弥漫性结膜充血（+） | 正常 |

续表

| | 右眼 | 左眼 |
|---|---|---|
| 角膜 | 1.3mm 斜形全层角膜裂伤，伴 10:00 方位后弹力层褶皱，伤口 Seidel 试验阴性 | 正常 |
| 前房 | 细胞(++)，前房成形 | 正常 |
| 虹膜 | 10:00 方位透照缺损 | 正常 |
| 晶状体 | 10:00 方位局限性混浊，前后囊膜下楔形混浊 | 正常 |
| 玻璃体 | 正常 | 正常 |

#### 43.2.5　散瞳检查

右眼黄斑及视盘：正常
右眼周边视网膜：正常
左眼黄斑及视盘：正常
左眼周边视网膜：正常

#### 43.2.6　影像学检查

眼眶 CT 平扫显示右眼晶状体内颞侧金属眼内异物（图 43.1）。

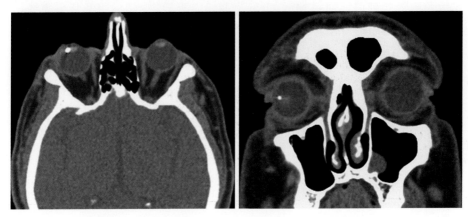

**图43.1　水平位及冠状位CT显示金属异物嵌入右眼晶状体**

## 43.3　术前初步评估与手术计划

患者系 I 区自闭性角膜裂伤、晶状体内异物及外伤性白内障。如果仅为自闭性角膜裂伤则无须手术干预。但是患者存在眼内金属异物，必须尽快清除。

本病例提出了 3 个讨论点：自闭性角膜裂伤的处理，晶状体内异物及外伤性白内障的处理，以及人工晶状体的植入时机。

因金属异物致眼外伤的患者应仔细检查以排除眼内异物。虹膜透照缺损是眼内异物存在的重要线索，因此必须在散瞳前进行裂隙灯检查。如果存在疑问，必须进行眼眶 CT 检查。

应检查角膜裂伤是否存在渗漏。如果未发现伤口渗漏，一般无须手术修复。尽管自闭性角膜裂伤可能不需要手术干预，但是只要发生过开放性眼外伤，眼内炎的风险就会增加。因此，应考虑恰当的抗生素预防治疗。其他影响手术方案制定的因素包括眼内异物的存在，以及囊膜受损引起的外伤性白内障。在本病例中，晶状体内异物及外伤性白内障需要尽快进行手术干预。

## 43.4 手术探查与修复：手术记录

术前履行手术知情同意程序，确认和标记术眼。使用胶带及眼罩保护非手术眼。在颞侧全层角膜裂伤区域放置 2 个虹膜拉钩。拉开虹膜，在颞侧近悬韧带附近的晶状体内发现异物。相应区域存在虹膜后粘连。做下方角膜缘穿刺口，使用黏弹剂分离虹膜后粘连。使用黏弹剂充分填充前房并包裹异物。扩大角膜缘穿刺口。使用 Max-Grip 剥膜镊游离异物，然后将其从角膜缘切口取出。检查晶状体见残余的锈蚀及混浊物，以及外伤性白内障。因此决定即刻摘除晶状体，择期进行人工晶状体二期植入手术。增加虹膜拉钩以充分牵拉虹膜。做颞侧角膜缘穿刺口。台盼蓝染色晶状体前囊膜。在前囊膜受损中央区域进行连续环形撕囊。轻柔进行水分离与水分层。使晶状体核脱入前房，超声乳化后吸除。吸除皮质，抛光后囊膜，吸除残余黏弹剂。使眼压位于生理范围。10-0 尼龙线关闭角膜缘切口，充分水密。远离伤口部位结膜下注射抗生素及糖皮质激素药物。手术中角膜裂伤维持水密，无须缝合。

### 43.4.1 手术探查与修复：注意点

- 黏弹剂有助于分离虹膜后粘连。
- 虹膜拉钩可用于散瞳效果不佳，以及需要牵拉虹膜以探查眼内异物或囊膜损伤范围的情况。
- 如果残留的锈蚀或混浊物无法用镊子手动清除，则应摘除外伤性白内障。晶状体前囊膜破裂伴皮质溢出也是开放性眼外伤修复手术中一期摘除晶状体的原因。人工晶状体可留作二期植入。

## 43.5 术后病程

患者在 MEE 完成 48 小时静脉抗生素治疗。术后第 1 天，患者视力为指数。予出院，局部予糖皮质激素、抗生素、睫状肌麻痹剂及非甾体抗炎滴眼液（nonsteroidal anti-inflammatory drop, NSAID）治疗。

术后 1 周随访，经 +10D 镜片矫正后，患者视力为 20/25 + 2。停用抗生素滴眼液。糖皮质激素剂量逐减，NSAID 持续使用 1 个月。

1 个月后随访，患者最佳矫正视力为 20/20−。角膜裂伤愈合好。7:00 方位虹膜后粘连（图 43.2）。后囊膜完整。与患者讨论了无晶状体眼的矫正方式，包括配戴接触镜及二期植入人工晶状体手术。患者选择人工晶状体植入，因为配戴接触镜不够方便。

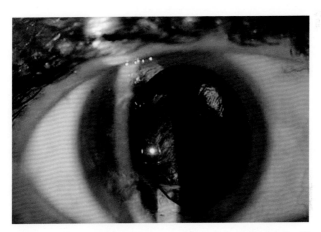

**图 43.2** 裂隙灯照相显示 10:00 方位一处小的角膜瘢痕，颞侧虹膜局部后粘连

## 43.6 二期人工晶状体植入手术：手术记录

术前履行手术知情同意程序。对患者进行眼周阻滞麻醉。按照眼科手术无菌常规进行消毒铺巾。做 2:00 方位角膜缘穿刺口。向前房及睫状沟部位注入黏弹剂。术中见 8:00 至 10:00 虹膜后粘连。用睫状体分离铲及 MST 眼内镊分离虹膜后粘连。然后在 10:00 方位做透明角膜切口，稍扩大切口以适合三片式人工晶状体植入器。将三片式人工晶状体注入睫状沟内，并调节至正位。清除前房黏弹剂。水密切口。10-0 尼龙线关闭切口。

### 43.6.1　二期人工晶状体植入手术：注意点

- 如果虹膜与晶状体前囊膜发生粘连，可以使用黏弹剂进行分离，如果粘连较紧，MST 眼内镊或眼内剪有助于分离粘连。
- 如果晶状体囊袋难以打开，在使用三片式人工晶状体的前提下，可以将人工晶状体植入睫状沟内。

## 43.7　最终伤情评价

### 43.7.1　最终视力

右眼：20/20−
左眼：20/20

### 43.7.2　瞳孔

右眼：不规则，传入性瞳孔障碍（−）
左眼：圆，传入性瞳孔障碍（−）

### 43.7.3　裂隙灯检查

|  | 右眼 | 左眼 |
|---|---|---|
| 眼睑及睫毛 | 睑缘泡沫状分泌物 | 正常 |
| 巩膜及结膜 | 正常 | 正常 |
| 角膜 | 10:00 方位小的全层角膜瘢痕 | 正常 |
| 前房 | 少量细胞 | 正常 |
| 虹膜 | 颞下方虹膜萎缩，虹膜透照缺损部位可见睫状沟内人工晶状体 | 正常 |
| 晶状体 | 三片式人工晶状体位于睫状沟内，中度后囊膜混浊 | 正常 |
| 玻璃体 | 正常 | 正常 |

### 43.7.4　散瞳检查

右眼黄斑及视盘：正常
右眼周边视网膜：正常
左眼黄斑及视盘：正常
左眼周边视网膜：正常

## 43.8 回顾与总结

对于高速角膜异物损伤病例，应彻底排查角膜穿通伤及眼内异物。如有疑问，应进行 CT 扫描。超声生物显微镜（UBM）是查找后房异物的有效工具。

小的自闭性伤口可予局部抗生素保守治疗[1]。对于所有可疑开放性眼外伤，我们建议使用静脉抗生素治疗。角膜绷带镜可用于较大的伤口，也可用于在进入手术室之前减少房水渗漏。角膜植片和房水抑制剂也可用于处理非常小的裂伤[2]。如果有任何怀疑伤口没有自闭或无法闭合，则应将患者带入手术室以修复全层裂伤，因为角膜伤口渗漏会增加眼内炎的风险。

眼内异物必须要清除。CT 扫描和/或 UBM 有助于确定异物的位置。

应仔细考虑外伤性白内障摘除和人工晶状体植入的时机。不伴囊膜破裂的局灶性晶状混浊伤可以保持长时间的稳定，此时可以考虑延迟摘除晶状体。相反，如果存在囊膜破裂，一期修复术中摘除晶状体会降低术后的炎症反应与并发症风险。不过，如果受伤后的角膜条件不支持安全的晶状体摘除，或者存在后囊膜破裂伴玻璃体脱出，则通常更安全的做法是等到视野改善后再摘除晶状体，或者由视网膜外科医生进行经平坦部晶状体切除手术。

如前所述，应仔细考虑人工晶状体的植入时机。开放性眼外伤修复手术中一期植入人工晶状体可以缩短康复时间，减少手术次数，以及促进早期双眼视觉功能重建[3]。不过同时，它也会使患者面临感染风险增加（人工晶状体可能成为感染灶），术后炎症反应加重，以及视网膜脱离风险增加[4]。Andreoli 等研究显示，一期人工晶状体植入是眼内炎发生的危险因素[5]。在急性眼外伤的环境下，眼轴长度和角膜曲率的测量难度较大，并且在角膜裂伤修复和缝线拆除后可能会发生变化。二期人工晶状体植入可以实现更仔细的手术设计，并选择最合适的人工晶状体。

## 43.9 学习要点

- 并非所有的角膜穿通伤都需要手术修复。自闭性伤口通常可以使用局部抗生素治疗，不过由于患者存在开放性眼外伤史，在伤口恢复期间仍然需要警惕眼内炎的风险。应酌情考虑静脉或口服抗生素治疗。
- 人工晶状体可以通过二期手术植入，与一期手术相比，优势在于角膜愈合更好、人工晶状体度数测量更准确、手术计划更完善。

## 参考文献

1. Hamill MG. Corneal and scleral trauma. Ophthalmol Clin North Am. 2002;15:185–94.
2. Vora GK, Haddadin R, Chodosh J. Management of corneal lacerations and perforations. Int Ophthalmol Clin. 2013;53(4):1–10.
3. Baykara M, Dogru M, Ozcetin H, et al. Primary repair and intraocular lens implantation after perforating eye injury. J Cataract Refract Surg. 2002;28:1832–5.
4. Shah AS, Turalba AV. Intraocular lens implantation in penetrating ocular trauma. Int Ophthalmol Clin. 2010;50(1):43–59.
5. Andreoli DM, Andreoli MT, Kloek CE, et al. Low rate of endophthalmitis in a large series of open globe injuries. Am J Ophthalmol. 2009;147(4):601–8.

# 第44章
## 病例39：延误就诊的Ⅰ区开放性眼外伤（发生于陈旧创伤部位）

Tavé van Zyl and Seanna Grob

## 44.1 现病史

31岁男性患者，因怀疑右眼开放性眼外伤就诊。既往体健。

- 前1天上午，患者在从蹲伏位起立时，右眼撞在硬塑料抽屉角上。患者作为HVAC（Heating, Ventilation and Air Conditioning）技术人员当时正在工作中。
- 患者因"轻度视物模糊"和异物感，在下班后于初级保健单位就诊，次日被转至眼科。随后患者因疑似开放性眼外伤被转送至MEE（伤后逾24小时）。
- 患者诉自12岁起反复出现右眼"结膜炎"病史，每年大约发生3～4次，每次均在初级保健单位治疗，予局部使用抗生素眼液直至症状消失。
- 患者否认右眼既往外伤病史，但有多年眼病史。

## 44.2 初步伤情评价

### 44.2.1 视力

右眼：20/30
左眼：20/20

### 44.2.2 瞳孔

右眼：直径4mm，对光反射迟钝，传入性瞳孔障碍（－）
左眼：直径3mm，对光反射灵敏，传入性瞳孔障碍（－）

### 44.2.3 外眼检查

正常，未见裂伤、水肿及瘀斑

### 44.2.4　裂隙灯检查

| | 右眼 | 左眼 |
|---|---|---|
| 眼睑与睫毛 | 正常 | 正常 |
| 巩膜与结膜 | 轻度充血,粗大结膜及表层巩膜血管侵犯鼻侧角膜缘 | 正常 |
| 角膜 | 水平走行的全层角膜裂伤,长约 6.5mm,自 4:00 角膜缘向颞侧横跨角膜,伤口内见新生血管及色素,Seidel 试验阴性。 | 正常 |
| 前房 | 细胞(+) | 正常 |
| 虹膜 | 6:00 虹膜后粘连,5:00～8:00 方位扇形透照缺损,粗大虹膜血管,瞳孔圆形,中度散大,无虹膜嵌顿 | 正常 |
| 晶状体 | 正常,无白内障或囊膜损伤 | 正常 |
| 玻璃体 | 无色素及红细胞 | 正常 |

### 44.2.5　散瞳检查

　　右眼黄斑及视盘:正常
　　右眼周边视网膜:正常
　　左眼黄斑及视盘:正常
　　左眼周边视网膜:正常

### 44.2.6　影像学检查

　　眼眶 CT 显示未见眼眶骨折及眼内异物。双侧眼球对称且形态良好。

## 44.3　术前初步评估与手术计划

　　患者系 I 区开放性眼外伤,因从蹲伏位起立时钝性撞击致眼球破裂。患者既往有反复发作"结膜炎"病史,结合线状角膜异常伴伤口内角膜新生血管,提示陈旧角膜伤口可能,甚至可能是既往外伤导致的自闭性全层伤口,碰巧在这次钝性撞击中再度受伤破裂(图 44.1a, b)。在异常角膜区域的后方还可见虹膜相应扇形萎缩,同样提示既往外伤的可能性(图 44.1b)。由于患者角膜已经存在异常区域,抽屉角的钝性撞击在此"薄弱"区域造成了全层伤口。

　　修复延误就诊的 I 区开放性眼外伤的复杂性包括伤口上皮化以及易碎的角膜组织。我们计划用 67 号刀片对伤口进行清创,清除异常上皮,以促进愈合并防止眼内上皮植入。眼内上皮植入除了会引起持续性伤口渗漏,还可能导致毁灭性后果 [1]。在手术结束时为患者配戴角膜绷带镜,以在术后早期提供额外保护。

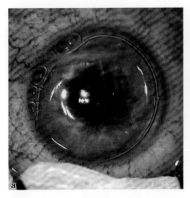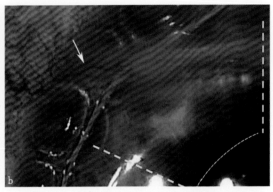

**图44.1** 术中照相（手术医生视角），开放性眼外伤修复手术开始前（注入过滤空气维持前房后）。粗大表层巩膜及结膜血管侵入角膜伤口，提示慢性病程，伤口周围角膜变白（a）；伤口周边区域高倍放大图像显示血管（箭头）位于全层角膜裂伤内。虹膜扇形透照缺损（黄色虚线）（b）

## 44.4 手术探查与修复：手术记录

术前与患者详细沟通手术风险、获益及替代方案，患者同意进行开放性眼外伤探查及修复手术。患者被带入手术室，由麻醉医生进行全身麻醉。术前安全核查，核对患者信息及眼别。按照眼科手术无菌常规进行消毒铺巾。使用Jaffe开睑器确保术野暴露充分。

检查眼前节。见斜形全层角膜裂伤，长约6.5mm，自鼻下方角膜缘约4:30方位向视轴区域水平延伸。粗大新生血管自角膜缘向角膜内生长，累及1/3长度伤口。伤口周围角膜变白。Seidel试验阳性。伤口内无虹膜嵌顿，但可见少量色素沉着。6:00方位虹膜后粘连。

开始修复伤口（图44.2a～i）。15°穿刺刀在颞侧9:00做角膜缘穿刺口。向前房注入过滤空气。用67号刀片清理创缘。然后用10-0尼龙线间断缝合关闭伤口6针。角膜伤口易碎，符合延误就诊的角膜伤口表现。由于存在角膜新生血管，缝合时有少量出血。伤口缝合完毕后，Seidel试验确认伤口水密。由于患者延误就诊，角膜组织易碎，术毕放置16mm Kontur角膜绷带镜。

远离裂伤部位在颞侧及下方结膜下注射糖皮质激素和抗生素药物。取出开睑器。在显微镜下去除手术巾。患者拔管并转移至复苏室，手术耐受良好，无并发症发生。

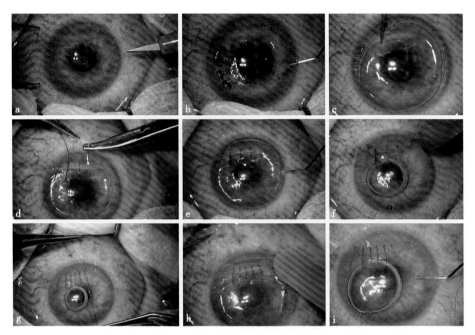

**图 44.2　陈旧角膜伤口急性破裂伤修复手术关键步骤**
(a)远离伤口制作角膜缘穿刺口;(b)通过 27g 针头向前房注入过滤空气;(c)用 67 号刀片
对伤口进行清创,清除异常角膜上皮及组织碎屑;(d)最初以 10-0 尼龙线打可调节式滑结,
在所有缝线按所需张力打结后,收紧缝线并剪短线结;(e)缝合中由于基质内新生血管导致
出血;(f)由于陈旧伤口角膜基质易碎,Seidel 试验阳性,缝合点及主伤口均有渗漏;(g)补
充缝合;(h)Seidel 试验阴性;(i)再次注入平衡盐溶液以确保伤口水密

### 44.4.1　手术探查与修复:注意点

- 在缝合角膜伤口时,过滤空气是维持前房稳定的极佳工具。
- 保留小气泡在眼内有助于保持伤口的完整性,但必须确保气泡不会阻塞
  整个瞳孔,否则可能会因瞳孔阻滞继发眼压突然升高。
- 延误就诊的伤口应在缝合前做好清创,以促进愈合,并防止眼内上皮植入。
- 延误就诊的伤口可能需要比预期更密的缝合难实现水密。
- 在缝合之前应检查伤口是否存在其他慢性异常改变,如新生血管。

## 44.5　术后病程

　　患者留院完成 48 小时静脉抗生素疗程。术后第 1 天,视力为 20/200,针
孔矫正至 20/60-1。伤口稳定,Seidel 试验阴性,角膜绷带镜在位。伤口部位
轻度角膜水肿伴皱褶。

术后第6周，拆除一半（3/6）角膜缝线。术后第8周，拆除剩余3针缝线（图44.3）。术后3个月随访，患者诉视力"基本恢复正常"。患者称工作时间100%配戴防护眼镜，非工作时"约三分之二"时间配戴聚碳酸酯眼镜。

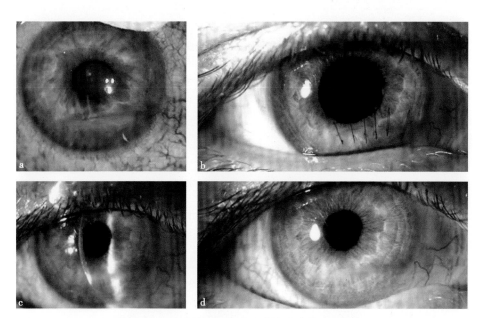

**图44.3　延误就诊的Ⅰ区开放性眼外伤外眼照相**

显示局部陈旧外伤表现，疑似10年以上病史。术前照相显示伤口起自4:00角膜缘，在视轴下方水平延伸可见粗大血管从角膜缘结膜延伸至角膜伤口内，伤口周围角膜变白（a）；术后1个月照相显示伤口稳定，10-0尼龙线在位；疑似慢性低级别炎症或感染引起虹膜萎缩，导致4:00～7:00瞳孔不规则（b）；术后3个月照相显示角膜瘢痕及瞳孔不规则；粗大血管部分消退（c，d）

## 44.6　最终伤情评价

### 44.6.1　最终视力

右眼：20/20

左眼：20/15

### 44.6.2　瞳孔

右眼：直径4mm，对光反射灵敏，传入性瞳孔障碍（－）

左眼：直径4mm，对光反射灵敏

### 44.6.3　裂隙灯检查

| | 右眼 | 左眼 |
|---|---|---|
| 眼睑与睫毛 | 正常 | 正常 |
| 结膜与巩膜 | 4:30方位角膜缘粗大血管,部分已消退 | 正常 |
| 角膜 | 角膜伤口自4:00角膜缘向中央水平延伸6mm,伤口已修复,角膜瘢痕形成,伤口内粗大深层血管由角膜缘长入,长约5.5mm,与修复术前相比部分消退,Seidel试验阴性 | 正常 |
| 前房 | 正常 | 正常 |
| 虹膜 | 6:00方位虹膜后粘连,5:00~8:00虹膜扇形透照缺损 | 正常 |
| 晶状体 | 正常 | 正常 |
| 玻璃体 | 正常 | 正常 |

### 44.6.4　散瞳检查

右眼黄斑及视盘:正常

右眼周边视网膜:正常

左眼黄斑及视盘:正常

左眼周边视网膜:正常

## 44.7　回顾与总结

根据病史,本例患者的外伤发生于 MEE 就诊前超过 24 小时,属于延误就诊。患者相对较好的视力以及前节损伤位置,与 MEE 遇到的大部分延误就诊患者一致。对 9 年来在 MEE 就诊的 823 例开放性眼外伤病例进行回顾分析,结果显示伤后超过 24 小时就诊的患者(n=58)的就诊视力一般更好,更少出现前房积血或后部(Ⅲ区)损伤(分别为 $P=0.002\,8$, $P=0.030\,8$, $P<0.000\,1$)[2]。这在很大程度上可能是由于患者低估了眼外伤的严重程度。在这项研究中,延误就诊的患者中没有一例发生眼内炎。这些患者的术后视力通常也更好。

本例患者甚至提供了一个更极端的延误就诊的开放性眼外伤病例,在本次受伤之前的那次眼外伤很可能没有接受过治疗。由于患者自觉视力影响较小,所以从未寻求过眼科医生的帮助。目前尚不清楚患者当时受伤是全层自闭性角膜裂伤还是板层角膜裂伤,不过角膜伤口后方的虹膜透照缺陷提示全层裂伤可能性更大。不管先前的损伤情况如何,患者角膜的那片"薄弱"区域很容易在钝性创伤中发生破裂。该区域长期存在的慢性间歇性低级别感染

和 / 或炎症反应促进了角膜新生血管形成，这在修复手术中造成了出血。同时这也可能造成了术中角膜组织易碎，表现为主伤口在缝合多针后仍然在渗漏，而同样的针数足以关闭新鲜的角膜伤口，并且缝线针眼也在持续缓慢渗漏。术中对伤口进行清创确保创缘新鲜，能够促进愈合并防止上皮植入，而上皮植入会导致术后伤口渗漏。

　　本病例在加强有效医患沟通方面突出了两个要点。首先，如前所述，对于术前视力较好的开放性眼外伤患者，由于修复手术后早期的角膜水肿、缝合散光、眼内残存气泡或前房积血影响，术后视力必然会下降。如果事先没有做好充分准备，患者很可能会失望、担心、惊慌甚至恼怒。如果在术前谈话过程中与患者充分沟通，让患者及家属对术后短期结果有正确的认识，这对远期功能恢复是有帮助的。最后，即使外伤修复适当并完全愈合，由于原始损伤部位结构不可避免地被削弱，开放性眼外伤患者在多年后仍有较高的复发风险。应常规并反复告知这些患者全天候配戴聚碳酸酯防护眼镜的重要性，以达到保护未受伤眼以及防止受伤眼再次受伤的双重目的。

## 44.8　学习要点

- 避免患者失望：对于术前视力较好的开放性眼外伤患者，应在术前谈话过程中着重强调术后早期视力将会下降。
- 警惕延误就诊的角膜伤口：术中可能需要额外的缝线，和 / 或术后需要配戴角膜绷带镜，伤口愈合时间延长，并可能需要分期拆除缝线。
- 复发性开放性眼外伤并不少见：应持续并反复告知患者全天候配戴聚碳酸酯防护眼镜的重要性。

### 参考文献

1. Chen SH, Pineda R II. Epithelial and fibrous downgrowth: mechanisms of disease. Ophthalmol Clin North Am. 2002;15(1):41–8.
2. Trief D, Andreoli M, Shah A, Yonekawa Y, Andreoli C. Outcomes and characteristics of open-globe injuries with delayed presentation. Invest Ophthalmol Vis Sci. 2013;54(15):4435.

# 第 45 章

# 病例 40：Ⅰ区开放性眼外伤合并虹膜根部离断修复

Natalie Wolkow, Seanna Grob, and Roberto Pineda

## 45.1 现病史

64 岁女性患者，因怀疑左眼开放性眼外伤就诊。既往有高血压及玻璃体后脱离病史。

- 患者当时正在拆除一所房屋的木瓦，因判断失误，在拉拽木瓦时用力过猛，左眼被自己的指关节击中。
- 患者因视力下降至外院就诊，随后因高度怀疑右眼开放性眼外伤被转送至 MEE。

## 45.2 初步伤情评价

### 45.2.1 视力（裸眼）

右眼：20/100，针孔视力 20/25-1
左眼：手动 /60cm

### 45.2.2 瞳孔

右眼：圆，对光反射灵敏，传入性瞳孔障碍（－）
左眼：传入性瞳孔障碍（－）

### 45.2.3 外眼检查

正常

### 45.2.4  裂隙灯检查

|  | 右眼 | 左眼 |
|---|---|---|
| 眼睑与睫毛 | 正常 | 正常 |
| 结膜与巩膜 | 正常 | 鼻上方结膜下出血及结膜裂伤 |
| 角膜 | 正常 | 角膜中央裂伤，白色波浪状厚膜覆盖角膜（疑似脱出虹膜或睫状体组织） |
| 前房 | 正常 | 前房积血满灌 |
| 虹膜 | 正常 | 窥不清 |
| 晶状体 | 核性混浊（+） | 窥不清 |
| 玻璃体 | 正常 | 窥不清 |

### 45.2.5  散瞳检查

右眼黄斑及视盘：杯/盘比 0.3，视盘周围萎缩，玻璃体后脱离，黄斑平伏

右眼周边视网膜：正常

左眼黄斑及视盘：窥不清

左眼周边视网膜：窥不清

### 45.2.6  影像学检查

眼眶 CT 显示左眼前房稍浅，左眼球稍扁平，怀疑眼球破裂。左侧眶周软组织轻度肿胀。未见面部骨折或异物残留。

## 45.3  术前初步评估与手术计划

患者因巨大外力造成左眼钝性损伤，导致角膜裂伤伴葡萄膜脱出（图 45.1）。此外还存在前房积血及玻璃体积血，遮挡眼后节视野。

根据我们的经验，相较于锐器伤，钝性损伤通常会导致更大、更广泛的伴葡萄膜脱出的开放性眼外伤[1]。与锐器伤造成的局限性损伤相比，大型钝器损伤的远期视力结果更差。术前应告知患者视力预后不良的可能性。

在较大的损伤中，角膜缘常常会被累及。对于这类病例，在修复手术中应先缝合角膜缘，以帮助伤口对齐。

本例患者存在大量葡萄膜脱出，可能包括虹膜或睫状体。对于葡萄膜脱出，需要决定是否将葡萄膜组织复位、部分切除或是完全切除。如果葡萄膜组织尚存活性、干净并且健康，则应该回纳。如果葡萄膜组织出现坏死、污染或上皮化，则通常需要部分或全部切除。应尽量保留虹膜和睫状体，以保证

房水的产生及防止低眼压。另一方面,没有活性或受污染的葡萄膜容易引发感染,而上皮化的葡萄膜可能将上皮引入前房,导致眼内上皮植入(有关这一主题的更广泛讨论,请参阅第51章)。

患者存在玻璃体积血,无法窥清眼底。术后需行B超检查以评估视网膜情况。术前禁忌行B超检查,因为这会对眼球造成不必要的压力。

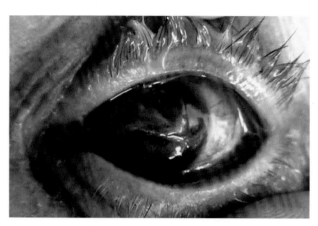

**图45.1　左眼术前外眼照相**
角膜表面可见脱出的葡萄膜组织

## 45.4　手术探查与修复:手术记录

术前与患者详细沟通手术风险、获益及替代方案,患者同意进行开放性眼外伤探查及修复手术。在术前准备区确认患者身份,标记左眼。患者被带入手术室,由麻醉医生进行全身麻醉。术前安全核查,核对患者信息及眼别。按照眼科手术无菌常规进行消毒铺巾。使用Jaffe开睑器确保术野暴露充分。

检查眼球见一条弯曲的斜形角膜伤口,从10:00角膜缘延伸至几乎2:00角膜缘。伤口途经视轴区。大量苍白虹膜组织脱出于角膜表面。前房下方1/2积血,晶状体因积血遮挡窥不清。上鼻上方结膜撕裂,伤口内有6根睫毛。予清除睫毛,冲洗结膜以清除异常组织。

用15°穿刺刀作1:00角膜缘穿刺口。用虹膜铲及睫状体分离铲经角膜缘穿刺口辅助,轻柔将脱出虹膜从角膜伤口复位至前房内。用Westcott剪沿7:00至2:00角膜缘环形剪开结膜,钝性分离探查眼球。未见其他区域眼球破裂伤,10:00角膜缘裂伤未延伸至巩膜。9-0尼龙线缝合10:00角膜缘伤口。然后用10-0尼龙线间断缝合角膜裂伤9针。注意不要在缝合时嵌顿任何虹膜组织。缝合完毕后检查伤口密闭性,Seildel试验阴性。

然后用 Westcott 剪及 Stevens 剪进一步钝性分离探查眼球。未查及其他裂伤。8-0 Vicryl 线缝合结膜 4 针，在角膜缘附近带浅层巩膜缝合以固定结膜。结膜下注射头孢唑林及地塞米松。在显微镜下取出 Jaffe 开睑器。轻柔清洁术眼，局部使用阿托品眼液及新霉素 - 多粘菌素 B- 地塞米松眼膏，无菌眼垫及眼罩包盖术眼。患者对手术耐受良好，无并发症发生，并被转移至术后复苏室。

### 45.4.1　手术探查与修复：注意点

- 如果伤口累及角膜缘，应首先对齐缝合角膜缘，就像在嘴唇裂伤中对齐朱红色边缘一样。这样有助于在关闭剩余伤口时实现更好的对齐效果。
- 如果脱出的葡萄膜组织尚有活性并且没有发生上皮化，应在修复手术中回纳入眼内。对污染或坏死的葡萄膜组织应予以切除。

## 45.5　术后病程

术后第 1 天，患者术眼视力为手动 /30cm。B 超显示视网膜平伏。

在随后的随访中，患者伤口愈合良好，视力仍然较差，为指数 /30cm。原因主要是复位的虹膜组织堆积在视轴中央，颞上方 11∶00 至 4∶00 虹膜根部离断（图 45.2）。

术后第 7 周，予拆除 10 针角膜缝线中的 5 针（图 45.3）。2 周后拆除剩余 5 针缝线。复查 B 超显示视网膜依然平伏，相对性传入性瞳孔障碍维持阴性，说明具有视力提升潜力。于是患者被转诊至角膜病专科医生进行视力康复。

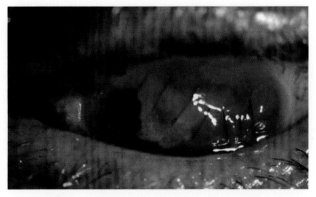

**图 45.2　左眼开放性外眼修复术后 1 周照相**
角膜伤口已修复，角膜中央后方见虹膜组织

外伤后 3 个半月,角膜病专科医生检查显示角膜切口愈合良好(图 45.4)。11:00 至 4:00 虹膜根部离断,虹膜和睫状体组织位于晶状体前旁中央区。虹膜与鼻上方及中央角膜伤口前粘连,与 5:00 晶状体前囊膜后粘连。晶状体存在核性与后囊下混浊,悬韧带基本完整,无晶状体震颤。分析角膜地形图发现不规则散光。计划进行白内障摘除联合人工晶状体植入、虹膜整形,以及角膜缘松解切开术,切开位置为 120°～130°。A 超检查确认眼轴长度,使用平均 K 值(47.00)来计算人工晶状体度数。屈光目标值设定为 –0.9D。初始外伤后 5 个月,患者接受了以视力康复为目的的手术。

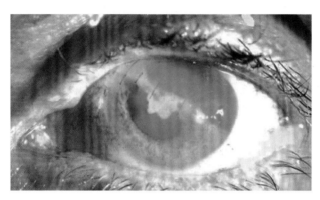

**图 45.3　左眼外眼照相,开放性眼外伤修复术后 2 个月**
已拆除 10 针角膜缝线中的 5 针,颞上方虹膜根部离断,虹膜遮挡视轴区

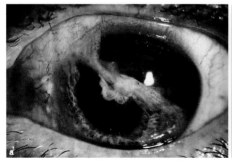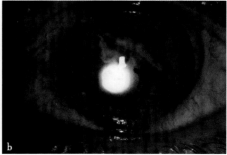

**图 45.4　左眼外眼照相,开放性眼外伤修复术后 4 个月**
(a)角膜裂伤愈合良好,虹膜组织遮挡中央视轴区;(b)晶状体位置居中,透照检查显示白内障改变

## 45.6　二期手术修复：手术记录

确认患者身份，标记左眼。在术前准备区行球周麻醉，然后将患者带入手术室，行麻醉监护。按照眼科手术无菌常规进行消毒铺巾。

手术医生位于患者头顶。放置开睑器，检查眼球见白色外伤性白内障，12：00 至 5：00 虹膜根部离断，角膜瘢痕，葡萄膜组织与角膜瘢痕粘连。

散光标记位于 120° 方位，用预设 600μm 保护刀片以 120° 为中心作 4mm 角膜缘松解切口。在颞上和颞下沿角膜缘作两处结膜切开。然后用月形刀在角膜缘后 2mm 作两个 3mm 巩膜槽。用 15° 穿刺刀作 9：00 角膜缘穿刺口。用台盼蓝作前囊膜染色，平衡盐溶液冲洗残留染料。向前房内注入黏弹剂，分离虹膜前后粘连。

作颞侧透明角膜切口。可见玻璃体从透明角膜切口脱出，用 Westcott 剪剪除玻璃体。用 2 根双臂 10-0 聚丙烯线修复虹膜根部离断，分别位于 12：00～2：00 以及 3：00～5：00。剪短并结扎缝线，线结埋入预先制作的巩膜槽内。

用截囊针和 Utrata 撕囊镊做连续环形撕囊。用平衡盐溶液进行水分离和水分层。使用超声乳化装置将晶体核乳化吸除。吸除残余晶状体皮质。过程中可见上方小的囊袋裂开。

使用黏弹剂填充囊袋。囊袋内植入 Bausch and Lomb LI60AO ＋18.5D 人工晶状体，用 Sinskey 调位钩调整人工晶状体至正位。吸除眼内残余黏弹剂。用平衡盐溶液水密所有切口。用 Weck-cels 法检查伤口，确认水密并且没有玻璃体嵌顿。

8-0 Vicryl 线缝合结膜切口。术毕人工晶状体位置良好，眼压指测正常。结膜下注射头孢唑林和地塞米松。取出开睑器。局部使用妥布霉素地塞米松眼膏。无菌眼垫及眼罩包盖术眼。患者情况稳定，被带入复苏室。

### 45.6.1　手术探查与修复：注意点

- 在为既往有过开放性眼外伤合并不规则散光的患者进行白内障手术时，如果条件允许，建议选择三片式中性非球面人工晶状体以获得更好的视觉效果。
- 修复虹膜根部离断可以为后续白内障手术提供更好的手术视野。

## 45.7　术后病程

术后第 1 天，患者视力提高至 20/200，针孔视力 20/125。虹膜根部离断修复良好，人工晶状体位置居中，可见致密后囊膜混浊。术后第 1 周，针孔视力

20/50。白内障术后 3 个半月，患者行 YAG 后囊膜切开术，最佳矫正视力提高至 20/40（图 45.5）。术后 4 个月，Pentacam 检查显示散光约 3.0D，显然验光为散光 2.5D。

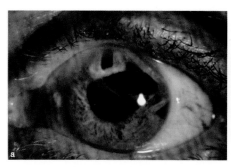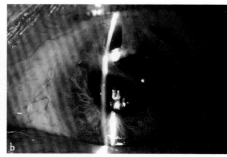

图 45.5　白内障摘除、虹膜根部离断修复、角膜缘松解切开、YAG 后囊膜切开术后外眼照相视轴不再被虹膜组织遮挡，视力得到显著改善

## 45.8　最终伤情评价

### 45.8.1　最终视力

右眼：20/20-2

左眼：20/60-1，针孔视力 20/40-2

### 45.8.2　瞳孔

右眼：圆

左眼：手术后状态，传入性瞳孔障碍（-）

### 45.8.3　裂隙灯检查

|  | 右眼 | 左眼 |
| --- | --- | --- |
| 眼睑与睫毛 | 睑缘炎 | 睑缘炎 |
| 结膜与巩膜 | 正常 | 颞上方角巩膜缘处可见 2 针缝线，对合良好 |
| 角膜 | 正常 | 颞上方白内障切口，120°～130° 方位角膜缘松解切口，10:00～4:00 角膜缘至角膜缘裂伤愈合，所有缝线已拆除 |
| 前房 | 正常 | 前房深清，1:00 方位少量玻璃体条索与伤口粘连 |
| 虹膜 | 正常 | 瞳孔整形术后，12:00～2:00 及 3:00～5:00 虹膜根部离断修复术后 |
| 晶状体 | 核性混浊（+） | 三片式后房型人工晶状体，位置居中，后囊膜切开 |
| 玻璃体 | 玻璃体后脱离 | 玻璃体后脱离 |

### 45.8.4　散瞳检查

右眼黄斑及视盘：正常，杯 / 盘比 0.5，黄斑平伏

右眼周边视网膜：正常

左眼黄斑及视盘：正常，杯 / 盘比 0.6，视盘周围萎缩，黄斑平伏

左眼周边视网膜：正常

## 45.9　回顾与总结

在累及角膜缘的角膜外伤中，应先对齐缝合角膜缘，以在关闭剩余角膜伤口时实现更好的对齐效果。

葡萄膜脱出在钝性损伤中比在锐性损伤中更常见 [2]。当虹膜或睫状体从伤口脱出后，应尽可能将其复位，以预防如低眼压等并发症 [2]。若虹膜或睫状体有明显坏死或污染，或发生上皮化，则应切除这部分组织，并将尽可能多的活性组织回纳至前房 [2]。切除葡萄膜组织会导致出血、炎症及低眼压，因为睫状体是产生房水的必要条件。虽然最好的结果是能够保存尽可能多的正常组织，但令人惊讶的是，灵长类动物的眼球能够代偿大部分虹膜和睫状体组织缺失。在以猴为对象的研究中，研究人员分别切除 6 个、7 个、8 个钟点范围的虹膜和睫状体，结果显示在切除 6 个钟点以内的组织时，眼球能够恢复并维持正常眼压 [3]。而如果切除 6 个钟点以上范围的虹膜和睫状体，则会出现眼压降低，并永远不会恢复至术前水平 [3]。

在开放性眼外伤一期修复手术中不必同步修复虹膜根部离断，择期在更可控的环境下进行此类手术更为安全。虹膜根部离断的修复技术有很多种 [2, 4~10]，具体选用哪种方式应由手术医生根据患者病情决定。巩膜缝合固定技术同样各不相同，没有哪一种被证实绝对优于其他技术。为保证修复效果，通常每 3 个钟点需要缝合 1 针。

未经治疗的虹膜根部离断可能引起眩光症状，导致视觉干扰，并可能影响外观。虹膜根部离断的治疗方法包括手术修复、虹膜假体植入、医用美瞳镜片或角膜染色法。

开放性眼外伤修复手术后，患者往往有明显的散光。硬性角膜接触镜常被用来治疗散光。当然在某些情况下，角膜缘松解切口或弧形角膜切开术也可能有效。角膜地形图有助于制定最佳治疗方案。

## 45.10  学习要点

- 钝性开放性眼外伤通常伴有葡萄膜脱出。
- 脱出的葡萄膜应尽可能复位，仅切除污染、坏死或上皮化的葡萄膜组织。
- 如果患者有症状，应在开放性眼外伤一期修复手术后进行虹膜根部离断修复手术。

### 参考文献

1. Wolkow N, Gaier ED, Tarabishy S, Grob S, Lefebvre DR, Gardiner M. Open globe injury associated with orbital fracture carries a poor prognosis. Poster, program # 5949-B0712. ARVO conference. Baltimore, MD. May 2017.
2. Dalma-Weiszhausz J. Chapter 16. Extrabulbar tissue prolapse from ocular trauma: principles and practice. Thieme 2011:123–30.
3. Barrada A, Peyman GA, Palacio MN. Limitation of iris and ciliary body resection in primates. Retina. 1984;4(2):119–22.
4. Pandav SS, Gupta PC, Singh RR, Das K, Kaushik S, Raj S, Ram J. Cobbler's technique for iridodialysis repair. Middle East Afr J Ophthalmol. 2016;23(1):142–4.
5. Zeiter JH, Shin DH, Shi DX. A closed chamber technique for repair of iridodialysis. Ophthalmic Surg. 1993;24:476–80.
6. Bardak Y, Ozerturk Y, Durmus M, Mensiz E, Aytuluner E. Closed chamber iridodialysis repair using a needle with a distal hole. J Cataract Refract Surg. 2000;26:173–6.
7. Kaufman SC, Insler MS. Surgical repair of a traumatic iridodialysis. Ophthalmic Surg Lasers. 1996;27:963–6.
8. Wachler BB, Krueger RR. Double-armed McCannell suture for repair of traumatic iridodialysis. Am J Ophthalmol. 1996;122:109–10.
9. Kervick GN, Johnston SS. Repair of inferior iridodialysis using a partial-thickness scleral flap. Ophthalmic Surg Lasers. 1991;22:354–5.
10. Nunziata BR. Repair of iridodialysis using a 17-millimeter straight needle. Ophthalmic Surg Lasers. 1993;24:627–9.

# 第46章
# 病例41：I区开放性眼外伤伴角膜异物及晶状体前囊膜损伤

Lisa A. Cowan, Catherine J. Choi, Katherine E. Talcott, and Seanna Grob

## 46.1 现病史

31岁男性患者，因木头碎片击中右眼并嵌入角膜，由外院转诊至我院。既往体健。

- 受伤当日，患者在使用电钻时被木头碎片击伤右眼。
- 事故发生时，患者未配戴护目镜。

## 46.2 初步伤情评价

### 46.2.1 视力（裸眼）

右眼：20/200
左眼：20/20

### 46.2.2 瞳孔

右眼：圆，对光反射灵敏，传入性瞳孔障碍（—）
左眼：圆，对光反射灵敏，传入性瞳孔障碍（—）

### 46.2.3 眼压

右眼：推迟检查
左眼：14mmHg

### 46.2.4 外眼检查

正常，无皮肤裂伤

#### 46.2.5　裂隙灯检查

|  | 右眼 | 左眼 |
| --- | --- | --- |
| 眼睑与睫毛 | 正常 | 正常 |
| 巩膜与结膜 | 轻度充血 | 正常 |
| 角膜 | 全层角膜裂伤，木质异物嵌入角膜视轴区，并延伸至前房内1～2mm | 正常 |
| 前房 | 色素及非色素细胞(+～++)，角膜异物延伸至前房内 | 正常 |
| 虹膜 | 正常 | 正常 |
| 晶状体 | 鼻侧前囊膜损伤，囊膜下方晶状体混浊，未见后囊膜损伤 | 正常 |
| 玻璃体 | 正常 | 正常 |

#### 46.2.6　散瞳检查

右眼黄斑及视盘：正常

右眼周边视网膜：正常，在位

左眼黄斑及视盘：正常

左眼周边视网膜：正常，在位

#### 46.2.7　影像学检查

眼眶CT显示右眼球轮廓完整，眼后节未见眼内异物（图46.1）。

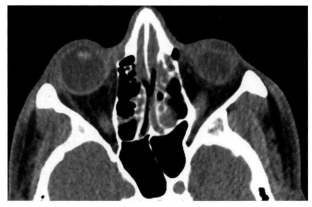

**图46.1　眼眶水平位CT**
显示右眼球轮廓完整，尽管临床检查明确显示右眼角膜裂伤
及木质异物残留

## 46.3　术前初步评估与手术计划

患者系 31 岁青年男性，因木片击伤导致 I 区开放性眼外伤，伴晶状体前囊膜损伤及早期白内障形成。临床检查见木质异物嵌入角膜，并延伸进入前房。晶状体前囊膜损伤，囊膜下方晶状体混浊。后囊膜及眼后节未见明显异常。眼眶 CT 显示眼球轮廓完整，未见开放性眼外伤表现（图 46.1）。

本病例讨论了开放性眼外伤延误就诊及眼内异物残留的风险，重点关注合并晶状体囊膜损伤的手术修复，以及二期人工晶状体植入相关问题。

本例患者一期手术的目的是取出木片，探查伤口并清除任何残留的异物，关闭角膜裂伤，以及前房内及静脉预防性使用抗生素以降低感染风险。

## 46.4　手术探查与修复：手术记录

履行手术知情同意程序，确认及标记术眼。全身麻醉。按照眼科手术无菌常规进行消毒铺巾。Jaffe 开睑器开睑。术中见木片由鼻上方刺穿角膜，深部位于前房内。清除异物周围的黏性分泌物。用镊子夹住异物，取出后送病理检查。见房水立即从角膜伤口流出。仔细检查伤口边缘确保无异物残留。角膜伤口呈类三角形，尖端朝上，最大尺寸约为 1.5mm × 1.5mm。前房注入消毒空气以形成并维持前房。10-0 尼龙线间断缝合角膜伤口 3 针。使用 30g 针头向前房内注入万古霉素 1mg/0.1ml 及头孢他啶 2mg/0.1ml。荧光素检查角膜伤口水密性。由于前房注药后眼压升高，角膜伤口出现缓慢渗漏。在正常眼压下，前房维持良好，未见明显渗漏。颞上象限结膜下注射地塞米松。取出开睑器，眼表放置 18mm 角膜绷带镜。局部使用阿托品及加替沙星眼药，无菌眼垫及眼罩包盖术眼。终止麻醉。患者对手术耐受良好，无并发症发生。

### 46.4.1　手术探查与修复：注意点

- 清除全层角膜或巩膜异物，应在手术室内可控环境下进行。
- 由于本例患者存在眼内木质异物及晶状体囊膜损伤，感染风险较高，因此予以前房注射抗生素以预防感染。
- 由于角膜裂伤以及修复术后组织水肿影响手术视野，一期手术中并未处理晶状体前囊膜损伤及早期白内障。

## 46.5　一期手术术后病程

根据我们的治疗规范，患者术后留院以完成 48 小时静脉抗生素治疗。术后第 1 天，患者右眼裸眼视力 20/800，针孔视力 20/70（术前视力 20/200）。指测眼压约 15mmHg。裂隙灯检查显示右眼角膜旁中央星状斜形角膜裂伤已缝合，3 针 10-0 尼龙线在位，角膜绷带镜在位（图 46.2）。前房成形，细胞（1/2＋），未见明显晶状体成分。术前检查见晶状体损伤，术后复查见旁中央区域晶状体前囊膜下混浊。由于术中存在缓慢渗漏，因此继续配戴角膜绷带镜。开始局部使用醋酸泼尼松龙眼液每天 8 次，加替沙星眼液每天 4 次，阿托品眼液每天 2 次，每次各 1 滴。

术后第 5 天，患者诉右眼轻度不适伴畏光。检查右眼裸眼视力 20/200，针孔视力 20/70。压平眼压 21mmHg。前房少量炎症细胞，未见晶状体成分；早期前囊膜下白内障迅速发展为整个晶状体轻度核性混浊。由于炎症反应不明显，调整醋酸泼尼松龙用量为每天 6 次。

术后第 2 周，患者针孔视力下降至 20/400，眼压升高至 24mmHg。取出角膜绷带镜，斜形星状角膜伤口 Seidel 试验阳性。前囊膜损伤部位晶状体成分游离，并堆积于前房下方。前囊膜破损较初诊时扩大。白内障程度较 1 周前进展。开始局部使用多佐胺噻吗洛尔眼液每天 2 次抑制房水生成，醋酸泼尼松龙增加到每天 8 次，继续使用加替沙星及阿托品眼液。更换新的角膜绷带镜。由于眼压升高以及前房内晶状体成分析出，同时考虑患者有木质异物残留病史及感染风险，我们建议患者摘除白内障，暂不植入人工晶状体。我们还与患者讨论了未来选择无晶状体眼接触镜或植入人工晶状体的可能性。

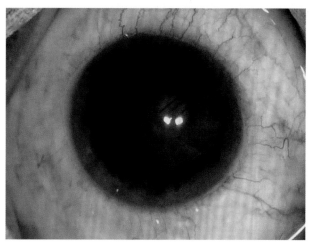

**图 46.2**　白内障摘除手术开始前的术中照相
角膜裂伤 3 针 10-0 尼龙线在位，外伤性白内障

## 46.6 白内障摘除：手术记录

履行手术知情同意程序，确认及标记术眼。术前安全核查后进行全身麻醉（根据患者要求）。按照眼科手术无菌常规进行消毒铺巾。开睑器开睑，荧光素检查角膜伤口水密性。Seidel 试验阴性。

开始进行白内障摘除手术。分别于 2:00 及 8:00 方位作角膜缘穿刺口。双手注吸清除前房内游离的疏松晶状体组织。前房注入台盼蓝染色，随后用平衡盐溶液冲洗。黏弹剂填充前房。用 2.85mm 角膜穿刺刀在 10:00 方位作三平面角膜切口。截囊针在前囊膜损伤边缘下方起瓣，然后用 Utrata 撕囊镊提起囊膜瓣开始撕囊，范围从颞下至颞上，包含前囊膜伤口。接着用 MST 眼内剪重新起瓣，继续从鼻下向鼻上完成撕囊。最终的撕囊口包含前囊膜损伤区域。用平衡盐溶液进行水分离。然后开始超声乳化，将手柄设为 epinuclear 模式，清除松软的晶状体。向眼内注入黏弹剂，利用黏弹剂分离皮质与囊袋。用注吸手柄清除皮质及黏弹剂。用平衡盐溶液水密所有角膜切口（主切口及 2 个穿刺口）。10-0 尼龙线缝合主切口。荧光素检查原始角膜裂伤密闭性，Seidel 试验阴性。结膜下注射头孢唑林和地塞米松。眼表放置角膜绷带镜。去除开睑器和手术巾。局部滴用加替沙星及阿托品，无菌眼垫及眼罩包盖术眼。患者对手术耐受良好。结束全身麻醉。

### 46.6.1 白内障摘除：注意点

- 台盼蓝可对撕裂的前囊膜进行染色，有助于判断裂口的具体位置。当囊膜裂口确认后，则可以据此设计最佳的撕囊方式。
- 撕囊口应尽可能将前囊膜受损部位融入其中。如果不能实现连续撕囊，则可以借助 MST 眼内剪、截囊针和 Utrata 撕囊镊尽可能完成高质量的撕囊。
- 为降低眼内炎风险，在外伤早期行晶状体摘除手术时，可暂不植入人工晶状体。

## 46.7 白内障摘除术后随访

术后第 1 天，患者右眼裸眼视力为指数 /90cm，+18.0D 矫正视力为 20/50，眼压 19mmHg。角膜缝线及绷带镜在位。前房细胞（1/2＋），鼻侧残留少量晶状体皮质，后囊膜完整，无晶状体眼（眼内木质异物残留，存在眼内炎风险）。继续局部滴用加替沙星滴眼液每天 4 次，醋酸泼尼松龙眼液每天 6 次，阿托品眼液每天 2 次，多佐胺噻吗洛尔抑制房水生成及控制眼压。继续配戴角膜绷带镜。

术后第 1 周，患者右眼 +12.0D 矫正视力 20/100，针孔视力 20/40-1。取出角膜绷带镜，角膜伤口 Seidel 试验阴性。醋酸泼尼松龙眼液减量为每天 4次，1 周后开始每周减少 1 次给药频率。停用加替沙星和多佐胺噻吗洛尔眼液。术后第 6 周，+ 12D 矫正视力为 20/70。因后囊膜皱褶导致视力下降。术后 2 个月随访，裂隙灯和眼压检查稳定，予拆除所有 4 针角膜缝线。将患者转诊至眼视光专科以适配无晶状体眼角膜接触镜。

　　患者配戴硬性透气性接触镜后视力为 20/30−。但是由于有不适症状，对工作环境多尘诱发感染的顾虑，以及存在双眼复视，患者仅坚持配戴了 3 天。白内障摘除术后 4 个月随访（眼球修复术后 5 个月），患者左眼出现上斜和外斜，双眼运动功能正常。我们认为患者的左眼斜视可能在眼外伤之前已经存在，只是由于右眼视力下降才显现出来。进一步追问病史，患者既往曾有头部外伤史，近期无外伤史。右眼 + 11.5D 矫正视力为 20/125 + 1，针孔视力为 20/60−2。鼻上方角膜基质瘢痕延伸至视轴，无晶状体眼，后囊膜完整伴广泛皱褶及混浊。由于患者角膜接触镜适配失败，因此考虑手术植入人工晶状体。向患者告知由于角膜表面不规则，配戴角膜接触镜可能比植入人工晶状体的预后视力更好，并且手术后仍存在复视的可能性。

　　在二期人工晶状体睫状沟植入手术前进行眼球生物测量，目标屈光度为 −0.5D（表 46.1）。

表 46.1　白内障摘除后，二期人工晶状体植入术前，Lenstar 测量

|  | 右眼 | 左眼 |
| --- | --- | --- |
| 眼轴 /mm | 23.28 | 23.38 |
| 前房深度 /mm | 4.46 | 3.28 |
| 角膜屈光力 K1/D | 43.95 | 45.53 |
| 角膜屈光力 K2/D | 45.22 @ 129° | 44.59 @ 15° |

### 46.7.1　自动验光仪测量

　　右眼：+ 11.25DS/−0.75DC × 89

　　K1：44.25D

　　K2：45.00D @ 154°

　　柱镜：+ 0.75D @ 154°

## 46.8　二期人工晶状体植入：手术记录（眼外伤后 6 个月）

　　在手术准备间核对患者信息，标记术眼。麻醉医生行球周阻滞麻醉，患者被带入手术室。术前安全核查，核对人工晶状体度数。显微镜下见瞳孔充

分散大，虹膜与晶状体囊膜无粘连。用前房穿刺刀于 2:00 作角膜缘穿刺口。向前房及睫状沟注入黏弹剂，确保睫状沟内有充足空间容纳人工晶状体。然后用 2.4mm 角膜穿刺刀在 11:30 方位做透明角膜切口。扩大角膜切口以适应人工晶状体植入器。睫状沟内植入 MA60AC ＋21.0D 人工晶状体，用 Y 型及 Sinsky 调位钩调整晶状体至合适位置。吸除黏弹剂。前房注入 Miochol（氯化乙酰胆碱眼内溶液）收缩瞳孔。平衡盐溶液水密切口。结膜下注射头孢唑林及地塞米松，取出开睑器。右眼结膜囊涂新霉素 - 多粘菌素 B- 地塞米松眼膏，无菌眼垫及眼罩包盖术眼。

## 46.9　二期人工晶状体植入术后随访

二期人工晶状体植入术后 1 个月及开放性眼外伤修复术后 7 个月随访（图 46.3～图 46.5）：

图 46.3　右眼二期人工晶状体植入术后 1 个月
三片式人工晶状体位于睫状沟内

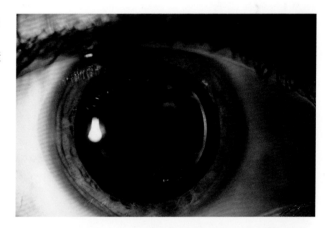

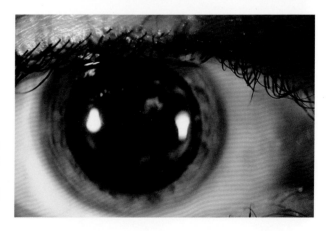

图 46.4　右眼二期人工晶状体植入术 1 个月及开放性眼外伤修复术后 7 个月
鼻上方角膜瘢痕延伸至视轴区

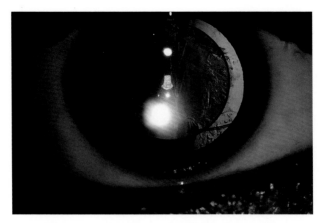

图 46.5　右眼二期人工晶状体植入术后 1 个月
后囊膜混浊、皱褶

### 46.9.1　屈光检查

右眼：−1.50DC×95＝20/30−
左眼：−0.75DS/−1.75DC×5＝20/20−

### 46.9.2　视力(矫正)

右眼：20/30−1，针孔视力 20/20−2
左眼：20/30−2

### 46.9.3　瞳孔

右眼：圆，对光反射灵敏
左眼：圆，对光反射灵敏

### 46.9.4　裂隙灯检查

|  | 右眼 | 左眼 |
|---|---|---|
| 眼睑与睫毛 | 正常 | 正常 |
| 巩膜与结膜 | 正常 | 正常 |
| 角膜 | Seidel 试验阴性，鼻上方角膜瘢痕 | 正常 |
| 前房 | 正常 | 正常 |
| 虹膜 | 正常 | 正常 |
| 晶状体 | 三片式人工晶状体位于睫状沟内，后囊膜完整，轻度褶皱 | 正常 |
| 玻璃体 | 正常 | 正常 |

### 46.9.5　散瞳检查

右眼黄斑及视盘：正常

右眼周边视网膜：小片脉络膜视网膜瘢痕

左眼黄斑及视盘：正常

左眼周边视网膜：正常

## 46.10　随访

二期人工晶状体植入术后 8 个月，患者接受 YAG 后囊膜切开治疗，矫正视力提高至 20/20。之前存在的复视症状消失。

## 46.11　回顾与总结

本例患者系眼内木质异物伴晶状体前囊膜损伤，相对延误就诊，因此发生眼内炎的风险很高。幸运的是患者并未发生任何感染，不过我们在开放性眼外伤修复术中预防性进行前房内注射抗生素治疗（万古霉素及头孢他啶），并且予以 48 小时静脉抗生素治疗（万古霉素及头孢他啶）。

外伤后急性感染性眼内炎常发生于开放性眼外伤后 1 周以内 [1]。危险因素包括眼内异物残留、晶状体损伤、延误修复（超过 24 小时）、裂伤及污染性伤口 [1~5]。有研究发现早期眼球修复、眼内容物脱出以及自闭性伤口可以降低外伤后眼内炎的发生率 [3, 6]。

文献报道外伤后眼内炎的发生率为 0.9%～17%，包括预防性使用或未使用抗生素。有证据支持预防性口服和 / 或静脉使用抗生素能够降低眼内炎的风险 [1~3, 5~7]，但是目前尚无预防性抗生素使用的标准规范 [5, 8]。

Du Toit 等进行了一项关于开放性眼外伤预防性使用抗生素的非劣效随机对照试验，静脉联合口服抗生素组（静脉使用头孢唑林联合口服环丙沙星）对比单纯口服抗生素组（口服环丙沙星及头孢呋辛），连续治疗 3 天，结果显示两组眼内炎发生率为 2%～3% [1]。其中静脉联合口服抗生素组眼内炎发生率为 2%（3/150），口服抗生素组为 2.7%（4/150），差异无统计学意义（$P = 0.703$）[1]。该研究排除了感染风险高的患者，包括眼内异物、污染物或有机物造成的外伤。Tabatabaei 等对 1 255 例连续患者进行前瞻性研究，结果显示口服抗生素组（环丙沙星）和静脉抗生素组（头孢他啶及万古霉素）的眼内炎发生率差异无统计学意义。该研究中眼内炎总发生率约为 2.2% [9]。尽管如此，在我们的静脉抗生素使用规范指导下，眼内炎的发生率低至 0.9% [7]。

　　虽然本例患者未发生感染，但是出现了眼压升高，这与晶状体前囊膜损伤有关，经摘除白内障手术后成功控制眼压。同时，考虑该患者眼内炎风险较高，术中未予植入人工晶状体。开放性眼外伤后高眼压发生率约为2%～43%。

　　一项回顾性病例对照研究纳入了382例连续开放性眼外伤病例，随访2个月发现65例（17%）出现眼压升高（＞22mmHg）[11]。该研究认为发生高眼压的危险因素包括年龄、前房积血、晶状体损伤及Ⅱ区眼外伤[11]。Girkin等进行的大型前瞻性队列研究从美国眼外伤登记处获取了3 627例眼球穿通伤患者的数据[12]。研究发现外伤后青光眼发生率为2.67%，诊断依据基于6个月检查报告，包括眼压升高、视神经损伤、青光眼视野损害，危险因素包括年龄、晶状体损伤、基线视力差以及炎症反应[12]。一项对15年来因开放性眼外伤入院的患者的回顾性分析显示，外伤后青光眼发生率为5.3%（41/775）[13]。Osman等发现Ⅱ区眼外伤、眼球穿通伤、晶状体损伤、玻璃体积血及眼内异物与外伤后青光眼相关。另一项回顾性研究分析了超过13年的数据，结果发现外伤后高眼压发生率为23.3%（120/515），青光眼发生率为6.2%（32/515）[10]。Bojikian等发现，外伤性高眼压及青光眼与年龄、既往穿透性角膜移植、玻璃体积血、Ⅱ区眼外伤及开放性眼外伤修复术后行穿透性角膜移植有关[10]。

## 46.12　学习要点

- 延误就诊及晶状体损伤，特别在眼内有机异物残留的情况下，发生眼内炎的风险非常高，必须考虑急诊手术修复。
- 由于可能会出现眼压升高，所有的开放性眼外伤都必须完成包括房角镜在内的常规检查。
- 晶状体囊膜损伤后可能会出现眼压升高，应密切观察眼压波动。
- 对于已经出现感染或感染风险较高的开放性眼外伤，应考虑前房或玻璃体内注射抗生素。
- 对于不能耐受无晶状体眼角膜接触镜的患者，可以选择睫状沟内植入人工晶状体。

### 参考文献

1. Du Toit N, Mustak S, Cook C. Randomised controlled trial of prophylactic antibiotic treatment for the prevention of endophthalmitis after open globe injury at Groote Schuur Hospital. Br J Ophthalmol. 2017;101(7):862.
2. Bhagat N, Nagori S, Zarbin M. Post-traumatic infectious endophthalmitis. Surv Ophthalmol. 2011;56:214–51.
3. Zhang Y, Zhang MN, Jiang CH, Yao Y, Zhang K. Endophthalmitis following open globe injury. Br J Ophthalmol. 2010;94(1):111–4.

4. Duch-Samper AM, Chaques-Alepuz V, Menezo JL, Hurtado-Sarrio M. Endophthalmitis following open-globe injuries. Curr Opin Ophthalmol. 1998;9:59–65.

5. Huang J, Pansick AD, Blomquist PH. Use of intravenous vancomycin and cefepime in preventing endophthalmitis after open globe injury. J Ocul Pharmacol Therap. 2016;32(7):437–41.

6. Faghihi H, Hajizadeh F, Esfahani MR, Rasoulinejad SA, Lashay A. Posttraumatic endophthalmitis: report no. 2. Retina. 2012;32(1):146–51.

7. Andreoli CM, Andreoli MT, Kloek CE, Ahuero AE, Vavvas D, et al. Low rate of endophthalmitis in a large series of open globe injuries. Am J Ophthalmol. 2009;147(4):601–8.

8. Lorch A, Sobrin L. Prophylactic antibiotics in posttraumatic infectious endophthalmitis. Int Ophthalmol Clin. 2013;53:167–76.

9. Tabatabaei SA, Soleimani M, Behrooz MJ, Sheibani K. Systemic oral antibiotics as a prophylactic measure to prevent endophthalmitis in patients with open globe injuries in comparison with intravenous antibiotics. Retina. 2016;36(2):360–5.

10. Bojikian KD, Stein AL, Slabaugh MA, Chen PP. Incidence and risk factors for traumatic intraocular pressure elevation and traumatic glaucoma after open-globe injury. Eye. 2015;29:1579–84.

11. Turalba AV, Shah AS, Andreoli MT, Andreoli CM, Rhee DJ. Predictors and outcomes of ocular hypertension after open-globe injury. J Glaucoma. 2014;23(1):5–10. https://doi.org/10.1097/IJG.0b013e318265bb4a.

12. Girkin CA, McGwin G Jr, Morris R, Kuhn F. Glaucoma following penetrating ocular trauma: a cohort study of the united states eye injury registry. Am J Ophthalmol. 2005;139:100–5.

13. Osman EA, Al-Fawaz N, Al-Otaibi AG, Al-Mansouri SM, Mousa A, et al. Glaucoma after open globe injury at a tertiary care university hospital in Central Saudi Arabia. Cumulative incidence and risk factors. Saudi Med J. 2013;34(4):374–8.

# 第47章
# 病例42：棒球击伤致眼球破裂伤伴视网膜脱离及嵌顿

Avni P. Finn, Catherine J. Choi, and Dean Eliott

## 47.1 现病史

56岁男性患者，因右眼被棒球击伤后怀疑眼球破裂就诊。

- 患者在训练他儿子的棒球队时，右眼被刚击出的高速棒球击中。
- 患者诉受伤后立刻出现视力丧失。
- CT检查提示开放性眼外伤。

## 47.2 初步伤情评价

### 47.2.1 视力（裸眼）

右眼：手动

左眼：20/20

### 47.2.2 瞳孔

右眼：窥不清，传入性瞳孔障碍（+）

左眼：圆，对光反射灵敏

### 47.2.3 裂隙灯检查

|  | 右眼 | 左眼 |
|---|---|---|
| 眼睑与睫毛 | 眉弓下方上睑皮肤裂伤约5mm | 正常 |
| 巩膜与结膜 | 360°结膜下出血 | 安静 |
| 角膜 | 透明 | 透明 |
| 前房 | 浅且弥漫性满灌前房积血 | 深度可，安静 |
| 虹膜 | 窥不清，隐见瞳孔圆形 | 圆，对光反射灵敏 |
| 晶状体 | 窥不清，隐见形态完整 | 核性混浊（+） |
| 玻璃体 | 窥不清，玻璃体积血 | 透明 |

### 47.2.4　散瞳检查

右眼黄斑及视盘：窥不见

右眼周边视网膜：窥不见

左眼黄斑及视盘：正常，杯／盘比0.3，边界清晰

左眼周边视网膜：正常

### 47.2.5　影像学检查

CT检查显示眼球后部破裂，眼球后壁轮廓变平，眼眶内侧壁及眶底未见骨折移位，无眼内异物（图47.1）。

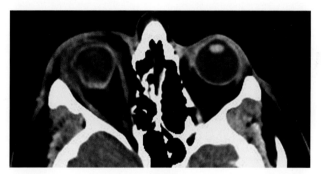

**图47.1**　水平位CT显示颞侧眼球轮廓变平，符合后巩膜破裂表现

## 47.3　术前初步评估与手术计划

本例患者系因钝性损伤导致Ⅲ区眼球破裂伤。临床表现包括360°结膜下出血及前房积血满灌，结合CT影像表现考虑眼球破裂伤。如前所述，破裂伤是钝器导致的眼球壁全层裂伤，如棒球击伤。冲击力造成眼内压瞬间升高，形成由内至外的损伤机制。巩膜裂伤可能是隐匿性的，伤口可能藏在结膜下、Tenon囊下，或者像本病例一样位于眼外肌下方。CT检查有助于诊断此类病例，可表现为后巩膜轮廓变平，或出现类似"爆胎"征[1]。

本病例提出了3个重要的讨论点，包括诊断及关闭后巩膜裂伤，一期眼球修复术后计划视网膜手术，玻璃体视网膜手术处理视网膜脱离及视网膜嵌顿。

一期手术的主要目的是探查后巩膜裂伤，并尽可能最大程度关闭眼球。这包括360°环形剪开球结膜，探查所有4个象限及直肌下方区域，关闭破裂伤口以防止感染，以及降低交感性眼炎发生风险。正如此前讨论过的眼部钝性损伤及骨折病例，此类患者通常视力预后较差，在眼球修复手术前应充分进行宣教。

## 47.4　手术探查与修复：手术记录

　　履行手术知情同意程序，患者同意进行右眼开放性眼外伤探查、修复以及上睑裂伤修复手术。使用胶带及眼罩保护左眼，按照眼科手术无菌常规进行右眼消毒铺巾，使用 Jaffe 开睑器确保术野暴露充分。

　　沿角膜缘 360° 环形剪开球结膜，9∶00 方位作松解切口。先后使用 Westcott 剪及 Stevens 弯剪探查眼球所有象限。用 Gass 斜视钩分别勾住 4 条直肌，2-0 丝线作牵引，探查肌肉后方巩膜。见外直肌后方全层后巩膜破裂伤。伤口起自 9∶00 外直肌下方、角膜缘后 12mm，向颞下方环形延伸，直至下斜肌下后方。勾住外直肌与下斜肌，发现暴露范围不足以关闭伤口。于是用 6-0 Vicryl 双针线（S-29 铲针）套环式缝合外直肌，用 Westcott 剪于肌止点附近离断肌肉，以改善术野暴露。应注意在关闭巩膜破裂伤口后将肌肉重新缝合至原位。

　　用 8-0 尼龙线（铲针）间断缝合巩膜破裂伤口约 9mm。过程中使用虹膜铲仔细复位脱出葡萄膜组织，使用 Weck-cel 眼用海绵及 Westcott 剪切除脱出玻璃体。术中见巩膜伤口继续向后延伸，即使最大程度暴露，也无法安全看清或关闭全部伤口。伤口未累及鼻侧巩膜。

　　用 6-0 Vicryl 双针线将外直肌重新缝合至肌止点。8-0 Vicryl 线关闭结膜。远离伤口部位在鼻上方结膜下注射糖皮质激素及抗生素药物。取出开睑器。在显微镜下去除手术巾。

　　接下来处理右上眼睑裂伤。6-0 Vicryl 缝线间断缝合深层组织，6-0 普通肠线间断缝合表层皮肤。

　　局部滴用阿托品及地塞米松-新霉素-多粘菌素 B 眼膏，无菌眼垫及眼罩包盖术眼。眼睑裂伤部位局部使用红霉素眼膏。

### 47.4.1　一期手术探查与修复：注意点

- 在眼球后部破裂伤中，巩膜伤口可能位于直肌下方，或在肌肉下方向后延伸。此时可以使用斜视钩牵拉肌肉以利于暴露。如果不能提供充分暴露，可以选择离断肌肉。待伤口修复完成后，再将肌肉重新缝合至原位。
- 在手术医生缝合巩膜伤口时，助手应协助将脱出的葡萄膜复位至眼内。如果存在玻璃体脱出，应用锋利的剪刀贴着巩膜将其剪除。
- 我们会尽最大努力关闭全部眼球伤口。但是对于位置非常靠后的破裂伤，即使在最大暴露程度下，依然很难关闭全部伤口。此时更安全的做法是，尽可能多的关闭伤口，而对非常靠后的部分应待其二期愈合，而不是为了关闭全部伤口而过度压迫、旋转和操作眼球。

## 47.5 一期手术术后病程

患者留院完成 48 小时静脉抗生素治疗。术后第 1 天，患者视力为光感，眼压 14mmHg，角膜弥漫性水肿伴后弹力层皱褶，前房积血约 4mm，晶状体核性混浊（图 47.2）。眼后节窥不入，B 超显示晶状体囊膜损伤，致密玻璃体积血，全视网膜脱离，伴颞下方视网膜嵌顿（图 47.3）。

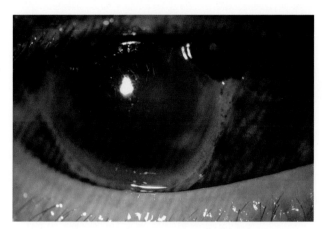

**图 47.2** 术后第 2 天右眼裂隙灯照相
球结膜环状切口已缝合，前房形成，积血吸收，以及核性白内障

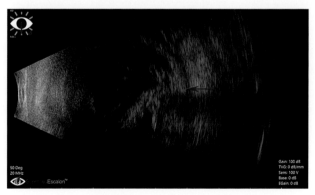

**图 47.3** 术后第 2 天 B 超
显示脉络膜增厚，视网膜脱离，膜状回声与视网膜嵌顿部位相连（红色箭头）

视网膜专科会诊后建议手术修复视网膜脱离。我们与患者讨论了复杂视网膜脱离的手术方案，包括经平坦部晶状体切除及玻璃体切除、视网膜切除及硅油填充。同时告知患者及家属手术的必要性以及不容乐观的视力预后，

包括即使手术也可能失明或失去眼球的可能性,以及多次手术的可能性。患者选择手术治疗,并于 10 天后接受了玻璃体视网膜手术。

# 47.6 视网膜手术:手术记录

履行手术知情同意程序,将患者带入手术室,行全身麻醉。按照眼科手术无菌常规进行右眼消毒铺巾。钢丝开睑器开睑。拟行 23G 玻璃体切除手术。在角膜缘后 3.0mm 常规位置做标记,安置套管针。

冲洗前房积血以改善手术视野。进行经平坦部晶状体切除手术。在清除晶状体核及皮质后,用镊子取出全部晶状体囊袋。

玻璃体切割头与导光纤维配合进行经平坦部玻璃体切除手术。切割头仔细清除致密的玻璃体积血。视网膜完全脱离。提起玻璃体后界膜,见颞侧后界膜与视网膜粘连,并嵌顿于巩膜伤口。提起并切除后界膜至远周边。沿着视网膜嵌顿边缘仔细剥膜。发现需行视网膜切开以游离嵌顿视网膜,同时需用眼内剪沿嵌顿部位作视网膜松解性切除。在黄斑区发现视网膜下增殖膜及视网膜下积血,予以清除及冲洗。

完成以上操作后,见视网膜无任何异常牵拉,并充分松弛。360° 巩膜顶压下检查周边视网膜,未见其他视网膜裂孔。用玻璃体切割头做下方周边虹膜切除。用软头笛针及导光纤维进行气液交换。

在视网膜切除后缘进行引流,位于黄斑颞侧,无须使用全氟化碳液体。检查视网膜平伏,未见任何异常牵拉。在气液交换前,先尝试做巩膜扣带。然而由于外伤及一期修复手术导致组织明显瘢痕化,术中无法分离外直肌。于是沿视网膜切除边缘进行眼内激光融合光凝,光凝反应良好。

7-0 Vicryl 线间断缝合所有巩膜穿刺口。在缝合最后 1 针前,注入硅油至瞳孔平面。Vicryl 线间断缝合关闭结膜。结膜下注射头孢唑林和地塞米松。术毕检查眼压位于正常范围。聚维酮碘冲洗结膜囊,局部滴用地塞米松 - 新霉素 - 多粘菌素 B 眼膏,无菌眼垫及眼罩包盖术眼。患者对手术耐受良好,拔管后送至复苏室。

## 47.6.1 视网膜手术:注意点

眼外伤后进行玻璃体切除手术的目的如下:
(1)通过清除白内障和 / 或玻璃体积血清理屈光间质,以提供更好的视野。
(2)清除玻璃体后界膜以解除玻璃体视网膜牵拉,降低后期发生 PVR 的风险。
(3)查找并通过眼内激光治疗视网膜裂孔。

（4）在严重 PVR 或视网膜嵌顿的情况下，可通过视网膜切除术充分松解视网膜。

## 47.7　术后病程及最终伤情评价

由于出现硅油乳化及眼压升高，术后 9 个月予取出硅油。外伤后 1 年，最佳矫正视力从术前的手动提高至 20/320，视网膜维持在位（图 47.4，图 47.5）。

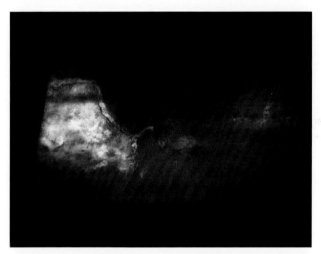

**图 47.4　术后 1 年右眼眼底相**
显示视网膜在位，视网膜嵌顿部位三角形视网膜切除区，黄斑区色素改变，鼻侧萎缩灶

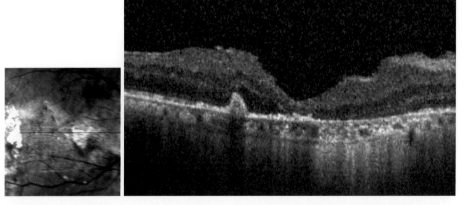

**图 47.5　OCT** 显示黄斑在位，无囊样水肿，中心凹外层视网膜丢失，轻度视网膜前膜，视网膜内层形态不规则

### 47.7.1　最终视力（矫正）

右眼：20/320

左眼：20/20

### 47.7.2　瞳孔

右眼：手术后状态，下方周边虹膜切除，传入性瞳孔障碍（+）

左眼：圆，对光反射灵敏

### 47.7.3　裂隙灯检查

|  | 右眼 | 左眼 |
|---|---|---|
| 眼睑与睫毛 | 上睑皮肤少量瘢痕 | 正常 |
| 巩膜与结膜 | 安静 | 安静 |
| 角膜 | 透明 | 透明 |
| 前房 | 深度可，安静 | 深度可，安静 |
| 虹膜 | 下方周边虹膜切除 | 圆，对光反射灵敏 |
| 晶状体 | 无晶状体眼 | 核性混浊（+） |
| 玻璃体 | 经平坦部玻璃体切除术后状态 | 透明 |

### 47.7.4　散瞳检查

右眼黄斑及视盘：轻度视网膜前膜，黄斑平伏，杯/盘比 0.4

右眼周边视网膜：颞侧视网膜切除，边缘见激光斑，视网膜在位，鼻侧色素改变（图 47.4）。

左眼黄斑及视盘：正常，杯/盘比 0.3，边界清晰

左眼周边视网膜：正常

## 47.8　回顾与总结

如本病例所示，如果因前节异常或玻璃体积血影响视网膜检查，则 B 超检查可在玻璃体视网膜手术的术前决策中起到关键作用。B 超检查有助于判断是否存在视网膜脱离、玻璃体后脱离、隐匿性巩膜破裂、脉络膜脱离、视网膜裂孔或视网膜嵌顿。如果超声显示膜状回声起源于或与赤道部相连，则可能提示玻璃体或视网膜嵌顿。

对于严重眼外伤需要进行视网膜脱离修复手术的病例，大多数玻璃体视

网膜外科医生主张在 2 周内进行玻璃体切除手术 [2~4]。眼球可以利用这段时间从初始外伤中得到愈合，以便在玻璃体切除手术中能够维持眼压，并有助于清除玻璃体后界膜。同时可以在广泛的眼内增生膜形成之前实施干预 [5]。

如果因前房或晶状体混浊导致手术医生无法经平坦部开始手术，则可在角膜缘安置前房灌注以便清理屈光间质，条件允许后再安置平坦部灌注。术中需作出决定是否需要切除晶状体。如果外伤时晶状体受损或已经形成白内障，则必须摘除晶状体，有时也可能存在晶状体半脱位或全脱位。手术医生应仔细去除全部晶状体囊袋组织，因为残留的囊膜可能引发 PVR，导致复发性视网膜脱离或低眼压。

当前节障碍清理完毕后，后节视野即可得到改善，应尽可能多的清除玻璃体后皮质。如果玻璃体后脱离尚未形成，可使用玻璃体切割头负压吸引制造后脱离。如果玻璃体后皮质粘连紧密，可使用视网膜钩或眼内镊辅助剥离及清除后皮质。

此外，切向及前后的视网膜异常牵引必须通过广泛剥膜及必要时的视网膜松解切除来解除。视网膜嵌顿是眼外伤中最具挑战性的情况之一，可造成复杂且难以修复的视网膜脱离。玻璃体切除联合巩膜扣带术和 / 或视网膜松解切除术是修复此类视网膜脱离的重要手段。如本病例所示，如果视网膜嵌顿位置靠后，巩膜扣带不能覆盖该区域，则建议行视网膜切除手术。如果嵌顿位置比较靠前，巩膜扣带手术可能更加合适。Han 等报道了视网膜嵌顿的治疗经验，在巩膜扣带不足以解除牵引，或嵌顿位置过于靠后时，应采用视网膜切除手术。对于后部视网膜嵌顿，可围绕嵌顿区域进行松解性视网膜切除术，这与本病例的处理方法大致相同。73% 患眼（11/15）最终达到解剖复位，不过仅 6 眼获得 5/200 及以上视力 [6]。

大多数眼外伤病例，特别是下方视网膜病变，首选长效眼内填充物，例如硅油 [7]。存在玻璃体积血、较大的视网膜裂孔、视网膜嵌顿、广泛视网膜脱离、脉络膜脱离及脉络膜破裂的严重眼外伤病例，发生严重 PVR 的风险增加。巩膜扣带通常为 3.5mm 或 4mm 的环扎带，是一种有效的眼外伤辅助治疗工具，可以降低 PVR 再发视网膜脱离的风险。本例患者由于在一期外伤修复术中离断并复位外直肌，造成瘢痕广泛形成，导致无法放置巩膜扣带。其他辅助治疗措施，如大剂量糖皮质激素、低分子肝素、5- 氟尿嘧啶及甲氨蝶呤，已被用于预防 PVR 的发生，并取得了一些成功，但还需要进一步的研究 [8, 9]。

即使多名专科医生积极并及时参与治疗，开放性眼外伤合并视网膜脱离患者的视力预后仍不容乐观，因此与患者进行充分的沟通至关重要。

## 47.9　学习要点

　　患者系右眼Ⅲ区钝性眼球破裂伤,损伤范围广,位置非常靠后。尽管术中已尽可能暴露破裂区域,仍无法完全关闭伤口。该患者还存在全视网膜脱离及视网膜嵌顿。视网膜嵌顿可能由一期外伤修复时未能关闭的伤口部位的葡萄膜引起,也可能发生于已修复区域,尽管手术医生在术中已尽可能复位脱出的葡萄膜。

- 如本病例所示,视网膜嵌顿最易发生于后巩膜伤口,因此必须仔细复位葡萄膜组织,以避免发生此类并发症。

- 虽然为了最大程度暴露以修复开放性眼外伤,有时可能必须离断眼外肌,但是手术医生应该意识到,在需要放置巩膜扣带的情况下,离断肌肉所导致的瘢痕化可能会阻碍眼外肌分离。

- 对于视网膜嵌顿,前部嵌顿最好采用巩膜扣带 +/− 松解性视网膜切开,而后部嵌顿更适合采用松解性视网膜切开。

- PVR 是眼外伤患者复发视网膜脱离的最常见原因,通过仔细清除玻璃体后界膜、广泛剥膜以及使用巩膜环扎带可以降低其发生率。

### 参考文献

1. Sevel D, Krausz H, Ponder T, Centeno R. Value of computed tomography for the diagnosis of a ruptured eye. J Comput Assist Tomogr. 1983;7(5):870–5.
2. Ryan SJ, Allen AW. Pars plana vitrectomy in ocular trauma. Am J Ophthalmol. 1979;88(3 Pt 1): 483–91.
3. Coles WH, Haik GM. Vitrectomy in intraocular trauma. Its rationale and its indications and limitations. Arch Ophthalmol (Chicago, Ill 1960). 1972;87(6):621–8.
4. Coleman DJ. Early vitrectomy in the management of the severely traumatized eye. Am J Ophthalmol. 1982;93(5):543–51.
5. Winthrop SR, Cleary PE, Minckler DS, Ryan SJ. Penetrating eye injuries: a histopathological review. Br J Ophthalmol. 1980;64(11):809–17.
6. Han DP, Mieler WF, Abrams GW, Williams GA. Vitrectomy for traumatic retinal incarceration. Arch Ophthalmol (Chicago, Ill 1960). 1988;106(5):640–5.
7. Spiegel D, Nasemann J, Nawrocki J, Gabel VP. Severe ocular trauma managed with primary pars plana vitrectomy and silicone oil. Retina. 1997;17(4):275–85.
8. Pennock S, Haddock LJ, Eliott D, Mukai S, Kazlauskas A. Is neutralizing vitreal growth factors a viable strategy to prevent proliferative vitreoretinopathy? Prog Retin Eye Res. 2014;40:16–34.
9. Krader CG. Effective drug management of PVR remains unfulfilled goal. 2017. http://modernretina.modernmedicine.com/modern-retina/news/effective-drug-management-pvr-remains-unfulfilled-goal?page=0,2. Accessed 29 May 2017.

# 第48章
# 病例43：打篮球时手指戳伤致Ⅲ区开放性眼外伤

Elizabeth J. Rossin, Yewlin E. Chee, Peter B. Veldman, and Dean Eliott

## 48.1　现病史

57岁男性患者，因怀疑左眼开放性眼外伤就诊。既往有心脏病病史。

- 患者在打篮球时，被队友的手指戳伤左眼。
- 患者于外院就诊，CT检查显示晶状体脱位及眼球塌陷。
- 患者诉左眼疼痛，转动眼球时疼痛加重，伴视力下降。

## 48.2　初步伤情评价

### 48.2.1　视力（裸眼）

右眼：20/15
左眼：光感

### 48.2.2　瞳孔

右眼：圆，对光反射灵敏
左眼：窥不清，传入性瞳孔障碍（-）

### 48.2.3　外眼检查

左侧面颊部3mm皮肤裂伤

### 48.2.4　裂隙灯检查

|  | 右眼 | 左眼 |
| --- | --- | --- |
| 眼睑与睫毛 | 正常 | 弥漫性瘀斑，有触痛 |
| 巩膜与结膜 | 正常 | 360°泡状结膜下出血 |
| 角膜 | 正常 | 正常 |
| 前房 | 正常 | 前房积血满灌 |

|      | 右眼 | 左眼 |
|------|------|------|
| 虹膜 | 正常 | 窥不清 |
| 晶状体 | 正常 | 窥不清 |
| 玻璃体 | 正常 | 窥不清 |

### 48.2.5  散瞳检查

右眼黄斑及视盘：正常

右眼周边视网膜：正常

左眼黄斑及视盘：窥不清

左眼周边视网膜：窥不清

### 48.2.6  影像学检查

外院眼眶 CT 显示左眼眼球塌陷，晶状体显像不清且脱位，眼球轮廓明显变形，前后节均可见高密度影，提示眼内出血。未见眼眶及颅底骨折，未见眼内异物。

## 48.3  术前初步评估与手术计划

患者因手指戳伤导致较大的Ⅲ区眼球破裂伤。

对于遭受严重外伤的眼球，如本病例，常常因为"8 号球"式前房积血或玻璃体积血的遮挡，导致无法窥及后极部眼底。如本书之前章节所述，当临床检查发现泡状结膜下出血，同时因前房积血和 / 或玻璃体积血而无法窥及后极部时，则必须在手术室内进行眼球探查手术，以排除开放性眼外伤。初诊评估病情时不宜进行 B 超检查，以免超声探头压迫眼球导致眼内容物脱出。一期治疗重点应专注于修复眼球，具体方法与前文描述的标准修复一致（参见本书之前章节）。

当一期修复手术完成后，应及时进行 B 超检查，评估是否存在玻璃体积血、玻璃体牵拉、视网膜脱离和 / 或脉络膜出血。所有Ⅲ区开放性眼外伤并玻璃体积血患者，无论伴或不伴视网膜脱离，都应尽快转诊至玻璃体视网膜外科医生，以完善包括 B 超在内的一系列检查。因为通过二期玻璃体切除手术有可能达到更好的视力结果。一般情况下，二期玻璃体切除手术应在伤后7～14 天内进行。

由于屈光间质混浊及增生性玻璃体视网膜病变等外伤后并发症，二期玻

璃体切除手术往往比较困难。这些病例常常合并原巩膜裂伤处的玻璃体和 /
或视网膜嵌顿。开放性眼外伤修复术后二期玻璃体切除手术的适应证包括持
续性玻璃体混浊，进行性玻璃体视网膜牵拉，视网膜脱离和 / 或视网膜嵌顿。
二期玻璃体切除手术有助于清除玻璃体积血及炎症介质，这些因素的存在会
阻碍愈合并诱发增生膜。

## 48.4　手术探查与修复：手术记录

履行手术知情同意程序，确认及标记术眼。按照眼科手术无菌常规进行
消毒铺巾，使用 Jaffe 开睑器确保术野暴露充分。

术中见 360° 泡状结膜下出血，前房积血满灌，眼球软。使用 0.12 有齿镊
及 Westcott 剪 360° 环形剪开球结膜。初步探查巩膜提示伤口应位于颞侧。勾
住上直肌、内直肌及下直肌，并用 2-0 丝线作牵引。勾住外直肌，用 6-0 Vicryl
双针线作套环式缝合。标记肌止点，从肌止点处离断外直肌。操作中发现外
直肌上部劈裂，遂也将该部肌肉作套环式缝合后离断。继续探查巩膜，发现
12：00～6：00 大范围Ⅲ区破裂伤。伤口起始于 12：00 方位角膜缘后 8mm，螺
旋向外延伸至最下方 6：00 角膜缘后 11mm。葡萄膜自伤口脱出。晶状体脱位
于颞下方结膜下，予以取出后送病理。8-0 尼龙线间断缝合巩膜裂伤，复位葡
萄膜，并注意不要将葡萄膜组织缝合至伤口中。将外直肌下部重新缝合至肌
止点部位。接着将外直肌上部以同样方式缝合至肌止点适当位置。8-0 Vicryl
线缝合结膜。30g 针头通过角膜缘穿刺口向眼内注入平衡盐溶液。术毕上方
结膜下注射头孢唑林及地塞米松。患者手术耐受度好，全身麻醉苏醒后被送
至术后观察区。

## 48.5　术后病程

术后第 1 天，患者左眼球形态正常，视力光感。B 超检查显示与视神经相
连的膜状回声累及全部 4 个象限，考虑视网膜全脱离，伴巩膜伤口视网膜嵌
顿（图 48.1）。术后 1 周，视网膜专科医生查看患者，复查 B 超显示视网膜全脱
离，伴颞下方脉络膜脱离及脉络膜渗漏，建议行玻璃体切除及视网膜脱离修
复手术。遂于一期修复术后第 10 天行二期视网膜手术。

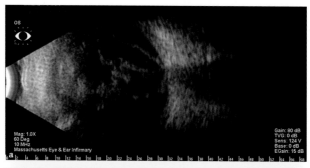

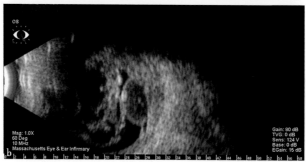

**图48.1　B超显示一期修复术后眼球轮廓正常**
（a）与视神经相连的波纹状膜状回声累及所有象限，提示视网膜全脱离，伴巩膜伤口视网膜嵌顿；（b）颞下方穿顶样隆起，伴浅层环状延伸，提示脉络膜脱离及渗漏

## 48.6　二期手术：视网膜脱离修复手术记录

　　履行手术知情同意程序，将患者带入手术室，行全身麻醉。按照眼科手术无菌常规进行消毒铺巾，使用钢丝开睑器开睑。于角膜缘后3.0mm常规位置安置套管针。使用玻璃体切割头与导光纤维清除玻璃体积血、中轴部及周边部玻璃体。由于玻璃体积血形成多层结构，手术视野受限，导致手术难度很大。本例患者为无晶状体眼。清除积血后见视网膜全脱离，多处皱褶。视网膜张力大，约180°范围视网膜嵌顿于颞侧巩膜伤口。颞下方见视网膜裂孔，裂孔下方见局灶性脉络膜出血。仔细分离剥除增生膜，行360°视网膜松解性切除。360°巩膜外顶压以清除基底部玻璃体。最终解除所有异常牵拉，并剥除周边视网膜前增生膜。翻转视网膜，剥除视网膜下增生条索。向眼内注入全氟化碳液体，见视网膜贴伏好，无异常牵拉。沿视网膜切除边缘行360°眼内激光光凝。由于脉络膜出血下坡部位视野受限，该区域的激光治疗较为困难。

　　用玻璃体切割头行下方周边虹膜切除。然后使用导光纤维及软头笛针进行气液交换。检查视网膜贴伏，未见任何异常牵拉。用平衡盐溶液冲洗后极部残余全氟化碳液体。稍稍剪开 3 个巩膜穿刺口表面球结膜，7-0 Vicryl 线缝合巩膜穿刺口。在缝合最后 1 个巩膜穿刺口之前，注入硅油至瞳孔平面。间断缝合结膜伤口。术毕结膜下注射头孢唑林及地塞米松。术中必须用 Beaver 刀片刮除中央角膜上皮。手术结束前检查眼压位于正常范围。聚维酮碘冲洗结膜囊，涂地塞米松 - 新霉素 - 多粘菌素 B 眼膏，无菌眼垫及眼罩包盖术眼。患者手术耐受度好，拔管后送至复苏室。

## 48.7　二期手术术后病程

　　本例患者接受了经平坦部玻璃体切除、视网膜嵌顿解除、360° 视网膜切除、视网膜光凝及硅油填充手术（图 48.2）。由于广泛的视网膜前及视网膜下增生膜，手术操作难度非常大。术后第 1 天，患者左眼视力眼前手动，视网膜平伏。术后 3 个月，左眼视力提高至 20/480，针孔视力 20/100，视网膜平伏。术后 10 个月，患者接受了左眼硅油取出术。术后两年复查，视网膜仍在位（图 48.3），经接触镜矫正后最佳视力达 20/80。

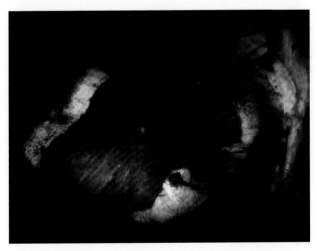

**图 48.2　左眼视网膜脱离修复术后眼底相**
左眼玻璃体切除、360° 视网膜松解切除及硅油填充术后 1 个月，视网膜平伏，视力 20/200-2。

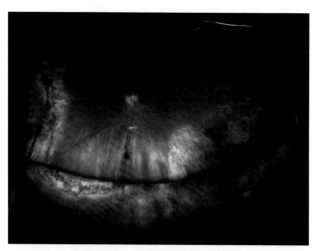

**图 48.3** 左眼硅油取出术后眼底相
左眼接触镜矫正视力 20/80

### 48.7.1 一期及二期手术探查及修复：注意点

- 对于无法窥清眼底的Ⅲ区开放性眼外伤，应在眼球破裂修复术后进行 B 超检查，以评估玻璃体及视网膜的状态。及时将患者转诊至视网膜专科医生，以便在伤后 7～14 天内进行二期玻璃体切除手术，这有助于提高患者的视力预后。
- 开放性眼外伤修复术后二期玻璃体切除手术的适应证包括持续性玻璃体混浊，进行性玻璃体视网膜牵拉，视网膜脱离和／或视网膜嵌顿。
- 对于许多合并玻璃体及葡萄膜脱出的Ⅲ区眼外伤，视网膜在受伤当时即可发生嵌顿，或者在修复手术中也可发生嵌顿，即使术中已经仔细复位葡萄膜组织。
- 对于复杂性视网膜脱离，应在视网膜嵌顿处进行视网膜松解切除，并联合硅油填充手术。本病例即是如此，患者同时存在视网膜全脱离，脉络膜上腔出血及视网膜嵌顿。
- 此类手术通常难度较大，需要仔细分离剥除视网膜前及视网膜下的增生膜。

## 48.8 最终伤情评价

### 48.8.1 最终视力

右眼：20/20＋2
左眼：20/300−2，针孔视力 20/200−3，接触镜矫正视力 20/80

### 48.8.2　瞳孔

右眼：圆，对光反射灵敏

左眼：形态不规则

### 48.8.3　裂隙灯检查

|  | 右眼 | 左眼 |
|---|---|---|
| 眼睑与睫毛 | 正常 | 正常 |
| 巩膜与结膜 | 正常 | 正常 |
| 角膜 | 正常 | 正常 |
| 前房 | 正常 | 色素 (+)，乳化油滴 |
| 虹膜 | 正常 | 术后虹膜形态不规则，颞侧虹膜部分缺失，下方见虹膜周边切口 |
| 晶状体 | 正常 | 无晶状体眼 |
| 玻璃体 | 正常 | 微小乳化油滴 |

### 48.8.4　散瞳检查

右眼黄斑及视盘：正常

右眼周边视网膜：正常

左眼黄斑及视盘：在位，颞侧轻度视网膜前膜伴皱褶

左眼周边视网膜：在位，360° 视网膜切除术后

## 48.9　回顾与总结

　　开放性眼外伤患者中 30% 合并有视网膜脱离 [1~3]。视网膜脱离可能由外伤直接引起（如本例患者），也可能是外伤后玻璃体增生膜形成，牵拉视网膜导致脱离。70% 的视网膜脱离发生在眼外伤后 1 个月内 [1~3]。这些类型的视网膜脱离病情通常比较复杂，常常合并视网膜嵌顿、视网膜前甚至视网膜下增生膜。分离剥除这些增生膜需要非常仔细，这大大增加了玻璃体切除手术的难度。过去认为这样的眼球不适合手术，只能将眼球摘除。但是现在发现通过手术复位视网膜并清除眼内炎症介质，能够促进愈合，减少增生膜牵拉，有助于避免进展为眼球痨 [4, 5]。

　　尽管修复视网膜脱离的手术方法会有所不同，关键是要将患者及时转诊至玻璃体视网膜外科医生。手术方法应主要专注于清除增生膜，解除玻璃体

及视网膜牵拉，以及复位视网膜。外伤后视网膜脱离修复的手术方法主要包括巩膜扣带、增生膜剥离、视网膜切除以及硅油填充手术。根据具体病例选择不同的手术方式。据文献报道，对于眼球破裂伤合并视网膜脱离病例，可以选择玻璃体切除联合巩膜扣带手术治疗[4]。然而，如果存在 PVR、巨大视网膜裂孔、视网膜全脱离、脉络膜上腔出血或视网膜多发裂孔，最好联合采用视网膜切除及硅油填充手术[2, 6]。临床证实对于外伤性复杂性视网膜脱离，使用硅油比使用六氟化硫气体（sulfur hexafluoride，$SF_6$）的视力预后更好[2]。

视网膜脱离手术的时机目前仍存争议。主要分歧在于早期手术（与一期外伤修复手术同步或术后短期内进行）和延期手术。延期手术的理由在于，给眼球留有足够的愈合时间，形成完全的玻璃体后脱离，术中出现大出血的风险降低[7]。但是手术延期过久会增加严重玻璃体增生膜及 PVR 形成的风险。这会带来更广泛的视网膜脱离，增加手术难度，术后视网膜脱离复发概率升高。Orban 等比较了开放性眼外伤后视网膜脱离患者早期手术（<7 天）和晚期手术（≥7 天）的视网膜复位率和视力改善程度，发现两组之间无显著差异[5]。然而，也有其他研究发现早期手术更有助于视网膜复位[8]。根据我们的经验，二期玻璃体切除手术应在开放性眼外伤修复术后 7~14 天内进行。

# 48.10　学习要点

- 对于开放性眼外伤引起的视网膜脱离，无论是与外伤同步发生，还是在后期发生，都需要及时转诊至玻璃体视网膜专科医生。
- 视网膜脱离手术应在外伤后 7~14 天内进行。
- 所有患者均应进行玻璃体切除手术，对于此类复杂病例，我们建议进行视网膜切除以解除视网膜嵌顿，并联合硅油填充手术。

## 参考文献

1. Xia T, Bauza A, Soni NG, Zarbin MA, Langer PD, Bhagat N. Surgical management and outcome of open globe injuries with posterior segment complications: a 10-year review. Semin Ophthalmol. 2016:1–6.
2. Nowomiejska K, Choragiewicz T, Borowicz D, Brzozowska A, Moneta-Wielgos J, Maciejewski R, et al. Surgical management of traumatic retinal detachment with primary vitrectomy in adult patients. J Ophthalmol. 2017;2017:5084319.
3. Stryjewski TP, Andreoli CM, Eliott D. Retinal detachment after open globe injury. Ophthalmology. 2014;121(1):327–33.
4. Wei Y, Zhou R, Xu K, Wang J, Zu Z. Retinectomy vs vitrectomy combined with scleral buckling in repair of posterior segment open-globe injuries with retinal incarceration. Eye. 2016;30(5):726–30.
5. Orban M, Islam YFK, Haddock LJ. Timing and outcomes of vitreoretinal surgery after traumatic retinal detachment. J Ophthalmol. 2016;2016:4978973.

6. Lucke K. Silicone oil in surgery of complicated retinal detachment. Ophthalmol Z Dtsch Ophthalmol Ges. 1993;90(3):215–38.
7. Orban M, Islam YFK, Haddock LJ. Timing and outcomes of vitreoretinal surgery after traumatic retinal detachment. J Ophthalmol [Internet]. 2016 [cited 29 May 2017];2016. Available from: https://www-ncbi-nlm-nih-gov.ezp-prod1.hul.harvard.edu/pmc/articles/PMC5141321/.
8. Kuhn F. The timing of reconstruction in severe mechanical trauma. Ophthalmic Res. 2014;51(2):67–72.

# 第49章
# 病例44：Ⅰ/Ⅱ区严重开放性眼外伤伴星形角膜裂伤，最终眼球摘除

Grayson W. Armstrong, Tavé van Zyl, and Seanna Grob

## 49.1 现病史

22岁男性患者，因面部外伤及可疑左眼开放性眼外伤就诊。既往体健，无眼病史。

- 患者在遛狗时被绊倒，左眼撞在地面的碎玻璃上，导致面部多发裂伤。
- 患者受伤后出现视力骤降，否认意识丧失。
- 患者诉左眼睁眼困难，伴明显眼痛。

## 49.2 初步伤情评价

### 49.2.1 视力（裸眼）

右眼：指数（患者刺激症状明显，查体欠配合）
左眼：透过眼睑光感（患者拒绝睁眼，查体欠配合）

### 49.2.2 瞳孔

右眼：圆，对光反射灵敏
左眼：患者查体欠配合，无法有效评估（拒绝睁眼）

### 49.2.3 外眼检查

右侧鼻部裂伤，上唇全层裂伤，累及唇红缘。

### 49.2.4 裂隙灯检查

|  | 右眼 | 左眼 |
|---|---|---|
| 眼睑与睫毛 | 下眼睑裂伤缝合术后，缝线在位 | 正常 |
| 巩膜与结膜 | 正常 | 结膜充血，结膜下出血 |

续表

| | 右眼 | 左眼 |
|---|---|---|
| 角膜 | 正常 | 复杂角膜裂伤，查体欠配合 |
| 前房 | 正常 | 无法评估 |
| 虹膜 | 正常 | 无法评估 |
| 晶状体 | 正常 | 无法评估 |
| 玻璃体 | 正常 | 无法评估 |

### 49.2.5　散瞳检查

右眼黄斑及视盘：正常

右眼周边视网膜：正常

左眼黄斑及视盘：无法评估

左眼周边视网膜：无法评估

### 49.2.6　影像学检查

眼眶 CT 显示左眼球后部及上方轮廓明显不规则，眼球体积变小，符合开放性眼外伤表现（图 49.1a～c）。左眼球内可见高密度影，考虑玻璃体积血（图 49.1a，c）。未见左眼晶状体，考虑晶状体脱出可能。未见明显球后血肿。眼外肌形态正常。右眼球未见明显异常。

右侧眶底部分缺损，伴轻度眶脂肪疝出，未见下直肌嵌顿，考虑先天性或陈旧性外伤的后遗症。

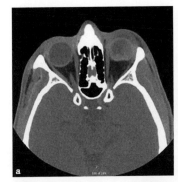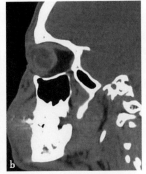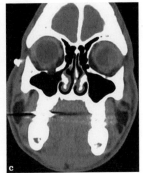

图 49.1　可疑开放性眼外伤术前眼眶 CT

水平位 CT 示左眼球轮廓不规则，眼内高密度影，符合出血表现（a）；矢状位 CT 显示前段眼球壁不连续，晶状体缺如（b）；冠状位 CT 显示透镜状高密度影，提示眼内出血（c）。

## 49.3   术前初步评估与手术计划

患者因跌倒在玻璃上致左眼复杂Ⅰ/Ⅱ区开放性眼外伤,伴面部多发撕裂伤。

本病例说明了3个重要概念:①如何在术前临床检查严重受限的情况下修复开放性眼外伤;②与其他手术科室协作,例如耳鼻喉科(ENT);③当患者决定摘除预后不良的眼球时(尽管有可能保留一定程度的低视力),为患者提供咨询并支持患者决定的重要性。

本例患者的眼外伤术前检查受到明显限制。患者在急诊室就诊时表现非常痛苦,疼痛明显,即使予以止痛药物对症处理,也无法配合检查。大体评估及眼眶CT检查足以确立开放性眼外伤诊断,需要进行眼球探查及修复手术。与儿童患者类似,对于不能配合专科检查的患者,术前的手术计划会受到限制。如果患者处于明显的疼痛与焦虑之中,强行进行眼部检查可能会加重伤情,在掰开眼睑或压迫眼球时可能会导致眼内容物脱出。如果高度怀疑眼球破裂并且通过CT排除眼内异物,则最好进入手术室探查及修复眼球。如果开放性眼外伤严重且视力无光感,则应与患者讨论如果眼球无法修复,可能需要一期手术摘除眼球。并在手术同意书中写下"眼球破裂伤可能被修复,也可能因为损伤过重需行眼内容摘除或眼球摘除术"。以上内容都需要与患者及家属充分沟通。尽管如此,我们始终建议一期尽可能修复并保留眼球,这对患者的心理影响很重要。如果外伤修复术后视力仍无光感,接下来的几周内可以考虑眼内容摘除或眼球摘除手术。

本例患者为Ⅰ/Ⅱ区开放性眼外伤,一般而言,修复工作应与本书之前章节讨论的病例类似。本病例的特别之处是非常复杂的星形角膜裂伤(图49.2)。如前述Ⅰ区外伤病例所示,应首先对齐角膜缘以及所有的角膜瓣顶点,这是本病例的关键。另外,患者还存在明显的葡萄膜脱出,并可能包括视网膜组织。这些组织需要被仔细复位,避免影响角膜裂伤修复。为使眼球关闭严密,防

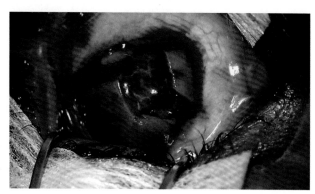

图49.2   左眼术前外眼照相显示复杂星形角膜裂伤,结膜下出血,此时未见明显巩膜裂伤表现

止葡萄膜脱出，有时需要拆除之前的角膜缝线并重新缝合。

　　在初始检查中发现患者面部多发撕裂伤。请耳鼻喉科会诊累及唇红缘的上唇裂伤，以确保组织修复与对齐符合美容要求。在进入手术室之前请其他专科会诊有助于术中协同治疗。眼科医师通常可以处理眼周皮肤裂伤，但是对于累及鼻部、嘴唇、耳朵或面部的复杂裂伤，可能需要眼整形专科、耳鼻喉科或面部整形专科来处理。

## 49.4　手术探查与修复：手术记录

　　术前与患者详细沟通手术风险、获益及替代方案，患者同意进行开放性眼外伤探查及修复手术。患者被带入手术室，由麻醉医生进行全身麻醉。术前安全核查，核对患者信息及眼别。按照眼科手术无菌常规进行消毒铺巾。使用 Jaffe 开睑器确保术野暴露充分。

　　在手术准备期间对面部进行清洁及检查，见患者上唇 2cm 中等深度裂伤，垂直于并累及唇红缘。待眼球修复手术完成后，由耳鼻喉科修复唇部裂伤。另可见左下眼睑内侧裂伤，未累及睑缘及泪小管，以及左侧鼻翼附近裂伤。左眼外眦部还有一处表浅裂伤。待眼球修复手术完成后，由眼外伤专科修复外眼裂伤。

　　然后开始检查眼球。见大面积星形角膜裂伤，横跨下方角膜，约从 4:00 延伸至 10:00。大量眼内容物从角膜伤口脱出，包括视网膜、玻璃体及葡萄膜组织（图 49.2）。未见晶状体组织。将眼内容物轻轻复位至眼内，用 10-0 尼龙线初步缝合角膜以稳定眼内容物。此时可见角膜裂伤非常复杂，由多个星形伤口组成，三角形角膜瓣分别汇集于 6:00 角膜缘、5:00 角膜缘前部以及 10:00 近角膜缘部位。

　　沿角膜缘环形剪开 270° 球结膜，暴露鼻侧、下方及颞侧角膜缘。用 Westcott 剪及 Vannas 剪轻柔钝性分离及探查，以暴露角巩膜裂伤的后缘。裂伤跨过 10:00 角膜缘约 2mm，6:00 角膜缘约 2mm，4:00 角膜缘约 3mm。用 9-0 尼龙线对齐缝合以上三处角膜缘。10-0 尼龙线间断缝合角膜伤口 28 针（图 49.3a-c）。为保证三角形裂伤对合效果，部分缝线需要拆除重缝。缝合过程中使用虹膜铲防止葡萄膜嵌顿（图 49.3a，b）。用 8-0 尼龙线缝合颞侧、下方及鼻侧巩膜裂伤。完成缝合后，行 Seidel 试验确认伤口水密良好（图 49.3d）。

　　8-0 Vicryl 线间断缝合球结膜。考虑患者角膜损伤严重，术前疼痛症状明显，予眼表放置 Kontur 绷带镜（直径 18mm）改善舒适度。远离裂伤部位在结膜下注射糖皮质激素及抗生素，注意不要扰动角膜绷带镜。取出开睑器，在显微镜下去除手术巾。

接下来按照面部裂伤常规无菌要求进行消毒铺巾。检查下眼睑裂伤，确认睑缘及泪小管未受累及。使用泪道探针确认泪小管未受损伤。6-0 普通肠线间断缝合眼睑及外眦部裂伤。5-0 Vicryl 线（深层）及 5-0 尼龙线（皮肤）间断缝合鼻部裂伤。

耳鼻喉科修复上唇撕裂伤。充分止血，5-0 Vicryl 线深层缝合多针，然后用 5-0 尼龙线缝合皮肤。仔细对齐唇红缘、唇部及胡须。

去除手术巾，清洁手术区域。地塞米松 - 新霉素 - 多粘菌素 B 软膏涂抹外部伤口。结膜囊滴用阿托品及地塞米松 - 新霉素 - 多粘菌素 B 眼膏，无菌眼垫及眼罩包盖术眼。予拔管，患者对手术耐受良好，无并发症发生。

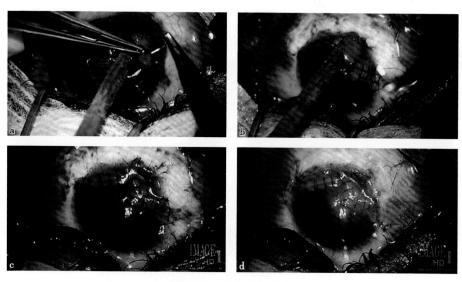

**图 49.3  术中照相显示**

在 10-0 尼龙线缝合角膜过程中使用虹膜铲保护葡萄膜（a，b）；完成角巩膜裂伤修复（c）；术毕 Seidel 试验阴性（d）。

### 49.4.1  手术探查与修复：注意点

- 修复复杂星形角膜裂伤可能需要多次拆除缝线并重新缝合。
- 对于存在大量葡萄膜脱出的复杂伤口，可以先缝合数针以初步对合伤口（最终可能需要拆除），这样有助于减少葡萄膜脱出，并使后续缝合操作更容易。
- 对于长度较长并且形态复杂的角膜伤口，采用可调节缝合技术可显著改善缝合效率及效果。缝合线结初始时处于可调节状态，在所有缝合完成或接近完成时，统一调节缝合张力至合适程度再彻底结扎缝线。

● 手术医生需要考虑在术中修复任何其他部位的创伤，并且可能需要其他专科的协助。

## 49.5 术后病程

患者留院完成48小时静脉抗生素治疗。术后第1天，患者视力仍为光感，眼后节窥不见。角膜伤口完整，绷带镜在位（图49.4）。B超检查显示眼内容物结构紊乱。

术后第7天，患者于眼外伤专科及视网膜专科随访，视力仍为光感，并有持续眼痛。眼后节窥不见，B超显示漏斗状全视网膜脱离，部分视网膜嵌顿于巩膜伤口（图49.5）。向患者告知全视网膜脱离会导致视功能预后不良，但是仍然有机会通过玻璃体切除、视网膜切除以及临时人工角膜等手术治疗，以维持或者改善光感视力。患者拒绝接受进一步手术治疗，由于持续存在明显眼痛症状，患者最终选择摘除左侧眼球。

图49.4 左眼开放性眼外伤修复术后1周外眼照相可见至少28针10-0角膜缝线中的16针，角膜混浊水肿，前房窥不清

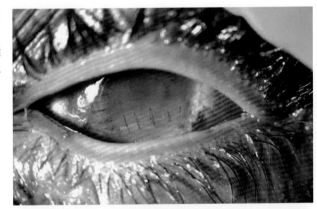

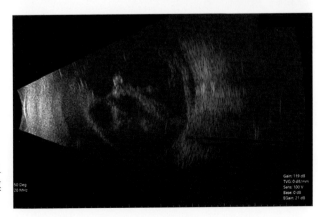

图49.5 左眼术后1周B超眼球完整，漏斗状全视网膜脱离

患者没有继续在我院随访，而是选择在其家庭所在州进行随访，并最终进行了眼球摘除手术。

## 49.6 最终伤情评价

### 49.6.1 最终视力

右眼：20/30＋2

左眼：光感

### 49.6.2 瞳孔

右眼：对光反射灵敏

左眼：瞳孔窥不见，传入性瞳孔障碍（＋）

### 49.6.3 裂隙灯检查

| | 右眼 | 左眼 |
|---|---|---|
| 眼睑与睫毛 | 下睑裂伤愈合中 | 正常 |
| 巩膜与结膜 | 正常 | 轻度结膜充血，结膜下出血 |
| 角膜 | 正常 | 角膜绷带镜在位，角膜复杂裂伤，28针缝线在位 |
| 前房 | 正常 | 窥不清，模糊见前房积血，葡萄膜位于角膜后 |
| 虹膜 | 正常 | 窥不清，模糊见下方 1/2～2/3 虹膜缺如，上方虹膜在位 |
| 晶状体 | 正常 | 窥不见 |
| 玻璃体 | 正常 | 窥不见 |

### 49.6.4 散瞳检查

右眼黄斑及视盘：正常

右眼周边视网膜：正常

左眼黄斑及视盘：窥不见

左眼周边视网膜：窥不见

## 49.7 回顾与总结

对于不能配合术前检查的可疑开放性眼外伤者，如醉酒、儿童或情绪不稳定患者，应推迟检查至术中全身麻醉下进行。这可能会影响手术医生提前判断术中需要的特殊器械或缝线，但是避免了给患者施加过多压力而导致眼球损伤加重（例如，由于患者情绪紧张或用力闭眼导致眼内容物进一步脱出）。应采用相关辅助检查帮助评估病情，如眼眶CT检查（所有患者都应执行）。

如果合并其他部位损伤，则可能需要与相关专科联合手术修复，如本例患者的上唇全层裂伤。不过并非所有医院都能做到这一点，重要的是要确保能够及时修复眼球，不能为了协调其他工作耽误眼球救治。虽然进行一次性联合手术可能是更好的选择，但是为了保证及时恢复眼球的完整性，选择分期手术也是合理的。延期修复开放性眼外伤可使眼内炎发生风险增加400%，因此应尽量避免延期手术[1]。

对于跨越角膜缘的裂伤，特别是本例患者这样的复杂伤口，应首先对齐缝合角膜缘[2]。如前所述，修复星形伤口非常具有挑战性。可以先缝合数针以初步关闭伤口，并阻止葡萄膜脱出。然后先对齐缝合角膜缘以及星形角膜伤口的三角瓣顶点。角膜裂伤的顶点通常是伤口渗漏的部位，因此需要仔细缝合。目前针对复杂星形角膜伤口有多种缝合方法，如蝴蝶缝合、星形缝合及荷包式缝合等。具体选择哪种缝合技术主要由手术医生根据个人习惯决定。

为使患者获得最佳的视力恢复结果，许多开放性眼外伤需要分期多次进行手术。开放性眼外伤可合并视网膜脱离，如不及时处理，可能导致视力丧失、慢性轻度炎症，并最终发展成为眼球痨。因此应将此类患者交给玻璃体视网膜手术医生进一步处理。本例患者B超检查提示漏斗状全视网膜脱离伴视网膜嵌顿。我们为患者安排了视网膜外科医生会诊，并与患者详细讨论了预后不良的可能性。患者拒绝进一步手术修复视网膜，并因眼球疼痛要求进行眼内容摘除或者眼球摘除手术。

作为眼科医生而言，自然希望最终能够保住眼球并维持一定的功能，但是也应该理解患者的需求可能是不一样的，这一点很重要。有时即使受伤的眼球仍存有部分低视力，患者仍然倾向于选择眼内容摘除或者眼球摘除。应与患者充分讨论摘除眼球与保留眼球的风险与获益，并应彻底探究患者的目的。本例患者通过外伤修复手术保存了眼球及光感视力，但是最终选择了眼球摘除。多种因素驱使患者做出这样的决定，包括术前及术后的疼痛、视力低下且预后不良、对更多手术的犹豫、自觉身体缺陷及心理创伤。应与患者充分沟通所有可能的治疗方案。

## 49.8　学习要点

● 如果开放性眼外伤患者的术前检查严重受限，可以在全身麻醉下进行术中眼球检查。

- 无论在眼外伤修复术前还是术后，都应为患者提供充分的咨询服务，并支持患者的决定。在预后不良或存在持续眼痛的情况下，应与患者讨论所有可能的治疗选择，包括眼球摘除。

## 参考文献

1. Ahmed Y, Schimel AM, Pathengay A, et al. Endophthalmitis following open-globe injuries. Eye (Lond). 2012;26(2):212–7.
2. Sullivan P. The open globe: Surgical techniques for the closure of ocular wounds. London: Eyelearning Ltd; 2013.

# 第50章
# 病例45：开放性眼外伤术后眼内炎

Katherine E. Talcott, Yewlin E. Chee, Roberto Pineda, and John B. Miller

## 50.1 现病史

45岁男性患者，因右眼被石块击中就诊。既往体健。

- 患者在使用锤子进行敲击工作时，右眼被溅起的石块击中。
- 患者当即感视力下降，流泪，疼痛。
- 患者立即前往 MEE 就诊。

## 50.2 初步伤情评价

### 50.2.1 视力（裸眼）

右眼：指数 /30cm
左眼：20/20

### 50.2.2 瞳孔

右眼：鼻侧成角变形，传入性瞳孔障碍（一）
左眼：圆

### 50.2.3 外眼检查

正常。未见裂伤或其他损伤。

### 50.2.4 裂隙灯检查

| | 右眼 | 左眼 |
|---|---|---|
| 眼睑与睫毛 | 正常 | 正常 |
| 巩膜与结膜 | 结膜充血，未见明确巩膜裂伤 | 正常 |
| 角膜 | 曲线形角膜裂伤，长约 7mm，延伸至鼻侧角膜缘，伴大量葡萄膜脱出 | 正常 |

续表

| | 右眼 | 左眼 |
|---|---|---|
| 前房 | 玻璃体和葡萄膜向伤口移位 | 正常 |
| 虹膜 | 鼻侧成角变形 | 正常 |
| 晶状体 | 窥不清 | 正常 |
| 玻璃体 | 玻璃体脱出，窥不清 | 正常 |

### 50.2.5　散瞳检查

右眼黄斑及视盘：窥不见

右眼周边视网膜：窥不见

左眼黄斑及视盘：正常

左眼周边视网膜：正常

### 50.2.6　影像学检查

眼眶 CT 显示右眼球轮廓不规则，未见眼内异物及骨折表现。

## 50.3　术前初步评估与手术计划

患者在外伤后立即就诊，系较大的右眼 I 区开放性眼外伤，伴大量葡萄膜与玻璃体脱出。

大的开放性眼外伤发生眼内炎的风险也会增加，应及时行修复手术。在 MEE，为了降低开放性眼外伤后眼内炎的发生率，在麻醉与手术室准备就绪后，我们会尽早将患者送入手术室进行手术治疗。我们的条件支持在外伤后 24 小时内进行修复手术，即使这可能意味着通宵手术。一旦确诊为开放性眼外伤，无论患者是已经抵达 MEE 还是正在转运途中，我们都会立即开始给予静脉抗生素（通常为万古霉素及头孢他啶）治疗。与麻醉或术后护理团队对接并确认继续按计划使用静脉抗生素很重要。在治疗的各个阶段都存在遗漏或延误使用抗生素的风险。在 MEE，我们制定了抗生素核对表格，该表格由护理人员完成，并由手术医生审核，以确保抗生素按照要求使用。

及时修复开放性眼外伤能够促进组织愈合，特别是大的角膜裂伤。即使在受伤后数小时内，角膜就已经开始发生水肿，葡萄膜也开始发生粘连。这给术中观察眼内组织，回纳葡萄膜组织，以及实现良好的伤口闭合带来很大的困难。水肿的角膜伤口可能在手术中表现为 Seidel 试验阴性，但是随着术后水肿消退，伤口可能会出现渗漏。手术操作时应注意避免葡萄膜或玻璃体嵌入伤口。我们会先使用刀片仔细刮除脱出组织的上皮，并在必要时行 Weck-cel 辅助玻璃体切除术。可以先用尼龙线初步缝合闭拢伤口，然后再使用睫状体分离铲、过滤空气或平衡盐溶液回纳葡萄膜。由于外伤经常会导致虹膜根部离断，在使用睫状体分离铲时应避免造成虹膜额外损伤。如果未能成功回纳，可以用黏弹剂将虹膜推入眼内，并增加缝合的跨距。

本例患者在受伤后 7 小时内就被送入手术室。尽管干预非常及时，仍然需要告知患者由于伤口较大，并且与有机物质接触，发生感染或眼内损伤的风险依然较高。

## 50.4　手术探查与修复：手术记录

术前与患者详细沟通手术风险、获益及替代方案，征得患者同意行右眼开放性眼外伤探查与修复术。将患者带入手术室，行全身麻醉。术前核对患者信息及眼别。

按照眼科手术无菌常规进行消毒铺巾，使用 Jaffe 开睑器确保术野暴露充分。术中见全层角膜裂伤，伴大量葡萄膜及玻璃体脱出。用平衡盐溶液动作轻柔的冲洗脱出的虹膜，并用月形刀去除上皮组织。8:00 方位作角膜缘穿刺口，用平衡盐溶液冲洗前房。多组 10-0 尼龙线间断缝合角膜伤口，注意避免葡萄膜嵌入伤口中。由于大量玻璃体自伤口脱出，为避免发生玻璃体嵌顿，行 Weck-cel 辅助玻璃体切除术。从角膜缘穿刺口注入平衡盐溶液以形成前房。水密角膜缘穿刺口。荧光素染色检查角膜伤口密闭性，Seidel 试验阴性。用卡尺测量裂伤长度为 7mm。术毕结膜下注射头孢唑林及地塞米松。

### 50.4.1　手术探查与修复：注意点

- 角膜裂伤越大，发生眼内炎的风险也越高。尽早开始全身应用抗生素，并及时进行手术修复非常重要。
- 清除角膜裂伤或破裂部位脱出的玻璃体对于解除玻璃体异常牵引非常重要。可以采用 Weck-cel 辅助玻璃体切除术清除脱出的玻璃体。注意在回纳葡萄膜组织时不要使其嵌在伤口内。

## 50.5　术后病程

患者留院完成 48 小时静脉抗生素治疗。术后第 1 天检查，视力为指数，疼痛明显，眼压高达 52mmHg。前房可见纤维素样渗出，虽然晶状体观察比较模糊，但是未见明显损伤表现。予口服乙酰唑胺，局部使用降眼压眼液每小时 1 次。术后第 2 天检查，患者疼痛好转，眼压 29mmHg，予以出院。术后第 3 天复诊，此时降眼压药物仍为最大剂量。虽然患者视力稳定，但是疼痛感较前加重。眼压上升至 40mmHg，并且出现 0.2mm 前房积脓。B 超检查提示玻璃体腔环形膜及混浊物（图 50.1a，b）。视网膜专科医生会诊后考虑眼内炎可能，予前房穿刺取房水标本，玻璃体腔注射万古霉素及头孢他啶，同时开始口服莫西沙星治疗。房水培养未见微生物生长。在随后的 1 个月里，患者在视网膜与外伤专科密切随访。患者的眼内炎症反应逐渐减轻，视力恢复至20/50＋1，予以停用降眼压药物。

患者的角膜缝线约于外伤后 2 个月被分为两次拆除（图 50.1c）。角膜缘处的 1 根缝线由于位置较深未能拆除。检查显示主要问题仍为鼻侧虹膜根部离断，同时合并早期的外伤性白内障。虽然视力提升至 20/50，针孔视力20/30-2，但是患者诉视物变形伴畏光明显。于是患者被转诊至接触镜专科。医生使用透气性接触镜矫正散光，医用美瞳镜片消除眩光及畏光。透气性接触镜未能显著提升患者视力。患者对医用美瞳镜片带来的周边视野缺失感到困扰，因此拒绝使用医用美瞳镜片。

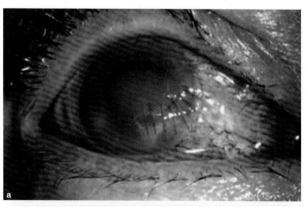

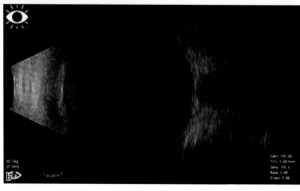

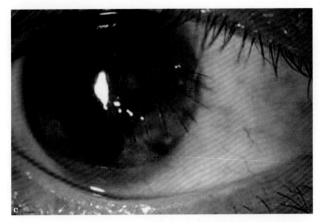

图 50.1　（a）角膜裂伤缝合术后第 3 天裂隙灯照相，结膜充血，纤维素样渗出，少量前房积脓，以及虹膜根部离断；（b）术后第 3 天 B 超检查，玻璃体腔中度碎屑样混浊；（c）术后 2 个月裂隙灯照相，炎症反应消退

　　外伤后 6 个月，患者视力下降至 20/50。检查显示外伤性白内障加重，以后囊下混浊为主（图 50.2a）。由于患者的眼部异常集中在前节，故被转诊至角膜专科。医生为患者成功实施了白内障摘除、虹膜粘连分离、瞳孔整形及后房型人工晶状体植入手术。外伤后 1 年，患者矫正视力达 20/20（图 50.2b）。

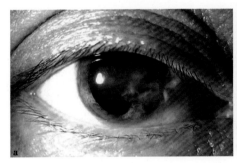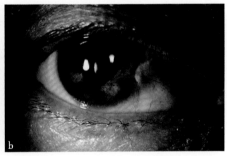

图 50.2　（a）术后 6 个月裂隙灯照相，右眼外伤性白内障进展，角膜陈旧性瘢痕，虹膜根部离断；（b）术后 12 个月裂隙灯照相，右眼白内障摘除及瞳孔整形术后

## 50.6　最终伤情评价

### 50.6.1　最终视力

　　右眼：20/20

　　左眼：20/20

### 50.6.2　瞳孔

右眼：变形改善，鼻侧透照缺损，鼻侧形态略欠规则

左眼：正常

### 50.6.3　裂隙灯检查

|  | 右眼 | 左眼 |
| --- | --- | --- |
| 眼睑与睫毛 | 正常 | 正常 |
| 巩膜与结膜 | 正常 | 正常 |
| 角膜 | 角膜鼻下方瘢痕，深层缝线 | 正常 |
| 前房 | 正常 | 正常 |
| 虹膜 | 鼻侧透照缺损 | 正常 |
| 晶状体 | 后房型人工晶状体 | 正常 |
| 玻璃体 | 轻度混浊 | 正常 |

### 50.6.4　散瞳检查

右眼黄斑及视盘：正常，杯 / 盘比 0.3

右眼周边视网膜：正常

左眼黄斑及视盘：正常，杯 / 盘比 0.3

左眼周边视网膜：正常

## 50.7　回顾与总结

对于开放性眼外伤，应始终对感染保持高度警惕，并尽可能采取措施降低风险。眼内炎是开放性眼外伤的毁灭性并发症，发生率可高达 12%[1]。多数眼内炎发生在受伤后几天内，尽管治疗及时，仍可能进展迅速，视力预后可能较差。外伤性眼内炎最常见的致病菌包括凝固酶阴性葡萄球菌、链球菌以及芽孢杆菌。芽孢杆菌所致眼内炎的病情可呈现急剧性变化 [2, 3]。应采取预防措施来降低发生眼内炎的风险。在 MEE，所有开放性眼外伤都遵循标准化治疗方案。一旦怀疑开放性眼外伤，立即开始预防性使用静脉抗生素（通常为万古霉素和头孢他啶），并在入院后继续 48 小时抗生素治疗。另外，应尽早进行手术修复，如果患者病情允许，最好在 24 小时内进行手术。术后继续局部使用抗生素眼液（氟喹诺酮）7 天，或直至角膜上皮缺损愈合。对于高危患者还可给予玻璃体腔注射抗生素治疗。回顾过去 7 年 MEE 收治的开放性眼外

伤病例，眼内炎发生率仅为 0.9%。眼内炎的危险因素包括眼内异物以及一期植入人工晶状体[4]。

应高度重视开放性眼外伤后眼内炎的风险，一旦确诊应积极治疗。本例患者因不洁异物造成较大范围裂伤，属于眼内炎高危患者。术后眼压升高提示早期感染可能，即使患者已经出院也要密切随访。基于患者出现前房积脓的临床表现，在确诊眼内炎后，立即予以玻璃体腔注射抗生素治疗，患者视力预后良好。在眼外伤的诊治过程中，保持各个亚专科之间良好的合作关系很重要，必要时应更加积极的请求会诊。最后，与患者的沟通也很重要。我们在手术前对所有眼外伤患者都会告知感染的风险。术后依旧会保持密切沟通，特别是对于发生意外情况或并发症的患者。及时与患者交流病情，告知患者严格执行治疗方案的重要性，这些工作非常重要。本例患者在出院后的前两周几乎每天都会来医院复诊，虽然病情复杂，幸运的是患者最终收获了良好的视力。

## 50.8 学习要点

- 开放性眼外伤患者是眼内炎的高危人群。应严格执行标准化治疗方案，包括全身抗生素治疗和及时的手术修复，以降低眼内炎的风险。
- 即使在相对简单的开放性眼外伤修复手术后，仍应高度警惕感染及眼内炎。应及时将患者转诊至视网膜专科医生，通过玻璃体腔注射抗生素治疗眼内炎，必要时考虑手术治疗。

**参考文献**

1. Zhang Y, Zhang MN, Jiang CH, Yao Y, Zhang Z. Endophthalmitis following open globe injury. Br J Ophthalmol. 2010;94:111–4.
2. Cebulla CM, Flynn HW. Endophthalmitis after open globe injuries. Am J Ophthalmol. 2009;147:567–8.
3. Essex RW, Yi Q, Charles PGP, Allen PJ. Post-traumatic endophthalmitis. Ophthalmology. 2004;111:2015–22.
4. Andreoli CM, Andreoli MT, Kloek CE, Ahuero AE, Vavvas D, Durand ML. Low rate of endophthalmitis in a large series of open globe injuries. Am J Ophthalmol. 2009;147:601–8.

# 第51章
# 病例46：角膜胶及再次缝合治疗开放性眼外伤术后伤口渗漏

Natalie Wolkow, Katherine E. Talcott, and Seanna Grob

## 51.1 现病史

28岁男性患者，电工，因左眼开放性眼外伤就诊，距离受伤时间21小时。既往体健。

- 患者诉外伤前一晚敲击金属时不慎被异物击中左眼，当时未配戴护目镜。
- 患者于外院就诊，检查发现左眼全层角膜裂伤伴眼内异物。随后被转送至马萨诸塞州眼耳医院进一步处理。

## 51.2 初步伤情评价

### 51.2.1 视力（裸眼）

右眼：20/20
左眼：20/70，针孔视力20/30-2

### 51.2.2 瞳孔

右眼：圆，传入性瞳孔障碍（－）
左眼：圆，传入性瞳孔障碍（－）

### 51.2.3 眼压（Tono-Pen）（mmHg）

右眼：16
左眼：推迟检查

### 51.2.4 外眼检查

正常，未见外眼损伤

## 51.2.5　裂隙灯检查

| | 右眼 | 左眼 |
|---|---|---|
| 眼睑与睫毛 | 正常 | 正常 |
| 结膜与巩膜 | 正常 | 弥漫性结膜充血（++） |
| 角膜 | 正常 | 下方6:00垂直走行的角膜裂伤，长约1.5mm，伴虹膜嵌顿 |
| 前房 | 正常 | 前房极浅，金属异物位于角膜与虹膜之间 |
| 虹膜 | 正常 | 下方透照缺损伴虹膜嵌顿，金属异物位于透照缺损部位 |
| 晶状体 | 正常 | 正常（由于异物位于虹膜上，未予散瞳检查） |
| 玻璃体 | 正常 | 正常（常瞳） |

## 51.2.6　散瞳检查

右眼黄斑及视盘：正常，视盘界限清晰

右眼周边视网膜：正常

左眼黄斑及视盘：窥不清，由于异物位于虹膜上，未予散瞳检查

左眼周边视网膜：由于异物位于虹膜上，未予散瞳检查

## 51.2.7　影像学检查

眼眶CT显示左眼前房浅，前房下方见2mm高密度影，考虑金属异物，未见后房异物（图51.1a-c）

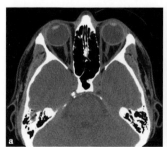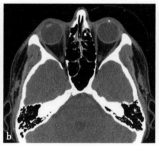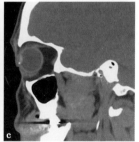

图51.1　眼眶CT平扫显示左眼前房浅，前房下方金属异物残留
（a）水平位CT显示左眼前房浅；（b）水平位CT显示眼内金属异物；（c）矢状位CT显示金属异物位于前房

## 51.2.8　术前初步评估与手术计划

患者于外伤后21小时就诊，但仍在开放性眼外伤手术修复24小时窗口

期内,应立即手术。如前所述,由于外伤后角膜水肿会不断进展,所以应尽早评估角膜裂伤情况。对于刚接触角膜裂伤修复的手术医生,可以把角膜裂伤示意图画下来,以便在术前计划好缝合的具体位置。这不仅有助于术中计划,而且对未能及时手术的患者同样有益,因为延迟修复带来的明显组织水肿可能对判断裂伤的精确位置及范围造成妨碍。

极少数情况下,在开放性眼外伤修复术前不建议进行散瞳检查,本例患者就是很好的例子。当前房内的异物有可能向后移动时,最好在取出异物之前不要散瞳。相比于体积较大的、嵌入组织内的异物,对于体积较小的、完全穿过角膜并游离于虹膜表面或前房内的异物应更加小心。如果异物穿过虹膜,是否散瞳应视病情而定,通常允许散瞳以评估后节组织损伤。

异物取出有多种手术方法。如果异物停在角膜内,可作角膜缘穿刺口,用 MST 眼内镊从前房将异物推出去。如果异物游离于前房,可用 MST 眼内镊经角膜缘穿刺口抓住异物后,直接从穿刺口取出。根据异物的尺寸,可能需要扩大切口。可以使用黏弹剂维持前房深度,并使异物远离瞳孔区,避免异物坠入玻璃体腔。当异物取出后,聚合性黏弹剂,如 Healon 5 或 Provisc,更容易从前房取出(相比于弥散性黏弹剂)。

## 51.3　手术探查与修复:手术记录

术前履行手术知情同意程序。将患者带入手术室,行全身麻醉。按照眼科手术无菌常规进行消毒铺巾。术眼放置 Jaffe 开睑器。用 MST 弯眼内镊自角膜伤口取出金属异物并送病理。苯肾上腺素 - 托吡卡胺散瞳。用前房穿刺刀作 4:00 角膜缘穿刺口。平衡盐溶液填充前房。角膜伤口位于 6:00 下方周边角膜,长约 3mm,10-0 尼龙线缝合角膜伤口 2 针。仔细检查虹膜透照缺损区域,Kuglin 虹膜拉钩辅助下检查晶状体,见晶状体局灶性混浊,前囊膜完整。水密角膜缘穿刺口。由于异物穿过造成细小裂隙,角膜伤口仍存轻度渗漏。决定使用角膜绷带镜(Kontur,基弧 8.9,直径 16)。配戴绷带镜后前房及眼压稳定。术毕结膜下注射抗生素及糖皮质激素药物。取出开睑器,清洁术眼。局部滴用涂抗生素眼液。无菌眼垫及 Fox 眼罩包盖术眼。患者对手术耐受良好,无并发症发生。

### 51.3.1　手术探查与修复:注意点

● 如果术前发现虹膜透照缺损,则可能存在晶状体囊膜损伤,应在术中仔细检查确认是否存在晶状体异物或损伤。

● 为减少角膜伤口渗漏,应保证角膜缝合深度达到 80%～95% 角膜厚度,并且跨度够长，以为关闭伤口提供足够的张力。浅而短的缝合会导致伤口裂隙及渗漏。

- 如果术中立即出现伤口渗漏，最好重新缝合。如果渗漏缓慢，则有多种处理方式。首先应确定渗漏的原发位置。缝合点的缓慢渗漏一般会自行消失，除了绷带镜以外，一般无须其他干预。如果缓慢渗漏出现在主伤口，可以在手术结束时配戴绷带镜，多数情况下都会有效。对于伤口稳定性或愈合状态存疑的病例，则可使用角膜胶封闭渗漏，并使用绷带镜覆盖伤口。也可通过重置缝线处理伤口缓慢渗漏，但是重复的缝合操作会造成角膜损伤，使伤口更难关闭，也更容易发生渗漏。如果角膜伤口曾有异物嵌顿，缝合张力应当更紧，以关闭张开的伤口，并防止发生渗漏。如果术中发现明显的角膜水肿，同样需要更加紧密的缝合，因为随着术后水肿消退，可能会导致缝线松脱。

## 51.4　术后病程

术后第 1 天，患者左眼视力为指数。绷带镜在位，前房极浅，周边虹膜角膜接触，提示伤口渗漏。于是决定在手术室内使用角膜胶治疗。

### 51.4.1　术后第 1 天病程记录

术前与患者沟通使用角膜胶及前房成形术的风险及获益，签署知情同意书。将患者带入小手术室，予局部麻醉。按照眼科手术无菌常规进行消毒，使用聚维酮碘及加替沙星眼液，取出绷带镜。用皮肤打孔器及 1020 贴膜制作一个圆形贴膜。在 Q-tip 棉签末端涂抹抗生素眼膏，然后把圆形贴膜粘在上面。在贴膜表面滴一滴角膜胶。用 Weck-cel 眼用海绵干燥角膜伤口，然后将角膜胶贴膜置于伤口上，角膜胶面朝伤口。等待 3 分钟使角膜胶干燥，然后用 Weck-cel 眼用海绵干燥伤口。此时发现伤口上方仍有轻微渗漏，于是又制作并放置了一个角膜胶贴膜。角膜伤口干燥后，使用平衡盐溶液充填前房，见前房稳定。角膜表面用绷带镜覆盖，滴用加替沙星眼液。1 小时后再裂隙灯下再次检查患者，确保患者出院前前房成形。

## 51.5　术后病程

术后常规使用泼尼松龙、阿托品及加替沙星眼液以外，还给予噻吗洛尔眼液每天 2 次，通过减少房水生成来减少伤口渗漏并帮助伤口愈合。术后 1 周，前房成形，角膜胶与绷带镜在位，视力较前改善。患者诉轻微不适及畏光。

术后第 2 周,绷带镜下的角膜胶看似不再牢固,前房依然成形。取出绷带镜及松脱的角膜胶。2 针缝线仍然在位,不过伤口 Seidel 试验阳性。于是再次回到手术室进行角膜胶联合绷带镜治疗。

术后数周,患者视力稳步提升,前房始终成形,角膜胶及绷带镜在位。患者仍有轻微不适及畏光。继续使用加替沙星、噻吗洛尔及泼尼松龙眼液。

术后第 8 周,左眼裸眼视力达 20/20-2。角膜胶再次出现松脱,予以取出。见 2 针角膜缝线非常松弛,予拆除缝线。伤口 Seidel 试验立即呈阳性。角膜裂伤周围上皮非常不规则,难以定位裂伤的具体位置及渗漏点。

## 51.6　术前评估与手术计划

术前对该全身相对健康患者伤口愈合不佳的可能原因进行讨论。对于持续性的伤口渗漏,在紧密缝合或角膜胶粘合以外,还应当考虑瘘管的形成。上皮沿着角膜伤口边缘向内生长,或者伤口边缘的坏死或炎症反应阻碍伤口愈合,都有可能形成角膜伤口瘘管[1]。瘘管更容易于出现在延误就诊的患者中,因为延迟修复伤口会导致上皮沿着伤口表面和边缘生长[1]。另外,缝合质量欠佳并持续渗漏的伤口也会使上皮有机会沿着伤口边缘生长并形成瘘管。尽管眼内上皮植入或上皮植入通常被认为会带来严重后果,例如眼压升高或植入上皮侵犯角膜内皮及虹膜,但是也可能因程度较轻而仅表现为伤口闭合不良[1]。对于因眼内上皮植入导致的伤口闭合不良,必须在重新缝合之前彻底清除上皮。有专家建议刮除伤口部位异常上皮,也有建议椭圆形切除伤口边缘并一期缝合,还有建议采用环钻钻切伤口联合角膜植片移植手术[1]。延迟就诊并存在创缘水肿的伤口可能在水肿消退后出现渗漏[2]。延迟就诊合并创缘感染也可能会发生渗漏[2]。此外,星形或复杂伤口更容易发生渗漏[2]。

我们与患者讨论了不同的治疗选择,包括第 3 次尝试角膜胶粘合,再次探查并缝合伤口,或者环钻钻切伤口联合角膜植片缝合修补。考虑伤口在经历一期缝合及两次角膜胶粘合后仍未愈合,第 3 次尝试角膜胶粘合的愈合可能性不大,尤其在可能有瘘管形成的情况下。患者倾向于再次手术缝合。因此予配戴新的绷带镜,并计划次日行修复手术。

制定手术计划。先用平刀片对伤口表面不规则上皮进行清创(57 号 Beaver 刀片或平刀片均可),充分暴露角膜裂伤。刮除伤口边缘异常上皮,以重建健康创缘,促进伤口愈合。紧密缝合伤口。如果伤口条件不支持清创及一期闭合,可以考虑环钻钻切联合角膜植片移植手术。

## 51.7 二次修复手术：手术记录

在术前准备区核对患者信息及眼别。摘除绷带镜，裂隙灯下检查术眼，见伤口边缘裂开并伴有渗漏。将患者带入手术室，进行安全核查，全身麻醉。按照眼科手术无菌常规进行消毒铺巾。使用 Jaffe 开睑器以避免压迫眼球。显微镜下检查眼球，见一处较小的垂直伤口，创缘轻度裂开，表面疏松上皮覆盖，6:00 角膜缘少量新生血管。用 15° 前房穿刺刀作颞侧角膜缘穿刺口。接着用前房穿刺刀轻轻对角膜伤口边缘进行清创，尽可能清除影响伤口愈合的异常植入上皮。用 Beaver 刀片刮除伤口表面疏松上皮。过滤空气填充前房。10-0 尼龙线紧密缝合伤口，对齐创缘。平衡盐溶液置换前房过滤空气。荧光素检查伤口，Seidel 试验阴性。角膜缘穿刺口同样予 10-0 尼龙线缝合。结膜下注射头孢唑林 - 地塞米松。考虑上皮缺损及伤口渗漏病史，予放置 16mm Kontur 绷带镜。取出开睑器。局部滴用阿托品及 0.3% 妥布霉素 /0.1% 地塞米松眼液，无菌眼垫包盖患眼。患者对手术耐受良好，无并发症发生。

### 51.7.1 手术修复：注意点

- 对于延误处理的角膜裂伤或持续渗漏的伤口，角膜上皮会长入伤口边缘，阻碍正常的伤口愈合。清除角膜表面及伤口边缘的异常角膜上皮有助于角膜伤口愈合。同时也有利于清晰观察角膜裂伤，使缝合操作更精确，避免发生上皮植入。
- 异物导致的角膜裂伤更容易发生渗漏，部分原因是异物可能会导致局部组织坏死。缝合前轻轻刮拭伤口边缘，以及更紧密的缝合，有助于合拢伤口并避免发生渗漏。

## 51.8 术后病程

术后第 1 天，患者左眼视力 20/400，针孔视力 20/80，眼压 26mmHg。下方角膜伤口 3 根紧密缝线。视力受角膜水肿及缝合散光影响。

术后 1 周，患者左眼视力：20/200，针孔视力 20/25-1。摘除绷带镜，伤口 Seidel 试验阴性。患者感觉舒适度提升，继续随诊数周（图 51.2）。

术后第 8 周，拆除 2 根角膜缝线，最后 1 根缝线于术后第 10 周拆除。伤口 Seidel 试验阴性，视力 20/25＋3. 针孔视力 20/15-1。在随后的 9 个月期间，患者视力一直较好，无须戴镜矫正（图 51.3）。随访期间未发现眼内上皮植入，患者眼部安静。

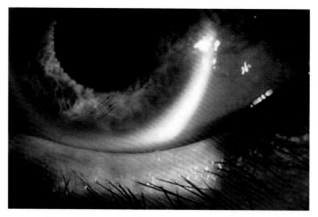

**图51.2 二次手术后4周左眼裂隙灯照相**
3根角膜缝线间距均匀,缝合深度可,轻度角膜基质瘢痕化

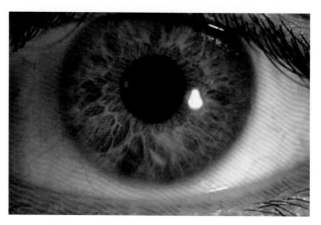

**图51.3 二次手术后5个月左眼裂隙灯照相**
角膜愈合良好,残留轻微角膜瘢痕

## 51.9 最终伤情评价

### 51.9.1 最终视力

右眼:20/15
左眼:20/15-2

### 51.9.2 瞳孔

右眼:圆,传入性瞳孔障碍(−)

左眼：圆，传入性瞳孔障碍（−）

### 51.9.3　裂隙灯检查

|  | 右眼 | 左眼 |
|---|---|---|
| 眼睑与睫毛 | 正常 | 正常 |
| 结膜与巩膜 | 正常 | 正常 |
| 角膜 | 正常 | 下方 5:00 至 6:00 角膜基质瘢痕，表面上皮愈合好。Seidel 试验阴性。 |
| 前房 | 正常 | 深，安静 |
| 虹膜 | 正常 | 6:00 方位透照缺损 |
| 晶状体 | 正常 | 正常 |
| 玻璃体 | 正常 | 正常 |

### 51.9.4　散瞳检查

右眼黄斑及视盘：正常

右眼周边视网膜：正常

左眼黄斑及视盘：正常

左眼周边视网膜：正常

## 51.10　回顾与总结

伤口渗漏在开放性眼外伤修复术后并不少见。相比于常规手术切口，由于开放性眼外伤的复杂特性，就诊及处理时间不一，因此伤口修复术后更容易发生并发症。近期一项大型回顾性研究分析了 2009 年至 2011 年在皇家维多利亚眼耳医院（Royal Victoria Eye and Ear Hospital）就诊的 267 例开放性眼外伤病例，发现外伤修复术后伤口渗漏的发生率为 16.4% [2]。术后伤口渗漏的危险因素包括微生物性角膜炎、延误就诊及星状伤口 [2]。在伤口渗漏病例中，59% 通过保守治疗成功，包括使用绷带镜、房水生成抑制剂或角膜胶 [2]。41%（18 例）需要再次手术缝合 [2]。在需要再次手术的病例中，有 8 例（18%）与本例患者一样，在之前的保守治疗中遭遇了失败 [2]。

如前文所述，异物造成的角膜裂伤可能导致圆形角膜缺损或伤口裂开，此类伤口关闭难度较大，并容易发生伤口渗漏。异物还可能导致伤口边缘局部组织坏死，使伤口愈合更加困难，或者引起感染导致伤口渗漏。紧密缝合有助于合拢伤口并避免术后渗漏，同时还可以在缝合前轻轻刮除伤口边缘的坏死组织。当采用紧密缝合时，应告知患者术后会导致视物模糊。不过在拆除角膜缝线后，大部分角膜散光会得到缓解，视力也可能恢复得很好，本例患者最终视力为20/15。

手术结束时要确保角膜伤口无渗漏。如出现 Seidel 试验阳性，可能需要在渗漏区域补充缝合，或者重置过浅或过松的缝线。有时可以采用角膜绷带镜对抗非常缓慢的渗漏，不过如果伤口持续渗漏，或者因角膜水肿消退引起缝线松弛，导致渗漏更加活跃，则存在术后前房变浅的风险。对于伤口缓慢渗漏的情况，可以使用房水生成抑制剂，例如噻吗洛尔，以减缓伤口部位流速，促进伤口愈合。使用房水生成抑制剂治疗伤口渗漏主要基于理论推断及临床经验，目前尚无大规模研究证实。

角膜胶在临床应用中相对容易，如本病例所示，术中能够立即封闭角膜伤口。不过角膜胶并不是理想的治疗手段，应尽量避免使用。角膜胶会使角膜表面不平整，患者会感到不适，需要配戴绷带镜来缓解。患者还会感到明显的畏光。并且使用角膜胶会比单纯缝合带来更多瘢痕。此外，虽然角膜胶能够修补或覆盖于渗漏部位，但是其下方组织仍然需要对合良好并足够健康，才能实现愈合。如果角膜胶下方的伤口对合欠佳，如同本病例所示，在去除角膜胶后，伤口仍然会渗漏。如果反复使用角膜胶后渗漏持续存在，最好采取其他治疗手段，如再次缝合。

对于延误就诊、合并葡萄膜脱出或存在持续性伤口渗漏的开放性眼外伤病例，要警惕上皮细胞迅速覆盖创面及创缘，并妨碍正常伤口愈合的风险。正常角膜上皮生长迅速，通常在24小时内就能填充上皮缺损[3]，因此，对于伤后接近24小时的病例，上皮组织可能已经覆盖创面及创缘，从而对伤口修复造成障碍。在一期修复中，用 Beaver 刀片轻轻刮除创面及创缘的上皮是有益的。异常上皮会造成伤口的确切结构难以分辨。通过清除异常上皮，伤口结构变得更加清晰，使得缝合操作能够更加精准。在本病例中，去除角膜胶后的角膜上皮形态不规则，在再次缝合之前刮除异常角膜上皮有助于更好的评估伤口。轻轻刮拭角膜伤口边缘能够清除阻碍伤口愈合的植入上皮组织[3]。

如果开放性眼外伤延误就诊，同时合并葡萄膜脱出，则异常上皮可能会生长覆盖于葡萄膜表面[3]。因此，如果需要回纳葡萄膜组织，应首先清除葡萄膜表面异常增生的上皮组织，甚至考虑切除部分葡萄膜组织[3]。一些专家建议机械刮除葡萄膜表面的异常上皮，而其他专家则建议使用无水乙醇，尽管如果乙醇不慎进入前房会产生毒性反应[3]。即使已经仔细清除了角膜表面、伤口边缘及脱出葡萄膜组织表面的上皮组织，在开放性眼外伤病例中，上皮细胞依然有可能进入前房，造成眼内上皮植入的严重后果[3]。

眼内上皮植入通常被认为是一种内眼手术后并发症，上皮细胞通过伤口进入前房，覆盖在角膜内皮、虹膜及房角等结构表面，导致青光眼、眼球疼痛及视力下降[4]。眼内上皮植入通常被描述为上皮膜样形成、上皮珍珠或上皮囊肿[4]，可通过氩激光对虹膜表面进行光凝证实其存在，因为光凝可使上皮组织变白[4]。眼内上皮植入通常可能表现比较隐匿，并且仅有轻微症状。在组织标本中，可能在伤口边缘发现上皮植入，并形成瘘管，但是临床并不能观察到上皮生长于角膜内皮及虹膜上，氩激光试验也为阴性[1, 4]。

对于开放性眼外伤病例，应始终对眼内上皮植入保持高度警惕，因为紧随白内障手术之后，眼外伤是眼内上皮植入的最常见诱因[4~6]。在 Wilmer 眼科研究所对 50 年来 207 例眼内上皮植入病例的回顾性研究中，48 例发生在外伤后[5]。与之类似，在马萨诸塞州眼耳医院对 30 年来 124 例眼内上皮植入病例的回顾性研究中，18 例发生于外伤后[6]。在外伤后病例中，组织病理学检查显示 50% 存在瘘管[6]。

眼内上皮植入患者的症状和体征表现多样，包括青光眼、瘘管、Seidel 试验阳性、角膜后膜、疼痛、视力下降、畏光、虹膜囊肿、低眼压、角膜白斑、角膜溃疡、带状角膜变性、瞳孔变形、眼红、流泪、异物感，也可能无症状[5, 6]。在马萨诸塞州眼耳医院的研究中，20% 患者表现为 Seidel 试验阳性，而在 Wilmer 的研究中，16% 患者存在瘘管[5, 6]。在 Wilmer 的研究中，只有 17% 的患者出现青光眼，而在马萨诸塞州眼耳医院的研究中这一比率为 41%[5, 6]。

值得注意的是，在 Wilmer 的病例研究中，大部分患者（1990 年至 1994 年为 50%）在组织病理学诊断之前，临床并没有怀疑眼内上皮植入[5]。这凸显了眼内上皮植入诊断的困难性，症状与体征的隐匿性，以及在外伤后出现伤口愈合不良或其他少见症状时保持高度警惕的必要性。

## 51.11　学习要点

- 术后伤口渗漏更常见于延误就诊的开放性眼外伤、星状伤口，以及外伤合并微生物性角膜炎。
- 对于延误就诊的角膜裂伤合并显著角膜水肿，或者角膜裂伤伴持续性伤口渗漏，可通过对角膜表面及伤口边缘进行清创，以帮助评估角膜裂伤，同时清除所有植入上皮及坏死组织。
- 紧密缝合有助于修复裂开的角膜裂伤，尤其是异物导致的角膜伤口。随着角膜水肿消退，缝线可能会松弛，从而导致伤口渗漏。
- 缓慢渗漏的角膜伤口可以配戴绷带镜治疗，但是快速渗漏的角膜伤口很难仅通过绷带镜治疗。如果伤口渗漏明显，最好明确渗漏位置，并决定是否需要补充或重新缝合。角膜胶也是一种选择，不过最好避免使用。

- 如果伤口持续渗漏,尤其是在反复使用角膜胶或反复缝合后,应怀疑瘘管形成,这时最好尝试其他修补方法。
- 眼外伤是眼内上皮植入的第二位常见诱因,如果出现伤口愈合不良或者意外症状或体征时,应高度怀疑眼内上皮植入。
- 如果怀疑有显著的眼内上皮植入,可通过氩激光虹膜光凝进行确认。
- 对于轻度的眼内上皮植入,通常予以刮拭角膜表面及伤口边缘即可,但是对于严重病例,可能需要椭圆形切除伤口边缘或者环钻钻切伤口联合角膜植片移植治疗。

## 参考文献

1. Soong HK, Meyer RF, Wolter JR. Fistula excision and peripheral grafts in the treatment of persistent limbal wound leaks. Ophthalmology. 1988;95(1):31–6.
2. Kong GY, Henderson RH, Sandhu SS, Essex RW, Allen PJ, Campbell WG. Wound-related complications and clinical outcomes following open globe injury repair. Clin Exp Ophthalmol. 2015;43(6):508–13.
3. Orlin SE, Farber MG, Brucker AJ, Frayer WC. The unexpected guest: problem of iris reposition. Surv Ophthalmol. 1990;35(1):59–66.
4. Chen SH, Pineda R 2nd. Epithelial and fibrous downgrowth: mechanisms of disease. Ophthalmol Clin North Am. 2002;15(1):41–8. Review
5. Küchle M, Green WR. Epithelial ingrowth: a study of 207 histopathologically proven cases. Ger J Ophthalmol. 1996;5(4):211–23.
6. Weiner MJ, Trentacoste J, Pon DM, Albert DM. Epithelial downgrowth: a 30-year clinicopathologic review. Br J Ophthalmol. 1989;73(1):6–11.

# 第52章
# 病例47：Ⅰ/Ⅱ区开放性眼外伤修复术后高眼压

Jonathan C. Chou, Veena Rao, and Seanna Grob

## 52.1 现病史

58 岁男性患者，因怀疑左眼开放性眼外伤就诊。既往有高血压及高血脂病史。

- 患者在起螺丝钉时，不慎手滑被螺丝刀柄击中左眼。
- 患者当即出现视力骤降，并被送往最近的急救中心进行评估。
- 外院 CT 检查提示左眼开放性眼外伤伴晶状体向后移位，遂将患者转送至马萨诸塞州眼耳医院进一步处理。

## 52.2 初步伤情评价

### 52.2.1 视力（裸眼）

右眼：20/20
左眼：光感

### 52.2.2 眼压（mmHg）

右眼：15
左眼：推迟检查

### 52.2.3 瞳孔

右眼：对光反射灵敏
左眼：不规则，传入性瞳孔障碍（－）

### 52.2.4 外眼检查

无面部裂伤或其他外伤

### 52.2.5 裂隙灯检查

| | 右眼 | 左眼 |
|---|---|---|
| 眼睑与睫毛 | 正常 | 轻度水肿 |
| 结膜与巩膜 | 正常 | 弥漫充血 |
| 角膜 | 正常 | 沿角膜缘 5:00 至 8:00 曲线形全层破裂伤,伴明显虹膜脱出 |
| 前房 | 正常 | 浅,前房积血 |
| 虹膜 | 正常 | 颞侧虹膜撕脱,经鼻下方破裂伤口脱出眼外 |
| 晶状体 | 正常 | 向后外侧移位 |
| 玻璃体 | 正常 | 前节可见玻璃体 |

### 52.2.6 散瞳检查

右眼黄斑及视盘:正常

右眼周边视网膜:正常

左眼黄斑及视盘:窥不见

左眼周边视网膜:窥不见

### 52.2.7 影像学检查

眼眶 CT 提示左眼球破裂伴晶状体后外侧移位。未见眼内异物。未见骨折(图 52.1a, b)。

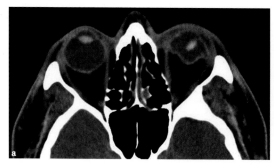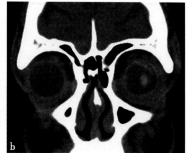

**图 52.1 眼眶 CT 平扫**

显示:(a)水平位 CT 见左眼球轮廓显著不规则,晶状体移位;(b)冠状位 CT 见鼻侧巩膜轮廓不规则,晶状体移位

## 52.3 术前初步评估与手术计划

患者系左眼Ⅰ/Ⅱ区开放性眼外伤伴晶状体脱位。

手术计划一期先修复左眼球破裂伤。术后进行 B 超检查评估晶状体及视网膜伤情，然后择期处理晶状体脱位问题。关于Ⅰ/Ⅱ区损伤的术前注意事项请参阅之前相关章节。本例患者的眼球破裂伤口沿角膜缘走行，因此我们计划用尼龙线放射状缝合角膜缘伤口。

## 52.4 手术探查与修复：手术记录

在术前准备区核对患者信息及眼别。将患者带入手术室，进行安全核查，全身麻醉。按照眼科手术无菌常规进行消毒铺巾，注意避免损伤脱出至睑裂区的葡萄膜组织。使用 Jaffe 开睑器确保术野暴露充分。显微镜下见沿 5：00至 9：00 角膜缘弧形走行的斜形全层破裂伤。2：30 至 9：00 似有虹膜撕脱，前房血性混浊。一长段虹膜自 6：00 角膜裂伤部位脱出（图 52.2a）。因前房积血遮挡，晶状体窥不清。

用虹膜铲轻轻地将虹膜还纳至前房。用 Wescott 剪自 11：00 开始沿角膜缘环形剪开球结膜，向角膜缘伤口方向钝性分离结膜、筋膜及下方巩膜。另一侧从 4：00 开始剪开球结膜，继续钝性分离暴露巩膜破裂伤。10-0 尼龙线放射状间断缝合角膜缘伤口 8 针，操作中用虹膜铲阻止虹膜嵌顿。荧光素染色检查伤口，Seidel 试验阴性。进一步探查眼球，未见其他伤口。8-0 Vicryl 线关闭球结膜（图 52.2b）。结膜下注射头孢唑林和地塞米松。取出开睑器。患者对手术耐受良好，无并发症发生。

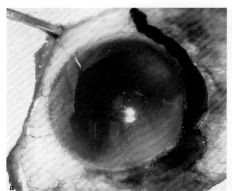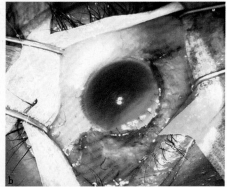

图 52.2 （a）术前照相显示下方虹膜大范围撕脱；（b）术后照相显示虹膜复位，角膜缘伤口闭合

### 52.4.1　手术探查与修复：注意点

- 对于沿角膜缘弧度走行的眼球破裂伤，可采用放射状缝合关闭伤口。
- 尽量减少眼内组织丢失，尽可能还纳葡萄膜组织，仅切除坏死、感染或失去活性的组织。

## 52.5　术后病程

患者留院完成 48 小时静脉抗生素治疗。术后第 1 天，左眼视力手动，眼压 24mmHg。伤口对合良好，Seidel 试验阴性。前房积血，颞侧虹膜组织缺失（图 52.3a）。B 超提示晶状体向后移位（图 52.3b）。按照术后常规局部滴用莫西沙星、1% 泼尼松龙及阿托品眼液。一期外伤修复术后 2 周，患者接受了经平坦部玻璃体切除联合晶状体切除手术（图 52.4）。术中检查见视网膜平伏，清除游离晶状体碎片。

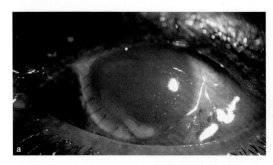 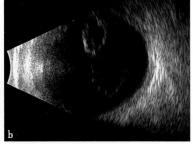

图 52.3　（a）左眼术后第 1 天裂隙灯照相。鼻下方放射状尼龙缝线，前房积血，颞侧虹膜组织缺失；（b）B 超提示晶状体脱入玻璃体腔

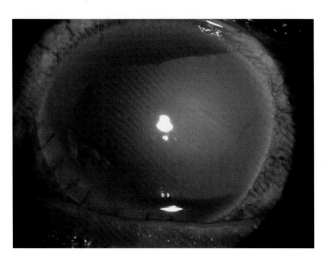

图 52.4　经平坦部玻璃体切除联合晶状体切除术后裂隙灯照相
无晶状体眼伴颞侧虹膜组织缺失

术后第1天，患者眼压为14mmHg。术后1周，眼压升高至31mmHg，予盐酸多佐胺-马来酸噻吗洛尔眼液（2%/0.5%）每天2次，同时减少泼尼松龙剂量。患者依从性好，2周后复查眼压为36mmHg。房角镜检查见鼻侧及下方广泛房角粘连，房角结构消失，上方及颞侧房角后退。青光眼专科医生会诊后予增加0.2%酒石酸溴莫尼定每天3次及0.005%拉坦前列素每晚1次。1周后患者眼压降至15mmHg左右。散瞳眼底检查见视神经形态正常，OCT显示视网膜神经纤维层厚度正常。+15.0D屈光矫正后视野检查提示上方及鼻下方可疑视野损害（图52.5a～c）。拆除角膜缝线后，患者配戴无晶状体眼接触镜后视力提升至20/60-2。随访视野未见明显损害（图52.5d）。

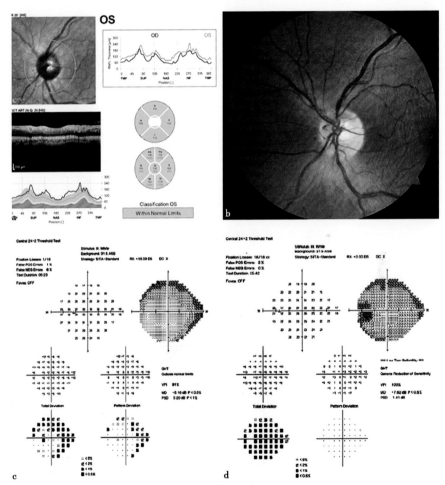

**图52.5** （a）左眼视神经OCT显示神经纤维层正常；（b）左眼视盘照相显示视盘色淡红，杯盘比为0.3；（c）左眼开放性眼外伤修复术后1个月，+15.0D屈光矫正后视野检查提示鼻上及鼻下可疑视野损害；（d）6个月后复查视野，未见明显异常

# 52.6　最终伤情评价

## 52.6.1　最终视力

右眼：20/20－

左眼：20/60－2（接触镜矫正后）

## 52.6.2　眼压（mmHg）

右眼：15

左眼：17

## 52.6.3　瞳孔

右眼：正常

左眼：颞侧虹膜缺损，传入性瞳孔障碍（－）

## 52.6.4　裂隙灯检查

| | 右眼 | 左眼 |
|---|---|---|
| 眼睑与睫毛 | 正常 | 正常 |
| 结膜与巩膜 | 正常 | 下方轻度充血 |
| 角膜 | 正常 | 鼻下方角膜轻度混浊，鼻下方轻度血管翳，下方上皮轻度水肿 |
| 前房 | 正常 | 深，少量色素及陈旧细胞 |
| 虹膜 | 正常 | 颞侧虹膜根部离断，虹膜组织缺失（图52.6） |
| 晶状体 | 正常 | 无晶状体 |
| 玻璃体 | 正常 | 正常 |

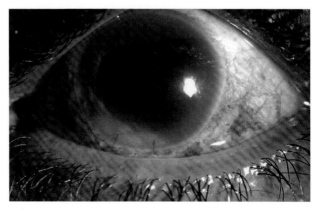

**图52.6**　*左眼终末裂隙灯照相*

鼻下方残余3根放射状尼龙缝线及轻度瘢痕，余角膜透明，颞侧虹膜组织缺失，无晶状体

### 52.6.5　散瞳检查

右眼黄斑及视盘：正常

右眼周边视网膜：正常

左眼黄斑及视盘：视盘界限清晰，杯 / 盘比 0.3，轻度视网膜前膜

左眼周边视网膜：视网膜在位，下方玻璃体浓缩

## 52.7　回顾与总结

眼球破裂伤患者存在术后眼压升高的风险，可能的发生机制有很多种，这里列举了其中一部分。在一项病例对照研究中，17% 的开放性眼外伤患者眼压≥22mmHg，平均随访 21 天后平均最高眼压 34mmHg。危险因素包括年龄、前房积血、晶状体损伤以及Ⅱ区损伤 [1]。美国眼外伤登记处指出，外伤后发生青光眼的总体风险为 2.67%；青光眼风险与年龄、就诊视力、累及晶状体以及炎症相关 [2]。眼压升高可出现在术后早期甚至多年后，因此需要长期随访。初始低眼压或者眼压正常不能保证术后眼压不会升高。

让我们回顾一下可能在本病例中起作用的危险因素。首先，患者在术中接受了结膜下以及局部点用糖皮质激素药物，增加了激素性青光眼的风险。激素性眼压升高被认为与小梁网外流减少有关。一些研究表明，细胞外基质的降解导致小梁网中黏多糖聚积 [3]。其次，严重的虹膜损伤导致房角瘢痕化及房角粘连，增加了房水流出的阻力。第三，患者存在房角后退，这在外伤后并不少见，可在伤后数月或数年引起青光眼。房角后退性青光眼通常发生在伤后 1 年内或 10 年以后 [4]。可能的机制为虹膜睫状体损伤导致小梁网和 / 或 Schlemm 管纤维瘢痕化。有研究报道小梁网前会出现透明膜状物，从而减少房水外流 [5]。另外，本病例通过玻璃体切除手术清除脱位的晶状体及碎片，不排除有组织碎屑阻塞小梁网而导致眼压升高的可能。最后，虽然本病例中并未发生，但是瞳孔阻滞也可能会引起眼压升高。

高眼压的治疗取决于其发生机制，大多数情况下，治疗方法与非外伤性青光眼相似。在本病例中，我们减少了糖皮质激素眼液使用剂量，同时开始使用局部降眼压药物。在外伤急性期，由于前列腺素衍生物类药物会加重炎症反应，临床医生应当谨慎使用。胆碱能受体激动剂（如，毛果芸香碱）可能诱发炎症，应避免用于房角后退患者。房角分离术可用于广泛房角粘连病例，虹膜切开术和 / 或晶状体摘除可解除瞳孔阻滞。如果经药物保守治疗后眼压仍持续升高，则可能需考虑行青光眼滤过手术。

在外伤性晶状体脱位合并眼球破裂的病例中，应首先修复开放性眼外伤。

这样有助于减少在内眼手术中造成组织缺失及眼内容物脱出。在二期手术之前给角膜及巩膜组织留有愈合时间是有帮助的。如果脱位的晶状体不能通过前路安全取出，则需要采用经平坦部技术（详细讨论参见之前病例）。应告知所有眼球破裂伤患者终生随访眼压的重要性。

## 52.8　学习要点

- 眼压升高可能发生于眼球破裂伤后，并有多种发生机制，如房角后退、激素性高眼压及房角粘连。
- 应告知此类患者术后长期随访眼压的重要性（至少持续一年），尤其对于外伤后青光眼的高危患者。

### 参考文献

1. Turalba AV, Shah AS, Andreoli MT, Andreoli CM, Rhee DJ. Predictors and outcomes of ocular hypertension after open-globe injury. J Glaucoma. 2014;23(1):5–10.
2. Girkin CA, McGwin G Jr, Long C, Morris R, Kuhn F. Glaucoma after ocular contusion: a cohort study of the United States Eye Injury Registry. J Glaucoma. 2005;14(6):470–3.
3. Kersey JP, Broadway DC. Corticosteroid-induced glaucoma: a review of the literature. Eye (Lond). 2006;20(4):407–16.
4. Blanton FM. Anterior chamber angle recession and secondary glaucoma. A study of the aftereffects of traumatic hyphemas. Arch Ophthalmol. 1964;72:39–43.
5. Jensen OA. Contusive angle recession. A histopathological study of a Danish material. Acta Ophthalmol. 1968;46(6):1207–12.

# 第 53 章
# 病例 48：美工刀致 Ⅰ/Ⅱ/Ⅲ 区开放性眼外伤及眼睑裂伤修复术后伤口裂开

Seanna Grob and Alice C. Lorch

## 53.1 现病史

43 岁男性患者，因怀疑左眼开放性眼外伤就诊。既往有药物滥用史。

- 患者诉被他人攻击，首先被击打头部，然后被美工刀切割左眼及面部。患者否认其他外伤及意识丧失。
- 患者于外院就诊，CT 提示开放性眼外伤，于是被转送至马萨诸塞州眼耳医院。
- 患者诉左眼视力下降，仅能在黑暗处分辨光线。

## 53.2 初步伤情评价

### 53.2.1 视力（裸眼）

右眼：20/40
左眼：光感

### 53.2.2 瞳孔

右眼：圆，传入性瞳孔障碍（−）
左眼：不规则，传入性瞳孔障碍（−）

### 53.2.3 外眼检查

面部垂直裂伤起自左侧眉部，经过左眼上睑、下睑及面部与口唇外侧连接处（图 53.1）

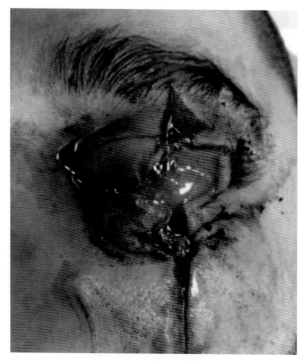

**图53.1**　*左眼临床照相*
美工刀致左眼上睑至下睑垂直裂伤

## 53.2.4　裂隙灯检查

|  | 右眼 | 左眼 |
|---|---|---|
| 眼睑与睫毛 | 正常 | 上睑及下睑睑缘裂伤 |
| 结膜与巩膜 | 正常 | 结膜下出血,伴颞侧垂直角巩膜裂伤 |
| 角膜 | 正常 | 颞侧垂直走行的角膜裂伤,范围从上方角膜缘至下方角膜缘,伴虹膜与玻璃体脱出 |
| 前房 | 正常 | 浅,虹膜角膜接触 |
| 虹膜 | 正常 | 虹膜角膜接触,余结构完整 |
| 晶状体 | 正常 | 窥不见 |
| 玻璃体 | 正常 | 窥不见 |

## 53.2.5　散瞳检查

右眼黄斑与视盘:正常

右眼周边视网膜:正常

左眼黄斑与视盘：窥不见

左眼周边视网膜：窥不见

### 53.2.6　影像学检查

眼眶 CT 提示左眼球破裂伤（图 53.2），未见眼内异物。左侧眶下缘小块碎片样骨折，伴软组织裂伤及面部肿胀。未见颅内损伤。

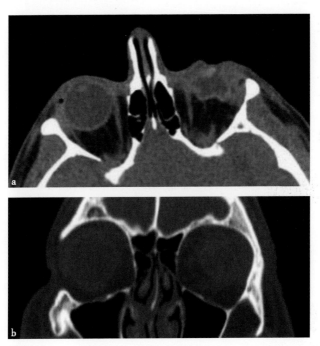

**图 53.2**　水平位 CT（a）和冠状位 CT（b）显示右眼球结构正常，左眼球明显变形

## 53.3　术前初步评估与手术计划

患者系美工刀致左眼 I / II / III 区开放性眼外伤，伴较大的垂直面部软组织裂伤，需手术修复。

本病例在说明 I / II / III 区裂伤的标准修复以外（参见本书之前病例），主要讨论了三个重点内容：合并眼周软组织裂伤的处理；有药物滥用病史患者的疼痛控制；术后伤口裂开。

开放性眼外伤合并面部软组织裂伤的处理需引起特别注意。应全面检查眼睑裂伤，但要注意避免对眼球施加任何压力。如果受伤环境比较脏，应翻开眼睑检查穹隆部，例如车祸后砂砾留在眼睑上。所有异物都应清除，然后才能明确伤口类型，尤其要注意裂伤是否累及睑缘。对靠近内眦部的裂伤应仔细进行探查与冲洗，以确定泪器是否受累。在马萨诸塞州眼耳医院，我们会请眼整形专科处理复杂裂伤，这是大多数医疗机构不具备的。在处理面部裂伤之前，首先应修复开放性眼外伤，以保护眼球免受任何额外压力。

尽管合并严重的眼周软组织裂伤，Ⅰ/Ⅱ/Ⅲ区裂伤的术前计划与标准处理规范并无区别（参见本书之前病例）。

对于直接的眼球损伤，患者在住院期间通常接受 2 天术后麻醉镇痛，目的是尽快解除对乙酰氨基酚的麻醉作用。部分患者在出院后需要药物镇痛，一般予带药 3～5 天。只要没有出现如高眼压这种可引起显著疼痛的并发症，大多数患者术后仅使用对乙酰氨基酚即可缓解疼痛。对于缺乏任何明显疼痛表现，但仍然要求服用麻醉药物超过一定天数的患者，将被要求去看他们的初级保健医生。本例患者有滥用药物病史，据报告最近使用过海洛因和纳洛酮。鉴于此，我们预计患者对止痛药的要求会更高。在马萨诸塞州眼耳医院，我们会请疼痛管理专科进行指导，但并非所有的医疗机构都具备这样的条件。

# 53.4  手术探查与修复：手术记录

履行手术知情同意程序，确认和标记术眼。使用胶带及眼罩保护非手术眼。按照眼科手术无菌常规进行消毒铺巾。由于左眼上睑完全断裂，无法常规使用 Jaffe 开睑器。因此用两根 4-0 丝线分别牵引上睑的两个部分。Jaffe 开睑器牵拉下睑。于鼻侧远离裂伤部位开始，沿角膜缘 360° 环形剪开球结膜。用 Westcott 钝剪轻轻分离颞上及颞下象限。见线性裂伤起自 2:00 角膜缘附近，垂直向下贯穿角膜，继续向下延伸至下直肌止点。裂伤长约 13mm，延伸至下方角膜缘后 6.5mm。Gass 斜视钩勾住下直肌，2-0 丝线作牵引。9-0 尼龙线对齐缝合 2:00 及 4:30 角膜缘。10-0 尼龙线缝合角膜裂伤，8-0 尼龙线缝合巩膜裂伤。操作过程中全程使用虹膜铲确保葡萄膜组织完全回纳，避免与缝线或伤口发生嵌顿。然后重新缝合多针角膜缝线，以确保角膜形态相对均匀，然后旋转埋线并使线结远离视轴区。荧光素检查伤口并确认水密。拆除下直肌牵引丝线。8-0 Vicryl 线关闭球结膜。为防止结膜遮盖角膜，在鼻侧及上方带浅层巩膜缝合。鼻下方远离裂伤部位结膜下注射头孢唑林和地塞米松。拆除上睑缘牵引缝线。术眼滴用阿托品眼液及新霉素 - 多粘菌素 B- 地塞米松眼膏。去除手术巾，按照无菌常规对左侧面部裂伤进行消毒铺巾。

采用相同的方法缝合左眼上下睑缘。6-0 丝线垂直褥式缝合以对齐睑缘，特别注意灰线与睑板。Vicryl 线间断板层缝合多针以对合睑板。睑缘部位增加 1 针丝线垂直褥式缝合以对齐睫毛。结扎睑缘缝线，并使睑缘外翻良好，线尾留长。丝线间断缝合眼睑皮肤裂伤，将睑缘缝线尾部并入这些线结中，使其远离角膜。5-0 Vicryl 线深部缝合面部裂伤，然后用 5-0 Prolene 线间断缝合皮肤裂伤。

### 53.4.1　手术探查与修复：注意点

- 如果因合并眼睑裂伤而无法使用 Jaffe 开睑器，可以用 4-0 丝线作睑缘牵引缝线，然后用 Steri-strips 胶带或蚊式钳固定。
- 手术中应仔细检查眼睑，因为术前为避免引起患者过度不适，往往评估不够充分。应仔细检查眼睑内侧，并考虑是否进行泪小管探查以排除隐匿性泪小管损伤。术中应耐心清除细小的玻璃碎片、砂砾或其他细小异物。如果伤口较脏，建议在缝合前用无菌生理盐水彻底冲洗。

## 53.5　术后病程

患者留院完成 48 小时静脉抗生素治疗。术后第 1 天，左眼视力仍为光感，后极部窥不入。B 超显示轻度脉络膜脱离，视网膜在位。

术后第 5 天，视网膜专科医生随访患者，左眼视力 20/800，针孔视力 20/200，后极部仍然窥不清。与患者充分沟通病情，患者同意接受经平坦部玻璃体切除、晶状体切除及视网膜激光光凝术。

23 天后进行玻璃体视网膜手术。术中见多处视网膜皱褶，但是未见明确视网膜裂孔。激光光凝下方视网膜皱褶及相关玻璃体视网膜条索区域（关于开放性眼外伤行玻璃体视网膜手术的详细讨论参见前述病例）。

术后患者于视网膜及眼外伤专科密切随访数周。伤后第 6 周，按照标准规范在眼外伤专科拆除角膜缝线，伤口愈合良好。随访期间，见颞侧角膜非常薄，为避免对角膜产生不利影响，推迟无晶状体眼接触镜相关评估。2 周后患者左眼出现间歇性疼痛及飞蚊症，检查见角膜伤口裂开伴虹膜嵌顿，虹膜表面上皮化，Seidel 试验阴性。取得患者同意后，立即行角膜伤口修补手术。

## 53.6　二次手术修复：手术记录

于 1:00 方位作角膜缘穿刺口，方向指向角膜伤口。睫状体分离铲经穿刺口进入前房，还纳嵌顿于角膜伤口的虹膜组织。用 Beaver 刀片刮除伤口边缘附近的上皮细胞,并沿着裂伤边缘清除任何可能妨碍伤口愈合的植入上皮组织。10-0尼龙线对齐缝合角膜裂伤,过程中用虹膜铲防止虹膜嵌入伤口,确认伤口水密。

### 53.6.1　二次手术修复:注意点

- 对于裂开或持续渗漏的伤口,应在显微镜下刮除伤口附近、伤口边缘以及暴露虹膜表面的上皮,以避免造成伤口愈合不良或导致眼内上皮膜样形成。处理完毕后用10-0尼龙线缝合伤口。

　　由于出现伤口裂开,我们决定将角膜缝线留置一段时间,并分阶段拆除。4个月后开始分2次拆除角膜缝线。由于患者随访问题,2次拆线之间间隔2个月(图53.3)。

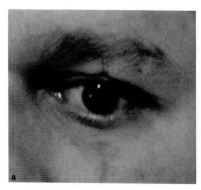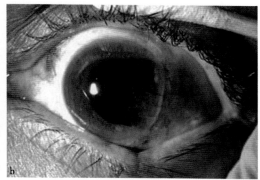

图53.3　(a)外眼照相显示垂直裂伤愈合良好;(b)裂隙灯照相显示颞侧角膜保留3根放射状尼龙缝线,颞上方1根角膜缘缝线,颞侧虹膜组织缺失

## 53.7　最终伤情评价

### 53.7.1　最终视力

　　右眼:20/15
　　左眼:20/30-2(+12.00D)

### 53.7.2　瞳孔

　　右眼:圆,传入性瞳孔障碍(-)
　　左眼:不规则,颞侧虹膜组织缺失,传入性瞳孔障碍(-)

### 53.7.3 裂隙灯检查

|  | 右眼 | 左眼 |
| --- | --- | --- |
| 眼睑与睫毛 | 正常 | 上下眼睑瘢痕（图53.3a） |
| 结膜与巩膜 | 正常 | 安静 |
| 角膜 | 正常 | 颞侧垂直角膜瘢痕（图53.3b） |
| 前房 | 正常 | 前房成形，安静 |
| 虹膜 | 正常 | 颞侧1:00至5:00虹膜组织缺失 |
| 晶状体 | 正常 | 无晶状体 |
| 玻璃体 | 正常 | 经平坦部玻璃体切除术后 |

### 53.7.4 散瞳检查

右眼黄斑及视盘：正常

右眼周边视网膜：正常（图53.4a）

左眼黄斑及视盘：正常

左眼周边视网膜：下方少量陈旧玻璃体积血，视网膜在位，下方视网膜光凝斑，下方视网膜皱褶基本消失，后极部未见明显异常（图53.4b）

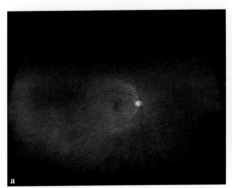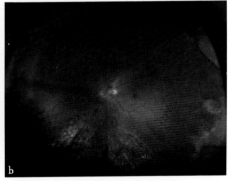

图53.4 （a）右眼眼底相正常；（b）左眼下方视网膜光凝斑，视网膜在位

## 53.8 回顾与总结

对于合并眼周软组织创伤的开放性眼外伤病例，应首先处理开放的眼球。应尽可能推迟处理面部裂伤及骨折。在眼球未关闭之前进行外眼操作可能会导致眼内容物脱出。眼科医生应直接向所有可能接触患者的医生强调这一点，因为其他专科医生并不知道对开放的眼球施加压力的后果。

Jaffe 开睑器对眼球产生的压力非常小,因此是开放性眼外伤手术的首选。但是如果因为眼睑或眼周软组织裂伤导致不能放置开睑器,则可以用丝线作睑缘或部分睑缘牵引缝线,并用蚊式钳、止血钳或 Steri-strips 胶带固定。

为减少角膜瘢痕,一般在术后 6 周拆除角膜缝线。然而对于角膜缘至角膜缘裂伤、复杂星状角膜裂伤或延误就诊的角膜裂伤,则应考虑分阶段拆除缝线。这类伤口更容易渗漏,并可能需要更长的愈合时间以避免伤口裂开[1]。对于此类患者,我们通常在术后 6 周交替拆除缝线(间隔 1 针拆除),并在随访过程中逐步拆除剩余缝线。还应考虑到角膜缘至角膜缘裂伤的特殊性,这种伤口的颞侧部分更容易承受外部压力,也更容易裂开。患者在揉眼时也会造成伤口裂开,因此应告知患者不要揉眼,并鼓励患者在拆线之前全天配戴眼罩,尤其是在睡觉的时候。如果患者需行二期手术,例如视网膜手术,最好将拆线时间延长至 6 周后,或首次仅拆除部分缝线,在 2～3 周后再拆除剩余的缝线。如果有需要,可以分多次拆除缝线。

如果患者出现伤口裂开,在后续护理及修复过程中应做好宣教工作。在角膜伤口裂开修复术后,我们建议应延长缝线留置时间,并分次拆除缝线。这些患者通常仍然可以获得良好的功能恢复。即使疗程较预期延长,本例患者也从最初的光感视力提升至矫正视力 20/30。

## 53.9　学习要点

- 对于合并眼周创伤的开放性眼外伤病例,应首先修复开放性眼外伤。
- 如果由于眼睑裂伤不能使用 Jaffe 开睑器,可以用丝线作睑缘牵引缝线开睑。
- 较长或不规则的伤口应放慢拆线节奏。如果发生伤口裂开,至少应留置缝线数月,然后分步拆除缝线。

**参考文献**

1. Kong GYX, Henderson RH, Sandhu SS, et al. Wound-related complications and clinical outcomes following open globe injury repair. Clin Exp Ophthalmol. 2015;43(6):508–13.

# 第54章
# 病例49：Ⅰ/Ⅱ区开放性眼外伤后缝线相关性角膜溃疡

**Liza M. Cohen and Katherine E. Talcott**

## 54.1 现病史

80岁男性患者，因怀疑左眼开放性眼外伤就诊。既往有高血压及高脂血症病史。

- 患者在维修椅子时，被附在螺旋弹簧上的金属夹击中左眼。
- 患者于外院就诊，CT检查提示开放性眼外伤，予以接种破伤风疫苗，静脉使用万古霉素和头孢吡肟预防感染，并转送至马萨诸塞州眼耳医院进一步处理。
- 患者诉左眼视力下降，仅能辨别影动，伴左眼搏动性疼痛。

## 54.2 初步伤情评价

### 54.2.1 视力（裸眼）

右眼：20/30-1
左眼：手动

### 54.2.2 瞳孔

右眼：圆，对光反射灵敏
左眼：窥不见，相对性传入性瞳孔障碍（-）

### 54.2.3 裂隙灯检查

| | 右眼 | 左眼 |
|---|---|---|
| 眼睑与睫毛 | 正常 | 正常 |
| 巩膜与结膜 | 正常 | 上方角膜裂伤在11：00方向略延伸至结膜，颞下方角膜裂伤在5：00方向延伸至巩膜达5mm，颞下方结膜下出血 |

续表

| | 右眼 | 左眼 |
|---|---|---|
| 角膜 | 正常 | 曲线型全层斜形角膜裂伤，从上方 11:00 角膜缘开始向下延伸，随后分岔为两支（一支向 7:00 方向延伸，另一支向 5:00 方向延伸越过角膜缘），后弹力层皱褶 |
| 前房 | 正常 | 前房浅，鼻下方及颞下方见血凝块及纤维渗出 |
| 虹膜 | 正常 | 虹膜嵌顿于角膜伤口，鼻上方及颞侧虹膜透照缺损 |
| 晶状体 | 核性混浊（+～++） | 晶状体肿胀，向颞上方半脱位，轴向倾斜，颞侧悬韧带断裂 |
| 玻璃体 | 正常 | 窥不入 |

### 54.2.4　散瞳检查

右眼黄斑及视盘：正常

右眼周边视网膜：正常

左眼黄斑及视盘：窥不入

左眼周边视网膜：窥不入

### 54.2.5　影像学检查

眼眶 CT 示左眼眼球破裂，前房浅，晶状体脱位，未见眼内异物。未见颅内损伤。

## 54.3　术前初步评估与手术计划

患者因金属夹击中左眼导致Ⅰ/Ⅱ区开放性眼外伤，需要手术修复。

本病例在说明Ⅰ/Ⅱ区裂伤的标准修复以外，主要提供了两个重要的讨论点：一是复杂星状角膜裂伤的处理，二是开放性眼外伤修复术后缝合点脓肿及角膜感染的处理。

在缝合角膜裂伤之前应仔细探查伤口，以明确是否合并巩膜裂伤，并对脱出的眼内容物进行妥当处理。缝合修复一般从角膜缘开始，使用 10-0 尼龙线间断缝合。这种缝合方式能够提供最均匀的组织对合，伤口愈合更快，并可以分步拆除缝线。缝线应尽量修短，并埋入角膜以防暴露。

如前文所述，星形角膜裂伤的修复对手术医生来说是一个挑战。因为伤口形态不规则，多处组织需要对合，关闭伤口经常比较困难。星状角膜裂伤的组织对合很难达到完美状态，特别在组织尖端较容易存在伤口边缘错位和 / 或伤口渗漏。在缝合之前应先对合组织尖端，然后从周边开始向中心逐步缝合伤口。这样可以将角膜组织推向尖端，防止出现组织空隙，并且有助于降低星形伤口的张力，减少渗漏风险。为了达到伤口水密状态，也可以采用一些特殊的缝合技术，如埋藏荷包缝合及交叉缝合，氰基丙烯酸酯粘合剂或补片移植[1]。另外还有一种"星状缝合"技术，第一针在其中一个创缘内部沿顺时针方向进针，后续缝合按逆时针方向依次关闭临近伤口，所有缝针均沿顺时针方向穿过组织[2]。这种连续缝合技术的张力分布更加均匀，使牵引力指向伤口中心[2]。但是缺点是增加了对脆弱组织的操作，而且不能分步拆除缝线。如果部分缝合点发生脓肿，可能会引起更为严重的感染扩散。无论采用何种技术，修复星状角膜裂伤的重点在于创缘的对合，特别是在组织顶端。

## 54.4 手术探查与修复：手术记录

履行手术知情同意程序，确认和标记术眼。使用胶带固定眼罩以保护对侧健眼。按照眼科手术无菌常规进行消毒铺巾。

显微镜下见患者角膜全层裂伤，从上方 12:00 方位角膜缘开始向下延伸并分岔为两支，一支向 7:00 延伸，但没有越过角膜缘，另一支向 5:00 延伸越过角膜缘进入巩膜。大量玻璃体从角膜伤口中脱出。采用 Weck-Cel 辅助玻璃体切除技术清除伤口部位玻璃体。环形剪开上方球结膜，探查上方裂伤范围，发现角膜伤口没有越过角膜缘。然后环形剪开下方球结膜，探查下方裂伤范围，发现角膜伤口越过角膜缘形成 4mm 全层巩膜裂伤。9-0 尼龙线缝合 5:00 角膜缘，注意避免葡萄膜嵌顿。多组 10-0 尼龙线间断缝合角膜伤口。在 2:00 方位做角膜缘穿刺口，向前房注入平衡盐溶液升高眼压。为保证星形裂伤尖端的对合质量，避免伤口渗漏，下方角膜裂伤的缝合角度更加垂直一些（从周边向中央进行）。8-0 尼龙线缝合下方巩膜全层裂伤。整个伤口长度约为 17mm，其中角膜伤口约 12mm，巩膜伤口约 5mm。接下来仔细评估晶状体情况，晶状体向前房移位，受损可疑。考虑到视野不佳，以及晶状体密度较高，未实施晶状体切除术。伤口荧光素试验呈 Seidel 阴性。8-0 Vicryl 线间断缝合结膜伤口。鼻侧远离伤口部位给予结膜下糖皮质激素及抗生素注射。患者对手术耐受度良好，未出现并发症。

### 54.4.1 手术探查与修复：注意点

- 在修复角膜裂伤之前仔细探查伤口非常重要，这样有助于了解损伤的全貌，明确是否合并角膜缘和/或巩膜裂伤。
- 仔细评估复杂星形伤口的受力情况是达到最佳闭合的必要条件。从周边向尖端逐步缝合角膜裂伤，或者根据具体情况改变缝合位置及方向以避免组织滑动。

- 对于复杂星形角膜裂伤，可以考虑使用特殊的缝合技术，如埋藏荷包缝合，交叉缝合及星状缝合。如果有组织缺失或伤口难以闭合，也可以利用氰基丙烯酸酯粘合剂和角膜植片移植。

## 54.5　术后病程

患者留院完成 48 小时静脉抗生素治疗。术后第 1 天检查视力为手动，后节窥不清（图 54.1a）。B 超检查提示晶状体脱位，后囊膜损伤，小范围的脉络膜脱离。局部开始使用加替沙星、泼尼松龙、阿托品及噻吗洛尔眼液。术后第 5 天行经平坦部玻璃体切除联合晶状体切除术。患者术后恢复良好，一直在视网膜专科进行随访，视力保持在手动。

约于 1 个月后（开放性眼外伤修复术后 5.5 周），患者至外伤专科就诊。患者诉左眼疼痛，眼球中央"牵拉"感，视力下降 2 周。不过患者并没有看急诊，而是坚持在预约日期前来就诊。患者已经停用所有抗生素及糖皮质激素眼液 1 周。视力仍为手动，裂隙灯检查发现在星形伤口顶端的两根松动缝线部位存在角膜溃疡（图 54.1b）。溃疡灶做细菌培养，局部予以万古霉素及妥布霉素眼液每小时 1 次加强治疗。2 天后拆除松脱缝线，伤口荧光素 Seidel 试验阳性，不过渗漏程度较轻。结合角膜专科的意见，我们决定继续观察病情变化。又过了 2 天，局部浸润情况好转，但是 Seidel 试验仍然呈阳性，因此我们进行了组织粘合治疗。抗生素逐渐减量。细菌培养结果为对左氧氟沙星敏感的金黄色葡萄球菌。因此在角膜上皮愈合后，局部用药替换为莫西沙星眼液，剂量逐减。

虽然感染得到控制，但是患者出现了脉络膜脱离"对吻征"，需要进行脉络膜引流。然后又出现了全视网膜脱离，需要进行巩膜扣带、经平坦部玻璃体切除、脉络膜引流、视网膜切开及硅油填充术。一期眼外伤修复术后 4 个月，患者开始逐步拆除角膜缝线。角膜中央形成了大面积瘢痕，需要进行穿透性角膜移植手术，同时患者接受了巩膜固定人工晶状体植入术。随后患者的角膜植片上再次出现角膜溃疡（图 54.1c），又形成了新的角膜瘢痕，从而再次进行穿透性角膜移植手术。再次穿透性角膜移植术后 3 个月（一期眼外伤修复术后 2 年）复查，角膜植片透明（图 54.1d）。随后患者又出现了累及黄斑的牵拉性视网膜脱离及 C 级增生性玻璃体视网膜病变，并接受了经平坦部玻璃体切除、增生膜剥离、视网膜切开、视网膜激光光凝及 $C_3F_8$ 填充术。在最近的随访中，视网膜仍然在位。

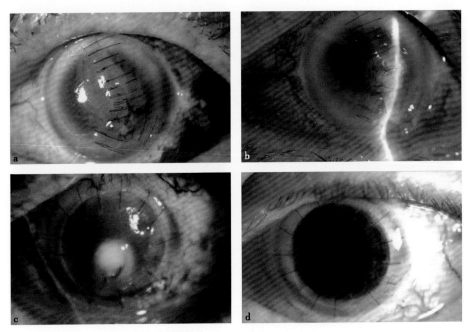

**图54.1 左眼裂隙灯照相**

（a）术后第1天：角膜星状裂伤缝合完好；（b）术后第5.5周：星形伤口尖端两根缝线松动部位出现溃疡；（c）术后14个月：穿透性角膜移植植片发生角膜溃疡；（d）术后24个月：再次穿透性角膜移植术后3个月，角膜植片透明

## 54.6 最终伤情评价

### 54.6.1 最终视力

右眼：20/20−2

左眼：指数/眼前

### 54.6.2 瞳孔

右眼：圆，对光反射灵敏

左眼：窥不清，相对性传入性瞳孔障碍（−）

### 54.6.3 裂隙灯检查

| | 右眼 | 左眼 |
|---|---|---|
| 眼睑与睫毛 | 正常 | 轻度上睑下垂 |
| 巩膜与结膜 | 正常 | 轻度充血，鼻下方结膜下见人工晶状体襻痕迹，鼻上方见10-0尼龙线 |

续表

|  | 右眼 | 左眼 |
|---|---|---|
| 角膜 | 正常 | 穿透性角膜植片完整,无浸润,16根缝线在位并包埋完好 |
| 前房 | 正常 | 深,成形 |
| 虹膜 | 正常 | 虹膜瘢痕,瞳孔散大,周边前粘连 |
| 晶状体 | 核性混浊<br>(+～++) | 巩膜固定型人工晶状体位置居中 |
| 玻璃体 | 正常 | 经平坦部玻璃体切除术后状态,透明 |

### 54.6.4　散瞳检查

右眼黄斑及视盘:正常

右眼周边视网膜:正常

左眼黄斑及视盘:黄斑颞下方光凝斑,黄斑在位,视神经正常

左眼周边视网膜:颞下方视网膜切除部位光凝斑围绕,周边视网膜360°光凝斑,视网膜在位

## 54.7　回顾与总结

本例患者在一期开放性眼外伤修复术后5.5周发生了缝线相关性角膜溃疡,病情复杂。缝线相关角膜感染通常表现为松脱缝线周围的缝合点脓肿。如果不及时治疗,这些感染灶会发展成更大的角膜溃疡,并可能出现威胁视力的并发症,如眼内炎或角膜穿孔。因此,预防感染发生,以及在感染发生后正确及时的处置显得非常重要。

术前应尽早发现缝线相关感染的危险因素,并采取措施降低感染风险。星形伤口更容易出现术后伤口渗漏以及角膜感染[3]。

缝线相关角膜感染可以发生在术后任何阶段。发生在术后3～6个月的感染通常是由于缝线松动、暴露增加以及局部黏液积聚引起。发生在术后12个月以上的感染通常是由于缝线材料的生物降解引起[4]。术中缝线受力分配不均匀通常会导致缝线松脱[4]。这就是为什么在修复角膜裂伤时要格外小心,尤其对于复杂的伤口。揉眼可能会导致缝线松动,应建议患者避免揉眼,并在缝线在位的情况下坚持配戴眼罩,尤其是在睡觉的时候。缝线松动的患者可表现为异物感或机械刺激症状[4]。如果发现缝线松动或断裂,应及时拆除缝线,防止黏液积聚发生感染。拆除缝线后应短期使用广谱抗生素眼液,以防止细菌通过针眼进入角膜组织诱发感染[5]。如果存在缝合点脓肿,同样

应及时拆除相关缝线，局部使用广谱抗生素眼液治疗。并且为了确保控制感染，抗生素疗程需要适当延长，随访频次应该更高[6]。对于发生严重角膜溃疡的病例，在马萨诸塞州眼耳医院我们常规进行病灶细菌培养，同时给予每小时 1 次万古霉素及妥布霉素眼液加强治疗，密切随访患者直至感染完全消失。使用组织粘合剂可能有助于封闭感染性角膜穿孔，比如本例患者。在使用粘合剂之前，应去除伤口周围所有黏液组织[1]。

　　提前制定缝线拆除计划有助于预防缝线相关角膜感染的发生。如果角膜裂伤相对简单，术后恢复良好，成人患者第 1 根缝线通常在 6 周后拆除，以防止瘢痕增生以及与缝线松脱或断裂相关的并发症出现[1]。对于裂伤较大或复杂星状裂伤，可以分步拆除缝线，以防止伤口裂开。在马萨诸塞州眼耳医院，我们通常在术后 6 周开始依次拆除缝线，然后根据伤口长度及愈合情况在随访过程中进一步拆除剩余缝线。本例患者的角膜感染发生在术后 6 周以内，原因很可能是复杂星形伤口受力不均、闭合困难所致。

## 54.8　学习要点

- 复杂星形角膜裂伤的修复需要在术前制定好手术计划。通过仔细的个体化的缝合操作，通常能够实现关闭伤口。对于复杂伤口，也可以采用一些特殊的缝合技术，比如埋藏荷包缝合、交叉缝合、星形缝合，以及氰基丙烯酸酯粘合剂或植片移植。
- 对于复杂角膜裂伤患者，术后应密切随访，监测有无缝线松脱或缝合点脓肿。如果出现上述情况，应立即拆除有问题的缝线。
- 如果发生感染，应积极使用广谱抗生素眼液治疗。对于角膜溃疡患者，应考虑细菌培养，并使用加强剂量抗生素治疗。一定要检查伤口的完整性，如果有渗漏，可以考虑使用氰基丙烯酸酯粘合剂来封闭伤口。持续密切随访患者，根据病情逐渐降低抗生素用量，直至感染完全消失。
- 通过告知患者避免揉眼及配戴眼罩，以及制定合理的缝线拆除计划，可以预防由于缝线松动导致的角膜感染。

**参考文献**

1. Lin DT, Webster RG, Abbott RL. Repair of corneal lacerations and perforations. Int Ophthalmol Clin. 1988;28(1):69–75.
2. Akkin C, Kayikcioglu O, Erakgun T. A novel suture technique in stellate corneal lacerations. Ophthalmic Surg Lasers. 2001;32(5):436–7.
3. Kong GY, Henderson RH, Sandhu SS, et al. Wound-related complications and clinical outcomes following open globe injury repair. Clin Exp Ophthalmol. 2015;43(6):508–13.

4. Acheson JF, Lyons CJ. Ocular morbidity due to monofilament nylon corneal sutures. Eye. 1991;5:106–12.
5. Heaven CJ, Davison CRN, Cockcroft PM. Bacterial contamination of nylon corneal sutures. Eye. 1995;9:116–8.
6. Leahey AB, Avery RL, Gottsch JD, Mallette RA, Stark WJ. Suture abscesses after penetrating keratoplasty. Cornea. 1993;12(6):489–92.

# 第55章
## 病例50：开放性眼外伤后交感性眼炎

Cindy Ung, Katherine E. Talcott, Shizuo Mukai, and Lucia Sobrin

## 55.1 现病史

53岁男性患者，因左眼开放性眼球破裂伤就诊。既往无其他眼病史。
- 患者在修理古董车的车门时，被一个弹簧部件击中左眼。
- 患者诉左眼视力下降。

## 55.2 初步伤情评价

### 55.2.1 视力（裸眼）

右眼：20/20
左眼：光感

### 55.2.2 瞳孔

右眼：圆，对光反射灵敏
左眼：传入性瞳孔障碍（+）

### 55.2.3 外眼检查

轻度皮肤擦伤，左眉上方、外眦外侧见1处0.5cm皮肤裂伤，对合好。

### 55.2.4 裂隙灯检查

| | 右眼 | 左眼 |
| --- | --- | --- |
| 眼睑与睫毛 | 正常 | 正常 |
| 巩膜与结膜 | 正常 | 360°结膜下泡状出血，颞侧结膜裂伤 |
| 角膜 | 正常 | 中央区域表层擦伤，散在后弹力层皱褶 |
| 前房 | 正常 | 前房积血5mm |
| 虹膜 | 正常 | 窥不入 |
| 晶状体 | 正常 | 窥不入 |
| 玻璃体 | 正常 | 窥不入 |

### 55.2.5　散瞳检查

　　右眼黄斑及视盘：正常

　　右眼周边视网膜：正常

　　左眼黄斑及视盘：窥不入

　　左眼周边视网膜：窥不入

### 55.2.6　影像学检查

　　眼眶CT显示左眼球变形塌陷（图55.1）。

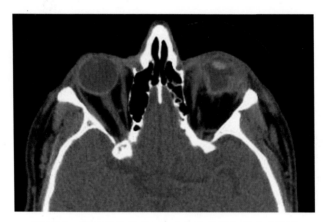

**图55.1**　眼眶水平位CT显示左眼球形态明显不规则

## 55.3　手术探查与修复

　　患者接受了开放性眼外伤一期修复手术。术中见全层巩膜破裂伤，范围从上直肌止点延续至外直肌止点，长约20mm，属于Ⅲ区开放性眼外伤。葡萄膜及玻璃体自巩膜伤口脱出。为充分暴露伤口，术中对上直肌进行离断并复位。8-0尼龙线间断缝合巩膜破裂伤，注意避免葡萄膜嵌顿。

## 55.4　术后病程

　　术后第1天，患者左眼视力光感。术后1周由视网膜专科医生随访。B超显示玻璃体积血、出血性脉络膜脱离，可疑视网膜脱离。患者于1周后接受了经平坦部玻璃体切除手术，术中见视网膜广泛嵌顿于巩膜伤口，颞上方及上方周边可见巨大裂孔视网膜脱离，裂孔范围超过 4 个钟点。手术内容包括 360° 视网膜松解切除、晶状体切除、硅油填充及巩膜扣带术。

　　玻璃体切除术后 2 个月，患者左眼最佳矫正视力提高至 20/80。于是患者接受了硅油取出及前房型人工晶状体二期植入术。1 个月后患者的前房型人工晶状体（ACIOL）前表面出现弥漫性出血，视力降至手动（图 55.2）。

　　第 2 次手术后 2 个月，患者因右眼视力下降及视物变形复诊。

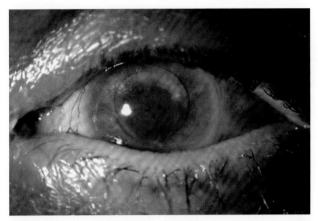

**图 55.2**　左眼角膜水肿，前房型人工晶状体表面弥漫纤维膜及血细胞

## 55.5　随访伤情评价

### 55.5.1　视力

　　右眼：20/400
　　左眼：光感

### 55.5.2　瞳孔

　　右眼：圆，对光反射灵敏
　　左眼：传入性瞳孔障碍（+）

### 55.5.3　眼压（mmHg）

　　右眼：27
　　左眼：8

### 55.5.4 裂隙灯检查

|  | 右眼 | 左眼 |
|---|---|---|
| 眼睑与睫毛 | 正常 | 正常 |
| 巩膜与结膜 | 正常 | 正常 |
| 角膜 | KP 沉着 | 后弹力层皱褶(+) |
| 前房 | 房水细胞(++) | 色素细胞及闪辉(+)，前房型 IOL 前表面血细胞 |
| 虹膜 | 正常 | 正常 |
| 晶状体 | 正常 | 前房型 IOL 前表面弥漫血细胞和纤维膜 |
| 玻璃体 | 细胞(+～++) | 窥不入 |

### 55.5.5 散瞳检查

右眼黄斑及视盘：中度水肿

右眼周边视网膜：视网膜浆液性脱离，弥漫 Dalen-Fuchs 结节（图 55.3a）

左眼黄斑及视盘：窥不入

左眼周边视网膜：窥不入

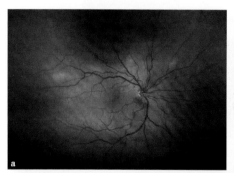
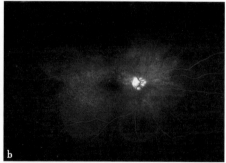
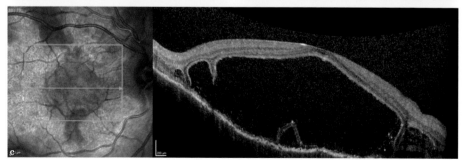

图 55.3 （a）右眼广角眼底照相显示轻度玻璃体炎症，多发视网膜浆液性脱离，弥漫 Dalen-Fuchs 结节；（b）右眼荧光素眼底血管造影晚期提示后极部囊袋样液体积存；（c）右眼 OCT 显示大量视网膜下积液

### 55.5.6　进阶检查

荧光素眼底血管造影（Fluorescein angiography，FA）显示在浆液性视网膜脱离区域内多个点状强荧光区及染料积存（图 55.3b）。OCT 显示后极部视网膜浆液性脱离（图 55.3c）。B 超显示双侧脉络膜厚度增加（图 55.4）。

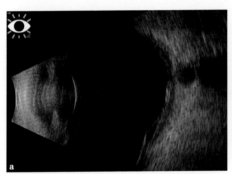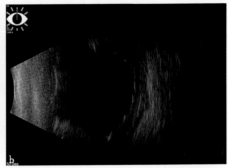

图 55.4　（a）右眼 B 超提示脉络膜厚度增加；（b）左眼 B 超提示脉络膜厚度增加

## 55.6　临床病程

血清学检查结果为阴性。检查项目包括快速血浆反应素试验、荧光密螺旋体抗体吸收试验、血管紧张素转换酶、溶菌酶、定量结核。考虑患者目前有全葡萄膜炎、视网膜下积液、荧光素血管造影多发渗漏点，结合近期眼外伤病史及内眼手术史，患者被诊断为交感性眼炎。

患者开始接受甲泼尼龙静脉冲击治疗每天 1 次，连续 3 天，然后使用泼尼松 80mg 每天 1 次，麦考酚酯 1g 每天 2 次。患者右眼炎症好转，最佳矫正视力恢复至 20/20。最终患者病情稳定，无眼部炎症迹象。无全身性症状出现。

## 55.7　回顾与总结

交感性眼炎（sympathetic ophthalmia，SO）是一种弥漫性双侧肉芽肿性全葡萄膜炎，是内眼手术、眼球穿通伤、眼球贯通伤的严重潜在并发症。手术眼或外伤眼被称为"刺激眼"，对侧眼被称为"交感眼"。从手术或外伤到发病的时间从几天到几十年不等，80% 的病例发生在 3 个月内，90% 发生在 1 年内[1, 2]。

虽然发病机制并不完全明确，交感性眼炎被认为是由视网膜、视网膜色素上皮或脉络膜抗原激发的细胞介导的自身免疫反应[3]。合并葡萄膜脱出的外伤使得原本被隔离的眼内抗原刺激免疫系统，免疫豁免机制失效，从而导致眼内炎症。反复内眼手术，尤其是玻璃体视网膜手术，被认为是交感性眼炎的危险因素之一。非手术性眼球穿通伤后的交感性眼炎发病率为0.19%，内眼手术后的发病率是0.007%，经平坦部玻璃体切除手术后的发病率是0.001%[3-5]。

交感性眼炎的诊断主要基于病史及临床检查。眼前节炎症反应表现为肉芽肿性前葡萄膜炎，伴有羊脂状KP。眼后节可表现为中重度玻璃体炎，睫状体炎，Dalen-Fuchs结节，以及视神经水肿。也可出现浆液性视网膜脱离及黄斑水肿。

全身使用糖皮质激素是治疗的基础，推荐每天使用。从口服高剂量糖皮质激素开始，0.5～2mg/（kg•d），或局部给药联合口服糖皮质激素（50～75mg/d）[6]。如果病情严重，可以采用糖皮质激素静脉冲击治疗（1.0g/d，连用3天）。很多病例容易在糖皮质激素减量后炎症复发，所以使用其他免疫抑制剂治疗也是有必要的。

本例患者为开放性眼球破裂伤合并葡萄膜脱出，反复接受玻璃体视网膜手术，这些都增加了交感性眼炎的风险。患者先接受了甲泼尼龙静脉治疗3天，然后开始使用泼尼松及麦考酚酯。最终右眼视力恢复至20/20。因此，及时评估并使用全身性免疫抑制药物有助于控制疾病并保存良好视力。

交感性眼炎虽然罕见，但却是一种潜在的致盲性疾病，需要及时治疗才能保存良好的视功能。对开放性眼外伤患者应常规告知交感性眼炎的风险。

## 55.8　学习要点

- 葡萄膜外伤后引起的交感性眼炎是一种罕见但可能致盲的疾病。
- 在处理眼外伤病例及随访过程中，应对对侧眼的前后节进行彻底检查。
- 及时评估并使用全身性免疫抑制剂可以控制疾病并有助于保存良好的视功能。
- 向眼外伤患者告知交感性眼炎的风险非常重要，当任何一眼出现视力变化时应立即寻求医疗评估。

**参考文献**

1. Zaharia MA, Lamarche J, Laurin M. Sympathetic uveitis 66 years after injury. Can J Ophthalmol. 1984;19:240–3.
2. Lubin JR, Albert DM, Weinstein M. Sixty-five years of sympathetic ophthalmia. A clinicopathologic review of 105 cases (1913–1978). Ophthalmology. 1980;87:109–21.
3. Marak GE Jr. Recent advances in sympathetic ophthalmia. Surv Ophthalmol. 1979;24:141–56.

4. Kilmartin DJ, Dick AD, Forrester JV. Sympathetic ophthalmia risk following vitrectomy: should we counsel patients? Br J Ophthalmol. 2000;84:448–9.
5. Makley TA Jr, Azar A. Sympathetic ophthalmia. A long-term follow-up. Arch Ophthalmol. 1978;96:257–62.
6. Chang GC, Young LH. Sympathetic ophthalmia. Semin Ophthalmol. 2011;26:316–20.